Thierry Bredel

PRAXISGUIDE MUSKEL TRAINING

HEEL

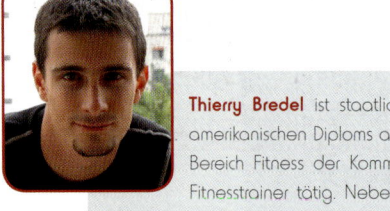

Thierry Bredel ist staatlich geprüfter Fitnesstrainer und Inhaber eines amerikanischen Diploms als Personal Trainer. Er ist als Koordinator für den Bereich Fitness der Kommission für Berufsbildung und als Ausbilder für Fitnesstrainer tätig. Neben seiner Tätigkeit als Konditionstrainer verfasst er seit mehreren Jahren regelmäßig Artikel über Gesundheit und Wellness für mehrere Zeitschriften, die sich an eine breite Öffentlichkeit richten.

Danksagung

Ich bedanke mich bei Éditions Amphora für das in mich gesetzte Vertrauen.
Ich danke Didier Reiss sowie Pascal Précost für ihre Unterstützung.
Ich danke Élisabeth Bichot, Ernährungsberaterin.
Dank an meine Kinder und meine Frau für ihre Geduld.
Dank an alle, die von nah oder fern an diesem Buch mitgearbeitet haben.
Vielen Dank an das gesamte Wellnesselande-Team in Rotterdam, das uns ermöglicht hat,
seine qualitativ hochwertigen Geräte zu nutzen und die Übungen unter bestmöglichen
Bedingungen zu fotografieren.

Es ist nie zu spät anzufangen, man fängt nie früh genug an.

HEEL Verlag GmbH
Gut Pottscheidt
53639 Königswinter
Tel.: 02223 9230-0
Fax: 02223 9230-13
E-Mail: info@heel-verlag.de
www.heel-verlag.de

© der deutschen Ausgabe: 2011 HEEL Verlag GmbH

Originalausgabe:
© 2009 Editions Amphora
27, rue Saint-André des Arts
75006 Paris
Frankreich
http://www.ed-amphora.fr

Originaltitel: *Le grand livre des exercices de musculation*
Original-ISBN 978-2-85180-767-0

Autor: Thierry Bredel
Layout: alphastudio (La Rochelle)
Fotos: Denis Boulanger
Anatomische Zeichnungen: Carole Fumat

In Zusammenarbeit mit:
Didier Reiss: Konditionstrainer (DEES), Sportlehrer (Master)
Pascal Prévost: Doktor der Neurophysiologie und Biomechanik im Leistungssport
Sébastien Moura: Fotomodell und ehemaliger Hochleistungssportler
Geräte: Life Fitness

Deutsche Ausgabe:
Übersetzung aus dem Französischen:
Annegret Hunke-Wormser, Berlin (www.word-bridge.com) S. 001–213
Sabine Witzig de Requena, Memmingen (www.witzig-übersetzungen.de) S. 214–271
Satz: InterMedia - Lemke e. K., Ratingen (www.inter-media-lemke.de)
Lektorat: Ulrike Reihn-Hamburger

Printed in the Czech Republic

ISBN 978-3-86852-465-9

Inhalt

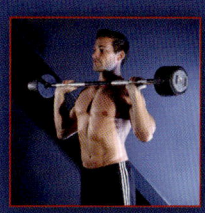
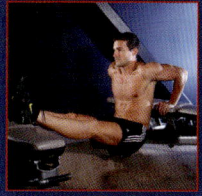
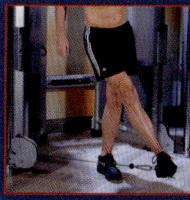
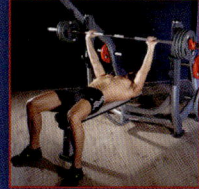
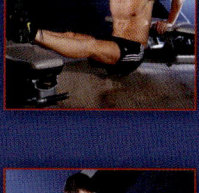
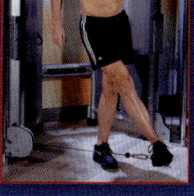
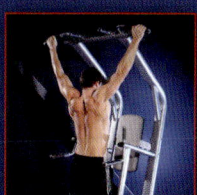
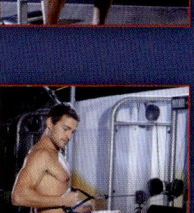
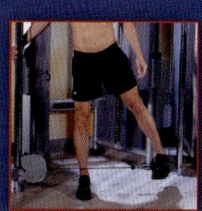
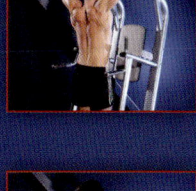
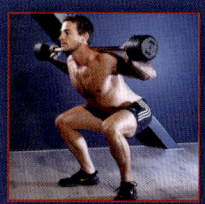
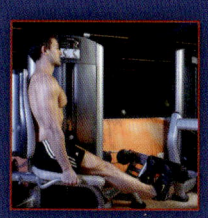
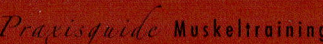

Muskeltraining war schon in der Antike bekannt. Viele Jahre haben sich Sportler damit begnügt, lediglich die Auswirkungen ihres Trainings zu beobachten, ohne einer echten Logik zu folgen. Nach weniger als hundert Jahren Forschungsarbeit können wir heute dank wissenschaftlicher Studien präzise die erforderlichen Trainingseinheiten für bestimmte Ziele festlegen. Auf der Grundlage dieser Erkenntnisse wurde eine Reihe von Büchern über die verschiedenen Techniken und spezifischen Methoden verfasst.

Während meines Studiums ist mir jedoch aufgefallen, dass es kein Nachschlagewerk gab, in dem umfassend, präzise und qualifiziert die Bewegungen des Muskeltrainings erklärt wurden. Ein solches Werk hätte mir als Sportler geholfen, die Übungen meines Trainingsprogramms besser zu verstehen und präziser auszuführen.
Als professioneller Fitnesstrainer wäre ich in der Lage gewesen, meinen Unterricht qualifizierter und zielgerichteter zu gestalten.

Auch heute noch gibt es kein umfassendes Nachschlagewerk, in dem der Sportler sich über den perfekten Bewegungsablauf informieren könnte, ein Wissen, das unerlässlich ist, um jede einzelne Übung sicher und effizient ausführen zu können.

Muskeltraining scheint auf den ersten Blick ziemlich einfach zu sein. Es gibt jedoch zahlreiche Hürden, die oft nicht beachtet werden. Falsche Bewegungen, eine zufällig gewählte Ausgangspositionen oder unangemessene Gewichte können verheerende Folgen auf die Qualität der Muskelarbeit, ja sogar auf die Gesundheit nach sich ziehen. Deshalb ist es notwendig, Sie anzuleiten und dabei zu unterstützen, die richtige Wahl zu treffen und die grundlegenden Prinzipien zu respektieren, indem Sie eine einfache und klare Regel befolgen: Die Qualität der Ausführung ist wichtiger als die Höhe der Gewichte.

Mit diesem Buch möchten wir Ihnen konkrete und umfassende Informationen – ob nun praktischer, technischer oder anatomischer Natur – liefern, die Sie für ein methodisches und kontrolliertes Muskeltraining benötigen.

Der *Praxisguide Muskeltraining* beschreibt detailliert fast 200 verschiedene Übungen für alle Muskelgruppen, die mit freien Gewichten (Lang- und Kurzhanteln), geführten Gewichten (Maschinen und Seilrollen), oder ohne Hilfsmaterial (Eigengewicht des Körpers) durchgeführt werden. Dank der Fülle und Vielfalt der Möglichkeiten, die wir Ihnen vorschlagen, werden Sie in der Lage sein, einen logisch aufgebauten Trainingsplan zu erstellen, mit dem Sie Ihr Ziel erreichen können, ob Sie nun zu Hause oder in einem Fitnesscenter trainieren.

Sie werden feststellen, dass sich einige Maschinen, obwohl sie für dieselbe Übung entwickelt wurden, je nach Hersteller stark unterscheiden können. Es ist jedoch wichtig, abgesehen von einigen Details, nicht zu vergessen, dass der Bewegungsablauf und die angestrebten Ziele grundlegend die gleichen sind. Die Hersteller möchten Ihnen eine bestmögliche Benutzerfreundlichkeit und eine gute Ergonomie bieten, indem sie vor allem die Griffe oder die Körperposition verändern.
    Das gilt auch für Lang- und Kurzhanteln, die mit auswechselbaren Scheiben oder festen Gewichten ausgestattet sein können.
    Dieses Buch richtet sich deshalb an alle, unabhängig davon, welche Geräte Sie benutzen oder welches Fitnesscenter sie besuchen.

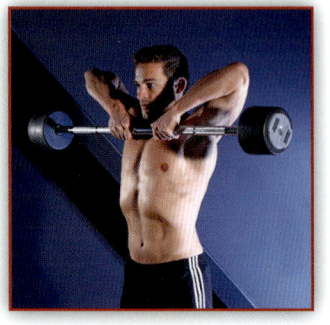

Wir möchten Ihnen darüber hinaus verschiedene Informationen liefern, die, unabhängig vom Leistungsniveau oder Erfahrungslevel, auf die Bedürfnisse jedes Einzelnen eingehen.
    Anfänger finden hier die wichtigsten Regeln und leicht verständliche Anweisungen, die erforderlich sind, um die angemessene Ausgangsposition einnehmen und jede Bewegung richtig ausführen zu können. Die übersichtlichen Fotos helfen Ihnen dabei, jede Übung auch visuell nachzuvollziehen und perfekt auszuführen.

Sind Sie bereits ein erfahrener Sportler, ermöglichen Ihnen praxisnahe Kommentare und Warnhinweise, Ihre Bewegungsabläufe zu perfektionieren, um noch effektiver trainieren zu können.

Für all jene, die mehr wissen und ihre Kenntnisse vertiefen möchten, insbesondere für Profiathleten und Studenten, wird eine genaue Beschreibung der wichtigsten beteiligten Muskeln und Gelenke mitgeliefert.

Mit einem fundierten anatomischen Wissen sind Sie in der Lage, die Intensität bei der Ausführung Ihrer Bewegungen zu optimieren und die Unterschiede zwischen zwei Übungen wahrzunehmen, die Ihnen sonst vielleicht nicht unbedingt auffallen würden.

Mithilfe der beiden detaillierten Muskelschaubilder, die Sie auf den Umschlagklappen und im Buch vor den Übungsbögen finden, können Sie die erwähnten tiefen und oberflächlichen Muskeln ganz leicht lokalisieren.

Jede einzelne Übung wird auf einer eigenen Seite in Form eines Übungsbogens und nach einem festen Schema vorgestellt, um Ihnen den Gebrauch dieses Handbuchs und den direkten Zugriff auf die gewünschte Information zu erleichtern. Auch wenn Ihnen einige der vorgestellten Übungen ähnlich erscheinen (zum Beispiel das Bankdrücken mit Langhantel und das Bankdrücken an der Multipresse), sind die Technik, die beteiligten Muskeln oder die Stabilität etc. nicht identisch! Aus diesem Grund wird jede Variante, die spezifische Kriterien erfüllt, auf einer eigenen Seite dargestellt.

Als Fotomodell für alle Übungen haben wir uns für Sébastien Moura entschieden, weil er seit vielen Jahren Muskeltraining betreibt und während seiner Zeit als aktiver Leistungssportler sowohl im Volleyball als auch im Fußball wertvolle Erfahrungen sammeln konnte. Auf Grund seiner fundierten Kenntnis der unterschiedlichen Übungen und seiner Vergangenheit als Sportler ist es ihm gelungen, sie präzise und mit korrektem Bewegungsablauf auszuführen, an dem Sie sich orientieren können.

Der erste, theoretische Teil dieses Handbuchs befasst sich mit den Grundlagen und Kenntnissen, die man beherrschen muss, will man sein Trainingsprogramm sinnvoll gestalten und seinen Zielen entsprechend entwickeln. Es geht darum, die Funktion seiner Muskeln zu verstehen und die beste Art herauszufinden, sie arbeiten zu lassen, seine Ernährung anzupassen, sich zum richtigen Zeitpunkt aufzuwärmen oder zu dehnen, oder regelmäßiges Kardiotraining in seinen Trainingsplan zu integrieren.

Pascal Prévost und Didier Reiss, hervorragende und namhafte Spezialisten im Sport- und Gesundheitsbereich, haben mit ihren Erfahrungen zu diesem Kapitel beigetragen, um Sie an den jüngsten wissenschaftlichen Erkenntnissen teilhaben zu lassen.

Am Ende jeder Muskelgruppe geben wir Antworten auf häufig gestellte Fragen (FAQ), die Sie sich eventuell auch stellen werden, wenn Sie eine Übung besser ausführen, eine falsche Position ändern, ein spezielles Problem lösen oder einen Schmerz verstehen und lindern möchten.

Dieses Buch, das Ergebnis vieler Jahre der Beobachtung, der Reflexion und der Forschung, hat nur ein Ziel: Es möchte so genau, so einfach und so konkret wie möglich Ihre Erwartungen erfüllen.

Viel Freude beim Lesen und erfolgreiche Trainingsstunden!

Thierry Bredel

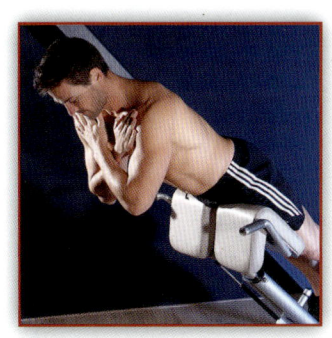

Das Aufwärmen

Das Aufwärmtraining versetzt den Organismus in die Lage, eine Leistung zu erbringen, die den normalen Energieverbrauch des täglichen Lebens übersteigt. Ziel dieser wichtigen Etappe ist es, die Gelenke, die Muskeln und den Energietransport zu mobilisieren und unser Empfinden für die Kontrolle unserer Bewegungen zu wecken. Ein spezielles 15-minütiges Aufwärmtraining verringert die Verletzungsgefahr und verschafft uns eine optimale Trainingseinheit.

Was müssen wir vorbereiten? In erster Linie das gefäßlose Knorpelgewebe. Die Gelenkknorpel ziehen ihre Nahrung aus der Synovialflüssigkeit in den Gelenken. Es ist wichtig, sie mit einer leichten Belastung zu beanspruchen, um die Gelenke nach und nach zu stimulieren und zu vermeiden, sie einer zu starken Spannung auszusetzen. Zum Erwärmen der Gelenkknorpel im Schulterbereich reicht es nicht aus, die Arme ohne Gewichte zu bewegen, man sollte ein leichtes Gewicht in der Hand tragen. Man kann einen Gelenkknorpel mit einem Schwamm vergleichen, der mehrfach zusammengedrückt werden muss, um vollständig durchtränkt zu sein. Genauso müssen die Knorpel abwechselnd be- und entlastet werden, um Flüssigkeit aufzusaugen.

Die Vorbereitung der Knorpel und die Erzeugung der Synovialflüssigkeit oder „Gelenkschmiere" erreicht man durch allmählich größer werdende, kreisförmige Bewegungen. Wenn die Übungen mit der Hantel auch stereotyp erscheinen mögen, so sind sie trotzdem ein gutes Mittel, um die Gelenkkapsel zu stimulieren und die Synovialflüssigkeit in Gang zu setzen. Armkreise mit 1 bis 2 Kilogramm schweren Gewichten in den Händen sind eine gute Vorbereitung auf die nachfolgende Trainingseinheit.

Erhöhung der Körpertemperatur

Es ist von grundlegender Bedeutung, die Muskelgruppen vor einer starken Beanspruchung gut zu erwärmen. So können sich die Muskeln leichter und schneller ausdehnen und das Risiko eines Muskelfaserrisses wird verringert. Verletzungen werden vermieden. Sie sind außerdem leistungsfähiger und die chemischen Reaktionen treten schneller ein. Schließlich übermitteln die Nerven auch schneller die Informationen, und man kann die Bewegungen besser wahrnehmen und genauer kontrollieren. Nur 3 bis 5 Minuten sind erforderlich, um die Temperatur der Muskeln zu erhöhen, während mindestens 15 Minuten (wenn nicht mehr) erforderlich sind, um die Körpertemperatur um 1 Grad zu erhöhen. Man könnte sich da schon die Frage stellen, was 10 Minuten auf dem Heimtrainer vor einer Muskeltrainingssitzung dann bringen sollen. Das ist zu viel für die Muskeln und nicht genug für den Körper ... und vor allem unangebracht, um die obere Körperpartie vorzubereiten.

Falls Ihre Körpertemperatur niedrig ist oder Sie daran gewöhnt sind, sich mit Kardiotraining aufzuwärmen, sollten Sie wissen, dass das System des Sauerstofftransports 2 bis 4 Minuten braucht, um in Gang zu kommen. Wir raten Ihnen, maximal 5 Minuten Ihrer Vorbereitungszeit mit Kardiotraining mit mittlerer Intensität zu verbringen.

Die Erhöhung des Gewichts muss während der Aufwärmphase schrittweise erfolgen. Beginnen Sie mit einer leeren Hantelstange für Bewegungen mit 10 Wiederholungen und erhöhen dann um 5 oder 10 Kilo, abhängig von ihrer Leistungsfähigkeit, mit einer Erholungspause von maximal 1 Minute zwischen den Serien. Wenn Sie 50 % Ihres Maximalgewichts überschritten haben, sorgen 5 Wiederholungen bei jeder Gewichtserhöhung dafür, dass Sie sich nicht verausgaben. Außerdem bereiten leichte und kurze Dehnübungen die Sehnen auf eine Trainingseinheit vor.

Die Dehnung

Erst vor Kurzem wurde wieder über den Nutzen von Dehnübungen diskutiert. Was wissen wir über dieses Thema? Zunächst einmal bedeutet die Dehnung während des Kraftaufwands nicht, dass man seine Gelenkigkeit auf lange Sicht verbessern will. Schließlich ist es ratsam, Dehnübungen vor und nach der Trainingssitzung zu unterscheiden.

Dehnübungen vor der Sitzung sind von Vorteil für die Leistungsfähigkeit, wenn sie von kurzer Dauer sind. Eine Dehnübung von 5 bis 10 Sekunden, ohne die Körperhaltung lange beizubehalten, scheint sich auf eine Muskelgruppe positiv auszuwirken. 30 Sekunden oder länger in einer Dehnhaltung zu verharren, wäre von Nachteil für die Leistung: Der Muskel hätte größere Probleme, sich danach wieder zusammenzuziehen.

Nach der Übung 15 bis 30 Sekunden lang Dehnübungen pro beteiligtem Muskel oder betroffener Muskelgruppe zu praktizieren, hält das Auftreten altersbedingter Steifheit in Grenzen. Sie tragen dazu bei, das Risiko bestimmter Muskelbeeinträchtigungen wie Muskelkater, Zerrungen oder Risse zu verringern.

Die Ernährung des Sportlers

Eine ausgewogene Ernährung, das heißt die Aufstellung eines guten Ernährungsplans, der den Bedarf an Spuren- und Hauptnährelementen deckt, ist von grundlegender Bedeutung, wenn Sie regelmäßig Sport treiben.

Diese Ausgewogenheit trägt dazu bei, das sportliche Kapital (Leistung auf lange Sicht) zu erhalten und Mangelerscheinungen zu vermeiden. Außerdem ist es notwendig, seine Nahrungsaufnahme vor, während und nach dem Training zu planen, um das Auffüllen von Glykogen sicherzustellen, Muskelverletzungen zu reparieren und die durch die Intensität der Kraftanstrengung hervorgerufene Übersäuerung zu regulieren.

Im Übrigen sollte die Energiezufuhr höher sein als die einer Person, die keinen Sport betreibt, da Muskelkontraktionen den Energieverbrauch erhöhen. Die Steigerung der Muskelkraft und -masse bedeutet, dass mehr Proteine aufgenommen werden müssen, um den Aufbau von Körpersubstanz zu unterstützen, gleichzeitig jedoch die Fettmasse abzubauen. In der Folgezeit muss diese Muskelmasse dann erhalten werden. Die übermäßige Aufnahme von Proteinen erweist sich jedoch als gefährlich: Sie erhöht die Ausscheidung von Stickstoff über den Urin (Ermüdung der Niere) und Kalzium, der eine wichtige Rolle für die Kontraktion der Muskeln spielt.

Außerdem muss auf eine ausreichende Flüssigkeitsaufnahme geachtet werden, um den Wasserverlust zu kompensieren. Die Dehydrierung ist der Leistungsfähigkeit äußerst abträglich. Die Flüssigkeitszufuhr muss beginnen, bevor ein Durstgefühl aufkommt, weil das bereits ein Mangelindikator ist.

Grundlegende Ernährungsempfehlungen

- Nehmen Sie 3 Mahlzeiten täglich und 1 oder 2 Zwischenmahlzeiten zu sich, lassen Sie keine Mahlzeit aus.
- Essen Sie langsam und kauen Sie gut: Eine Mahlzeit muss mindestens 20 Minuten dauern, um eine bessere Verdauung zu ermöglichen.
- Nehmen Sie Ihre Mahlzeiten zu festgelegten Zeiten zu sich, ohne Hektik und im Sitzen.
- Vermeiden Sie gebackene und gebratene Fette sowie hinzugefügte rohe Fette beim Kochen und bevorzugen Sie einfache Arten zu garen (Dämpfen, Dünsten, in Folie, in Wasser etc.).
- Vermeiden Sie Süßigkeiten (Schokolade, Bonbons ...) zwischendurch.
- Essen Sie einmal am Tag gekochtes oder rohes Gemüse, 2 bis 3 Früchte täglich, roh oder gekocht, sowie 3 Milchprodukte täglich.
- Verwenden Sie unterschiedliche Öle, um den Bedarf an wichtigen Fettsäuren zu decken.
- Essen Sie 2 bis 3mal pro Woche Fisch.
- Vermeiden Sie Tabak und Alkohol.
- Trinken Sie mindestens 1,5 l Wasser pro Tag und passen Sie Ihren Flüssigkeitskonsum den physischen Anstrengungen an.

Ein guter Start

Zusammenfassung der Grundprinzipien für den Anfänger:

- Planen Sie 2 bis 3 Trainingssitzungen pro Woche.
- Beginnen Sie mit den großen Muskelgruppen.
- Bevorzugen Sie mehrgelenkige Übungen.
- Gönnen Sie sich 2 bis 3 Minuten Erholung bei den großen Muskelgruppen und bis 2 Minuten bei den kleinen, wenn die Gewichte schwerer werden.

Wir können das Muskeltraining in drei aufeinanderfolgende Phasen einteilen: das Lernen, die Anpassung und die Verbesserung.

Die Lernphase beinhaltet, sich die Anweisungen der Aufstellung und der Atmung bewusst zu machen. In dieser Phase muss man sich die Bewegungen einprägen, um sie so schnell wie möglich ohne Vorlage durchführen zu können.

Diese Phase dauert 2 bis 3 Wochen.

Es finden 10 bis 15 Wiederholungen, 1 bis 3 Sätze pro Übung und Erholungsphasen von 1 bis 2 Minuten Dauer statt.

Alle Variablen sind abhängig von Ihrer Ausdauer, Ihrer Form, Ihrem Trainer etc.

Die Gewichte dürfen nur so schwer sein, dass Sie die Wiederholungen ohne Muskelversagen ausführen können: Sie müssen das Gefühl haben, dass auch 5 weitere Wiederholungen möglich gewesen wären. Ohne es zu wissen, führen Sie so 15 Wiederholungen mit einem Gewicht aus, mit dem Sie 20 hätten ausführen können (den Muskeltrainings-Tabellen zufolge also 58 bis 65 % des maximalen physischen Potenzials). Da Sie Ihr Maximalgewicht nicht kennen, sind Ihre eigene Einschätzung und der Erfolg des Satzes die einzigen Anhaltspunkte für Ihren Trainer.

In der Anpassungsphase werden Sie mit einer schrittweisen Erhöhung der Gewichte vertraut gemacht. Sie gewöhnen Ihren Körper an immer schwerere Gewichte und lassen ihm Zeit, Sehnen, Muskeln und Bänder anzupassen. Streben Sie bis zum Muskelversagen in jedem Satz maximal 10 bis 15 Wiederholungen an.

Diese Phase kann 6 bis 9 Wochen dauern und mit unterschiedlichen Methoden durchgeführt werden. Die allmähliche Steigerung der Gewichte und des Trainingsvolumens muss jedoch immer eingehalten werden.

In der Verbesserungsphase können Sie Ihrem anvisierten Ziel näher kommen. Sie haben von Anfang an Fortschritte gemacht und werden feststellen, dass die Methoden jetzt wirkungsvoller sind. In dieser Phase gibt es keine Grenzen. Sie hängt von der Qualität der Planung der Trainingsmethoden ab.

Gezieltes Training

Ziel des Muskeltrainings kann es sein, Kraft, Schnelligkeit, Ausdauer, Muskelstärke, oder Muskelspannung zu verbessern. Es kann sich aber auch um Ziele handeln, die das Aussehen betreffen, wie den Aufbau des Muskelvolumens und den Verlust von Gewicht.

Aus dieser Tabelle werden die unterschiedlichen Möglichkeiten für den Sportler ersichtlich. Diese allgemeine Übersicht erhebt nicht den Anspruch, eine vollständige Liste der Methoden zu liefern – es gibt mindestens hundert –, sondern zuverlässige Anhaltspunkte.

Ziele	% des Maximums	Anzahl der Wiederholungen	Anzahl der Sätze	Schnelligkeit und/oder Intensität	Erholungszeit
Maximalkraft	100 %	1	3	niedrig	3 Minuten
Maximalkraft	93 %	3	3	niedrig	3 Minuten
Maximalkraft	85 %	6	3	niedrig	3 Minuten
Hypertrophie	75 %	10	6 bis 10	niedrig	< 3 Minuten
Kraftleistung	60 bis 70 %	6	3 bis 5	schnell	3 Minuten
Maximalleistung	45 bis 60 %	6	4 bis 6	schnell	3 Minuten
Ausdauer	45 bis 60 %	> 15	3	mittel	2 Minuten
Schnelligkeitsleistung	30 bis 45 %	6	3	schnell	3 Minuten
Schnelligkeit	20 bis 30 %	6	3	maximal	2 Minuten
Explosivkraft (mit nachlassen)	< 30 %	6	3	maximal	2 Minuten

- Man kann über die Erholungszeiten diskutieren. Bis zum heutigen Tag ist die herkömmlich empfohlene, 5-minütige Erholungsphase bei maximaler Belastung für Hochleistungsathleten interessant, nicht so sehr für Anfänger und sportliche Laien.

- Die Anzahl der Wiederholungen darf für physische Fähigkeiten wie Explosivkraft, Leistung etc. nicht höher sein als 6.

- Die Anzahl der Sätze pro Übung ist hier optimal gewählt. Auch hier ist es schlau aufzuhören, wenn die ideale Anzahl an Sätzen erreicht ist. Das ist jedoch nichts als reine Theorie! In der Realität liegen Welten, in denen Wissen und Wahrnehmung durcheinander geraten, zwischen der Suche nach der perfekten Anzahl der Sätze für eine bestimmte physische Fähigkeit, der Integration des Muskeltrainings in einen Plan, der Freude und Entspannung bringt, und der Fähigkeit, die eigene physiologische Reaktion individuell zu bewerten.

- Schließlich könnten sich einige fragen, welche subtilen Unterschiede es denn zwischen dem Training der Explosivkraft und dem der Schnelligkeit geben könne. Explosivkraft bedeutet, dass ein Objekt mithilfe der Kraft der Beschleunigung bewegt wird. Das Werfen eines Medizinballs scheint ein gutes Beispiel für die Entwicklung der Explosivkraft zu sein. Beim Bankdrücken im Liegen hingegen bedeutet Schnelligkeit, dass man in der Lage ist, die Langhantel am Ende der Bewegung zu stoppen, um sich nicht zu verletzen. Da das für die Explosivkraft nicht gerade optimal ist, müsste man die Langhantel fallen lassen, um die Zielvorgabe zu erfüllen. Aus offensichtlichen Gründen der Sicherheit fordern wir deshalb dazu auf, für diese Übung geeignete Trainingsgeräte, z. B. Medizinbälle oder Langhanteln am Gerät (äußerst selten), zu verwenden.

- Auf jeden Fall sollte das Training der Explosivkraft (wie auch das der Maximalkraft) nicht allein durchgeführt werden und erfordert in Anbetracht der erzeugten Muskelspannungen einige Monate Vorbereitungszeit. Holen Sie sich Rat bei einem Spezialisten!

Variationen der Trainingstechniken

Technik	% des Maximums	Anzahl der Wiederholungen	Anzahl der Sätze (nach Leistungsstand) pro Muskelgruppe	Regenerationszeit	Anzahl der Übungen pro Muskelgruppe	Anzahl der Übungen pro Sitzung	Anzahl der Sitzungen pro Woche
HYPERTROPHIE (MUSKELMASSE), EINIGE TECHNIKEN							
Der 10 x 10 Klassiker	75	10	10	2 bis 3 Minuten	4–5	maximal 2	4–5

Diese Methode wird häufig nicht ganz richtig verstanden. Es geht darum, eine Gewichtsbelastung zu finden, die 10 maximale Wiederholungen (MW) im ersten Satz (nach dem Aufwärmen) zulässt, die elfte wird unmöglich. Im zweiten Satz sind Sie vielleicht erschöpft und schaffen nur 9 Wiederholungen. Also sollten Sie, ohne zu zögern, Ihre Langhantel um einige Kilos erleichtern, damit in jedem Satz 10 Wiederholungen ausgeführt werden können. Insgesamt führen Sie 10 Sätze für die betreffende Muskelgruppe durch und variieren die Übungen nach Ihrem Geschmack. (Z. B.: 3 Sätze Bankdrücken, 2 Sätze Kurzhantel-Bankdrücken, 2 Sätze Kurzhantel-Schrägbankdrücken, 2 Sätze Kurzhantel-Überzüge und zum Schluss 1 Satz Kurzhantel-Seitheben.)

Technik	% des Maximums	Anzahl der Wiederholungen	Anzahl der Sätze	Regenerationszeit	Übungen pro Muskelgruppe	Übungen pro Sitzung	Sitzungen pro Woche
Bi-Set 1 (Isolation + Isolation)	80	8 + 8	8	2 bis 3 Minuten	2	maximal 2	4

Nach acht maximalen Wiederholungen (MW) einer Isolationsübung wechseln Sie die Übung und führen ohne Erholungsphase 8 MW einer anderen, auf dieselbe Muskelgruppe gerichteten Isolationsbewegung durch. Sie führen z. B. 8 Butterflys und dann 8 Seithebungen aus.

Bi-Set 2 (Isolation + Basis)	80	8 + 8	8	2 bis 3 Minuten	2	maximal 2	4

Nach acht maximalen Wiederholungen (MW) einer Isolationsübung wechseln Sie die Übung und führen ohne Erholungsphase 8 Wiederholungen einer anderen, auf dieselbe Muskelgruppe gerichteten Grundbewegung durch, also z. B. 8 Butterflys und dann 8mal Bandrücken im Liegen.

Bi-Set 3 (Basis + Isolation)	80	8 + 8	8	2 bis 3 Minuten	2	maximal 2	4

Nach acht maximalen Wiederholungen (MW) einer Grundübung wechseln Sie die Übung und führen ohne Erholungsphase 8 Wiederholungen einer anderen, auf dieselbe Muskelgruppe gerichteten Isolationsbewegung durch, z. B. 8mal Bankdrücken im Liegen und dann 8 Butterflys.

Bi-Set 4 (Vorermüdung)	85 + 75	6 + 10	8	2 bis 3 Minuten	2	maximal 2	4

Nach sechs maximalen Wiederholungen (MW) einer Isolationsübung wechseln Sie die Übung und führen ohne Erholungsphase 10 Wiederholungen einer auf dieselbe Muskelgruppe gerichteten Grundbewegung durch, z. B. 6 Butterflys und dann 10 MW Bankdrücken im Liegen.

Bi-Set 5 (Nachermüdung)	75 + 85	10 + 6	8	2 bis 3 Minuten	2	maximal 2	4

Nach 10 maximalen Wiederholungen (MW) einer Grundübung wechseln Sie die Übung und führen ohne Erholungsphase 6 MW einer auf dieselbe Muskelgruppe gerichteten Isolationsbewegung durch, z. B. 10 MW Bankdrücken im Liegen und dann 6 Butterflys.

Bi-Set 6 (Vor- und Nachermüdung)	85+75+85	6 + 10 + 6	8	2 bis 3 Minuten	2	maximal 2	4

Obwohl hier drei Übungen ausgeführt werden, ist die Methode aus den Bi-Set-Varianten entstanden. 6 maximale Wiederholungen (MW) Isolation, 10 MW einer Grundübung, dann wieder 6 MW. Der betroffene Muskel „leidet". Wer die Erschöpfung mag, bekommt hier, was er will.

Bi-Set 7 (Agonist/Antagonist)	75	10 + 10	8	2 bis 3 Minuten	2	maximal 2	4

Eine interessante Bi-Set-Variante, einen bestimmten Muskel und seinen sogenannten Antagonisten zu trainieren. 10mal Bankdrücken im Liegen gefolgt von 10mal horizontalem Rudern ohne Erholungsphase.

Bi-Set 8 (Intensivwiederholungen)	75	10 + 2	10	2 bis 3 Minuten	3–4	maximal 2	4

Diese Methode ist identisch mit dem 10 x 10 Klassiker, wird jedoch mit Partner ausgeführt. Tritt bei Ihnen Muskelversagen ein, hilft Ihr Partner Ihnen, die Langhantel zu heben und zwei weitere Wiederholungen „zu erzwingen". Diese Methode ist mental und im Hinblick auf die Erschöpfung nicht zu unterschätzen.

Technik	% des Maximums	Anzahl der Wiederholungen	Anzahl der Sätze (nach Leistungsstand) pro Muskelgruppe	Regenerationszeit	Anzahl der Übungen pro Muskelgruppe	Anzahl der Übungen pro Sitzung	Anzahl der Sitzungen pro Woche
HYPERTROPHIE (MUSKELMASSE), EINIGE TECHNIKEN							
Masse-System	85	6 + 6 + 6	maximal 8	2 bis 3 Minuten	3	2	4

Bei dieser Methode werden drei unterschiedliche Übungen nacheinander trainiert. Sie reihen z. B. maximal 6 Butterflys, dann ohne Erholungsphase 6 maximale Wiederholungen (MW) Bankdrücken im Liegen, dann 6 MW Seitheben aneinander. Da auf diese Weise 18 Wiederholungen, die eine beteiligte Muskelgruppe betreffen, in nur einem Satz ausgeführt werden, sollten maximal 8 Sätze dieses Komplexes durchgeführt werden.

Technik	% des Maximums	Anzahl der Wiederholungen	Anzahl der Sätze	Regenerationszeit	Anzahl der Übungen pro Muskelgruppe	Anzahl der Übungen pro Sitzung	Anzahl der Sitzungen pro Woche
High Intensity Training (HIT)	75	10+1+1+1	10	3 Minuten	3-4	maximal 2	4

Nach dem Muskelversagen, d. h. bei dieser Technik nach 10 maximalen Wiederholungen (MW), erholen Sie sich 10 Sekunden (nach dem Ablegen der Langhantel), dann folgt eine weitere Wiederholung. Das Ganze 3mal wiederholen, dann eine Erholungsphase von 3 Minuten einlegen.

Technik	% des Maximums	Anzahl der Wiederholungen	Anzahl der Sätze	Regenerationszeit	Anzahl der Übungen pro Muskelgruppe	Anzahl der Übungen pro Sitzung	Anzahl der Sitzungen pro Woche
Abnehmende Sätze (Drop-sets)	95 dann 90 usw.	10	10	2 bis 3 Minuten	3-4	maximal 2	4

Beginnen Sie mit schweren Gewichten, die nur 1 bis 2 Bewegungen zulassen, Gewichte verringern, dann erneut 1 bis 2 Bewegungen ausführen. Am Ende müssen Sie 10 Wiederholungen ausgeführt haben. Bei komplexen Bewegungen legen Sie die Langhantel ab, und der Partner entlädt. Für kleine Muskelgruppen ist es einfacher, mehrere Hanteln bereitzuhalten, z. B. für den Bizeps.

Technik	% des Maximums	Anzahl der Wiederholungen	Anzahl der Sätze	Regenerationszeit	Anzahl der Übungen pro Muskelgruppe	Anzahl der Übungen pro Sitzung	Anzahl der Sitzungen pro Woche
Tri-Set	75	10 MW x 3	maximal 8	3 Minuten	3	2	4

Bei dieser Methode werden drei unterschiedliche Übungen nacheinander ausgeführt. Sie reihen zum Beispiel maximal 10 Wiederholungen Butterflys, dann ohne Erholungsphase 10 MW Bankdrücken im Liegen, dann 10 MW Seitheben aneinander. Da auf diese Weise 30 Wiederholungen, die eine beteiligte Muskelgruppe betreffen, in nur einem Satz ausgeführt werden, sollten maximal 8 Sätze dieses Komplexes durchgeführt werden. Die Methoden ähneln sich zwar, aber hier handelt es sich weder um das Masse-System, noch um die vereinte Pre- und Post-Aktivierung.

Technik	% des Maximums	Anzahl der Wiederholungen	Anzahl der Sätze	Regenerationszeit	Anzahl der Übungen pro Muskelgruppe	Anzahl der Übungen pro Sitzung	Anzahl der Sitzungen pro Woche
Giant-Sets (der Todespfad)	75	10+10+10+10	6	2 bis 3 Minuten	3-4	maximal 2	4

Führen Sie mehr als 3 Übungen für einen Muskel aus (4 oder 5), sind das Giant-Sets, eine schwierige Methode, die die Muskelreserven erschöpft.

Technik	% des Maximums	Anzahl der Wiederholungen	Anzahl der Sätze	Regenerationszeit	Anzahl der Übungen pro Muskelgruppe	Anzahl der Übungen pro Sitzung	Anzahl der Sitzungen pro Woche
Full-Body-Methode	75	10	10	3 Minuten	1	alle	2

In ein und derselben Sitzung werden, aus Zeitmangel oder um vorübergehend Kräfte zu sammeln, alle Muskelgruppen mit globalen Bewegungen und 3 Sätzen pro Übung betätigt. Beispiel: 2 Sätze Kniebeugen, 2 Bankdrücken, 2 Rudern, 1 Latziehen zur Brust, 1 horizontales Latziehen, römischer Stuhl und Bauchtrainer. Intensive Sitzung mit Hormonabsonderung und Muskelbeanspruchung, die bereits sichtbare Ergebnisse umfassend untermauert.

Technik	% des Maximums	Anzahl der Wiederholungen	Anzahl der Sätze	Regenerationszeit	Anzahl der Übungen pro Muskelgruppe	Anzahl der Übungen pro Sitzung	Anzahl der Sitzungen pro Woche
Die durchgängige Spannung	70	10	10	2 bis 3 Minuten	3-4	maximal 2	4

Die Methode besteht darin, die Übung nicht in vollem Ausmaß durchzuführen, um die Erschöpfung zusätzlich zu steigern. Wenn zum Beispiel beim Bankdrücken im Liegen die Langhantel nicht die Brust berührt und die Arme nicht vollständig gestreckt werden, kann keine Ruhepause entstehen.

Technik	% des Maximums	Anzahl der Wiederholungen	Anzahl der Sätze	Regenerationszeit	Anzahl der Übungen pro Muskelgruppe	Anzahl der Übungen pro Sitzung	Anzahl der Sitzungen pro Woche
Hohe Teilwiederholungen	85	10	10	2 bis 3 Minuten	3-4	maximal 2	4

In der Ausgangsposition beginnen, auf die Hälfte absenken, wieder hoch drücken usw. Auf diese Weise können schwerere Gewichte eingesetzt werden. Beispiel: Die Langhantel beim Bankdrücken nur bis zur halben Gesamthöhe absenken.

Technik	% des Maximums	Anzahl der Wiederholungen	Anzahl der Sätze	Regenerationszeit	Anzahl der Übungen pro Muskelgruppe	Anzahl der Übungen pro Sitzung	Anzahl der Sitzungen pro Woche
Tiefe Teilwiederholungen	75	10	10	2 bis 3 Minuten	3-4	maximal 2	4

In der Position beginnen, in der der äußerste Punkt der Bewegung erreicht ist, dann zur Hälfte wieder hoch drücken usw. So werden die schwachen Punkte geübt, die jeder Trainierende am liebsten meidet. Beispiel: Beim Bankdrücken mit der Langhantel auf der Brust beginnen, dann zur halben Gesamthöhe hoch drücken und wieder absenken.

Diese Tabelle soll als Trainingswerkzeug verstanden werden. Die Methoden sollen dazu beitragen, Abwechslung in Ihren Trainingsalltag zu bringen und Stagnation zu vermeiden. Sie können problemlos zu einer Methode zurückkehren, die Sie vor 5 Monaten angewandt haben, wenn Sie in der Zwischenzeit 2 oder 3 andere Methoden trainiert haben. Es sollte nicht länger als 5 Wochen nach nur einer Methode trainiert werden. Die Muskelübungen mit Partner schließlich sollten nur von geübten Sportlern durchgeführt werden.

Wie groß ist meine Maximalkraft?

Es ist sehr einfach und offensichtlich auch von Nutzen, seine Maximalkraft (maximale Wiederholung oder MW) ausgehend von einem gemäßigteren Gewicht zu kennen. Die Muskelkraft gehorcht physikalischen und mathematischen Gesetzen. Wir bauen unsere Muskelspannung tatsächlich proportional zum Gewicht der Hanteln auf. Will man aus dieser Tabelle Schlüsse auf seine eigenen physischen Kapazitäten ziehen, muss eine Voraussetzung in jedem Fall erfüllt sein: Die Wiederholungen müssen bis zum Muskelversagen führen.

Wie nutzt man diese Tabelle?

Sie haben sich beim Bankdrücken im Liegen für 250 kg (alle Achtung!) entschieden, führen nacheinander 6 Wiederholungen aus und wissen, dass die siebte unmöglich ist, dann haben Sie 6 MW mit 250 ausgeführt. Gehen Sie in die Spalte der 6 MW und suchen Sie die 250. Die gesamte Zeile trifft auf Sie zu. 1 MW liegt bei 290 kg, Ihre maximale Wiederholung beim Bankdrücken im Liegen liegt bei 290 kg. Wieder können wir Sie nur beglückwünschen. Die Spalte mit 10 MW ist absichtlich **fett** gedruckt, damit Sie sich besser zurechtfinden.

BRZYCKI-FORMEL Geschätztes Maximalgewicht (MW) = Optimalgewicht / (1,0278 - 0,0278 x Anzahl der Wiederholungen)

kg geschätztes Maximalgewicht

1 MW 100 %	2 97 %	3 94 %	4 92 %	5 89 %	6 86 %	7 83 %	8 81 %	9 78 %	10 75 %	11 72 %	12 69 %	13 66 %	14 64 %	15 61 %
					Gewichtsanzeige (auf das volle Kilogramm aufgerundet)									
300	292	283	275	267	258	250	242	233	**225**	217	208	200	192	183
297,5	289	281	273	264	256	248	240	231	**223**	215	207	198	190	182
295	287	279	270	262	254	246	238	229	**221**	213	205	197	188	180
292,5	284	276	268	260	252	244	236	227	**219**	211	203	195	187	179
290	282	274	266	258	250	242	234	226	**217**	209	201	193	185	177
287,5	280	272	264	256	248	240	232	224	**216**	208	200	192	184	176
285	277	269	261	253	245	237	230	222	**214**	206	198	190	182	174
282,5	275	267	259	251	243	235	228	220	**212**	204	196	188	180	173
280	272	264	257	249	241	233	226	218	**210**	202	194	187	179	171
277,5	270	262	254	247	239	231	223	216	**208**	200	193	185	177	169
275	267	260	252	244	237	229	221	214	**206**	199	191	183	176	168
272,5	265	257	250	242	235	227	219	212	**204**	197	189	182	174	166
270	262	255	247	240	232	225	217	210	**202**	195	187	180	172	165
267,5	260	253	245	238	230	223	215	208	**201**	193	186	178	171	163
265	258	250	243	236	228	221	213	206	**199**	191	184	177	169	162
262,5	255	248	241	233	226	219	211	204	**197**	190	182	175	168	160
260	253	246	238	231	224	217	209	202	**195**	188	180	173	166	159
257,5	250	243	236	229	222	215	207	200	**193**	186	179	172	164	157
255	248	241	234	227	220	212	205	198	**191**	184	177	170	163	156
252,5	245	238	231	224	217	210	203	196	**189**	182	175	168	161	154
250	243	236	229	222	215	208	201	194	**187**	181	174	167	160	153
247,5	241	234	227	220	213	206	199	192	**186**	179	172	165	158	151
245	238	231	225	218	211	204	197	191	**184**	177	170	163	156	150
242,5	236	229	222	216	209	202	195	189	**182**	175	168	162	155	148
240	233	227	220	213	207	200	193	187	**180**	173	167	160	153	147
237,5	231	224	218	211	204	198	191	185	**178**	171	165	158	152	145
235	228	222	215	209	202	196	189	183	**176**	170	163	157	150	144
232,5	226	220	213	207	200	194	187	181	**174**	168	161	155	148	142
230	224	217	211	204	198	192	185	179	**172**	166	160	153	147	140
227,5	221	215	209	202	196	190	183	177	**171**	164	158	152	145	139
225	219	212	206	200	194	187	181	175	**169**	162	156	150	144	137
222,5	216	210	204	198	192	185	179	173	**167**	161	154	148	142	136
220	214	208	202	196	189	183	177	171	**165**	159	153	147	140	134
217,5	211	205	199	193	187	181	175	169	**163**	157	151	145	139	133
215	209	203	197	191	185	179	173	167	**161**	155	149	143	137	131
212,5	207	201	195	189	183	177	171	165	**159**	153	148	142	136	130
210	204	198	192	187	181	175	169	163	**157**	152	146	140	134	128
207,5	202	196	190	184	179	173	167	161	**156**	150	144	138	133	127
205	199	194	188	182	177	171	165	159	**154**	148	142	137	131	125
202,5	197	191	186	180	174	169	163	157	**152**	146	141	135	129	124
200	194	189	183	178	172	167	161	156	**150**	144	139	133	128	122
197,5	192	187	181	176	170	165	159	154	**148**	143	137	132	126	121
195	190	184	179	173	168	162	157	152	**146**	141	135	130	125	119
192,5	187	182	176	171	166	160	155	150	**144**	139	134	128	123	118

1 MW	2	3	4	5	6	7	8	9	10	11	12	13	14	15
100 %	97 %	94 %	92 %	89 %	86 %	83 %	81 %	78 %	75 %	72 %	69 %	66 %	64 %	61 %
					Gewichtsanzeige (auf das volle Kilogramm aufgerundet)									
190	185	179	174	169	164	158	153	148	142	137	132	127	121	116
187,5	182	177	172	167	161	156	151	146	141	135	130	125	120	115
185	180	175	170	164	159	154	149	144	139	134	128	123	118	113
182,5	177	172	167	162	157	152	147	142	137	132	127	122	117	111
180	175	170	165	160	155	150	145	140	135	130	125	120	115	110
177,5	173	168	163	158	153	148	143	138	133	128	123	118	113	108
175	170	165	160	156	151	146	141	136	131	126	121	117	112	107
172,5	168	163	158	153	149	144	139	134	129	125	120	115	110	105
170	165	161	156	151	146	142	137	132	127	123	118	113	109	104
167,5	163	158	154	149	144	140	135	130	126	121	116	112	107	102
165	160	156	151	147	142	137	133	128	124	119	115	110	105	101
162,5	158	153	149	144	140	135	131	126	122	117	113	108	104	99
160	156	151	147	142	138	133	129	124	120	116	111	107	102	98
157,5	153	149	144	140	136	131	127	122	118	114	109	105	101	96
155	151	146	142	138	133	129	125	121	116	112	108	103	99	95
152,5	148	144	140	136	131	127	123	119	114	110	106	102	97	93
150	146	142	137	133	129	125	121	117	112	108	104	100	96	92
147,5	143	139	135	131	127	123	119	115	111	106	102	98	94	90
145	141	137	133	129	125	121	117	113	109	105	101	97	93	89
142,5	139	135	131	127	123	119	115	111	107	103	99	95	91	87
140	136	132	128	124	121	117	113	109	105	101	97	93	89	86
137,5	134	130	126	122	118	115	111	107	103	99	95	92	88	84
135	131	127	124	120	116	112	109	105	101	97	94	90	86	82
132,5	129	125	121	118	114	110	107	103	99	96	92	88	85	81
130	126	123	119	116	112	108	105	101	97	94	90	87	83	79
127,5	124	120	117	113	110	106	103	99	96	92	89	85	81	78
125	122	118	115	111	108	104	101	97	94	90	87	83	80	76
122,5	119	116	112	109	105	102	99	95	92	88	85	82	78	75
120	117	113	110	107	103	100	97	93	90	87	83	80	77	73
117,5	114	111	108	104	101	98	95	91	88	85	82	78	75	72
115	112	109	105	102	99	96	93	89	86	83	80	77	73	70
112,5	109	106	103	100	97	94	91	87	84	81	78	75	72	69
110	107	104	101	98	95	92	89	86	82	79	76	73	70	67
107,5	105	102	99	96	93	90	87	84	81	78	75	72	69	66
105	102	99	96	93	90	87	85	82	79	76	73	70	67	64
102,5	100	97	94	91	88	85	83	80	77	74	71	68	65	63
100	97	94	92	89	86	83	81	78	75	72	69	67	64	61
97,5	95	92	89	87	84	81	79	76	73	70	68	65	62	60
95	92	90	87	84	82	79	77	74	71	69	66	63	61	58
92,5	90	87	85	82	80	77	74	72	69	67	64	62	59	56
90	87	85	82	80	77	75	72	70	67	65	62	60	57	55
87,5	85	83	80	78	75	73	70	68	66	63	61	58	56	53
85	83	80	78	76	73	71	68	66	64	61	59	57	54	52
82,5	80	78	76	73	71	69	66	64	62	60	57	55	53	50
80	78	76	73	71	69	67	64	62	60	58	56	53	51	49
77,5	75	73	71	69	67	65	62	60	58	56	54	52	49	47
75	73	71	69	67	65	62	60	58	56	54	52	50	48	46
72,5	70	68	66	64	62	60	58	56	54	52	50	48	46	44
70	68	66	64	62	60	58	56	54	52	51	49	47	45	43
67,5	66	64	62	60	58	56	54	52	51	49	47	45	43	41
65	63	61	60	58	56	54	52	51	49	47	45	43	42	40
62,5	61	59	57	56	54	52	50	49	47	45	43	42	40	38
60	58	57	55	53	52	50	48	47	45	43	42	40	38	37
57,5	56	54	53	51	50	48	46	45	43	42	40	38	37	35
55	53	52	50	49	47	46	44	43	41	40	38	37	35	34
52,5	51	50	48	47	45	44	42	41	39	38	36	35	34	32
50	49	47	46	44	43	42	40	39	37	36	35	33	32	31
47,5	46	45	44	42	41	40	38	37	36	34	33	32	30	29
45	44	42	41	40	39	37	36	35	34	32	31	30	29	27
42,5	41	40	39	38	37	35	34	33	32	31	30	28	27	26
40	39	38	37	36	34	33	32	31	30	29	28	27	26	24
37,5	36	35	34	33	32	31	30	29	28	27	26	25	24	23
35	34	33	32	31	30	29	28	27	26	25	24	23	22	21
32,5	32	31	30	29	28	27	26	25	24	23	23	22	21	20
30	29	28	27	27	26	25	24	23	22	22	21	20	19	18

Es gibt zahlreiche unterschiedliche Formeln. Diese kommt der Realität am nächsten, auch wenn, abhängig von Ihrem Alter, Ihrem Gewicht und Ihrer momentanen Form, das theoretische Ergebnis und ihre tatsächliche Leistung voneinander abweichen können.

Der Trainingsplan

Das in der Tabelle gezeigte Training ist auf die Monate September bis Juni ausgerichtet. Es soll Muskelmasse auf- und Fettmasse (subkutanes Fett) abbauen und entspricht den Anforderungen, die häufig an ein Training gestellt werden. Selbstverständlich soll dieses Beispiel nur als Hilfestellung dienen, da die Kombinationen im Training nach Belieben variiert werden können.

Eine einwöchige Pause könnte erforderlich sein.

Dieser Trainingsplan deckt ca. 43 Wochen ab. Wenn wir festlegen, dass eine Methode 4 Wochen lang trainiert wird, und wenn wir die ersten drei Wochen dem Lernen widmen, können wir unser Jahr in 10 Trainingseinheiten von 4 Wochen unterteilen.

Technik und Anwendungsdauer einer Methode	% des Maximums	Anzahl der Wiederholungen	Anzahl der Sätze	Regenerationszeit	Anzahl der Übungen pro Muskelgruppe	Anzahl der Muskelgruppen pro Sitzung	Optimale Anzahl der Sitzungen pro Woche
Lernen 3 Wochen	60	15	3	2 Minuten	1	5–6	2
Anpassung 4 Wochen	70	15 MW => 10 MW	4	3 Minuten	2	4–5	3
Wiederholte Anstrengungen 4 Wochen	85	6	6	3 Minuten	2	maximal 3	3
10 x 10 4 Wochen	75	10	10	2 bis 3 Minuten	4–5	maximal 2	4–5
Bi-Set Nachermüdung 4 Wochen	75 + 85	10 + 6	8	2 bis 3 Minuten	2	maximal 2	4
Bi-Set Isolation + Basis 4 Wochen	80	8 + 8	8	2 bis 3 Minuten	2	maximal 2	4
Tiefe Teilwiederholungen 4 Wochen	75	10	10	2 bis 3 Minuten	3–4	maximal 2	4
Hohe Teilwiederholungen 4 Wochen	85	10	10	2 bis 3 Minuten	3–4	maximal 2	4
Tri-Set 4 Wochen	75	10 MW x 3	maximal 8	3 Minuten	3	2	4
10 x 10 4 Wochen	75	10	10	2 bis 3 Minuten	4–5	maximal 2	4–5
Durchgängige Spannung 4 Wochen	75	10	10	2 bis 3 Minuten	3–4	maximal 2	4

Ihre wichtigsten Fragen

Kann man in die Ferien fahren, ohne die mühsam erworbene, physische Kraft zu verlieren?

Wäre es möglich, ein dauerhaftes Ergebnis zu erzielen, das wir wie ein Diplom fürs ganze Leben erworben haben, könnten wir das Training anders angehen. Aber so funktioniert es nicht, wir müssen unseren Körper beanspruchen, um ihn mit möglichen Pluspunkten zu versorgen. In den ersten beiden Wochen bleibt eine vollständige Trainingspause ohne große Folgen. Bei Profiathleten wurden Variablen von 12 % Kraftverlust registriert. Für andere hingegen, die aufgrund eines zu intensiven Trainings erschöpft waren, war die Pause von Vorteil. Nach einer vierwöchigen Trainingspause wird eine angepasste Wiederaufnahmephase von 3 Wochen mit 50 % des zuvor erreichten Maximalgewichts erforderlich. Zunächst wird mit mittlerer Geschwindigkeit und dann in der letzten Woche mit hoher Geschwindigkeit trainiert.

Ist die Muskelmasse schnell zu sehen?

Diese Frage müssen die meisten Trainer beantworten. Sie wird häufig direkter gestellt, etwa: „Werde ich schnell Muskeln bekommen?" „Wie muss ich trainieren, um in diesem Sommer Bauchmuskeln zu haben?" Abgesehen von der Häufigkeit und Intensität des Trainings hängt das sichtbare Resultat auch davon ab, welcher morphologische Typ Sie sind, wie alt Sie sind und wie Sie sich ernähren. Außerdem ist der visuelle Aspekt des Muskeltrainings immer ganz und gar subjektiv. In der Regel sind die ersten Anzeichen nach einem Monat zu sehen, aber fassen Sie sich in Geduld, ideal ist ein Programm von neun Monaten.

- Direkt nach dem Training ist der Körper erwärmt und die Muskeln sind leicht vergrößert, dieser Zustand hält jedoch nur einige Stunden an.
- Es ist möglich, dass der Eindruck, größere Muskeln bekommen zu haben, auf dem Verlust von Fettmasse beruht: Sie entdecken, dass Ihre Muskeln besser zu sehen sind, obwohl sie nicht größer geworden sind.
- Einigen Männern, die ihre Muskelmasse vergrößern möchten, gelingt dies manchmal nur unter Schwierigkeiten, obwohl Männer in der Regel leichter Muskelmasse aufbauen als Frauen.
- Manchmal muss man pragmatisch sein und Vorurteile revidieren. Wenn Sie denken, dass Ihre Muskeln größer geworden sind, messen Sie sie mit einem Maßband und Ihre Fettmasse mit einer dünnen Pinzette. Diesen Vorgang muss man nicht jeden Morgen wiederholen, Muskeln können nicht über Nacht um 2 Kilogramm schwerer werden!

Macht Muskeltraining langsam?

Zu den bekanntesten Vorbehalten gegenüber dem Muskeltraining gehört auch die Ansicht, man würde Schnelligkeit einbüßen, der Athlet würde langsamer. Man müsste, um eine Antwort auf diese Behauptung geben zu können, die Kraftsportarten erneut untersuchen. Die letzten Messungen wurden vor 50 Jahren vorgenommen und haben uns gelehrt, dass Muskeltraining nicht langsam macht. Die besten Sprinter der Welt verbringen viel Zeit mit Muskeltraining. Fußballer und Rugby-Spieler sind auch keine Schnecken, obwohl Muskeltraining zwingend zu ihrem Vorbereitungstraining gehört. Bei Kraft- wie auch bei Schnelligkeitsübungen ziehen sich die Muskeln zusammen. Der Muskel muss auf die Information reagieren, die man ihm gibt. Wir fordern von ihm, sich abhängig von dem jeweiligen Gewicht so schnell wie möglich zu bewegen. Wenn wir während des Muskeltrainings mit schweren Gewichten arbeiten, bemühen wir uns ebenfalls, keine Zeit zu verlieren und dieses Gewicht schnell zu drücken. Es ist die Schwere des Gewichts, die uns daran hindert, die Langhantel schnell zu bewegen.

Kraft und Schnelligkeit sind eng miteinander verbunden! Trainiert man die Kraft, kann man danach der Schnelligkeit besser Ausdruck verleihen. Lediglich ein nur auf die Kraft ausgerichtetes Training, ohne an der Schnelligkeit zu arbeiten, wirkt sich nachteilig auf die schnelle Ausführung einer Bewegung aus.

Zusammengefasst kann man sagen, dass Sie, wenn Sie an Schnelligkeit gewinnen wollen, nicht zögern sollten, Ihre Kraft zu trainieren, ohne jedoch das Training Ihrer Schnelligkeit zu vernachlässigen..

Wie kann man Übertraining vermeiden?

Mit Übertraining ist eine chronische Erschöpfung gemeint (die Unfähigkeit eines Muskels oder einer Muskelgruppe, die Anfangsspannung zu halten) sowie eine länger anhaltende Leistungsminderung, die aus einem Ungleichgewicht zwischen dem Trainingsgewicht und der Regeneration, zwischen dem auferlegten Zwang und den Ressourcen des Athleten resultiert.

Dieses Phänomen gibt der Wissenschaft noch Rätsel auf. Es wird häufig beobachtet, wenn die Erschöpfung einsetzt und die Leistung nachlässt. Einige Autoren wie Willmore und Costill haben versucht, die Symptome festzumachen: Weniger Appetit und Gewichtsverlust, Muskelversteifungen, Schlafstörungen, erhöhter Pulsschlag und Blutdruck, emotionale Unausgeglichenheit, Erhöhung des Basisstoffwechsels.

Diese Symptome scheinen nicht auf Zustimmung gestoßen zu sein. Die These, die Laurent Bosquet zum Übertraining aufgestellt hat, zeigt uns, dass der Pulsschlag kein zuverlässiger Indikator ist, ob er nun während der Ruhephase, während der Übung oder der Regenerierung gemessen wurde.

Vom selben Autor können wir einige Ratschläge übernehmen und weitere hinzufügen, um diesen krankhaften Zustand zu vermeiden:
- Vermeiden Sie, Ihr Trainingsgewicht brutal zu erhöhen.
- Gestalten Sie Ihr Training individuell.
- Sorgen Sie für Abwechslung bei den Trainingsinhalten, um Monotonie zu vermeiden.
- Sorgen Sie für eine ausgewogene Ernährung.
- Vermeiden Sie zu schwere Gewichte bei negativer exzentrischer Muskelarbeit.
- Planen und denken Sie an die Regeneration.
- Gehen Sie einer weiteren Aktivität nach, um sich „frei zu machen". Wenn Sie noch ungeübt sind im Muskeltraining, betreiben Sie einmal in sechs Monaten ein dreiwöchiges Kardiotraining mit gemäßigter Intensität.

Allgemein empfehlen wir Ihnen, den Ratschlägen eines professionellen Trainers zu folgen, um Übertraining und daraus resultierende Verletzungen zu vermeiden.

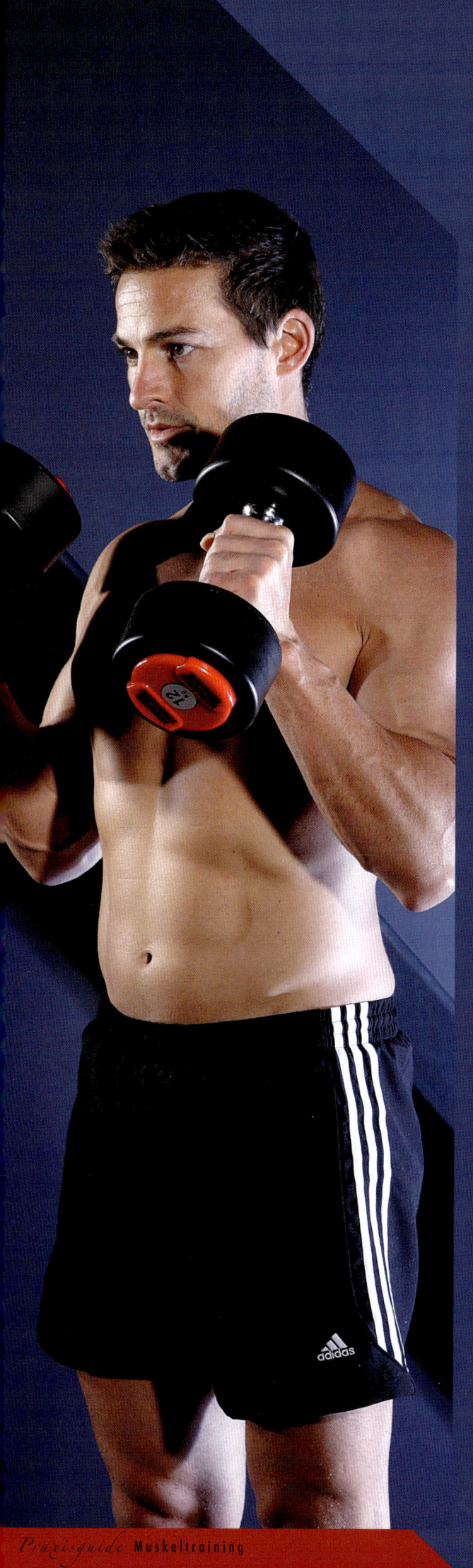

Die Zielbögen:
Training und
Ernährung

Ziel:
Gewichtsverlust

% des Maximums	Anzahl der Wiederholungen	Anzahl der Serien	Schnelligkeit und/oder Intensität	Regenerationszeit
60 bis 94	3 bis 15	3	niedrig	2–3 Minuten

Anzahl der Sitzungen pro Woche: 2 bis 5

Anzahl der Trainingseinheiten pro Muskelgruppe und Woche: 1 bis 2

GRUNDPRINZIPIEN

- Gewichtsverlust beruht auf einem Maximum an verbrauchten Kalorien. Jedes Muskeltraining hat einen erhöhten Energieverbrauch des Körpers zur Folge. Fernsehen und Gewichte stemmen verbraucht nicht dieselbe Menge an Kalorien.
- Man sollte jedoch nicht enttäuscht sein, wenn man sein Gewicht auf der Waage kontrolliert: Da das Muskeltraining eine Zunahme an Muskelmasse mit sich bringt, kann das Gewicht trotz Verlust an Fettmasse zunächst gleichbleiben oder sogar steigen.
- **Die Anzahl der Wiederholungen bestimmt das Gewicht! Bei diesem Ziel haben Sie die Wahl.**

Anmerkung:

Für den Gewichtsverlust ist das Wichtigste, den Kalorienverbrauch zu steigern: Ein Krafttraining mit schweren Gewichten und wenigen Wiederholungen hat denselben Effekt wie ein Training mit leichteren Gewichten in längeren Serien. Die Regeneration ist dagegen von entscheidender Bedeutung, da die hormonellen Reaktionen eine wesentliche Rolle spielen. Das trifft umso mehr auf ein Training mit schweren Gewichten zu (auch wenn das nicht für alle im Bereich des Möglichen liegt).

In diesem Fall wird die Sitzung noch effektiver, wenn man diesen Übungen (kurze und schwere Serien) ein Kardiotraining von 20 Minuten folgen lässt. Eine Sitzung dauert also eine bis eineinhalb Stunden.

Wir wissen außerdem, dass bei der Verbindung von Kardio- und Muskeltraining (circa zwei Minuten zwischen den Sätzen) mehr Fett verbrannt werden kann. Diese Technik wird sich auf die Qualität der nachfolgenden Sätze auswirken, Sie werden mit weniger schweren Gewichten zufrieden sein. Ihr einziges Ziel: Kalorien verbrauchen!

Das Ziel, trockene Muskelmasse aufzubauen, folgt im Großen und Ganzen denselben Regeln. Allerdings möchte man hier keine magere Masse verlieren.

HÄTTEN SIE'S GEWUSST?

Die jüngsten internationalen Empfehlungen zum Thema Gewichtsverlust besagen, dass man, um ein Kaloriendefizit zu erzeugen, das heißt, mit körperlichem Training zum Gewichtsverlust beizutragen, mit mindestens 150 Minuten pro Woche, das sind 21 Minuten am Tag, rechnen muss.

Der Idealwert liegt zwischen 150 und 250 Minuten pro Woche, das entspricht ca. 21 bis 36 Minuten am Tag, wenn man bessere Resultate erzielen möchte. Mehr als 36 Minuten am Tag sind ein Plus.

Wichtig!

Wir wissen heute, dass es nicht erforderlich ist, 45 Minuten zu warten, um aus den Lipiden zu schöpfen, die vom Anfang der Übung an verwertet werden. Je länger eine Übung dauert, desto eher zieht der Körper die Lipide den anderen Brennstoffen vor, die für die Kraftanstrengung erforderlich sind. Sie sollten wissen, dass bewiesen wurde, dass man mit einem Training von 3mal 10 Minuten am Tag dasselbe Ergebnis erzielt, wie mit einem 30-minütigen Training, ja sogar ein besseres Ergebnis. Warum? Zuerst einmal fällt es leichter, zehnminütige Sitzungen in seinen Tagesplan zu integrieren. Dann sondert der Organismus bei dreimaligem Training leichter Hormone ab, die die Verwertung von Fetten begünstigen. Und zu guter Letzt wird die Anstrengung nicht mehr als Zwang betrachtet und macht Ihnen Freude.

Fazit

Befolgen Sie die Ratschläge, die man seit Jahren hört: Nehmen Sie die Treppe, laufen Sie zu Fuß zum Bäcker oder zum Briefkasten etc.

ERNÄHRUNGSRATSCHLÄGE: BEFOLGEN SIE DIE ALLGEMEINEN EMPFEHLUNGEN

Nahrungsgruppen	Empfohlene Nahrungsmittel	Finger weg!
Milchprodukte	Entrahmte und halbentrahmte Milch, Naturjoghurt, Joghurt mit Früchten und aromatisierter Joghurt, Quark, Frischkäse, Hartkäse (Comté, Emmentaler, Gruyère etc.) und halbfester Schnittkäse (Edamer, Gouda, Tomme etc.)	Vollmilch, Süßspeisen (Eiercreme, Schokoladenpudding etc.), Vollmilchprodukte, Sauermilchkäse (Bleu, Roquefort, Munster etc.), Käse mit Pfeffer, Knoblauch und mehr als 50 % Fett (z. B. Mascarpone), Kräuterkäse.
Fleisch Fisch Eier	Fisch: frisch, gefroren, tiefgefroren, gesotten. Fleisch der 1. Güteklasse (Kalb, Schwein, Rind): Filet, Rumpsteak, Lende, Schnitzel etc.) Gekochter Schinken ohne Schwarte und ohne Fett. Eier in jeder Form (hart und weich gekocht, pochiert etc.). Kaninchen und Geflügel ohne Haut. Meeresfrüchte	Fertig zubereiteter Fisch aus dem Handel, mit Öl, geräucherter Fisch. Geräuchertes Fleisch, Innereien, Wurstwaren (Wurst, Pastete, Schmalzfleisch etc.). Fleisch in fertig zubereiteter Sauce aus dem Handel, fettes Fleisch, das lange gekocht werden muss (gepökeltes Fleisch, Suppenfleisch). Hammel, Gans, Ente In großen Mengen Fett gebratene Eier
Getreideprodukte	Altbackenes Brot, Brotrinde, getoastetes Brot, Zwieback Kartoffeln, Reis, Nudeln, Grieß, Quinoa Ab und zu stärkehaltige Nahrungsmittel	Warmes, frisches Brot, frisches Toastbrot Gerichte mit Teig als Grundlage (Quiche, Pizza, Pastete etc.) Knabbergebäck und Müsliriegel Hülsenfrüchte je nach Verträglichkeit Pommes frites, Chips, Kartoffelgratin, Backkartoffeln
Obst	Alle frischen und gekochten Früchte außer überreifer Melone und Wassermelone Fruchtkompott ohne zugefügten Zucker Alle Trockenfrüchte	Kompotte und Früchte in Sirup aus dem Handel.
Gemüse	Alle Sorten: frisch, tiefgefroren, gefroren	Knoblauch, Kohl, Erbsen, Schalotte, weiße Rübe, Brokkoli, Artischocke etc., je nach Verträglichkeit. Vorsicht bei einigen Fertigprodukten, die eine nicht unwesentliche Menge an Lipiden enthalten. Gewürze in großen Mengen
Fette	In Maßen alle Öle (Oliven-, Sonnenblumen-, Raps-, Nussöl) Variieren Sie die Margarinesorten Butter in kleinen Mengen	Kokosfett, Schmalz, Crème fraîche, Schlagsahne Bevorzugen Sie fettreduzierte Crème fraîche Soßen: Béarnaise, Mayonnaise, Ketchup, Senfmayonnaise etc.
Süßspeisen	Synthetisch hergestellte Süßstoffe	Kaugummi, Eiscreme und mit Ei zubereitetes Eis, Brotaufstrich etc. Konfitüre, Honig, Schokolade, Süßigkeiten (selten) Schokoriegel
Getränke	Mineralwasser, Quellwasser, Leitungswasser, aromatisiertes Wasser, Obst- und Gemüsesaft Getränke aus Soja, Mandeln und Reis	Mineralwasser mit Kohlensäure, starker Tee und Kaffee, alle alkoholischen Getränke, Limonaden

% des Maximums	Anzahl der Wiederholungen	Anzahl der Serien	Schnelligkeit und/oder Intensität	Regenerations- zeit
60	15	3	niedrig	2 Minuten

Anzahl der Sitzungen pro Woche: 2 bis 4

Anzahl der Trainingseinheiten pro Muskelgruppe und Woche: 1 bis 2

GRUNDPRINZIPIEN

Der Begriff der Spannkraft wird häufig falsch verstanden oder verwendet. Außer in bereits bestehenden pathologischen Fällen wird die Muskelspannung durch Muskeltraining nicht hyperton. Die Muskeln werden nicht durch und durch hart.

- Gemeint ist häufig, dass der Körper weniger „weich", dass weniger „Fett" unter der Haut sein soll.
- Manchmal bedeutet das auch, dass die betreffende Person sich nicht sehr spannungsgeladen, nicht sehr dynamisch fühlt und es ihr an Kraft fehlt. Die Verwendung des Begriffs „Spannkraft" ist hier allerdings völlig falsch.
- Außerdem kann man beobachten, dass eine Überbeanspruchung derselben Muskelgruppe eine Verformung der Haltung nach sich zieht. So neigen sich zum Beispiel durch übermäßiges Bankdrücken ohne gleichzeitiges Training der Beweglichkeit die Schultern nach vorne und drehen sich nach innen. In diesem Fall reicht es aus, Dehnübungen einzubeziehen und die hinteren Muskeln (also die Rückenmuskeln) zu trainieren, vor allem die Muskeln, die zwischen den Schulterblättern und dem sogenannten abgebauten Muskel (hier der Brustmuskel) liegen.

HÄTTEN SIE'S GEWUSST?

Trainiert man seinen Körper immer auf dieselbe Art und Weise, erzielt man nach einigen Wochen keine weiteren Verbesserungen. Dieses Phänomen ist als allgemeines Adaptationssyndrom bekannt, das von Hans Selye definiert wurde.

Der Körper wird beim ersten Mal einem „Angriff" ausgesetzt (hier eine Muskeltrainingssitzung), auf den er nicht vorbereitet ist. Beim zweiten Mal passt er sich diesem Angriff an und setzt sich mit ihm auseinander. Ist der Angriff jedoch zu brutal oder zu stark im Hinblick auf die Intensität und Dauer, ermattet der Körper.

Wichtig!

Immer dieselbe Sitzung auszuführen führt nach einiger Zeit nicht mehr zu den gewünschten Ergebnissen. Frauen, die diese Spannkraft (übersetzt: Gewichtsverlust) erlangen wollen, sollten sich eher unterschiedlichen Trainingsprogrammen und dem Ausdauertraining zuwenden.

ERNÄHRUNGSRATSCHLÄGE: BEFOLGEN SIE DIE ALLGEMEINEN EMPFEHLUNGEN

- Schränken Sie den Verzehr von Schmelzkäse und fettreduziertem Käse minderer Qualität ein.
- Variieren Sie die Ölsorten und schränken Sie den Verzehr von tierischen Fetten ein.
- Zögern Sie nicht, Ihre Mahlzeiten mit Weizenkeimen und Bierhefe anzureichern.

Nahrungsgruppen	Empfohlene Nahrungsmittel	Finger weg!
Milchprodukte	Entrahmte und halbentrahmte Milch, Naturjoghurt, Joghurt mit Früchten und aromatisierter Joghurt, Quark, Frischkäse, Hartkäse (Comté, Emmentaler, Gruyère etc.) und halbfester Schnittkäse (Edamer, Gouda, Tomme etc.)	Vollmilch, Süßspeisen (Eiercreme, Schokoladenpudding etc.), Vollmilchprodukte, Sauermilchkäse (Bleu, Roquefort, Munster etc.), Käse mit Pfeffer, Knoblauch und mehr als 50 % Fett (z. B. Mascarpone), Kräuterkäse.
Fleisch Fisch Eier	Fisch: frisch, gefroren, tiefgefroren, gesotten. Fleisch der 1. Güteklasse (Kalb, Schwein, Rind): Filet, Rumpsteak, Lende, Schnitzel etc.) Gekochter Schinken ohne Schwarte und ohne Fett. Eier in jeder Form (hart und weich gekocht, pochiert etc.). Kaninchen und Geflügel ohne Haut. Meeresfrüchte Muscheln und Krustentiere	Fertig zubereiteter Fisch aus dem Handel, mit Öl, geräucherter Fisch. Geräuchertes Fleisch, Innereien, Wurstwaren (Wurst, Pastete, Schmalzfleisch etc.). Fleisch in fertig zubereiteter Sauce aus dem Handel, fettes Fleisch, das lange gekocht werden muss (gepökeltes Fleisch, Suppenfleisch), Hammel, Gans, Ente In großen Mengen Fett gebratene Eier
Getreideprodukte	Altbackenes Brot, Brotrinde, getoastetes Brot, Zwieback Kartoffeln, Reis, Nudeln, Grieß, Quinoa, von Zeit zu Zeit stärkehaltige Produkte Reiskuchen	Warmes, frisches Brot, frisches Toastbrot Gerichte mit Teig als Grundlage (Quiche, Pizza, Pastete etc.) Knabbergebäck Hülsenfrüchte je nach Verträglichkeit Pommes Frites, Chips, Kartoffelgratin, Bratkartoffeln
Obst	Alle frischen und gekochten Früchte außer überreifer Melone und Wassermelone Alle Trockenfrüchte	
Gemüse	Alle Sorten: frisch, tiefgefroren, gefroren	Knoblauch, Kohl, Erbsen, Schalotte, weiße Rübe, Brokkoli, Artischocke etc. je nach Verträglichkeit. Vorsicht bei einigen Fertigprodukten, die eine nicht unwesentliche Menge an Lipiden enthalten. Gewürze in großen Mengen
Fette	In Maßen alle Öle (Oliven-, Sonnenblumen-, Raps-, Nussöl) Bevorzugen Sie Ölmischungen. Variieren Sie die Margarinesorten Bevorzugt fettreduzierte Crème fraîche Butter in kleinen Mengen	Kokosfett, Schmalz. Crème fraîche, Schlagsahne. Soßen: Béarnaise, Mayonnaise, Ketchup, Senfmayonnaise ...
Süßspeisen	Synthetisch hergestellte Süßstoffe Als Dessert verzehren Gelegentlich Konfitüre, Honig, Schokolade, Süßigkeiten	Kaugummi, Eiscreme, Brotaufstrich etc.
Getränke	Mineralwasser, Quellwasser, Leitungswasser, aromatisiert, Obst- und Gemüsesaft Getränke aus Soja, Mandeln und Reis	Mineralwasser mit Kohlensäure, starker Tee und Kaffee, alle alkoholischen Getränke, Limonaden

% des Maximums	Anzahl der Wiederholungen	Anzahl der Serien	Schnelligkeit und/oder Intensität	Regenerations- zeit
70 bis 85	6 bis 12	6 bis 10	mittel	bis 3 Minuten

Anzahl der Sitzungen pro Woche: 2 bis 6

Anzahl der Trainingseinheiten pro Muskelgruppe und Woche: 1 bis 3

GRUNDPRINZIPIEN

- Der Muskel reagiert auf mechanische Beanspruchung.
- Muskelversagen bei jeder Übung ist ein Plus.
- Maximale Erschöpfung während des Trainings ist nicht zwingend erforderlich.
- Das Ergebnis wird durch eine zu lange Regenerationszeit nicht verändert. Sie ermöglicht eine Verlängerung des Trainingsvolumens.
- Die Ernährung spielt eine wichtige Rolle für ein optimales Ergebnis.
- Es gibt viele Methoden. Wichtig ist jedoch, dass man regelmäßig trainiert.
- Es dauert 7 bis 9 Wochen, bevor man erste Ergebnisse sieht.
- Die Methoden der Hypertrophie setzen zumindest eine ausreichende Eingewöhnungsphase und eine saubere Technik voraus.

HÄTTEN SIE'S GEWUSST?

Muskelversagen, Krämpfe und Muskelkater werden nicht durch Milchsäure verursacht, die von der Sportwelt so gerne vorgeschoben wird! Muskelprobleme oder das Gefühl großer Erschöpfung werden in den Trainingszentren häufig als Ergebnis einer Übersäuerung (das Vorhandensein von Milchsäure) erklärt. Nun muss man wissen, dass Laktat (und nicht die Milchsäure) produziert wird, um die Übungsintensität aufrechtzuerhalten. Je mehr Sie ihre Leistung steigern, umso mehr Laktat wird produziert. Man gewöhnt sich nicht an die Laktate, man gewöhnt sich jedoch daran, mehr davon zu produzieren. Durch dieses Molekül kommt es während der Übung zu einem verzögerten Auftreten der Erschöpfung, weil es andere Substanzen, die echten hemmenden Faktoren, einschließt. Das Ganze nennt sich „Schutzeffekt des Laktats". Die verheerenden Auswirkungen der Muskelübersäuerung sind häufig in hohem Maße überschätzt worden. Der Säuregrad steigt in der Tat nur sehr wenig an. Die ersten Laborstudien haben bei Lebewesen keine verifizierten Reaktionen hervorgerufen. Trotzdem ging diese Idee um die ganze Welt.

Was hindert einen Muskel daran, sich zusammenzuziehen? Mehrere Faktoren wie die Unverträglichkeit mit lokaler Wärme, ein nervöser Erschöpfungszustand, ein fehlendes Enzymen (Stoff zur Beschleunigung chemischer Reaktionen) etc. kommen infrage. Aber sicherlich nicht die Milchsäure!

ERNÄHRUNGSRATSCHLÄGE: BEFOLGEN SIE DIE ALLGEMEINEN EMPFEHLUNGEN

- Die gewöhnliche Menge an stärkehaltigen Nahrungsmitteln (250 bis 300 g pro Portion) erhöhen, leicht (15 %) die Zufuhr an Proteinen (Fleisch, Fisch, Eier) erhöhen und die Zufuhr von zugefügten Fetten verringern, dabei Pflanzenfette den tierischen Fetten vorziehen.
- Nahrungsmittel vermeiden, die schwer verdaulich sind oder deren Verdauung lange (siehe Liste) dauert.
- Bevorzugen Sie Nahrungsmittel mit niedrigem glykämischem Index: Nudeln, Linsen, frische und getrocknete Früchte, Milch, Vollkornreiseis..

Nahrungsgruppen	Empfohlene Nahrungsmittel	Finger weg!
Milchprodukte	Entrahmte und halbentrahmte Milch, Naturjoghurt, Joghurt mit Früchten und aromatisierter Joghurt, Quark, Hartkäse (Comté, Emmentaler, Gruyère etc.) und halbfester Schnittkäse (Edamer, Gouda, Tomme etc.)	Vollmilch, Süßspeisen (Eiercreme, Schokoladenpudding etc.), Vollmilchprodukte. Sauermilchkäse (Bleu, Roquefort, Munster etc.), Käse mit Pfeffer, Knoblauch und mehr als 50 % Fett (z. B. Mascarpone), Kräuterkäse
Fleisch Fisch Eier	Fisch: frisch, gefroren, tiefgefroren, gesotten. Fleisch der 1. Güteklasse (Kalb, Schwein, Rind): Filet, Rumpsteak, Lende, Schnitzel etc.) Gekochter Schinken ohne Schwarte und ohne Fett. Eier in jeder Form (hart und weich gekocht, pochiert etc.). Kaninchen und Geflügel ohne Haut. Meeresfrüchte	Fertig zubereiteter Fisch aus dem Handel, mit Öl, geräucherter Fisch. Geräuchertes Fleisch, Innereien, Wurstwaren (Wurst, Pastete, Schmalzfleisch etc.) Fleisch in fertig zubereiteter Sauce aus dem Handel, fettes Fleisch, das lange gekocht werden muss (gepökeltes Fleisch, Suppenfleisch), Hammel, Gans, Ente In großen Mengen Fett gebratene Eier
Getreideprodukte	Altbackenes Brot, Brotrinde, getoastetes Brot, Zwieback Honigbrot. Kartoffeln, Reis, Nudeln, Grieß, Quinoa, Haferflocken, von Zeit zu Zeit stärkehaltige Produkte	Warmes, frisches Brot, frisches Toastbrot Gerichte mit Teig als Grundlage (Quiche, Pizza, Pastete etc.) Hülsenfrüchte je nach Verträglichkeit Pommes frites, Chips, Kartoffelgratin, Bratkartoffeln
Obst	Alle frischen und gekochten Früchte außer überreifer Melone und Wassermelone Alle Trockenfrüchte	
Gemüse	Alle Sorten: frisch, tiefgefroren, gefroren. Darauf achten, nicht zu viele Kräuter und Gewürze zu verwenden.	Knoblauch, Kohl, Erbsen, Schalotte, weiße Rübe, Brokkoli, Artischocke etc. je nach Verträglichkeit. Vorsicht bei einigen Fertigprodukten, die eine nicht unwesentliche Menge an Lipiden enthalten. Gewürze in großen Mengen
Fette	In Maßen alle Öle (Oliven-, Sonnenblumen-, Raps-, Nussöl) Bevorzugen Sie Ölmischungen. Variieren Sie die Margarinesorten Bevorzugt fettreduzierte Crème fraîche Butter in kleinen Mengen	Kokosfett, Schmalz. Crème fraîche, Schlagsahne. Soßen: Béarnaise, Mayonnaise, Ketchup, Senfmayonnaise ...
Süßspeisen	Synthetisch hergestellte Süßstoffe Als Dessert verzehren Gelegentlich Konfitüre, Honig, Schokolade, Süßigkeiten	Kaugummi, Eiscreme und mit Eiern zubereitetes Eis, Brotaufstrich ...
Getränke	Mineralwasser, Quellwasser, Leitungswasser, aromatisiert, Obst- und Gemüsesaft	Mineralwasser mit Kohlensäure, starker Tee und Kaffee, alle alkoholischen Getränke, Limonaden

% des Maximums	Anzahl der Wiederholungen	Anzahl der Serien	Schnelligkeit und/oder Intensität	Regenerations- zeit
80 bis 100	1 bis 8	3 (je nach Leistungsstand)	niedrig	3 Minuten

Anzahl der Sitzungen pro Woche: 2 bis 4

Anzahl der Trainingseinheiten pro Muskelgruppe und Woche: 1 bis 2

GRUNDPRINZIPIEN

- Der Muskel reagiert auf mechanische Beanspruchung.
- Muskelversagen bei jeder Übung ist ein Plus.
- Maximale Erschöpfung während des Trainings ist nicht zwingend erforderlich.
- Eine zu kurze Regenerationszeit ist nicht optimal.
- Die Ernährung ist wichtig für ein gutes Ergebnis.
- Es gibt viele Methoden. Wichtig ist jedoch, dass man regelmäßig trainiert.
- Im ersten Jahr erzielt man beachtliche Resultate.
- Die Methoden der Hypertrophie setzen zumindest eine ausreichende Eingewöhnungsphase und eine saubere Technik voraus.
- Es ist mit einem Partner möglich, 100 % des Maximalgewichts zu überschreiten.
- Für einen Anfänger sind zwischen 60 und 70 % des Maximalgewichts ausreichend, um an Kraft zu gewinnen. Es ist nicht nötig, das Gewicht rasch zu steigern.

HÄTTEN SIE'S GEWUSST?

Da wir nicht alle zu Hause über Hightech-Geräte verfügen, ist es für uns schwierig, die Eigenschaften unseres Körpers genau zu kennen. Kraft zu erlangen oder eine beträchtliche Muskelmasse aufzubauen liegt nicht für jeden Menschen im Bereich des Möglichen: Einige von uns besitzen nur einen Teil des Bizeps (sie haben keinen Oberarmmuskel)! In vielen populärwissenschaftlichen Werken werden wesentliche Informationen bis ins Extrem vereinfacht dargestellt. Eines der Nachschlagewerke für Anatomie besteht aus vier äußerst beeindruckenden Bänden. In ihm findet man Statistiken über das Vorhandensein und die Variationen von Muskeln bei den Menschen. Hier sind einige Beispiele:

- Es wird zwar gern behauptet, alle Menschen hätten Bauchmuskeln, aber das trifft nicht zu! Bei einem kleinen Teil der Bevölkerung ist kein gerader Bauchmuskel vorhanden.
- Der kleine Rundmuskel kann sich mit dem Untergrätenmuskel verbinden.
- Der große Brustmuskel besteht nicht immer aus den drei berühmten Muskelsträngen.
- 50 % der Bevölkerung besitzen einen kleinen Lendenmuskel.

Fazit
Richten Sie Ihre Ziele nach Ihren Möglichkeiten aus!

ERNÄHRUNGSRATSCHLÄGE: BEFOLGEN SIE DIE ALLGEMEINEN EMPFEHLUNGEN

- Ziehen Sie weißes, leichter verdauliches Fleisch rotem Fleisch vor.
- Essen Sie maximal 6 Eier pro Woche.
- Trinken Sie Wasser, das viel Kalzium enthält: Der Kalziumgehalt sollte mehr als 150 g/l betragen
- Essen Sie täglich 3mal Obst und 2mal Gemüse.

Nahrungsgruppen	Empfohlene Nahrungsmittel	Finger weg!
Milchprodukte	Entrahmte und halbentrahmte Milch, Naturjoghurt, Joghurt mit Früchten und aromatisierter Joghurt, Quark, Frischkäse, Hartkäse (Comté, Emmentaler, Gruyère etc.) und halbfester Schnittkäse (Edamer, Gouda, Tomme etc.)	Vollmilch, Süßspeisen (Eiercreme, Schokoladenpudding etc.), Vollmilchprodukte, Sauermilchkäse (Bleu, Roquefort, Munster etc.), Käse mit Pfeffer, Knoblauch und mehr als 50 % Fett wie Mascarpone.
Fleisch Fisch Eier	Fisch: frisch, gefroren, tiefgefroren, gesotten. Fleisch der 1. Güteklasse (Kalb, Schwein, Rind): Filet, Rumpsteak, Lende, Schnitzel etc.) Gekochter Schinken ohne Schwarte und ohne Fett. Eier in jeder Form (hart und weich gekocht, pochiert etc.). Kaninchen und Geflügel ohne Haut. Meeresfrüchte	Fertig zubereiteter Fisch aus dem Handel, mit Öl, geräucherter Fisch Geräuchertes Fleisch, Innereien, Wurstwaren (Wurst, Pastete, Schmalzfleisch etc.) Fleisch in fertig zubereiteter Sauce aus dem Handel, fettes Fleisch, das lange gekocht werden muss (gepökeltes Fleisch, Suppenfleisch), Hammel, Gans, Ente In großen Mengen Fett gebratene Eier
Getreideprodukte	Altbackenes Brot, Brotrinde, getoastetes Brot, Zwieback Kartoffeln, Reis, Nudeln, Grieß, Quinoa, Buchweizen, Hirse, vorgekochter Weizen, Bulgur, von Zeit zu Zeit stärkehaltige Produkte.	Knabbergebäck und warmes, frisches Brot, frisches Toastbrot. Gerichte mit Teig als Grundlage (Quiche, Pizza, Pastete etc.) Hülsenfrüchte je nach Verträglichkeit Pommes frites, Chips, Kartoffelgratin, Bratkartoffeln
Obst	Alle frischen und gekochten Früchte außer überreifer Melone und Wassermelone Alle Trockenfrüchte	
Gemüse	Alle Sorten: frisch, tiefgefroren, gefroren	Knoblauch, Kohl, Erbsen, Schalotte, weiße Rübe, Brokkoli, Artischocke etc. je nach Verträglichkeit. Vorsicht bei einigen Fertigprodukten, die eine nicht unwesentliche Menge an Lipiden enthalten. Gewürze in großen Mengen
Fette	In Maßen alle Öle (Oliven-, Sonnenblumen-, Raps-, Nussöl) Bevorzugen Sie Ölmischungen. Variieren Sie die Margarinesorten Bevorzugt fettreduzierte Crème fraîche Butter in kleinen Mengen	Kokosfett, Schmalz. Crème fraîche, Schlagsahne. Soßen: Béarnaise, Mayonnaise, Ketchup, Senfmayonnaise ...
Süßspeisen	Synthetisch hergestellte Süßstoffe Als Dessert verzehren Gelegentlich Konfitüre, Honig, Schokolade, Süßigkeiten	Kaugummi, Eiscreme, Brotaufstrich ...
Getränke	Mineralwasser, Quellwasser, Leitungswasser, aromatisiert, Obst- und Gemüsesaft	Mineralwasser mit Kohlensäure, starker Tee und Kaffee, alle alkoholischen Getränke, Limonaden

% des Maximums	Anzahl der Wiederholungen	Anzahl der Serien	Schnelligkeit und/oder Intensität	Regenerations- zeit
85 bis 97	2 bis 6	1 bis 2	niedrig	3 Minuten

Anzahl der Sitzungen pro Woche: 2 bis 5

Anzahl der Trainingseinheiten pro Muskelgruppe und Woche: 1 bis 2

GRUNDPRINZIPIEN

- Sprachlich ist diese Bezeichnung schlecht gewählt, weil nichts trocken ist, er bezeichnet aber den Verlust von Fettmasse (Fett) unter Beibehaltung der mageren Masse (Muskeln). Es wurde häufig der (schlechte) Rat gegeben, lange Sätze mit kurzen Erholungsphasen auszuführen.
- Trotzdem muss man die drei wichtigsten Aspekte der Trockenheit verstehen:
  - Konservierung der erworbenen Muskulatur. Damit die Muskeln ihre Beschaffenheit bewahren, muss man sie stimulieren, man muss also schwere Gewichte verwenden.
  - Um den Katabolismus des Muskels (seinen teilweisen Abbau) zu vermeiden, darf keine zu starke Erschöpfung hervorgerufen werden (durch zu viele Sätze). Hierfür ist es erforderlich, die Anzahl der Sätze im Vergleich zu den klassischen Trainingseinheiten einzuschränken.
  - Schließlich muss man, um Fettmasse zu verlieren, in den zwei auf das Training folgenden Stunden Nahrungsmittel mit hohem glykämischem Index (mit süßem Geschmack) vermeiden, um den hyperglykämischen Hormonen (aktivieren die Lipolyse, um Lipide aufzulösen) Zeit zum Arbeiten zu geben.

HÄTTEN SIE'S GEWUSST?

Obwohl wir gerne glauben, dass gezielte Übungen dazu führen, unschöne Formen an bestimmten Stellen zu verändern, konnte keine Studie das bislang beweisen. Gezieltes Trainieren des Trizeps zieht keinen Fettverlust auf der Rückseite des Arms nach sich. Will man Fett verlieren, muss man ein Maximum an Kalorien verbrennen. Es ist also besser, wichtige Muskelmassen zu mobilisieren, als sich unter dem Vorwand, sie seien mit überschüssigem Fett bedeckt, auf kleine Muskeln zu konzentrieren.

Gute Neuigkeiten!

Bei sehr starken Menschen schwinden in der ersten Zeit des Trainings die Lipide im Bauchbereich.

Trainieren Sie bitte nicht die Adduktoren, damit Ihre Oberschenkel schlanker werden. Die Anzahl der Übungen zu erhöhen nützt sehr viel mehr.

ERNÄHRUNGSRATSCHLÄGE: BEFOLGEN SIE DIE ALLGEMEINEN EMPFEHLUNGEN

- Bestreuen Sie Ihre Mahlzeiten mit Weizenkeimen und/oder Bierhefe.
- Lassen Sie keine Mahlzeit aus.
- Getreideprodukte sollten zu jeder Mahlzeit gehören.
- Trinken Sie unterschiedliche Wassersorten und bevorzugen Sie Mineralwasser, um ausreichend mit Elektrolyten versorgt zu werden.

Nahrungsgruppen	Empfohlene Nahrungsmittel	Finger weg!
Milchprodukte	Entrahmte und halbentrahmte Milch, Naturjoghurt, Joghurt mit Früchten und aromatisierter Joghurt, Quark, Frischkäse, Hartkäse (Comté, Emmentaler, Gruyère etc.) und halbfester Schnittkäse (Edamer, Gouda, Tomme, etc.)	Vollmilch, Süßspeisen (Eiercreme, Schokoladenpudding etc.), Vollmilchprodukte, Sauermilchkäse (Bleu, Roquefort, Munster etc.), Käse mit Pfeffer, Knoblauch und mehr als 50 % Fett (z. B. Mascarpone)
Fleisch Fisch Eier	Fisch: frisch, gefroren, tiefgefroren, gesotten. Fleisch der 1. Güteklasse (Kalb, Schwein, Rind): Filet, Rumpsteak, Lende, Schnitzel etc.) Gekochter Schinken ohne Schwarte und ohne Fett. Eier in jeder Form (hart und weich gekocht, pochiert etc.). Kaninchen und Geflügel ohne Haut. Meeresfrüchte	Fertig zubereiteter Fisch aus dem Handel, mit Öl, geräucherter Fisch Geräuchertes Fleisch, Innereien, Wurstwaren (Wurst, Pastete, Schmalzfleisch etc.) Fleisch in fertig zubereiteter Sauce aus dem Handel, fettes Fleisch, das lange gekocht werden muss (gepökeltes Fleisch, Suppenfleisch), Hammel, Gans, Ente In großen Mengen Fett gebratene Eier
Getreideprodukte	Altbackenes Brot, Brotrinde, getoastetes Brot, Zwieback Kartoffeln, Reis, Nudeln, Grieß, Quinoa, von Zeit zu Zeit stärkehaltige Produkte Reiskuchen	Warmes, frisches Brot, frisches Toastbrot Gerichte mit Teig als Grundlage (Quiche, Pizza, Pastete etc.) Knabbergebäck Hülsenfrüchte je nach Verträglichkeit Pommes frites, Chips, Kartoffelgratin, Bratkartoffeln
Obst	Alle frischen und gekochten Früchte außer überreifer Melone und Wassermelone Alle Trockenfrüchte	
Gemüse	Alle Sorten: frisch, tiefgefroren, gefroren	Knoblauch, Kohl, Erbsen, Schalotte, weiße Rübe, Brokkoli, Artischocke etc. je nach Verträglichkeit. Vorsicht bei einigen Fertigprodukten, die eine nicht unwesentliche Menge an Lipiden enthalten. Gewürze in großen Mengen
Fette	In Maßen alle Öle (Oliven-, Sonnenblumen-, Raps-, Nussöl) Bevorzugen Sie Ölmischungen. Variieren Sie die Margarinesorten Bevorzugt fettreduzierte Crème fraîche Butter in kleinen Mengen	Kokosfett, Schmalz. Crème fraîche, Schlagsahne. Soßen: Béarnaise, Mayonnaise, Ketchup, Senfmayonnaise etc.
Süßspeisen	Synthetisch hergestellte Süßstoffe Als Dessert verzehren Gelegentlich Konfitüre, Honig, Schokolade, Süßigkeiten	Süßigkeiten, Kaugummi, Eiscreme, Brotaufstrich ...
Getränke	Mineralwasser, Quellwasser, Leitungswasser, aromatisiert, Obst- und Gemüsesaft	Mineralwasser mit Kohlensäure, starker Tee und Kaffee, alle alkoholischen Getränke, Limonaden

Glossar

Anatomische Position

Stehend, die Füße sind schulterbreit aufgestellt, die Arme hängen rechts und links am Körper herunter, die Handinnenflächen zeigen nach vorne.

Flexion – Anteversion
Dorsalflexion

Die Flexion bezeichnet die Beugung eines Körperteils, z. B. des Unterarms über den Arm. Die Anteversion steht für die Bewegung eines Körperteils nach vorne. Man spricht von Dorsalflexion, wenn es um die Beugung eines Sprung- oder Handgelenks zum Rücken hin geht.

Extension – Retroversion
Plantarflexion

Die Extension bezeichnet die Streckung eines Körperteils.

Die Retroversion steht für die Bewegung eines Körperteils nach hinten. Bei den Sprung- oder Handgelenken spricht man von Plantarflexion und bei der Wirbelsäule von Reklination.

Die Überextension oder Überstreckung kann zu Verletzungen führen.

Adduktion

Bewegung, durch die ein Körperglied zur Körpermitte geführt wird.

Beispiel: Adduktion der Schulter.

Abduktion

Entfernen eines Körperglieds von der Körpermitte.

Beispiel: Abduktion des Oberschenkels.

Das Vorneigen z. B. des Kopfes wird als Inklination bezeichnet.

Außenrotation – Supination

Die Drehbewegung eines Körperglieds um seine Längsachse nach außen.

Beispiel: die Außenrotation der Hüfte.

Die Supination bezeichnet die Auswärtsdrehung von Gliedmaßen, z. B. werden die Hand und der Unterarm so gedreht, dass die Handinnenfläche nach vorne und der Handrücken nach hinten zeigen. Wird der Ellbogen gebeugt, zeigt die Handinnenfläche nach oben.

Innenrotation
Pronation

Die Drehbewegung eines Körperglieds um seine Längsachse nach innen.

Beispiel: die Innenrotation der Schulter.

Die Pronation bezeichnet die Einwärtsdrehung von Gliedmaßen, z. B. werden die Hand und der Unterarm so gedreht, dass die Handinnenfläche nach hinten und der Handrücken nach vorne zeigen. Wird der Ellbogen gebeugt, zeigt die Hand nach oben.

Beim Fuß wird der innere Fußrand gehoben und gleichzeitig der äußere Fußrand gesenkt.

Der Rumpf wird nach rechts und nach links gedreht.

Leicht gebeugt
(Gelenk)

In der Ausgangsposition und bei der Streckung während einer Übung. Es ist wichtig, ein Gelenk nicht durchzustrecken, um es nicht zu verletzen und unnötigerweise die Knorpel zu zerstören.

Die leichte Beugung eines Gelenks bedeutet, dass es um nur wenige Grad gebeugt ist. Die Agonisten und Antagonisten sind dann leicht kontrahiert, damit das Gelenk sich nicht bewegt.

Isometrisch
(Anspannung)

Mobilisierung eines oder mehrerer Gelenke ohne Bewegung. Die Agonisten und Antagonisten kontrahieren gleichzeitig und mit ähnlicher Intensität, um ein oder mehrere Knochensegmente des Körpers ruhig zu stellen.

Beispiel: die isometrische* Anspannung der Bauch- und unteren Rückenmuskulatur (Stärkung).

*aus dem Griechischen iso (gleich) und mentron (das Maß).

Konzentriert
(Muskelarbeit)

Wird im Allgemeinen verwendet, um eine Bewegung zu kennzeichnen, bei der nur wenige, den beanspruchten Muskel umgebende Muskeln einbezogen werden.

Beispiel: Beim konzentrierten Curl ist der Bizeps praktisch der einzige arbeitende Muskel, der Arm bleibt völlig unbeweglich.

Konzentrierte Muskelarbeit spürt man vor allem an der Maschine.

Untergriff (Supination)

Der Untergriff ist eine Bewegung, bei der die Innenfläche der Hand nach oben gedreht wird, der Daumen zeigt nach außen. Die beiden Unterarmknochen sind in dieser Haltung parallel. Die Speiche liegt dann zur Seite hin und die Elle zur Mitte. Der Untergriff ermöglicht eine Außendrehung des Handgelenks.

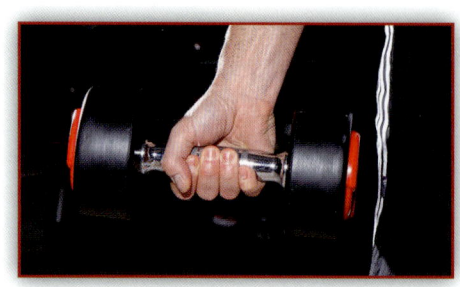

Neutraler Griff oder Hammergriff

Der neutrale Griff, auch Hammergriff genannt, ist die natürliche Position der Hände, bei der die Unterarmknochen am wenigsten strapaziert werden. Die Handinnenfläche zeigt zum Oberschenkel, wenn der Unterarm gebeugt ist, und nach innen (oder zur anderen Handinnenfläche), wenn beide Unterarme gebeugt sind. Der Daumen zeigt bei gestrecktem Arm nach vorne.

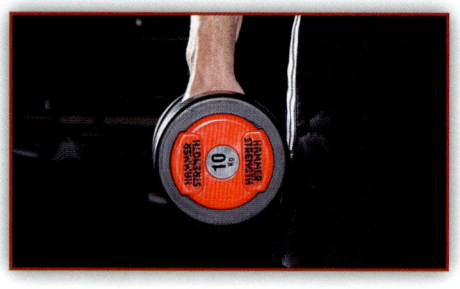

Obergriff (Pronation)

Der Obergriff ist eine Bewegung, bei der die Innenfläche der Hand zum Boden gedreht wird, wenn der Unterarm gebeugt ist, oder nach hinten, wenn der Unterarm gestreckt ist. Bei dieser Position wird die Speiche über die Elle gedreht. Der Obergriff ermöglicht eine Einwärtsdrehung des Handgelenks.

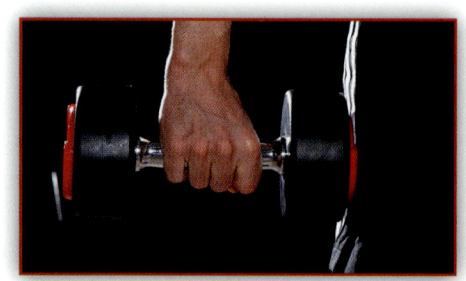

Ein Übungsbogen liefert Ihnen eine Fülle an Informationen, die zugleich allgemeiner, technischer und anatomischer Natur sind.
Die Übungsbögen sollen Ihnen beim Verständnis und der Durchführung Ihres Trainingsprogramms helfen.

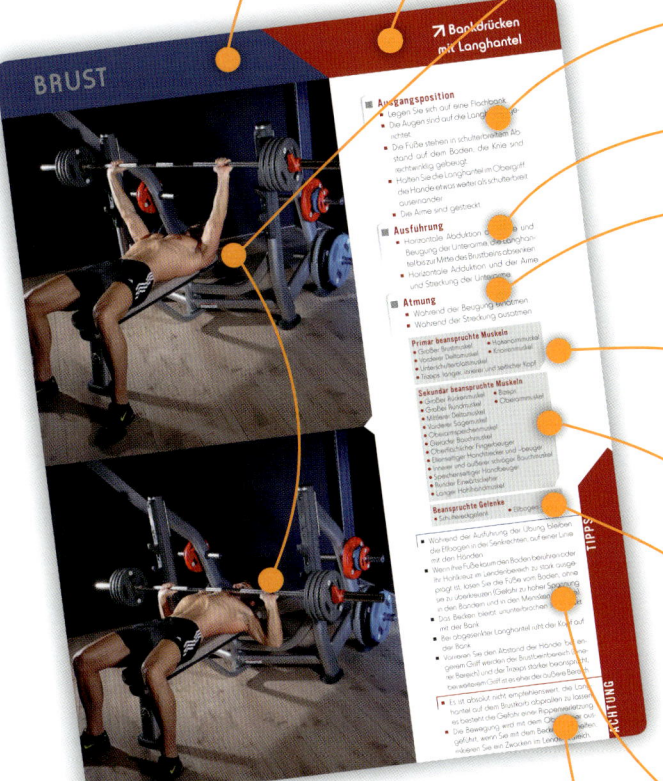

Die Bezeichnung der Muskelgruppe
Die Übungen sind für eine leichtere Orientierung nach Muskelgruppen geordnet.

Die Bezeichnung der Übung
Jede Übung hat ihre spezielle Bezeichnung. In der Regel ist es die Bezeichnung, die auch in den Studios oder in den verschiedenen Fachzeitschriften verwendet wird.

Zwei Fotos
Jede Übung ist mit zwei Fotos illustriert: gezeigt werden die Ausgangs- und die Endposition

Die Ausgangsposition
Anhand der Anweisungen kann man die einzelnen Schritte, die kurz vor der Übung ausgeführt werden müssen, besser nachvollziehen.

Die Bewegung
Korrekterweise müsste es Bewegungsablauf heißen.

Die Atmung
Viele Athleten atmen nach Gefühl oder halten beim Training sogar den Atem an. Zu jeder Übung gehört eine spezielle Atmungsanleitung, damit das Training optimal verlaufen kann.

Die wichtigsten primär beanspruchten Muskeln
Nicht zu verwechseln mit tiefliegender und oberflächlicher Muskulatur. Hier werden die wichtigsten Muskelgruppen aufgelistet, die an der Bewegung der Gewichte teilhaben.
Es sind die motorischen Muskeln.

Die wichtigsten sekundär beanspruchten Muskeln
Zum Teil unterstützen sie die Bewegung oder dienen als Stabilisatoren. Die Listen sind nicht vollständig.

Die wichtigsten beteiligten Gelenke
Hier werden die Gelenke aufgeführt, die während der Bewegung von den motorischen (primär beanspruchten) Muskeln in Gang gesetzt werden.

Tipps
Hier werden wichtige Ratschläge oder Tricks genannt, mit denen man die Position, die Intensität, den Winkel etc. der Bewegung verbessern oder variieren kann.

Achtung
Hier gibt es Hinweise, wie man Verletzungen vermeidet, d. h. es werden Fehler aufgezeigt, die man nicht begehen sollte.

Oberflächliche Muskulatur

Tiefe Muskulatur

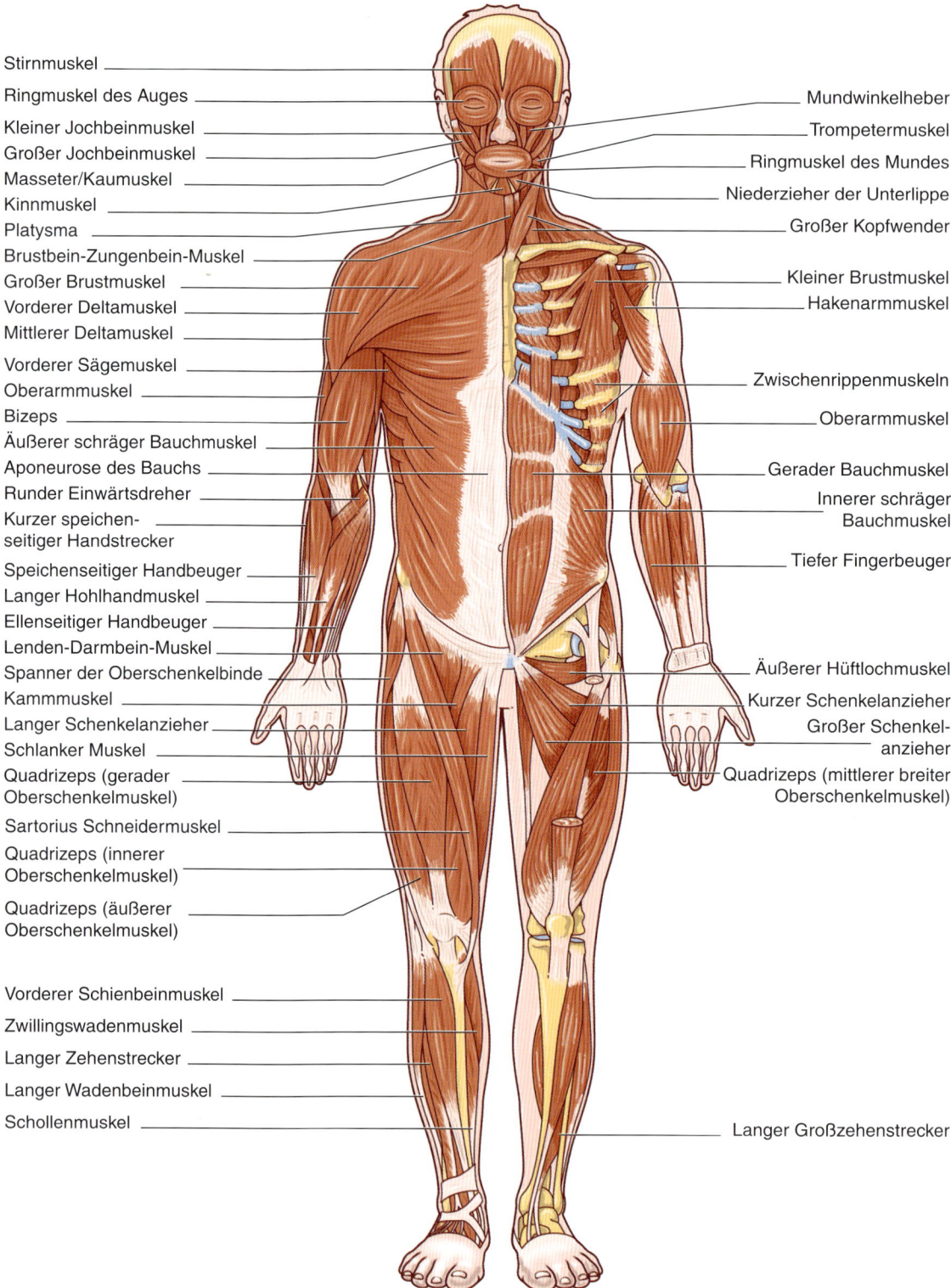

Stirnmuskel

Ringmuskel des Auges

Kleiner Jochbeinmuskel

Großer Jochbeinmuskel

Masseter/Kaumuskel

Kinnmuskel

Platysma

Brustbein-Zungenbein-Muskel

Großer Brustmuskel

Vorderer Deltamuskel

Mittlerer Deltamuskel

Vorderer Sägemuskel

Oberarmmuskel

Bizeps

Äußerer schräger Bauchmuskel

Aponeurose des Bauchs

Runder Einwärtsdreher

Kurzer speichen-
seitiger Handstrecker

Speichenseitiger Handbeuger

Langer Hohlhandmuskel

Ellenseitiger Handbeuger

Lenden-Darmbein-Muskel

Spanner der Oberschenkelbinde

Kammmuskel

Langer Schenkelanzieher

Schlanker Muskel

Quadrizeps (gerader
Oberschenkelmuskel)

Sartorius Schneidermuskel

Quadrizeps (innerer
Oberschenkelmuskel)

Quadrizeps (äußerer
Oberschenkelmuskel)

Vorderer Schienbeinmuskel

Zwillingswadenmuskel

Langer Zehenstrecker

Langer Wadenbeinmuskel

Schollenmuskel

Mundwinkelheber

Trompetermuskel

Ringmuskel des Mundes

Niederzieher der Unterlippe

Großer Kopfwender

Kleiner Brustmuskel

Hakenarmmuskel

Zwischenrippenmuskeln

Oberarmmuskel

Gerader Bauchmuskel

Innerer schräger
Bauchmuskel

Tiefer Fingerbeuger

Äußerer Hüftlochmuskel

Kurzer Schenkelanzieher

Großer Schenkel-
anzieher

Quadrizeps (mittlerer breiter
Oberschenkelmuskel)

Langer Großzehenstrecker

Tiefe Muskulatur

Oberflächliche Muskulatur

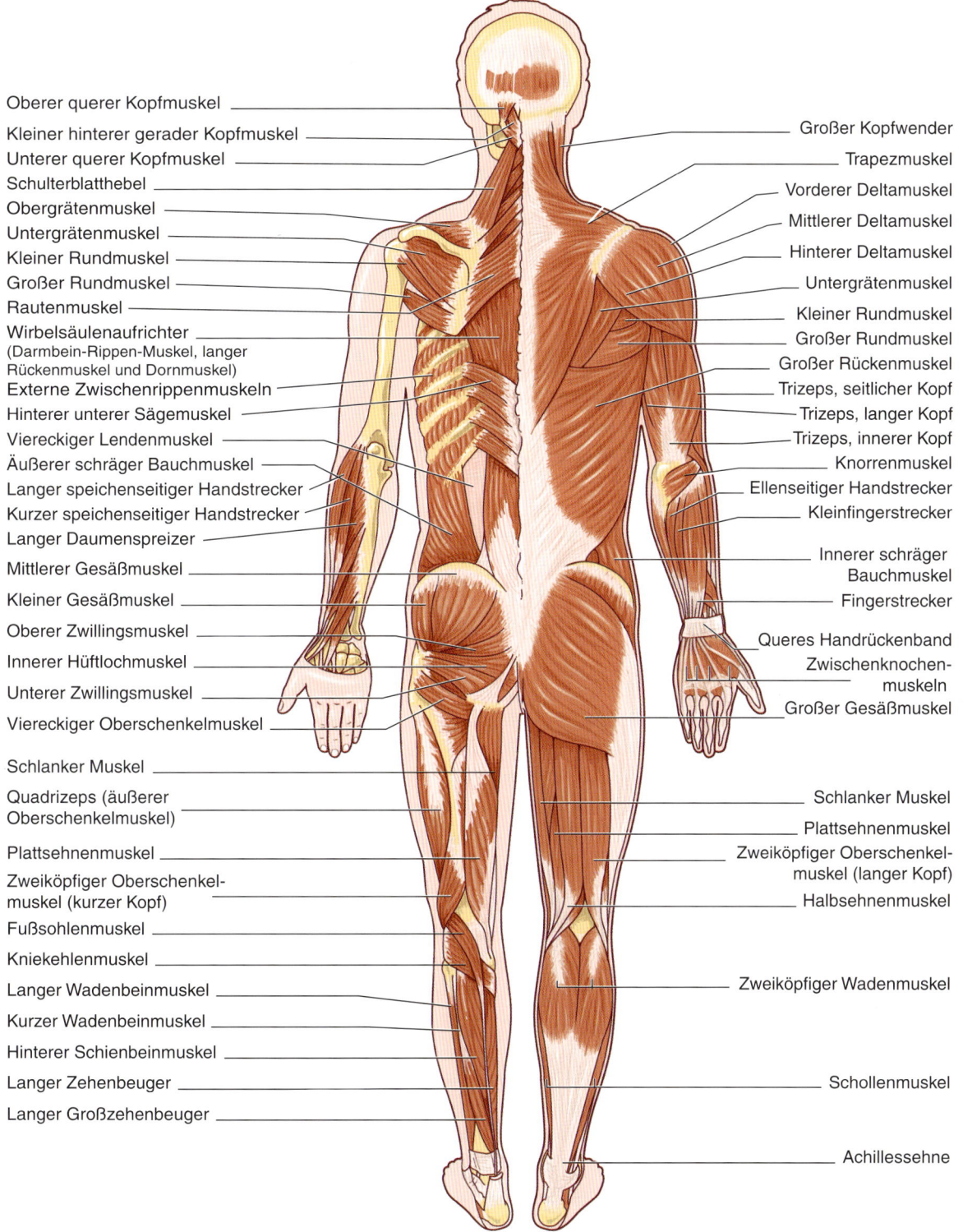

Oberer querer Kopfmuskel

Kleiner hinterer gerader Kopfmuskel

Unterer querer Kopfmuskel

Schulterblatthebel

Obergrätenmuskel

Untergrätenmuskel

Kleiner Rundmuskel

Großer Rundmuskel

Rautenmuskel

Wirbelsäulenaufrichter
(Darmbein-Rippen-Muskel, langer
Rückenmuskel und Dornmuskel)

Externe Zwischenrippenmuskeln

Hinterer unterer Sägemuskel

Viereckiger Lendenmuskel

Äußerer schräger Bauchmuskel

Langer speichenseitiger Handstrecker

Kurzer speichenseitiger Handstrecker

Langer Daumenspreizer

Mittlerer Gesäßmuskel

Kleiner Gesäßmuskel

Oberer Zwillingsmuskel

Innerer Hüftlochmuskel

Unterer Zwillingsmuskel

Viereckiger Oberschenkelmuskel

Schlanker Muskel

Quadrizeps (äußerer
Oberschenkelmuskel)

Plattsehnenmuskel

Zweiköpfiger Oberschenkelmuskel (kurzer Kopf)

Fußsohlenmuskel

Kniekehlenmuskel

Langer Wadenbeinmuskel

Kurzer Wadenbeinmuskel

Hinterer Schienbeinmuskel

Langer Zehenbeuger

Langer Großzehenbeuger

Großer Kopfwender

Trapezmuskel

Vorderer Deltamuskel

Mittlerer Deltamuskel

Hinterer Deltamuskel

Untergrätenmuskel

Kleiner Rundmuskel

Großer Rundmuskel

Großer Rückenmuskel

Trizeps, seitlicher Kopf

Trizeps, langer Kopf

Trizeps, innerer Kopf

Knorrenmuskel

Ellenseitiger Handstrecker

Kleinfingerstrecker

Innerer schräger
Bauchmuskel

Fingerstrecker

Queres Handrückenband

Zwischenknochen-
muskeln

Großer Gesäßmuskel

Schlanker Muskel

Plattsehnenmuskel

Zweiköpfiger Oberschenkelmuskel (langer Kopf)

Halbsehnenmuskel

Zweiköpfiger Wadenmuskel

Schollenmuskel

Achillessehne

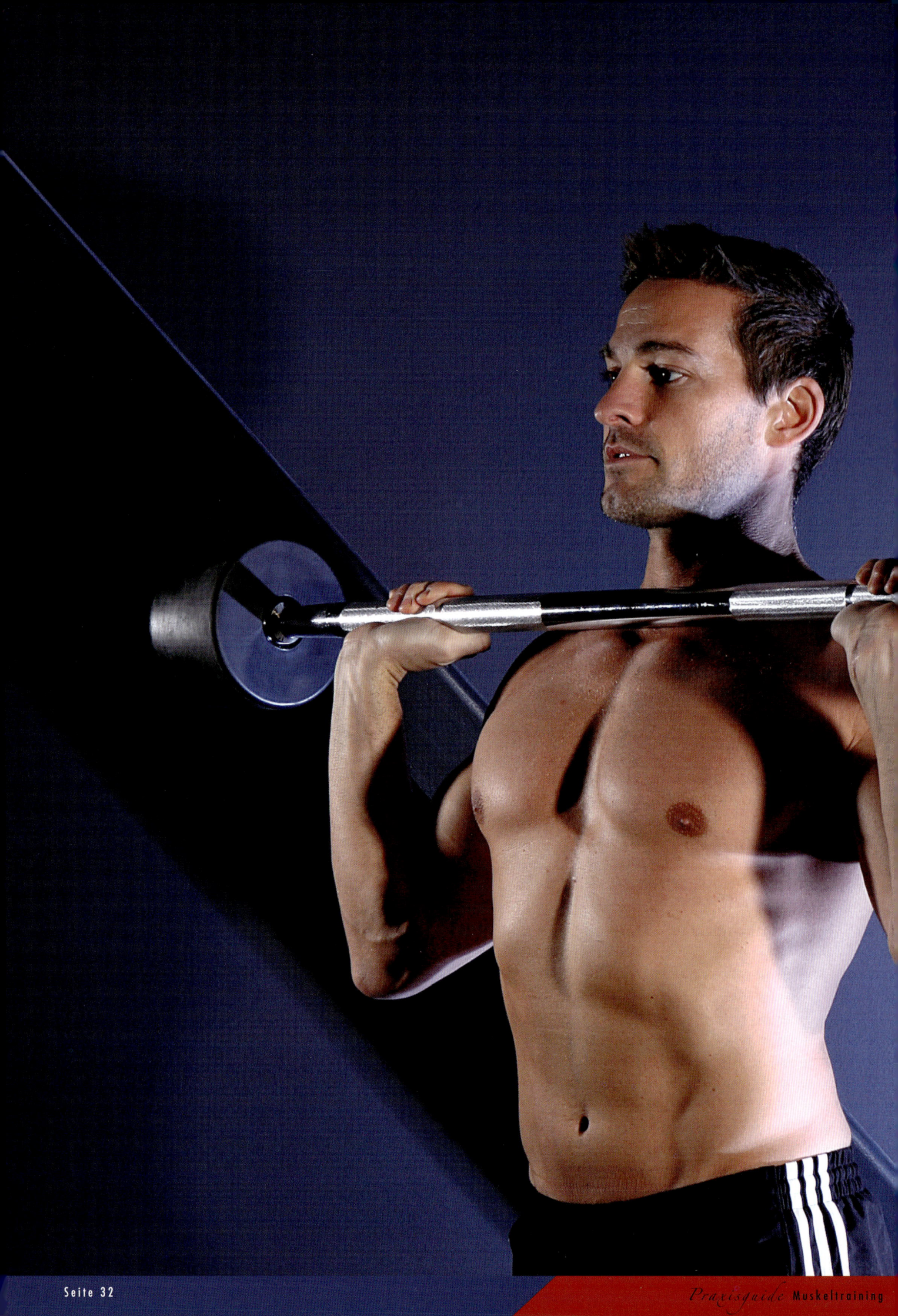

SCHULTERN

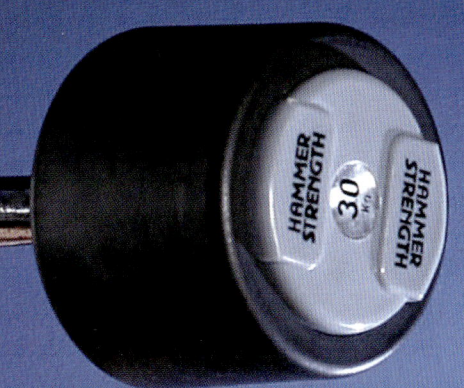

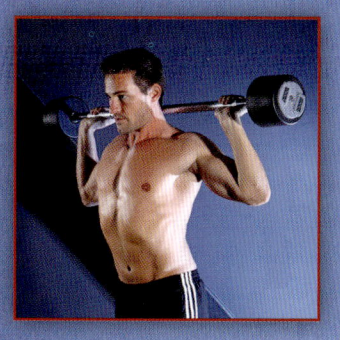
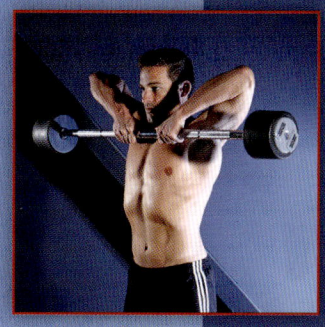
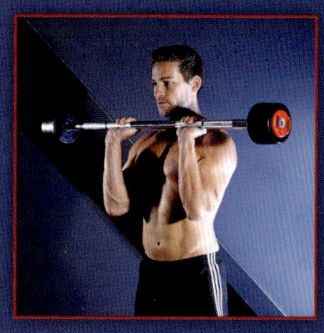
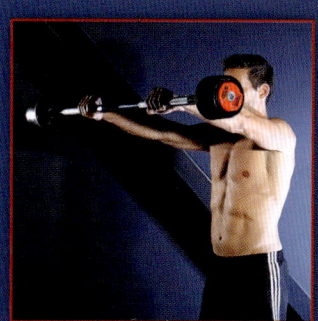

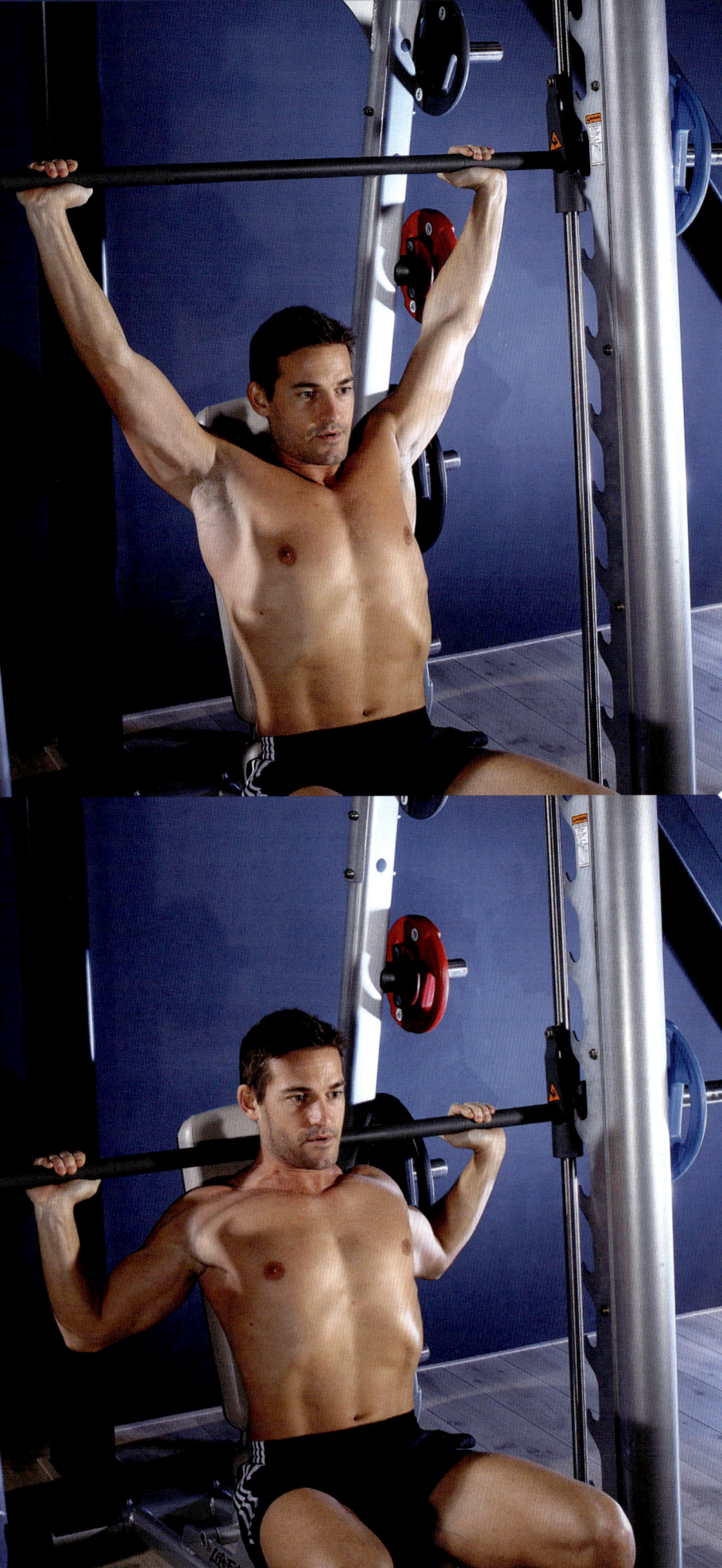

Ausgangsposition
- Bank auf 90-Grad-Position einstellen.
- Die abgesenkte Langhantel berührt die Rückenlehne.
- Setzen Sie sich auf die Bank, der Abstand der Füße ist schulterbreit.
- Die Langhantel etwas weiter als schulterbreit im Obergriff halten.
- Die Arme sind gestreckt, die Schultern unten.

Ausführung
- Adduktion der Arme und Beugung der Unterarme, die Langhantel hinter den Kopf bis zum Nacken absenken.
- Abduktion der Arme und Streckung der Unterarme.

Atmung
- Während der Beugung einatmen.
- Während der Streckung ausatmen.

Primär beanspruchte Muskeln
- Obergrätenmuskel
- Trizeps: langer, innerer und seitlicher Kopf
- Trapezmuskel, oberer Teil
- Vorderer Deltamuskel
- Knorrenmuskel

Sekundär beanspruchte Muskeln
- Großer Rückenmuskel
- Oberarmmuskel
- Bizeps
- Rautenmuskel
- Oberarmspeichenmuskel
- Kleiner und großer Rundmuskel
- Mittlerer und hinterer Deltamuskel

Beanspruchte Gelenke
- Schultereckgelenk
- Ellbogen

TIPPS

- Das Absenken hinter dem Kopf kann je nach Gelenkigkeit mehr oder weniger schwierig sein. Die Langhantel bis auf den Bereich zwischen der Höhe der Ohren und dem Halsansatz absenken.
- Wenn Sie die Hände etwas fester um die Hantel schließen, erhöhen Sie die Spannung im Bereich des Trizeps.
- Behalten Sie ein leichtes Hohlkreuz im Lendenbereich bei. Es zu verhindern, würde unnötigen Druck auf den Brustkorb ausüben.
- Da die Multipresse präzise Bewegungen ermöglicht, wird das Gefühl der Schräglage vermieden. Sie können die Langhantel folglich ohne Angst vor einem Sturz beladen.
- Macht sich ein Gefühl der Schwäche bemerkbar, kann die Langhantel auf jeder Höhe abgelegt werden.

ACHTUNG

- Kontrollieren Sie in abgesenkter Position Ihr Hohlkreuz im Lendenbereich. Es sollte weder vermieden noch betont werden, sondern natürlich bleiben.
- Wir raten von dieser Übung ab, da sie bei falscher Haltung das Schultereckgelenk erschüttert. Die erzwungene Außenrotation des Gelenks schnürt vor allem den Obergrätenmuskel ein. Der Schmerz entwickelt sich schleichend, und es kann im Schnitt 10 bis 15 Jahre dauern, bevor er sich bemerkbar macht.

⬈ Frontdrücken im Sitzen an der Multipresse

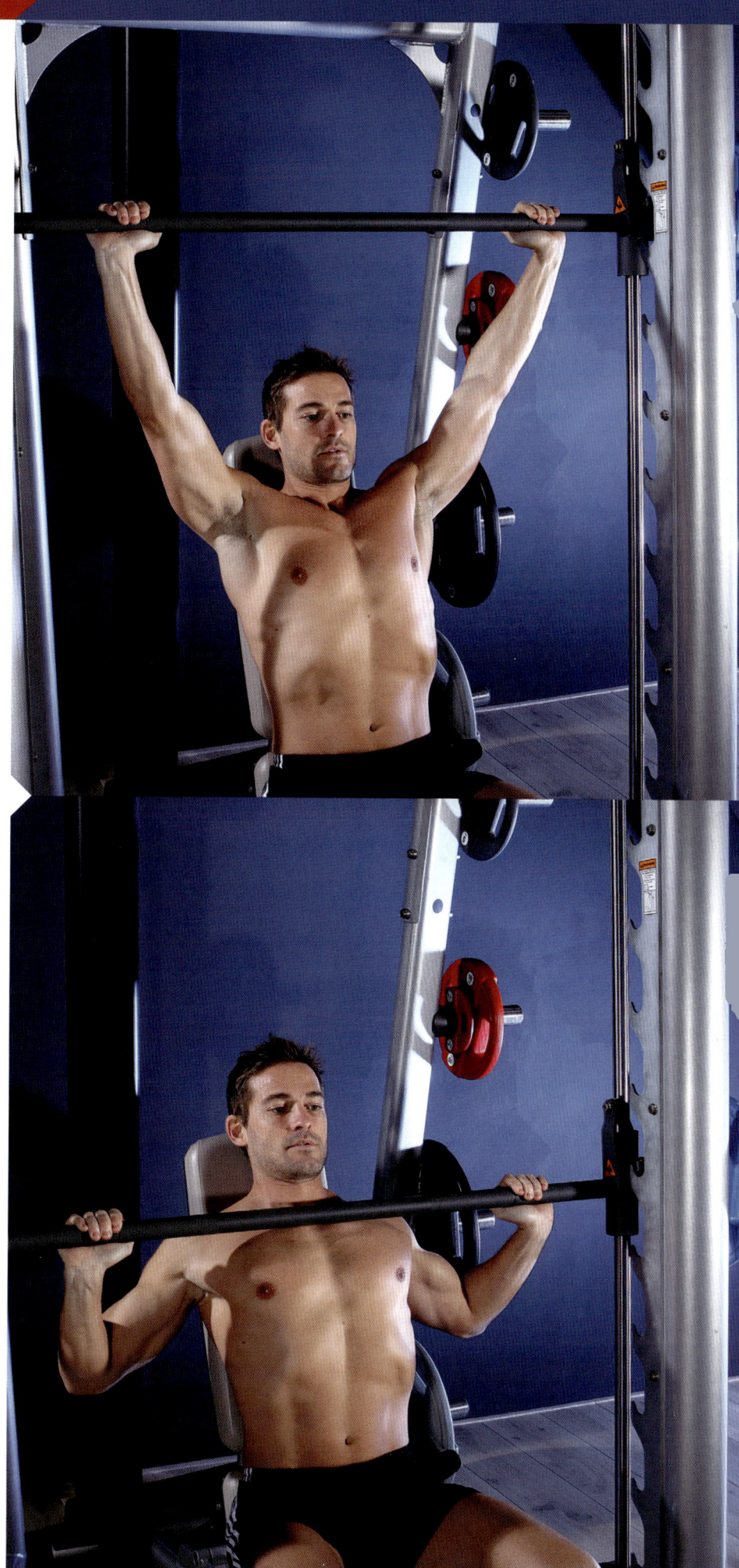

■ Ausgangsposition

- Bank auf ca. 80-Grad-Position neigen (ist die Lehne senkrecht, senken Sie sie um eine Kerbe ab.
- Setzen Sie sich, der Abstand der Füße ist schulterbreit.
- Die Hände fassen die Langhantel im Obergriff und sind etwas weiter als schulterbreit auseinander.
- Die abgesenkte Langhantel streift das Gesicht und berührt das Brustbein im oberen Bereich.
- Die Arme sind gestreckt.

■ Ausführung

- Adduktion der Arme und Beugung der Unterarme, um die Langhantel auf den oberen Brustbeinbereich zu setzen.
- Abduktion der Arme und Streckung der Unterarme.

■ Atmung

- Während der Beugung einatmen.
- Während der Streckung ausatmen.

Primär beanspruchte Muskeln
- Deltamuskel
- Knorrenmuskel
- Großer Brustmuskel, Schlüsselbeinanteil
- Trizeps: langer, innerer und seitlicher Kopf
- Vorderer Sägemuskel

Sekundär beanspruchte Muskeln
- Großer Rückenmuskel
- Bizeps
- Oberarmmuskel
- Rautenmuskel
- Oberarmspeichenmuskel
- Innerer und äußerer schräger Bauchmuskel
- Gerader Bauchmuskel

Beanspruchte Gelenke
- Schultereckgelenk
- Ellbogen

TIPPS

- Der Kopf muss permanent an der Lehne ruhen.
- Die Langhantel muss beim Absenken so nah wie möglich am Gesicht vorbeigeführt werden.
- Senken Sie die Lehne um eine weitere Kerbe ab, wird die Arbeit des großen Brustmuskels gesteigert und die Stimulation der Deltamuskeln verringert.
- Wenn Sie die Hände etwas fester um die Hantel schließen, erhöhen Sie die Spannung im Bereich des Trizeps.
- Die Multipresse ermöglicht präzise Bewegungen und verringert die Gefahr, das Gleichgewicht zu verlieren.

ACHTUNG

- Kontrollieren Sie in abgesenkter Position Ihr Hohlkreuz im Lendenbereich. Es sollte weder vermieden noch betont werden, sondern natürlich bleiben.

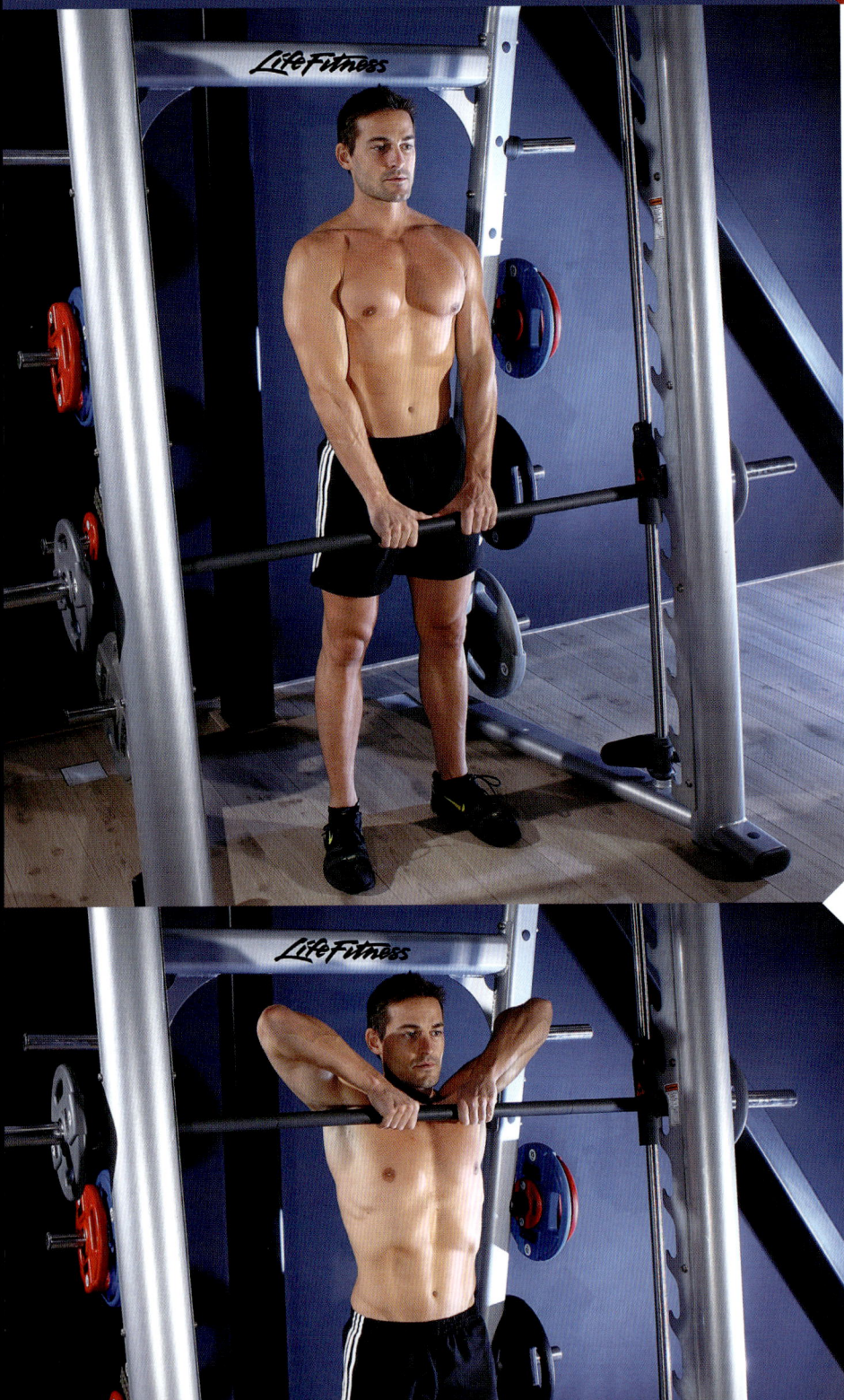

Ausgangsposition
- Stellen Sie sich aufrecht hin, die Füße stehen schulterbreit auseinander, die Knie sind leicht gebeugt.
- Halten Sie die Langhantel im Obergriff vor die Oberschenkel. Die Hände sind ca. 10 bis 20 cm auseinander.
- Die Arme sind gestreckt, der Rücken ist gerade, die Schultern sind unten.

Ausführung
- Adduktion der Arme und Beugung der Unterarme, die Ellbogen in Richtung Decke ziehen.
- Abduktion der Arme und Streckung der Unterarme, wenn die Langhantel die Höhe des oberen Brustbeinbereichs erreicht hat.

Atmung
- Während der Beugung einatmen.
- Während der Streckung ausatmen.

Primär beanspruchte Muskeln
- Deltamuskel
- Oberarmmuskel
- Oberarmspeichenmuskel
- Ellenseitiger Handbeuger
- Bizeps
- Trapezmuskeln

Sekundär beanspruchte Muskeln
- Langer Hohlhandmuskel • Fingerstrecker
- Trizeps: langer, innerer und seitlicher Kopf
- Kleiner und großer Rundmuskel
- Großer Rückenmuskel
- Kurzer und langer speichenseitiger Handstrecker
- Gerader Bauchmuskel
- Innerer und äußerer schräger Bauchmuskel
- Darmbein-Rippen-Muskel

Beanspruchte Gelenke
- Schultereckgelenk
- Ellbogen

TIPPS
- Die Trapezmuskeln ziehen sich zusammen, sobald sich die Arme oberhalb der Horizontalen befinden.
- Variieren Sie den Abstand zwischen den Händen: Je geringer der Abstand, desto höher gehen die Ellbogen nach oben.
- An der Multipresse können die Gewichte etwas erhöht werden, weil das Problem der Schräglage nicht auftreten kann.

ACHTUNG
- Die Ellbogen bleiben immer oberhalb der Hände, um eine zu hohe Spannung im Bereich der Handgelenke zu vermeiden.
- Achten Sie darauf, den Lendenbereich in der Aufwärtsbewegung nicht zu überstrecken (Ergebnis: Muskelzerrung).

↗ Aufrechtes Rudern im Stehen mit Langhantel

■ Ausgangsposition
- Stellen Sie sich aufrecht hin, die Füße schulterbreit auseinander, die Knie leicht gebeugt.
- Halten Sie die Langhantel im Obergriff vor die Oberschenkel. Die Hände sind ca. 10 bis 20 cm auseinander.
- Die Arme sind gestreckt, der Rücken ist gerade, die Schultern sind unten.

■ Ausführung
- Abduktion der Arme und Beugung der Unterarme, die Ellbogen in Richtung Decke ziehen.
- Adduktion der Arme und Streckung der Unterarme, wenn die Langhantel die Höhe des oberen Brustbeinbereichs erreicht hat.

■ Atmung
- Während der Beugung einatmen.
- Während der Streckung ausatmen.

Primär beanspruchte Muskeln
- Deltamuskel
- Bizeps
- Oberarmmuskel
- Oberarmspeichenmuskel
- Ellenseitiger Handbeuger
- Trapezmuskeln

Sekundär beanspruchte Muskeln
- Gerader Bauchmuskel
- Fingerstrecker
- Trizeps: langer, innerer und seitlicher Kopf
- Kleiner und großer Rundmuskel
- Großer Rückenmuskel
- Kurzer und langer speichenseitiger Handstrecker
- Langer Hohlhandmuskel
- Innerer und äußerer schräger Bauchmuskel
- Darmbein-Rippen-Muskel

Beanspruchte Gelenke
- Schultereckgelenk
- Ellbogen

TIPPS

- Die Langhantel bleibt während der Bewegung in der Vertikalen.
- Falls Sie diese Übung ohne Multipresse durchführen, kann die Bewegung halbkreisförmig nach vorne ausfallen, wenn die Gewichte zu schwer sind.
- Die Langhantel ohne Rahmen ermöglicht eine flüssigere Bewegung, verglichen mit der Multipresse, die einen festen Ablauf vorgibt.
- Stellen Sie sich vor, Sie würden mit den Ellbogen ziehen und Ihre Hände wären Haken. Auf diese Weise werden die Handgelenke weniger belastet.
- Die leicht gebeugten Knie sind eine Art Sicherheitsventil für die Wirbelsäule.

ACHTUNG

- Wenn Sie die Langhantel über die Höhe des Kinns hochziehen, erhöhen Sie unnötig die Spannung im Bereich der Handgelenke.

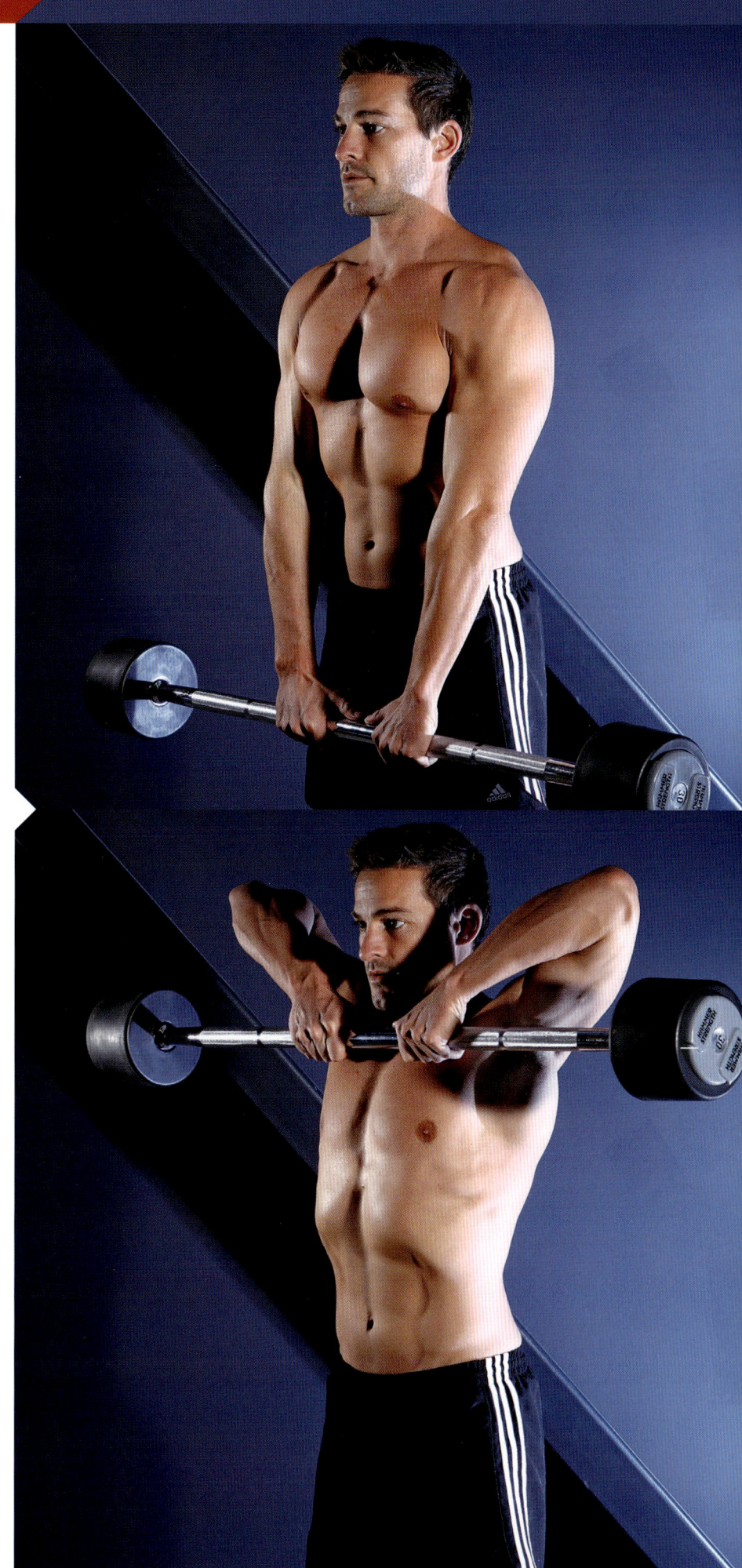

SCHULTERN

↗ **Nackendrücken im Sitzen
mit Langhantel**

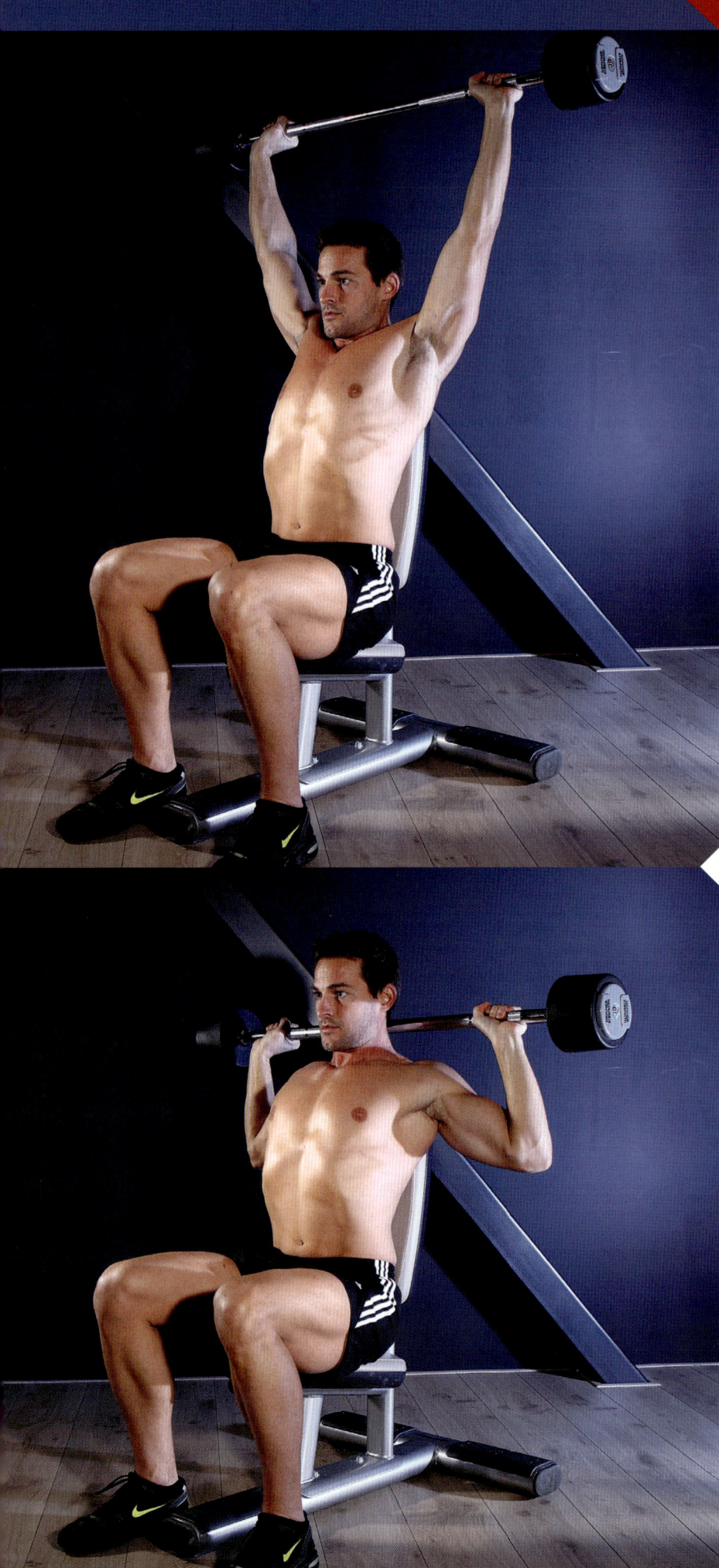

■ Ausgangsposition
- Neigen Sie die Bank um 90 Grad.
- Setzen Sie sich, die Füße schulterbreit auseinander, die Knie rechtwinklig gebeugt.
- Becken und oberer Rücken sind in Kontakt mit der Lehne.
- Fassen Sie die Langhantel im Obergriff, die Hände sind etwas weiter als schulterbreit auseinander, die Arme sind gestreckt.

■ Ausführung
- Adduktion der Arme und Beugung der Unterarme, die Langhantel wird hinter den Kopf auf Nackenhöhe abgesenkt.
- Abduktion der Arme und Streckung der Unterarme.

■ Atmung
- Während der Beugung einatmen.
- Während der Streckung ausatmen.

Primär beanspruchte Muskeln
- Deltamuskel
- Obergrätenmuskel
- Trapezmuskel, oberer Teil
- Trizeps
- Knorrenmuskel

Sekundär beanspruchte Muskeln
- Großer Rückenmuskel
- Oberarmmuskel
- Oberarmspeichenmuskel
- Kleiner und großer Rundmuskel
- Untergrätenmuskel
- Bizeps
- Rautenmuskel

Beanspruchte Gelenke
- Schultereckgelenk
- Ellbogen

- Bilden Sie in Lendenhöhe ein leichtes Hohlkreuz, um die Halswirbel nicht zu strapazieren.
- Lassen Sie sich von einem Partner Hilfestellung geben oder setzen Sie sich an ein Gerät, wenn Sie mit schweren Gewichten arbeiten möchten.
- Vergrößern Sie leicht den Abstand der Hände, um die intensive Beanspruchung des Trizeps zu verringern und andere Fasern des Deltamuskels zu stimulieren.

- Wenn Ihre Gelenke im Schulterbereich nicht ausreichend beweglich sind, führen Sie die Übung mit Kurzhanteln aus.
- Wir raten von dieser Übung ab, weil sie bei falscher Ausgangsposition das Schultergelenk verletzt. Ihr Gelenk befindet sich in einer erzwungenen Drehung nach außen, wodurch vor allem der Obergrätenmuskel zusammengepresst wird. Der Schmerz entwickelt sich schleichend, und es kann im Schnitt 10 bis 15 Jahre dauern, bis er sich bemerkbar macht.

TIPPS

ACHTUNG

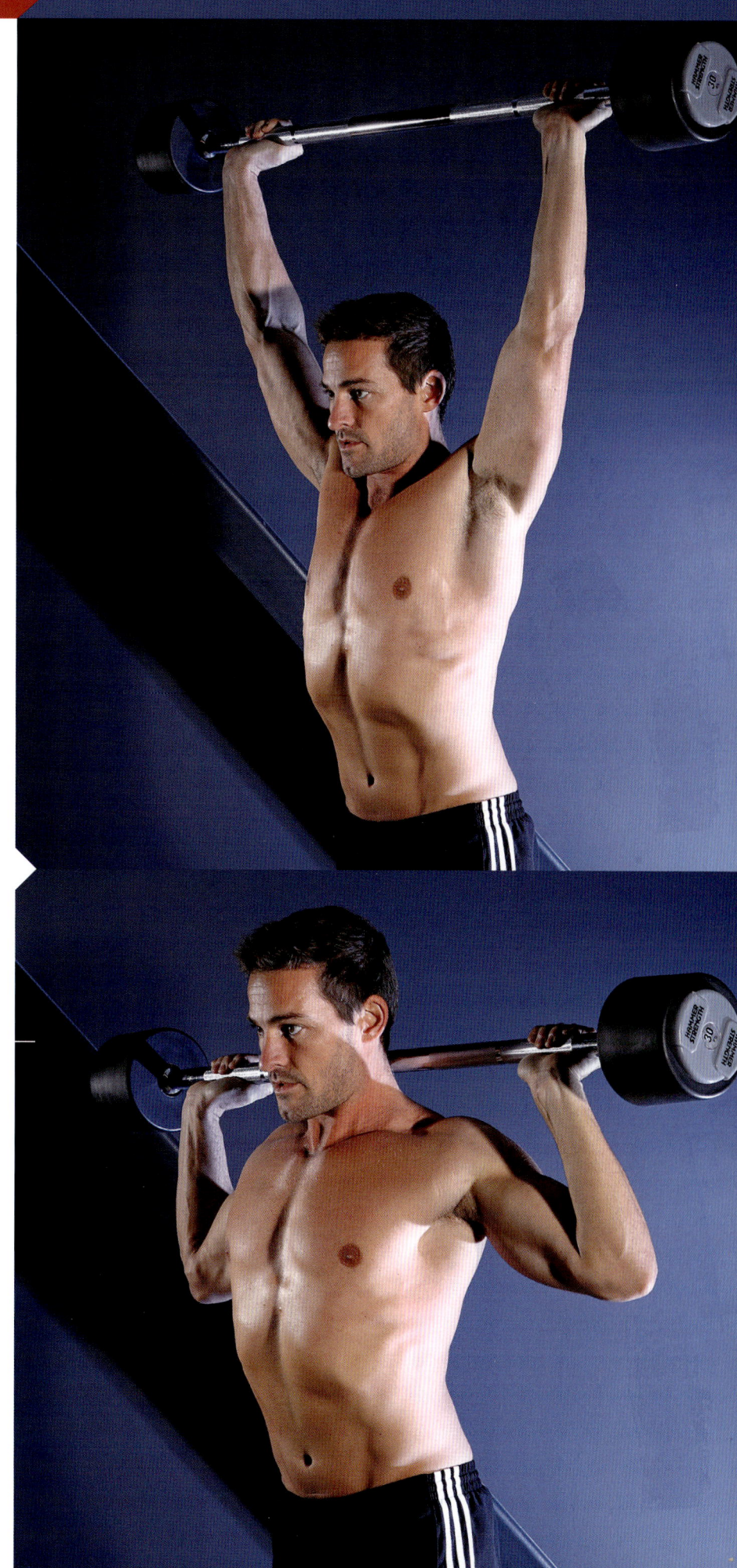

Ausgangsposition
- Im Stehen, einen Fuß nach vorne, den anderen nach hinten stellen, die Knie sind leicht gebeugt.
- Halten Sie eine gerade Langhantel im Obergriff, die Hände etwas weiter als schulterbreit auseinander.
- Strecken Sie die Arme senkrecht nach oben.

Ausführung
- Adduktion der Arme und Beugung der Unterarme, die Langhantel wird bis auf Nackenhöhe abgesenkt.
- Abduktion der Arme und Streckung der Unterarme senkrecht nach oben.

Atmung
- Während der Beugung einatmen.
- Während der Streckung ausatmen.

Primär beanspruchte Muskeln
- Deltamuskel
- Knorrenmuskel
- Obergrätenmuskel
- Trizeps, langer, innerer und seitlicher Kopf
- Trapezmuskel, oberer Teil

Sekundär beanspruchte Muskeln
- Großer Rückenmuskel
- Bizeps
- Oberarmmuskel
- Rautenmuskel
- Gerader Bauchmuskel
- Untergrätenmuskel
- Oberarmspeichenmuskel
- Kleiner und großer Rundmuskel
- Innerer und äußerer schräger Bauchmuskel
- Darmbein-Rippen-Muskel

Beanspruchte Gelenke
- Schultereckgelenk
- Ellbogen

TIPPS
- Die Langhantel führt eine gerade Bewegung nach oben aus. Sie können, wenn Ihnen das besser gefällt, Ihre Füße auch schulterbreit und nebeneinander aufstellen, das ändert nichts an der Qualität der Bewegung.
- Wenn Sie schwere Gewichte auflegen, sollten Sie zur Sicherheit bei dieser Übung einen Gürtel tragen, um ihre Lenden zu schützen.
- Variieren Sie den Abstand der Hände. Ist er kleiner, intensivieren Sie die Beanspruchung des Trizeps.
- Spannen Sie die Bauch- und untere Rückenmuskulatur kontinuierlich an.

ACHTUNG
- Wir raten von dieser Übung ab, da sie bei falscher Ausgangsposition das Schultergelenk traumatisiert. Ihr Gelenk befindet sich in einer erzwungenen Drehung nach außen, wodurch vor allem der Obergrätenmuskel zusammengepresst wird. Der Schmerz entwickelt sich schleichend, und es kann im Schnitt 10 bis 15 Jahre dauern, bis er sich bemerkbar macht.

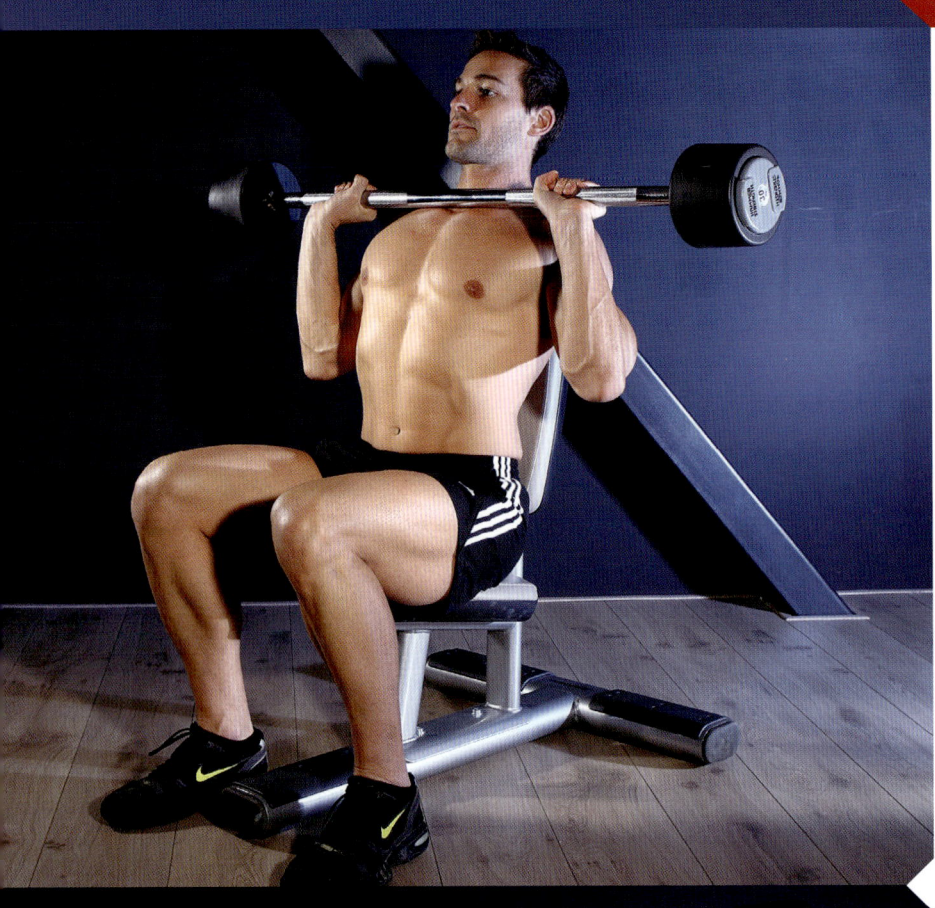

Ausgangsposition

- Fixieren Sie die Rückenlehne der Schrägbank, ausgehend von der senkrechten Position, in der zweiten Kerbe.
- Becken und oberer Rücken sind in Kontakt mit der Lehne.
- Halten Sie die gerade Langhantel im Obergriff, die Hände sind etwas weiter als schulterbreit auseinander.
- Die Arme sind gebeugt, die Langhantel liegt in Höhe des Schlüsselbeins.
- Stellen Sie die Füße schulterbreit auseinander auf, die Knie sind rechtwinklig gebeugt.

Ausführung

- Abduktion der Arme senkrecht nach oben und Streckung der Unterarme.
- Adduktion der Arme und Beugung der Unterarme.

Atmung

- Während der Streckung ausatmen.
- Während der Beugung einatmen.

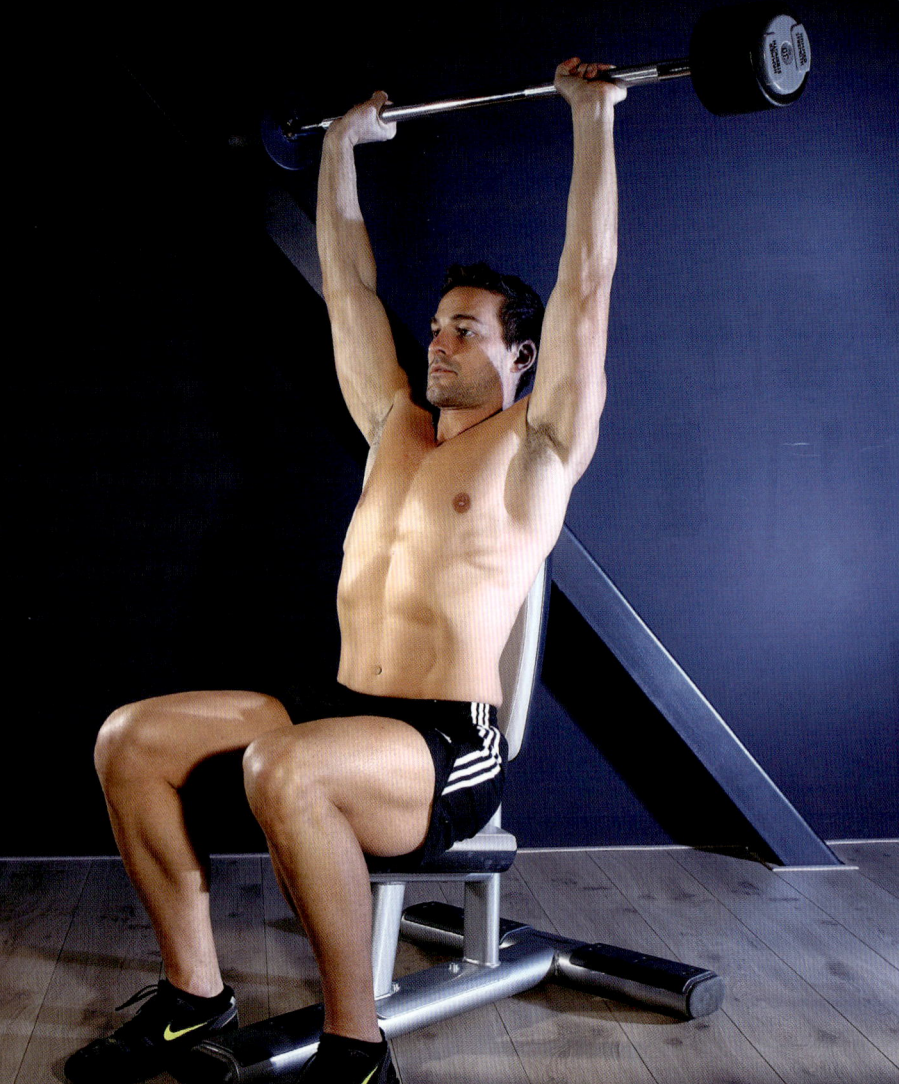

Primär beanspruchte Muskeln
- Vorderer Sägemuskel • Deltamuskel
- Großer Brustmuskel, Schlüsselbeinanteil
- Trizeps, langer, innerer und seitlicher Kopf

Sekundär beanspruchte Muskeln
- Großer Rückenmuskel • Bizeps
- Oberarmmuskel • Knorrenmuskel
- Oberarmspeichenmuskel
- Gerader Bauchmuskel
- Äußerer und innerer schräger Bauchmuskel

Beanspruchte Gelenke
- Schultereckgelenk
- Ellbogen

TIPPS

- Bilden Sie in Lendenhöhe ein leichtes Hohlkreuz, um die Halswirbel nicht zu strapazieren.
- Die Langhantel muss das Schlüsselbein berühren, ohne darauf zu drücken.
- Die freie Langhantel ist zwar angenehm in der Handhabung, Sie müssen aber im Vergleich zur Multipresse ständig das Gleichgewicht halten.

ACHTUNG

- Wenn Sie die Langhantel schräg nach vorne drücken, setzen Sie Ihr Schultereckgelenk einer schädlichen Spannung aus.

↗ Frontdrücken im Stehen mit Langhantel

■ Ausgangsposition
- Im Stehen, einen Fuß nach vorne, den anderen nach hinten stellen, die Knie sind leicht gebeugt.
- Halten Sie eine gerade Langhantel im Obergriff, die Hände sind etwas weiter als schulterbreit auseinander.
- Strecken Sie die Arme senkrecht nach oben.

■ Ausführung
- Adduktion der Arme und Beugung der Unterarme, die Langhantel wird bis auf die Höhe des oberen Brustbeinbereichs abgesenkt.
- Abduktion der Arme und Streckung der Unterarme senkrecht nach oben.

■ Atmung
- Während der Beugung einatmen.
- Während der Streckung ausatmen.

Primär beanspruchte Muskeln
- Vorderer Sägemuskel • Deltamuskel
- Großer Brustmuskel, Schlüsselbeinanteil
- Trizeps, langer, innerer und seitlicher Kopf

Sekundär beanspruchte Muskeln
- Großer Rückenmuskel • Bizeps
- Oberarmmuskel • Knorrenmuskel
- Oberarmspeichenmuskel
- Gerader Bauchmuskel
- Äußerer und innerer schräger Bauchmuskel
- Darmbein-Rippen-Muskel

Beanspruchte Gelenke
- Schultereckgelenk
- Ellbogen

TIPPS
- Sie können die Füße auch schulterbreit auseinander aufstellen, die Qualität der Bewegung wird dadurch nicht geschmälert.
- Richten Sie Ihren Blick nach oben, um ihre Langhantel mit gestreckten Armen im Blickfeld zu haben, und verharren Sie in dieser vertikalen Achse.
- Die Ellbogen bleiben während der Ausführung unterhalb der Langhantel.

ACHTUNG
- Die Knie bleiben während der Ausführung der Bewegung leicht gebeugt, um die Wirbelsäule zu entlasten.
- Da die Übung im Stehen ausgeführt wird, achten Sie auf eine gute Spannung in den Bauch- und unteren Rückenmuskeln, um gerade zu bleiben.

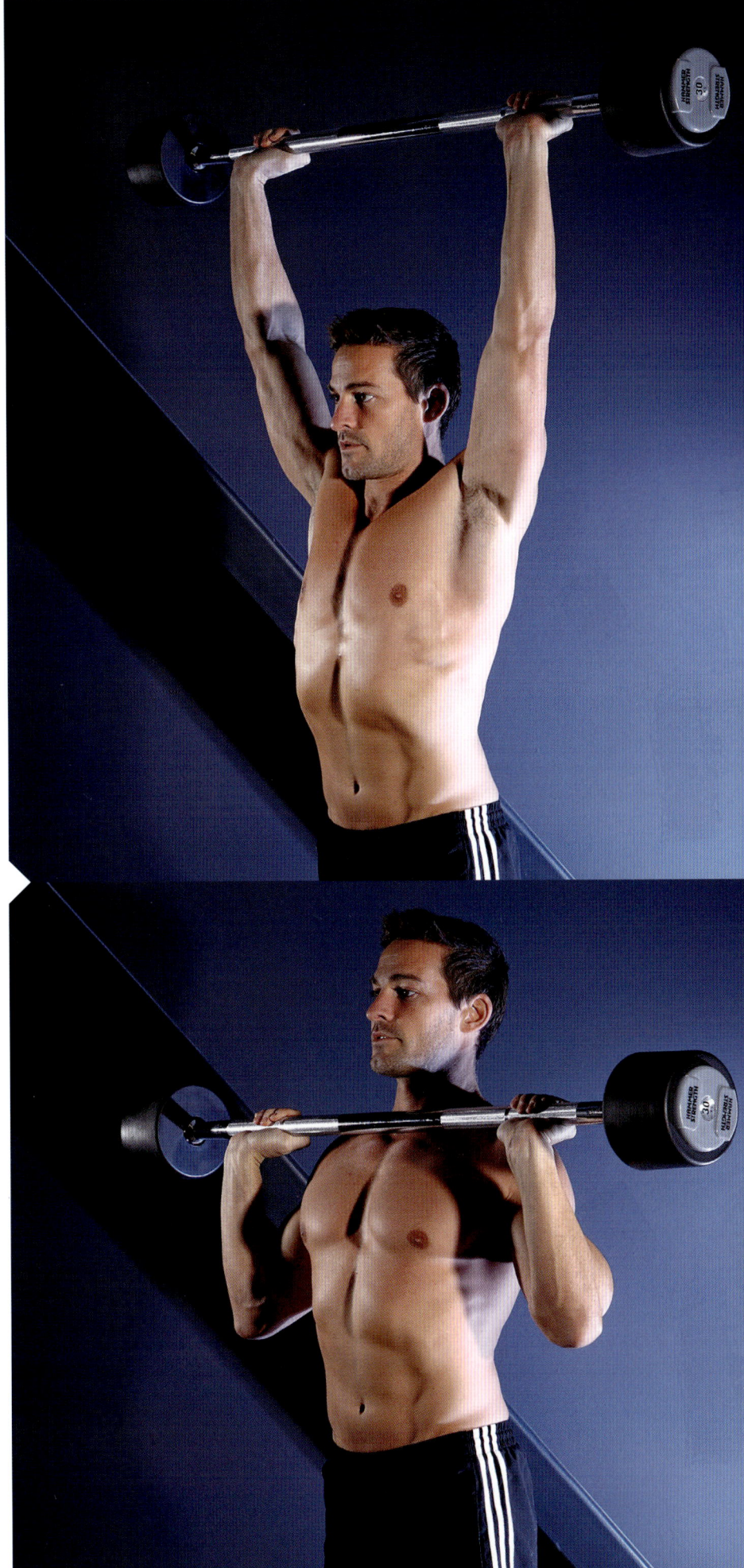

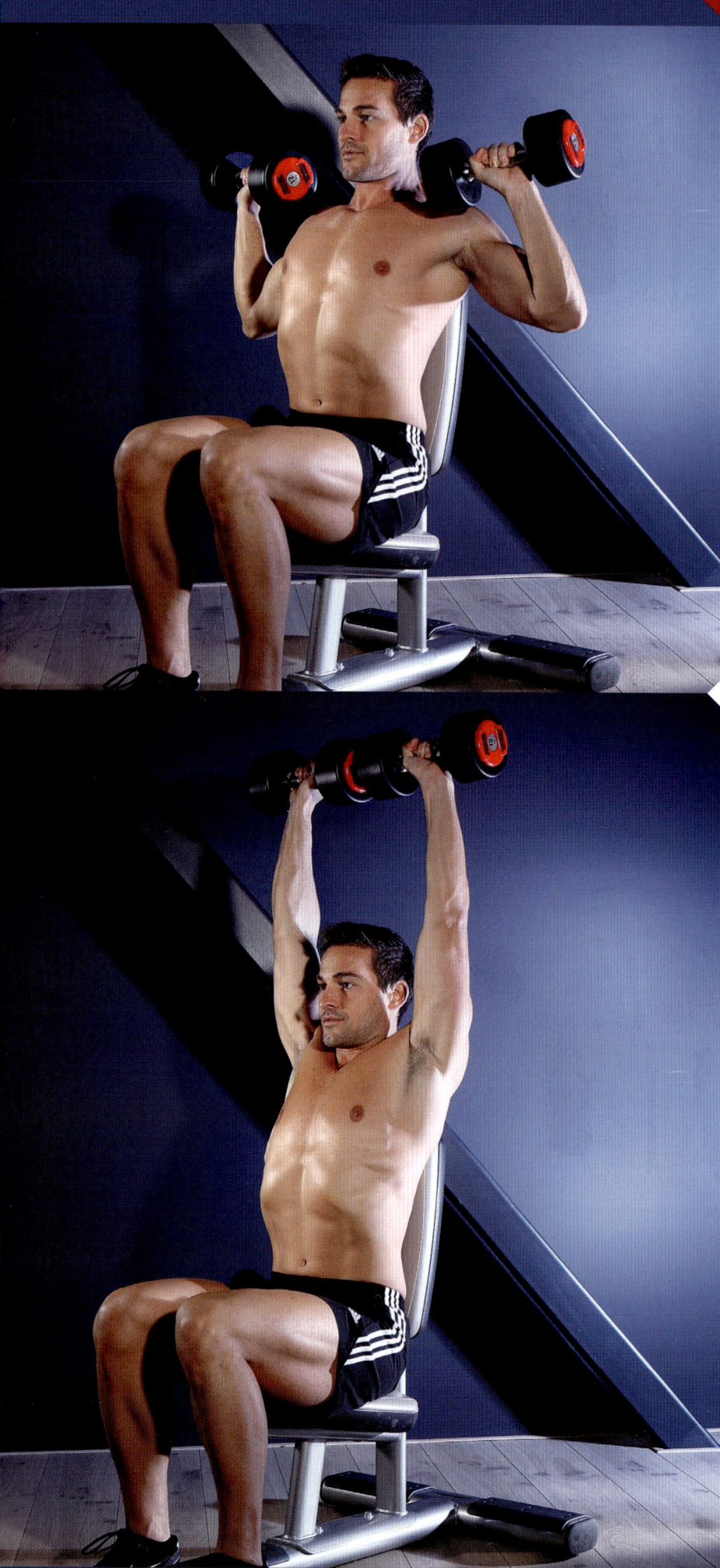

Ausgangsposition

- Die Bank um 90 Grad neigen.
- Nehmen Sie in jede Hand eine Kurzhantel.
- Drücken Sie die Schulterblätter und das Becken gegen die Rückenlehne.
- Stellen Sie die Füße in Schulterbreite auf, die Knie sind rechtwinklig gebeugt.
- Arme beugen und die Kurzhanteln rechts und links der Schultern im Obergriff halten.

Ausführung

- Abduktion der Arme und Streckung der Unterarme senkrecht nach oben.
- Adduktion der Arme und Beugung der Unterarme, die Kurzhantel erneut rechts und links der Schulter halten.

Atmung

- Während der Streckung ausatmen.
- Während der Beugung einatmen.

Primär beanspruchte Muskeln
- Deltamuskel
- Trizeps: langer, innerer und seitlicher Kopf

Sekundär beanspruchte Muskeln
- Großer Rückenmuskel
- Bizeps
- Oberarmmuskel
- Knorrenmuskel
- Untergrätenmuskel
- Rautenmuskel
- Oberarmspeichenmuskel
- Kleiner und großer Rundmuskel
- Innerer und äußerer schräger Bauchmuskel
- Gerader Bauchmuskel

Beanspruchte Gelenke
- Schultereckgelenk
- Ellbogen

TIPPS

- Durch die Arbeit mit Kurzhanteln wird die Symmetrie ohne Unterstützung des anderen Arms, wie es zum Beispiel bei der Langhantel der Fall ist, gestärkt.
- Sie haben auch die Möglichkeit, sich auf eine Bank ohne Rückenlehne zu setzen und insbesondere auf die gute Haltung Ihres Rückens zu achten.
- Sie können die Arme auch abwechselnd strecken.
- Halten Sie die Kurzhanteln im neutralen Griff (die Handflächen zeigen zueinander), um die Muskelfasern der Deltamuskeln unterschiedlich zu beanspruchen.

ACHTUNG

- Kurzhanteln führen während der Ausführung der Bewegung zu einem erheblichen Ungleichgewicht: Es ist deshalb wichtig, die Anspannung der Bauch- und unteren Rückenmuskulatur permanent aufrechtzuerhalten.

↗ Nackendrücken im Stehen mit Kurzhanteln

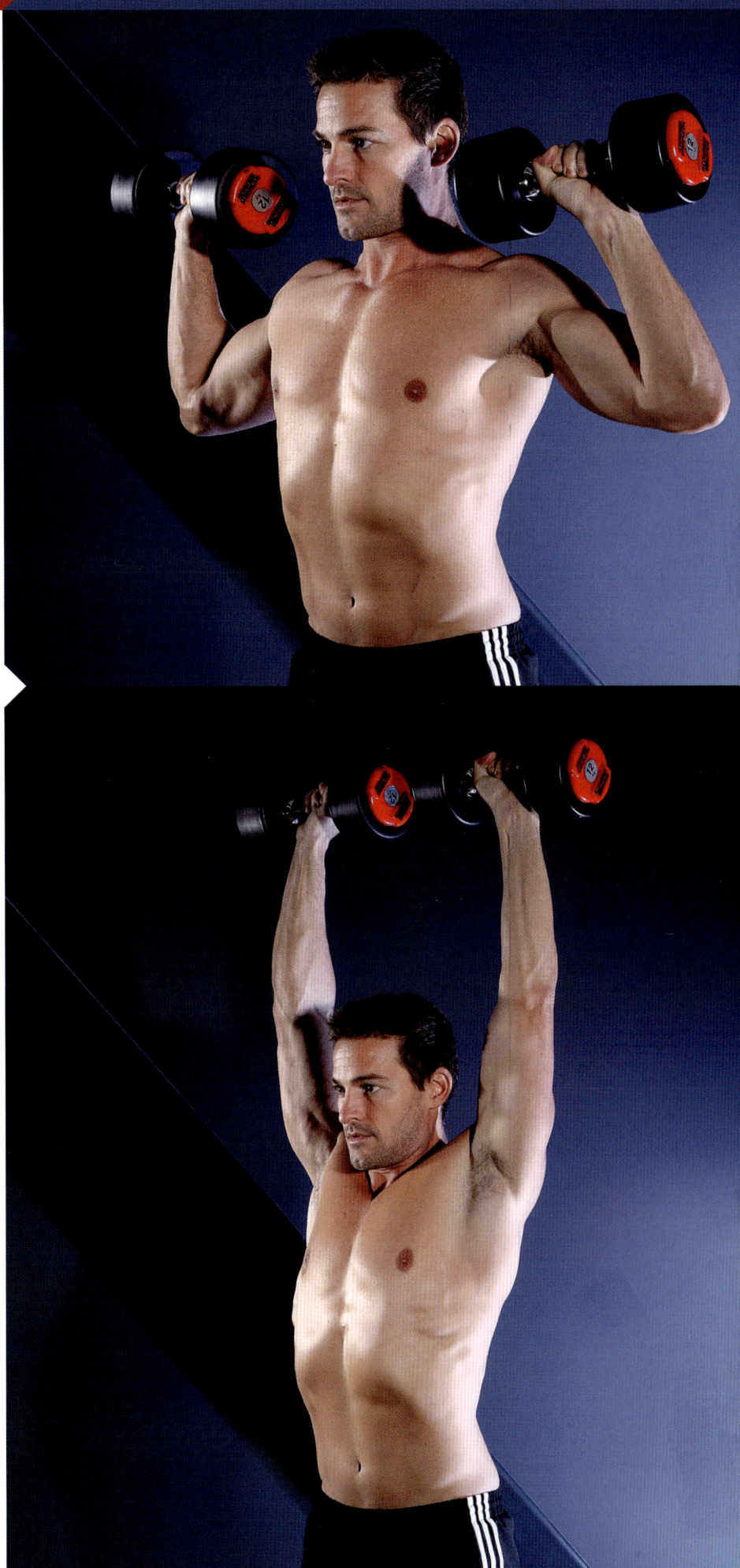

■ Ausgangsposition
- Im Stehen, die Füße sind schulterbreit aufgestellt, die Knie sind leicht gebeugt.
- In jede Hand eine Kurzhantel nehmen.
- Beugen Sie die Arme und halten Sie die Kurzhanteln rechts und links der Schulter im Obergriff.

■ Ausführung
- Abduktion der Arme und Streckung der Unterarme senkrecht nach oben.
- Adduktion der Arme und Beugung der Unterarme.

■ Atmung
- Während der Streckung ausatmen.
- Während der Beugung einatmen.

Primär beanspruchte Muskeln
- Deltamuskel
- Trizeps: langer, innerer und seitlicher Kopf

Sekundär beanspruchte Muskeln
- Großer Rückenmuskel
- Oberarmmuskel
- Oberarmspeichenmuskel
- Untergrätenmuskel
- Kleiner und großer Rundmuskel
- Gerader Bauchmuskel
- Innerer und äußerer schräger Bauchmuskel
- Darmbein-Rippenmuskel
- Bizeps
- Knorrenmuskel
- Rautenmuskel

Beanspruchte Gelenke
- Schultereckgelenk
- Ellbogen

TIPPS
- Sie können auch einen Fuß nach vorne und den anderen nach hinten stellen, um Ihr Gleichgewicht zu verbessern.
- Sie können die Arme auch abwechselnd strecken.

ACHTUNG
- Ihre Wirbelsäule steht hier besonders im Fokus, da die Übung im Stehen ausgeführt wird.

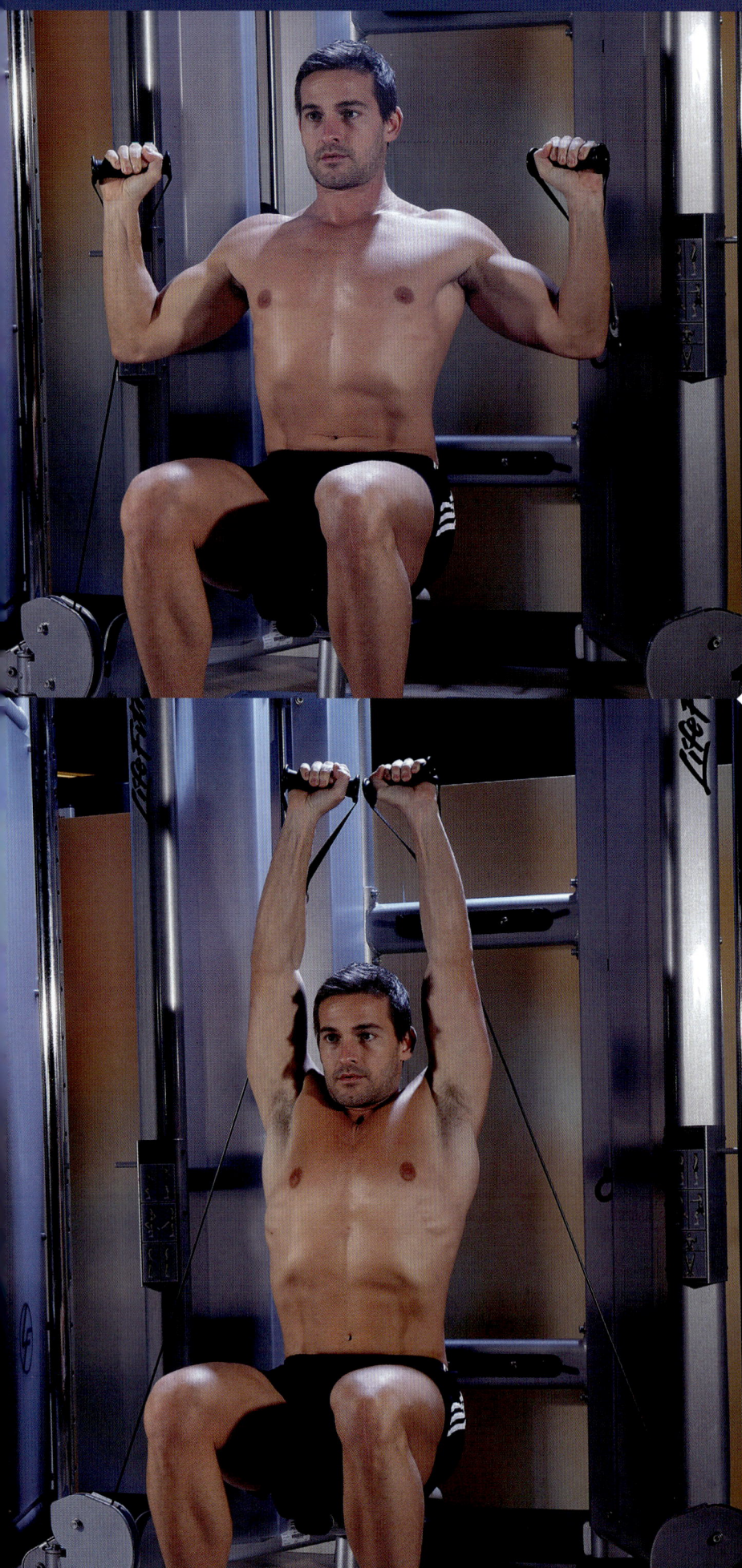

■ Ausgangsposition
- Sie sitzen auf einer Bank mit gerader Rückenlehne in der Mitte des Rahmens, der Blick ist in den Raum gerichtet.
- Stellen Sie die Bank so ein, dass die Rückenlehne mit den beiden unteren Seilzügen auf einer Linie ist.
- Fassen Sie mit jeder Hand einen Griff und halten Sie die Griffe auf beiden Seiten in Schulterhöhe.
- Stellen Sie die Füße schulterbreit auf, die Knie sind rechtwinklig gebeugt.

■ Ausführung
- Abduktion der Arme und Streckung der Unterarme senkrecht nach oben.
- Adduktion der Arme und Beugung der Unterarme.

■ Atmung
- Während der Streckung ausatmen.
- Während der Beugung einatmen.

Primär beanspruchte Muskeln
- Deltamuskel
- Knorrenmuskel
- Trizeps: langer, innerer und seitlicher Kopf
- Trapezmuskel, oberer Teil

Sekundär beanspruchte Muskeln
- Großer Rückenmuskel
- Bizeps
- Oberarmmuskel
- Rautenmuskel
- Trapezmuskel, mittlerer und unterer Teil
- Großer Brustmuskel, Schlüsselbeinanteil
- Untergrätenmuskel
- Gerader Bauchmuskel
- Oberarmspeichenmuskel
- Kleiner und großer Rundmuskel
- Innerer und äußerer schräger Bauchmuskel

Beanspruchte Gelenke
- Schultereckgelenk
- Ellbogen

TIPPS
- Der Seilzug erzeugt permanent Spannung. Wählen Sie zu Beginn leichte Gewichte und steigern Sie diese dann nach und nach.
- Fixieren Sie Ihren Rücken an der senkrecht stehenden Lehne, um ihn zu entlasten und dem Effekt des Ungleichgewichts entgegenzuwirken.
- Wechseln Sie zum neutralen Griff, um andere Muskelfasern zu beanspruchen. Strecken Sie die Arme abwechselnd nach oben.

ACHTUNG
- Bei zu schweren Gewichten riskieren Sie, für den Lendenbereich schädliche, ruckartige Bewegungen auszuführen.

↗ Nackendrücken im neutralen Griff an der Schulterpresse

Ausgangsposition
- Stellen Sie die Höhe des Sitzes so ein, dass die Griffe der Maschine auf Schulterhöhe sind, die Gewichte bleiben in der Schwebe.
- Fixieren Sie Ihre Schulterblätter und Ihr Becken an der Lehne.
- Halten Sie die Griffe im neutralen Griff.
- Stellen Sie die Füße schulterbreit auf, die Knie sind rechtwinklig gebeugt.

Ausführung
- Abduktion der Arme und Streckung der Unterarme.
- Adduktion der Arme und Beugung der Unterarme.

Atmung
- Während der Streckung ausatmen.
- Während der Beugung einatmen.

Primär beanspruchte Muskeln
- Deltamuskel
- Knorrenmuskel
- Großer Brustmuskel, Schlüsselbeinanteil
- Trizeps: langer, innerer und seitlicher Kopf
- Trapezmuskel, oberer Teil

Sekundär beanspruchte Muskeln
- Großer Rückenmuskel
- Bizeps
- Oberarmmuskel
- Rautenmuskel
- Trapezmuskel, mittlerer und unterer Teil
- Untergrätenmuskel
- Knorrenmuskel
- Oberarmspeichenmuskel
- Kleiner und großer Rundmuskel
- Gerader Bauchmuskel
- Innerer und äußerer schräger Bauchmuskel

Beanspruchte Gelenke
- Schultereckgelenk
- Ellbogen

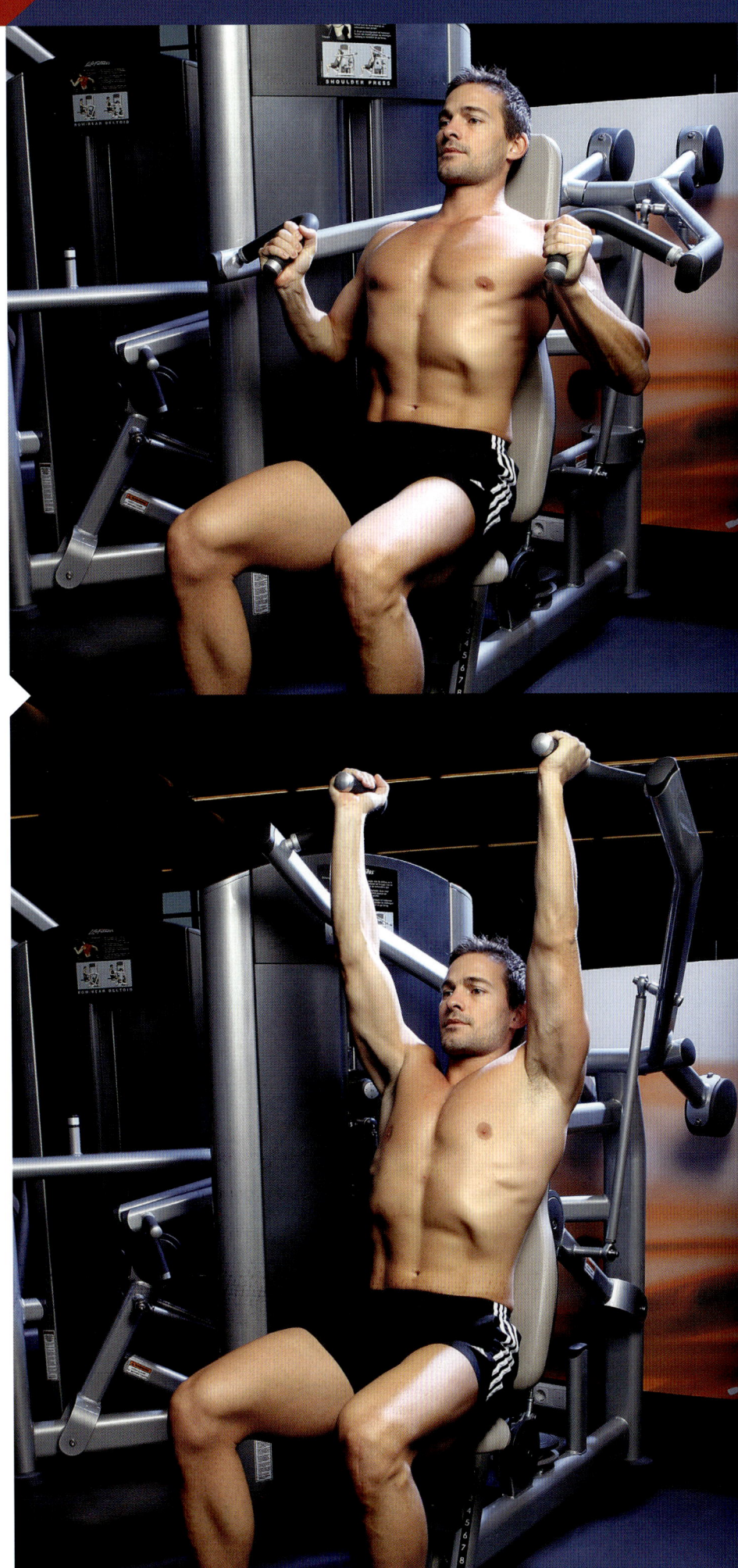

ACHTUNG   TIPP

- An einigen Maschinen kann man dieselbe Bewegung ausführen, jedoch von vorne. In dieser Position wird der vordere Teil des Deltamuskels etwas stärker beansprucht.

- Achten Sie darauf, den Rücken gerade zu halten, wenn Sie die Arme strecken.
- Vermeiden Sie, mit dem Oberkörper nachzuhelfen, um die Arme zu strecken; das ist ein Zeichen dafür, dass die Gewichte zu schwer oder dass Sie erschöpft sind.

SCHULTERN

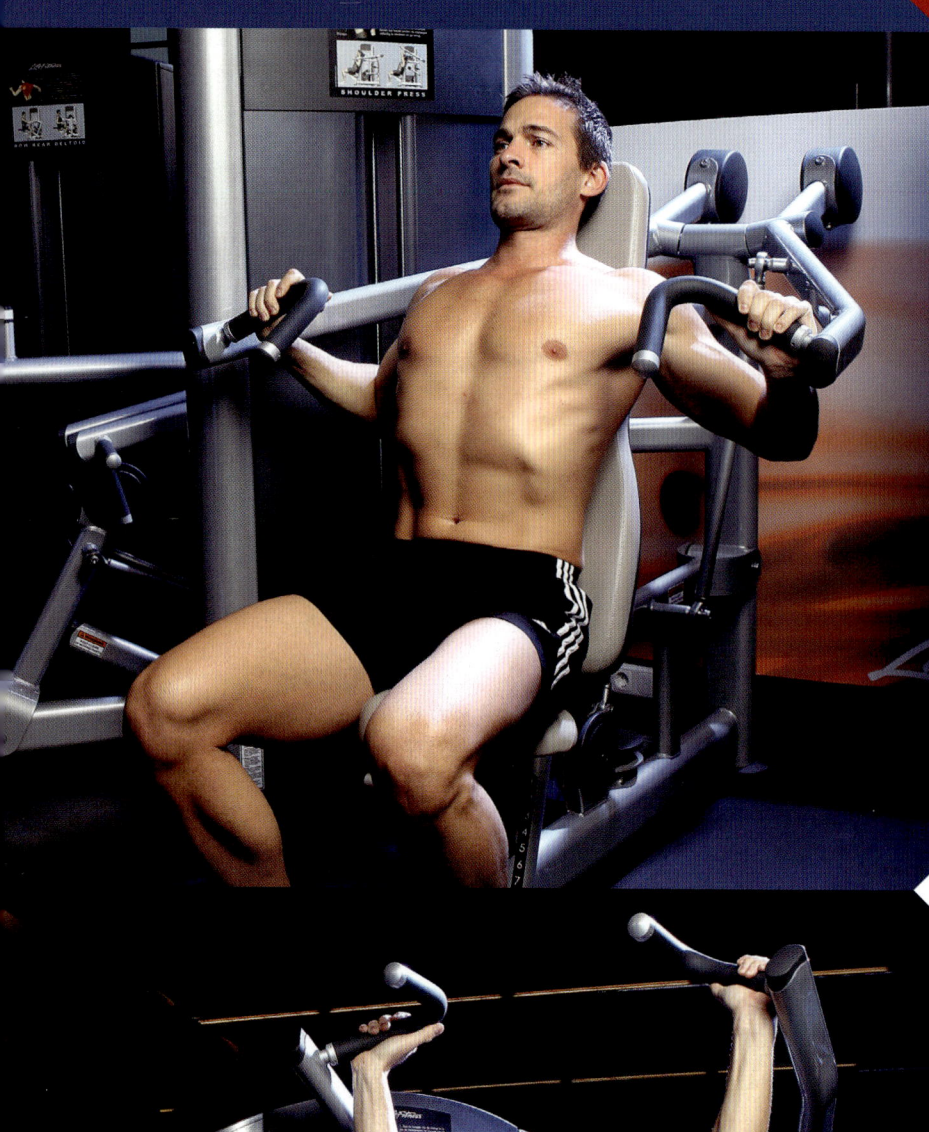

Ausgangsposition
- Stellen Sie die Höhe des Sitzes so ein, dass die Gewichte in der Schwebe bleiben, wenn die Arme gebeugt sind.
- Fassen Sie die Griffe im Obergriff.
- Drücken Sie den Kopf, die Schulterblätter und das Becken gegen die Rückenlehne.
- Stellen Sie die Füße schulterbreit auf, die Knie sind rechtwinklig gebeugt.

Ausführung
- Abduktion der Arme und Streckung der Unterarme.
- Adduktion der Arme und Beugung der Unterarme, ohne das Gewicht abzulegen.

Atmung
- Während der Streckung ausatmen.
- Während der Beugung einatmen.

Primär beanspruchte Muskeln
- Deltamuskel
- Knorrenmuskel
- Trapezmuskel, oberer Teil
- Trizeps: langer, innerer und seitlicher Kopf

Sekundär beanspruchte Muskeln
- Großer Rückenmuskel
- Bizeps
- Untergrätenmuskel
- Rautenmuskel
- Gerader Bauchmuskel
- Oberarmmuskel
- Oberarmspeichenmuskel
- Kleiner und großer Rundmuskel
- Trapezmuskel, mittlerer und unterer Teil
- Innerer und äußerer schräger Bauchmuskel

Beanspruchte Gelenke
- Schultereckgelenk
- Ellbogen

TIPPS

- Dadurch, dass die Maschine einen festen Bewegungsablauf vorgibt, wird das Verletzungsrisiko verringert und die konzentrierte Beanspruchung der Deltamuskeln intensiviert.
- Beide Schultern müssen während der Ausführung der Übung symmetrisch bleiben. Ist das nicht der Fall, verringern Sie die Last der Gewichte.
- Führen Sie die Übung „konzentriert" mit nur einem Arm und perfektem, beherrschtem Bewegungsablauf aus, ohne ruckartige Bewegungen.

ACHTUNG

- Mit zu schweren Gewichten riskieren Sie, ein Hohlkreuz im Lendenbereich zu bilden.

↗ Arnoldpressen im Sitzen mit Kurzhanteln

Ausgangsposition

- Setzen Sie sich auf eine Bank, der Rücken ist gerade.
- Stellen Sie die Füße schulterbreit auf, die Knie sind rechtwinklig gebeugt.
- Greifen Sie mit jeder Hand eine Kurzhantel.
- Heben Sie die Kurzhanteln in Schlüsselbeinhöhe, die Hände sind im Untergriff, die Ellbogen liegen am Körper an.

Ausführung

- Einwärtsdrehung und Streckung der Unterarme, Abduktion der Arme.
- Auswärtsdrehung und Beugung der Unterarme, Adduktion der Arme.

Atmung

- Während der Streckung ausatmen.
- Während der Beugung einatmen.

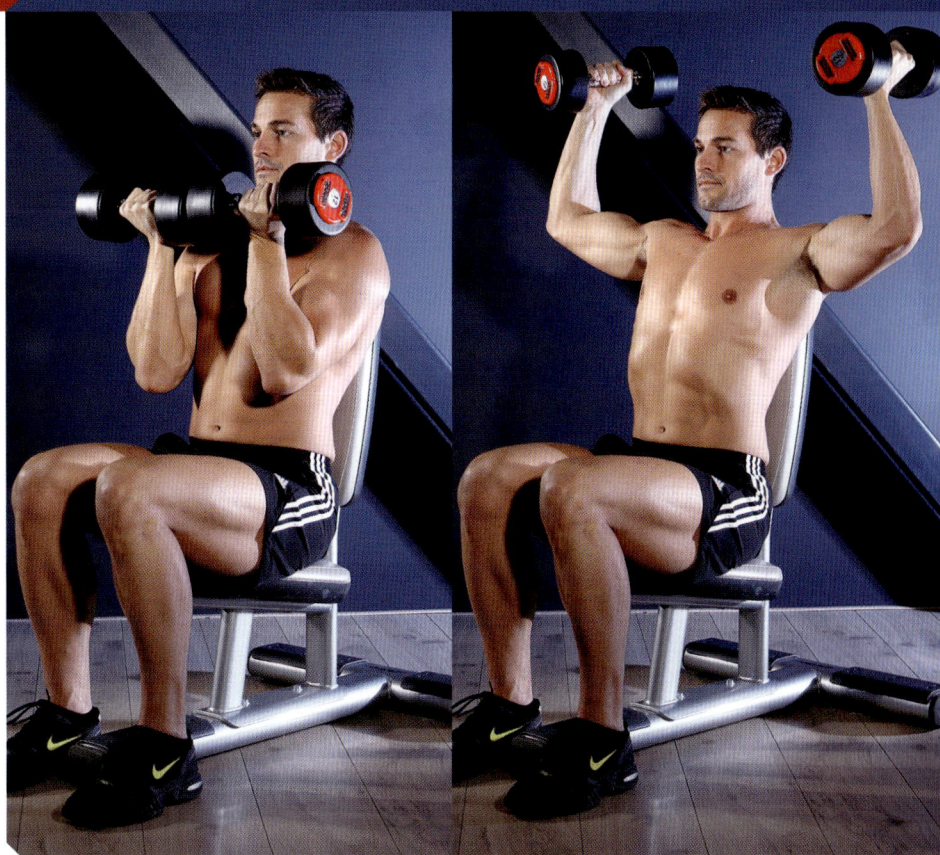

Primär beanspruchte Muskeln
- Deltamuskel
- Trapezmuskel
- Großer Brustmuskel, Schlüsselbeinanteil
- Trizeps: langer, innerer und seitlicher Kopf
- Knorrenmuskel

Sekundär beanspruchte Muskeln
- Großer Rückenmuskel
- Bizeps
- Untergrätenmuskel
- Rautenmuskel
- Gerader Bauchmuskel
- Oberarmmuskel
- Vorderer Sägemuskel
- Oberarmspeichenmuskel
- Kleiner und großer Rundmuskel
- Innerer und äußerer schräger Bauchmuskel

Beanspruchte Gelenke
- Schultereckgelenk
- Ellbogen

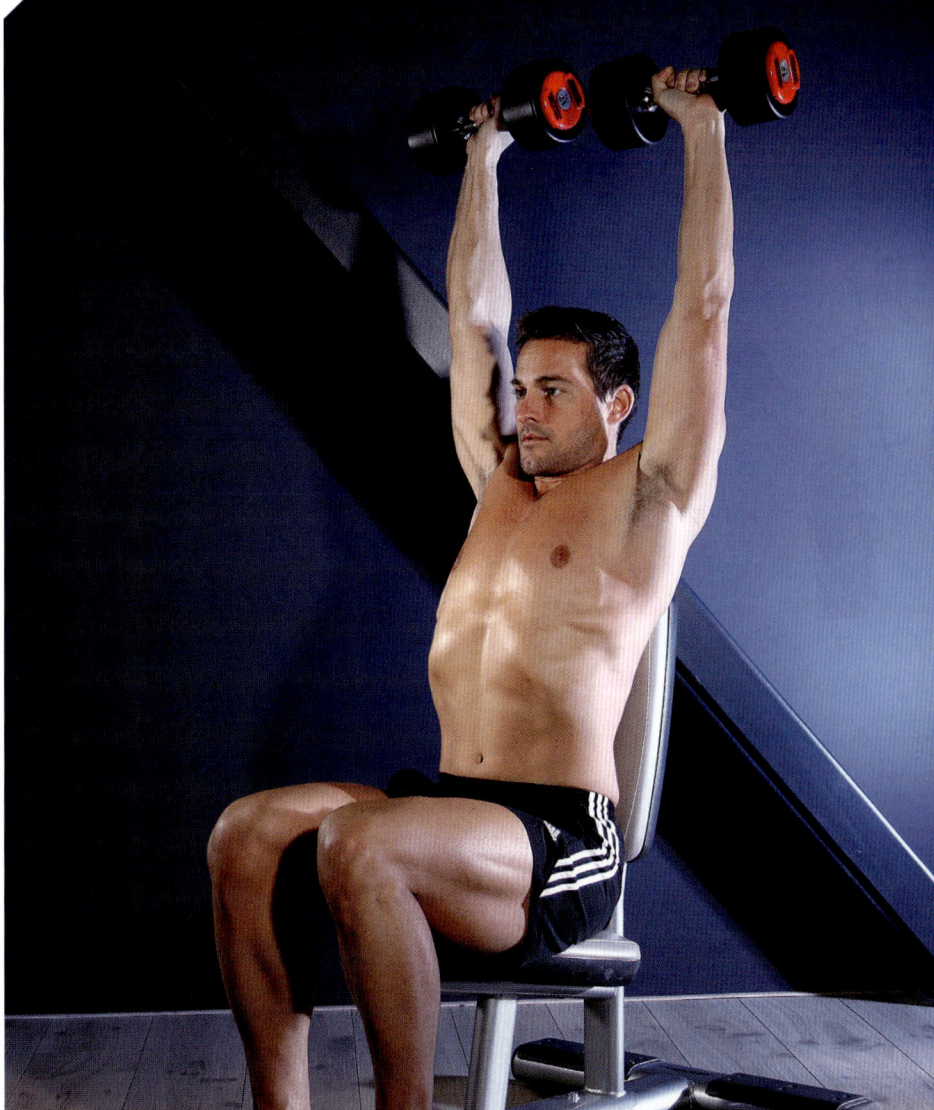

TIPPS

- Mit dieser Übung, die häufig von Arnold persönlich ausgeführt wurde, trainiert man die gesamte Deltamuskulatur.
- Die sitzende Position ermöglicht eine präzise Ausführung ohne Hilfestellung der Beine.
- Sie können die Hanteln auch im Wechsel nach oben drücken.

ACHTUNG

- Drücken Sie Ihren Rücken gegen die Lehne, um ein übermäßiges Hohlkreuz zu vermeiden.

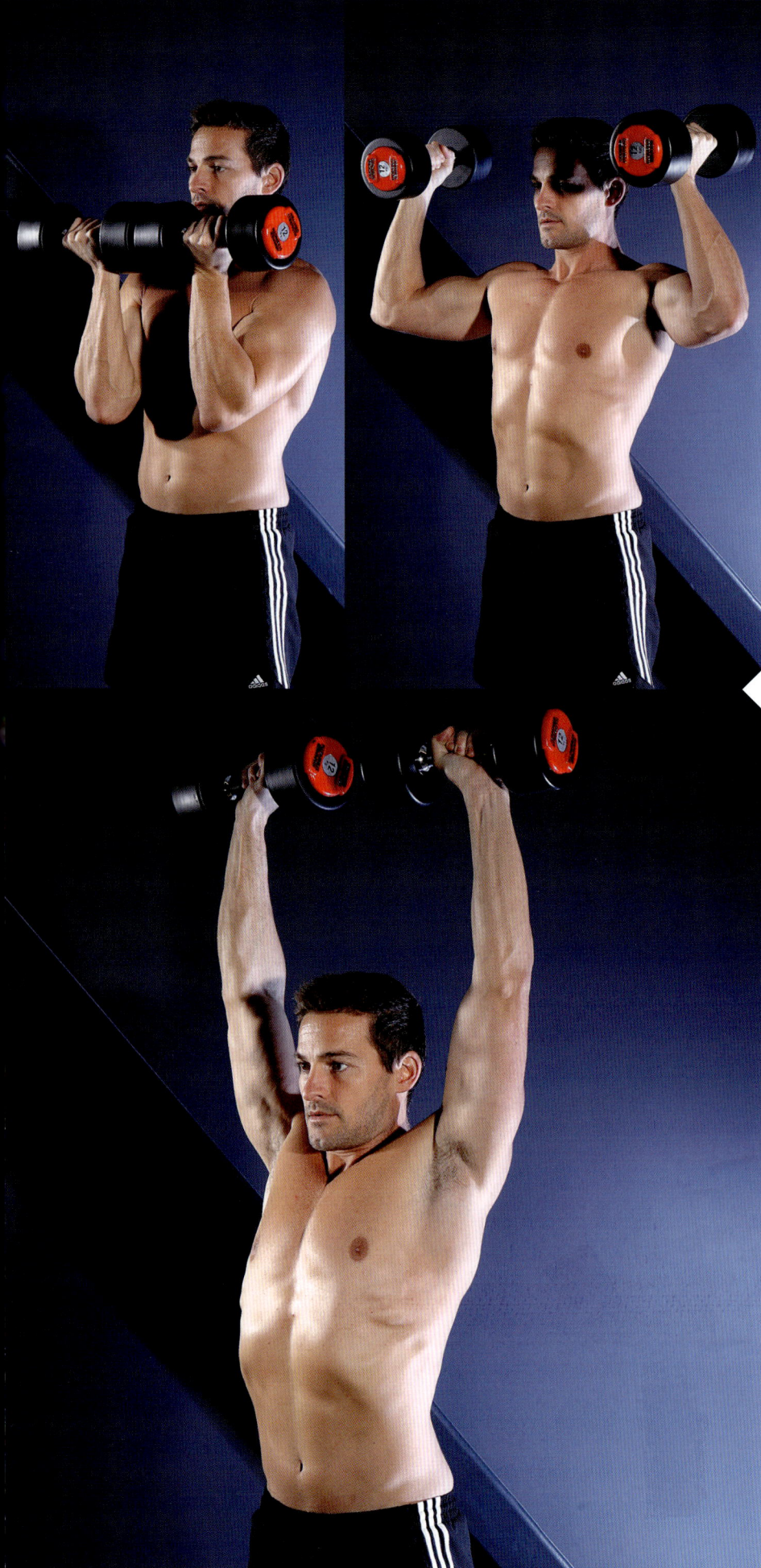

Ausgangsposition

- Die Füße im Stehen schulterbreit auseinander, die Knie leicht gebeugt.
- Greifen Sie mit jeder Hand eine Kurzhantel.
- Heben Sie die Kurzhanteln in Schlüsselbeinhöhe, die Hände sind im Untergriff, die Ellbogen liegen am Körper an.

Ausführung

- Einwärtsdrehung und Streckung der Unterarme, Abduktion der Arme.
- Auswärtsdrehung und Beugung der Unterarme, Adduktion der Arme.

Atmung

- Während der Streckung ausatmen.
- Während der Beugung einatmen.

Primär beanspruchte Muskeln
- Deltamuskel
- Trapezmuskel
- Knorrenmuskel
- Großer Brustmuskel, Schlüsselbeinanteil
- Trizeps: langer, innerer und seitlicher Kopf

Sekundär beanspruchte Muskeln
- Großer Rückenmuskel
- Bizeps
- Oberarmmuskel
- Rautenmuskel
- Untergrätenmuskel
- Vorderer Sägemuskel
- Gerader Bauchmuskel
- Oberarmspeichenmuskel
- Kleiner und großer Rundmuskel
- Innerer und äußerer schräger Bauchmuskel
- Darmbein-Rippenmuskel

Beanspruchte Gelenke
- Schultereckgelenk
- Ellbogen

- Sie können die Kurzhanteln auch abwechselnd nach oben drücken. Die Hände drehen sich um eine senkrechte Achse, von der man sich nicht allzu weit entfernen sollte.

- Durch die Ausführung im Stehen erhöht sich das Ungleichgewicht Ihrer Wirbelsäule. Achten Sie während der Ausführung auf eine gute Anspannung der Bauch- und der unteren Rückenmuskulatur.

ACHTUNG   TIPP

↗ Seitheben im Sitzen mit Kurzhanteln

■ Ausgangsposition

- Setzen Sie sich mit geradem Rücken auf eine Bank.
- Die Füße stehen schulterbreit auseinander, die Knie sind rechtwinklig gebeugt.
- Nehmen Sie in jede Hand eine Kurzhantel.
- Die Kurzhanteln werden mit neutralem Griff an den Seiten des Körpers gehalten, die Ellbogen sind leicht gebeugt.

■ Ausführung

- Abduktion der Arme, bis sie sich parallel zum Boden befinden.
- Adduktion der Arme.

■ Atmung

- Während der Abduktion einatmen.
- Während der Adduktion ausatmen.

Primär beanspruchte Muskeln
- Deltamuskel
- Trapezmuskel
- Obergrätenmuskel

Sekundär beanspruchte Muskeln
- Großer Brustmuskel
- Oberarmmuskel
- Bizeps
- Rautenmuskel
- Untergrätenmuskel
- Fingerstrecker
- Gerader Bauchmuskel
- Großer Rückenmuskel
- Vorderer Sägemuskel
- Oberarmspeichenmuskel
- Trizeps: langer, innerer und seitlicher Kopf
- Kleiner und großer Rundmuskel
- Kurzer und langer speichenseitiger Handstrecker
- Ellenseitiger Handstrecker und -beuger
- Innerer und äußerer schräger Bauchmuskel

Beanspruchte Gelenke
- Schultereckgelenk

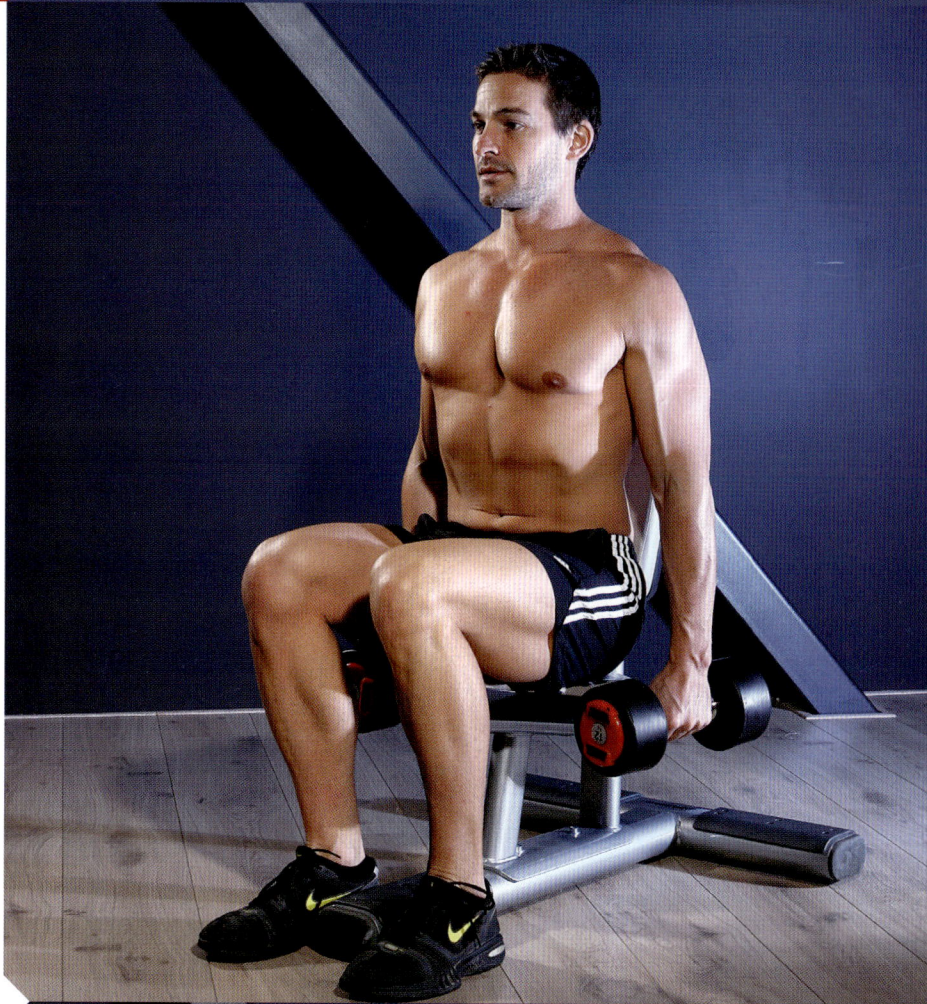

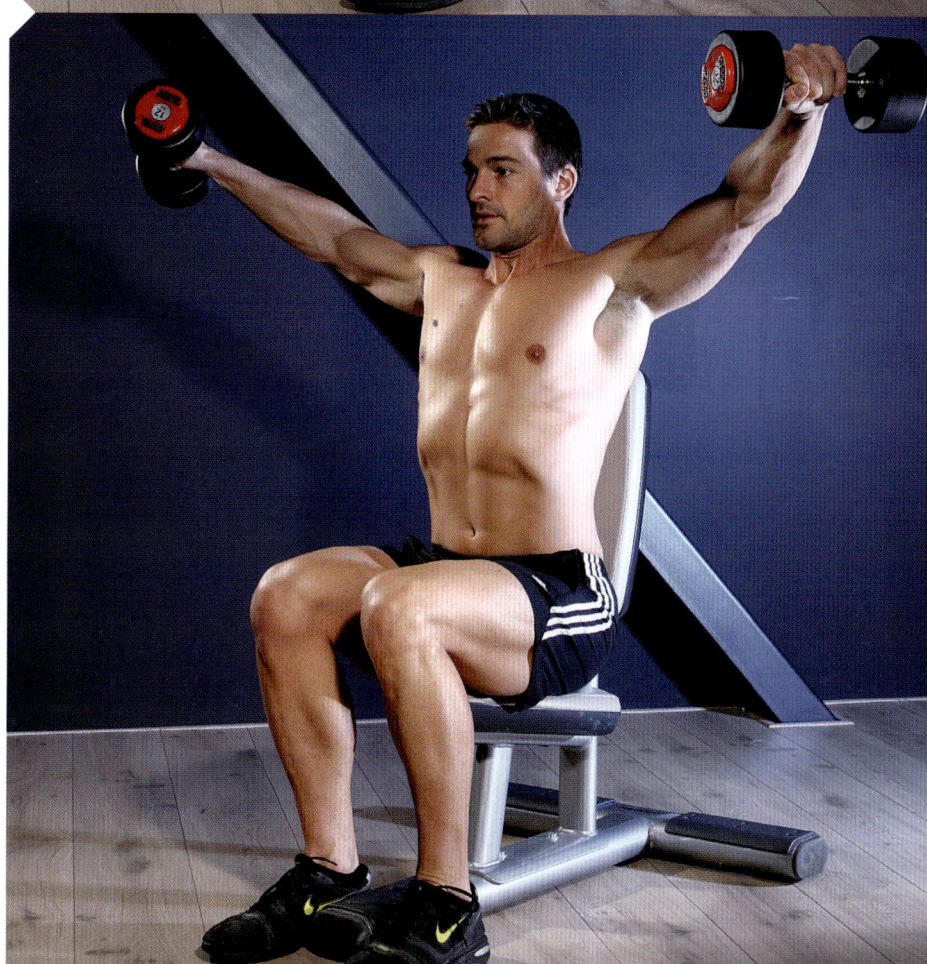

TIPPS

- Sind die Arme parallel zum Boden, befinden sich die Hände, Ellbogen und Schultern auf einer Höhe.
- Heben Sie die Kurzhanteln über diese waagerechte Linie hinaus an, verstärken Sie die Beanspruchung der Trapezmuskeln im mittleren und oberen Bereich.
- Die Ellbogen bleiben leicht gebeugt. Die Arme sollten nicht durchgestreckt werden.
- Die Arme können auch abwechselnd bewegt werden.

- Bei dieser Bewegung beanspruchen Sie den Obergrätenmuskel, der auf Grund seiner Muskelansätze sehr empfindlich ist. Führen Sie diese Übung ohne ruckartige Bewegungen aus.

SCHULTERN

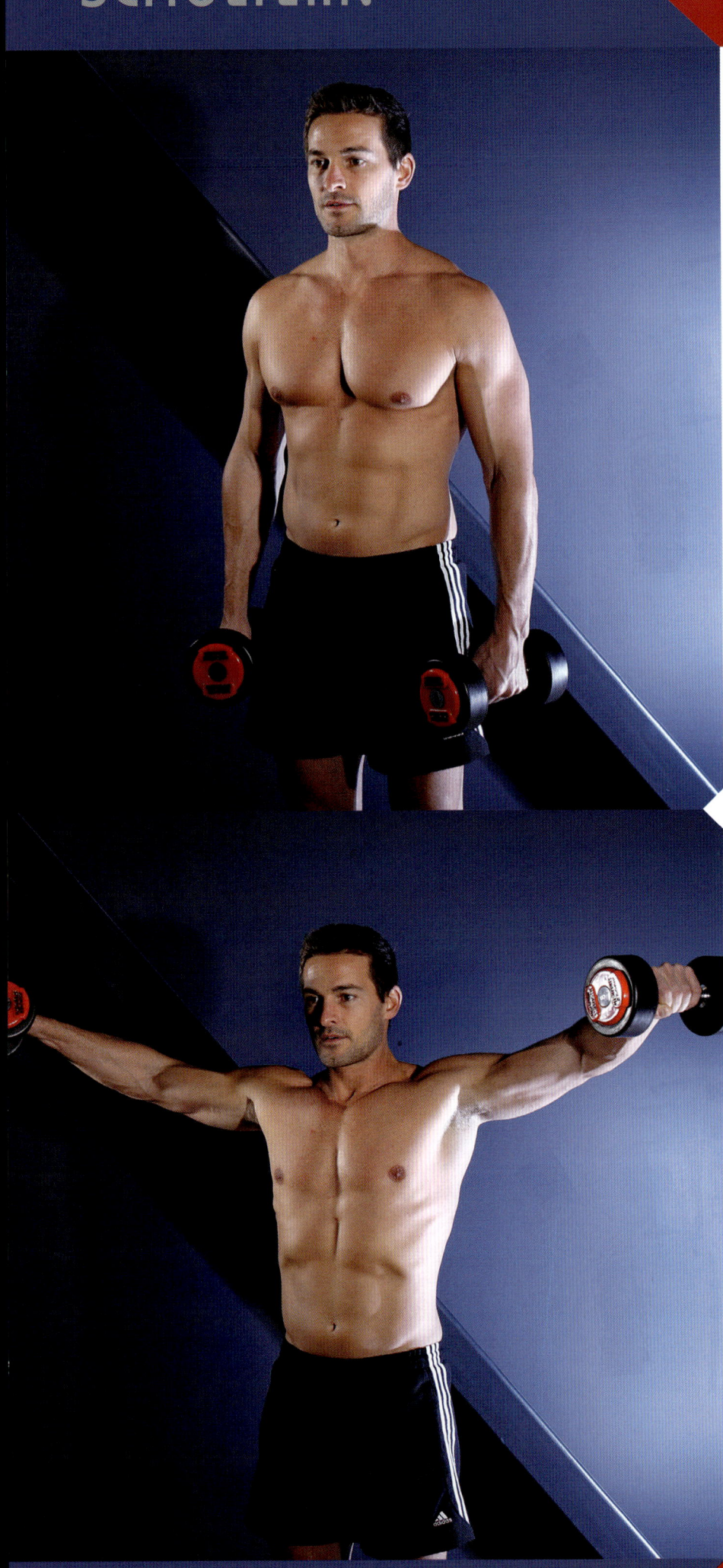

■ Ausgangsposition

- Stellen Sie sich aufrecht hin, die Füße sind schulterbreit auseinander, die Knie leicht gebeugt.
- Nehmen Sie mit neutralem Griff eine Kurzhantel in jede Hand.
- Die Arme sind gestreckt, die Ellbogen leicht gebeugt, die Kurzhanteln werden an beiden Seiten des Beckens gehalten.

■ Ausführung

- Abduktion der Arme, bis sie sich parallel zum Boden befinden.
- Adduktion der Arme.

■ Atmung

- Während der Abduktion einatmen.
- Während der Adduktion ausatmen.

Primär beanspruchte Muskeln
- Deltamuskel
- Obergrätenmuskel
- Trapezmuskel

Sekundär beanspruchte Muskeln
- Großer Brustmuskel
- Fingerstrecker
- Untergrätenmuskel
- Großer Rückenmuskel
- Vorderer Sägemuskel
- Oberarmspeichenmuskel
- Kleiner und großer Rundmuskel
- Gerader Bauchmuskel
- Darmbein-Rippen-Muskel
- Trizeps: langer, innerer und seitlicher Kopf
- Kurzer und langer speichenseitiger Handstrecker
- Ellenseitiger Handstrecker und -beuger
- Innerer und äußerer schräger Bauchmuskel
- Bizeps
- Rautenmuskel
- Oberarmmuskel

Beanspruchte Gelenke
- Schultereckgelenk

TIPPS

- Die stehende Position ermöglicht dem Körper, verglichen mit der sitzenden, unbeweglicheren Position, einen flüssigeren Bewegungsablauf.
- Es ist unnötig, die Kurzhanteln über den Kopf zu heben. Oberhalb der zum Boden parallelen Linie werden die Deltamuskeln nicht stärker beansprucht. Die Trapezmuskeln übernehmen dann die Arbeit.
- Die Ellbogen bleiben leicht gebeugt.
- Heben Sie in gleicher Weise erst einen Arm, dann den anderen.
- Ziel ist es, die Ellbogen zur selben Zeit zu heben wie die Hände und die Hände nicht höher als die Ellbogen, wodurch die Beanspruchung des mittleren Muskelstrangs erheblich verringert wird.

ACHTUNG

- Der Untergrätenmuskel wird stark zusammengepresst, wenn Sie die Hände und Ellbogen über den Kopf heben.
- Durch ein übermäßig hohes Gewicht werden die Ellbogen stärker gebeugt und Sie führen außerdem eine ruckartige Bewegung aus, damit Ihre Abduktion gelingt.

↗ Einhändiges Seitheben im Stehen am tiefen Seilzug

■ Ausgangsposition

- Stellen Sie sich mit dem Profil zum linken tiefen Seilzug auf. Die Füße schulterbreit auseinander, die Knie leicht gebeugt.
- Nehmen Sie mit der rechten Hand den mit dem linken Seilzug verbundenen Griff, das Kabel verläuft quer vor dem Körper.
- Für ein besseres Gleichgewicht können Sie sich mit der linken Hand am Rahmen festhalten.

■ Ausführung

- Abduktion der Arme.
- Adduktion der Arme.

■ Atmung

- Während der Abduktion einatmen.
- Während der Adduktion ausatmen.

Primär beanspruchte Muskeln
- Deltamuskel
- Obergrätenmuskel
- Trapezmuskel

Sekundär beanspruchte Muskeln
- Großer Brustmuskel
- Fingerstrecker
- Oberarmmuskel
- Bizeps
- Rautenmuskel
- Knorrenmuskel
- Vorderer Sägemuskel
- Gerader Bauchmuskel
- Großer Rückenmuskel
- Oberarmspeichenmuskel
- Kleiner und großer Rundmuskel
- Trizeps: langer, innerer und seitlicher Kopf
- Ober- und Untergrätenmuskel
- Kurzer und langer speichenseitiger Handstrecker
- Ellenseitiger Handstrecker und -beuger
- Innerer und äußerer schräger Bauchmuskel

Beanspruchte Gelenke
- Schultereckgelenk

TIPPS

- Der Seilzug erzeugt eine ununterbrochene, folglich höhere Spannung als eine Kurzhantel.
- Sie können auch etwas nach vorne treten und das Kabel hinter Ihrem Becken herführen.
- Variieren Sie die Höhe des Kabels, um sämtliche Fasern der Deltamuskeln zu stimulieren.
- Mangelt es Ihnen an Stabilität, halten Sie sich an den Pfosten des Seilzugs fest.
- Ist der Arm parallel zum Boden, befinden sich die Hand und der Ellbogen auf derselben Höhe.
- Der Arm wird während der Bewegung nicht gebeugt: Der Ellbogen bleibt leicht gebeugt und unverändert.

ACHTUNG

- Wenn Sie ein zu schweres Gewicht verwenden, riskieren Sie, Ihren Oberkörper zu neigen und/oder ruckartige Bewegungen mit dem Rücken auszuführen.
- Beide Schultern bleiben auf einer Ebene, keine Drehung oder Neigung des Oberkörpers.

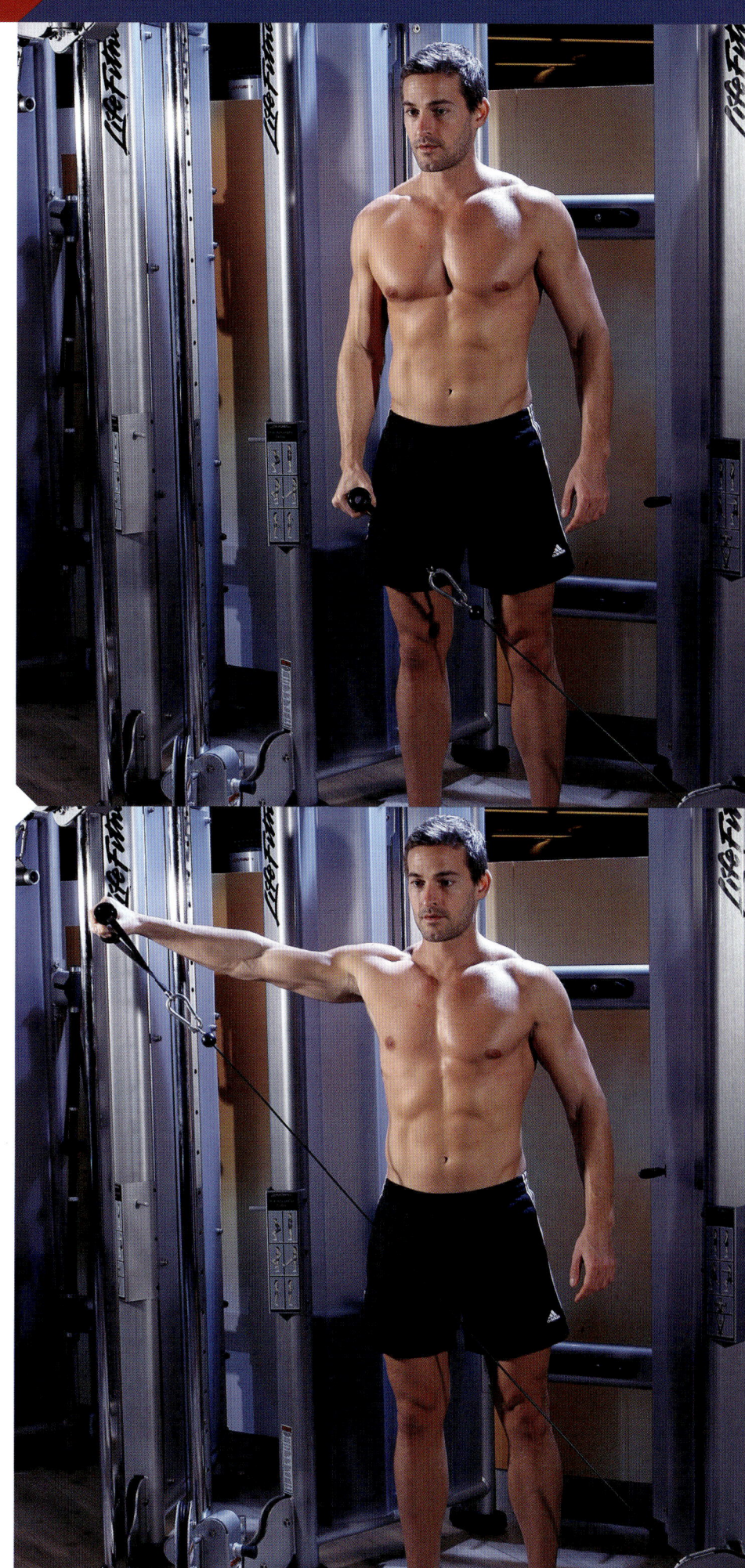

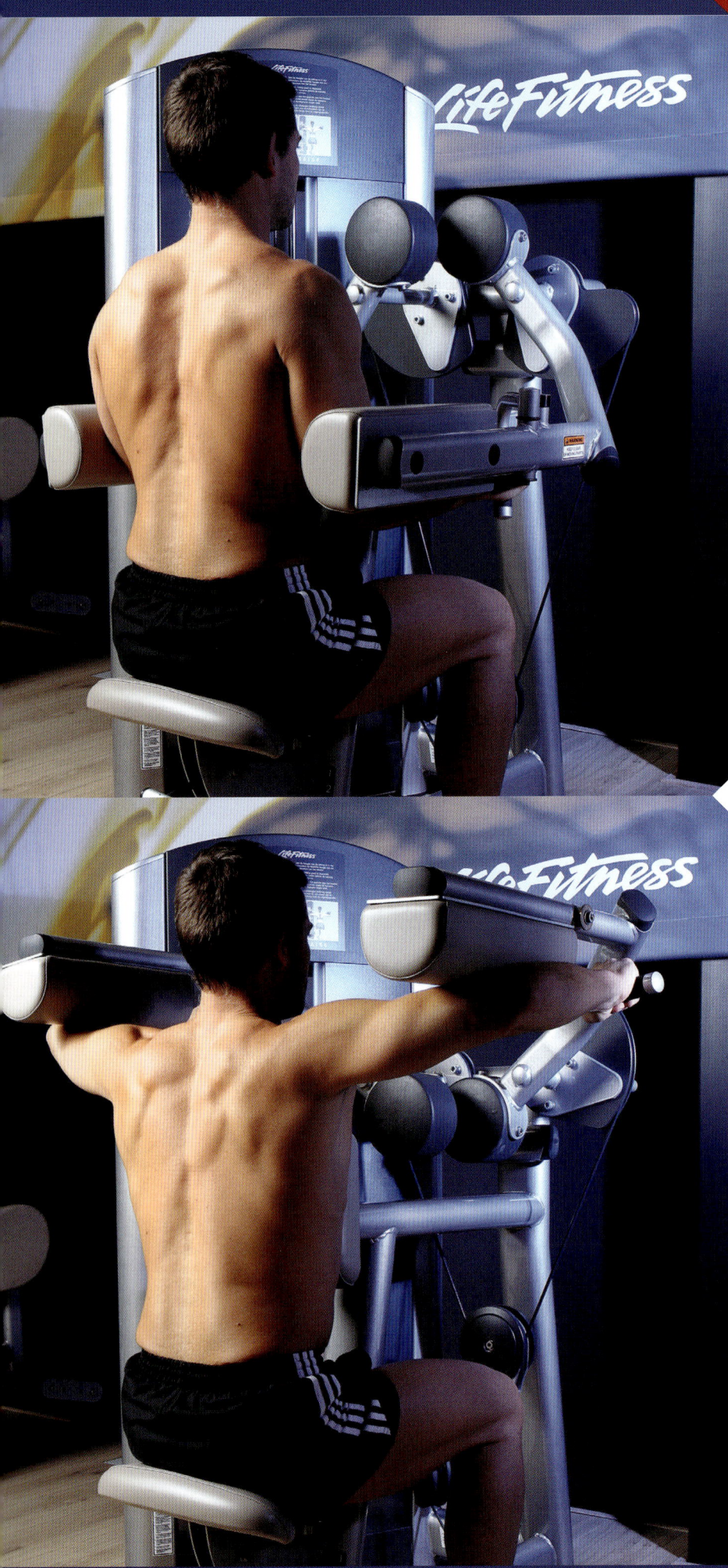

Ausgangsposition

- Stellen Sie die Höhe des Sitzes so ein, dass sich die Rundpolster auf der Höhe Ihrer Schultern befinden.
- Setzen Sie sich mit dem Gesicht zum Gerät, der Brustkorb berührt die Lehne.
- Fassen Sie die Griffe auf beiden Seiten mit gebeugten Armen, die Ellbogen liegen am Körper an.
- Die Füße sind schulterbreit auseinander, die Knie rechtwinklig gebeugt.

Ausführung

- Abduktion der Arme.
- Adduktion der Arme ohne Ablegen der Gewichte.

Atmung

- Während der Abduktion einatmen.
- Während der Adduktion ausatmen.

Primär beanspruchte Muskeln
- Deltamuskel
- Obergrätenmuskel
- Trapezmuskel

Sekundär beanspruchte Muskeln
- Großer Brustmuskel
- Rhomboïde
- Oberarmmuskel
- Großer Rückenmuskel
- Vorderer Sägemuskel
- Oberarmspeichenmuskel
- Trizeps: langer, innerer und seitlicher Kopf
- Kleiner und großer Rundmuskel
- Gerader Bauchmuskel
- Innerer und äußerer schräger Bauchmuskel
- Ellenseitiger Handstrecker und -beuger
- Kurzer und langer speichenseitiger Handstrecker
- Bizeps
- Fingerstrecker
- Knorrenmuskel

Beanspruchte Gelenke
- Schultereckgelenk

- Die Muskelarbeit ist hier sehr konzentriert, da Sie bei dieser Übung vollständig von der Maschine geführt werden und nicht „mogeln" können.
- Heben Sie die Kurzhanteln über die horizontale Linie hinaus an, übernehmen die Trapezmuskeln die Arbeit und die Beanspruchung der Deltamuskeln verringert sich.

- Heben Sie die Gewichte mit der Kraft Ihrer Ellbogen, nicht der Ihrer Hände. Der mittlere Anteil des Deltamuskels soll gezielt beansprucht werden.
- Führen Sie diese Übung einseitig aus, muss der Körper unbeweglich bleiben. Achtung, wenn die Gewichte zu schwer sind: Sie riskieren, den Rücken zu neigen, um den Widerstand zu kompensieren.

↗ Frontheben mit Langhantel im Stehen

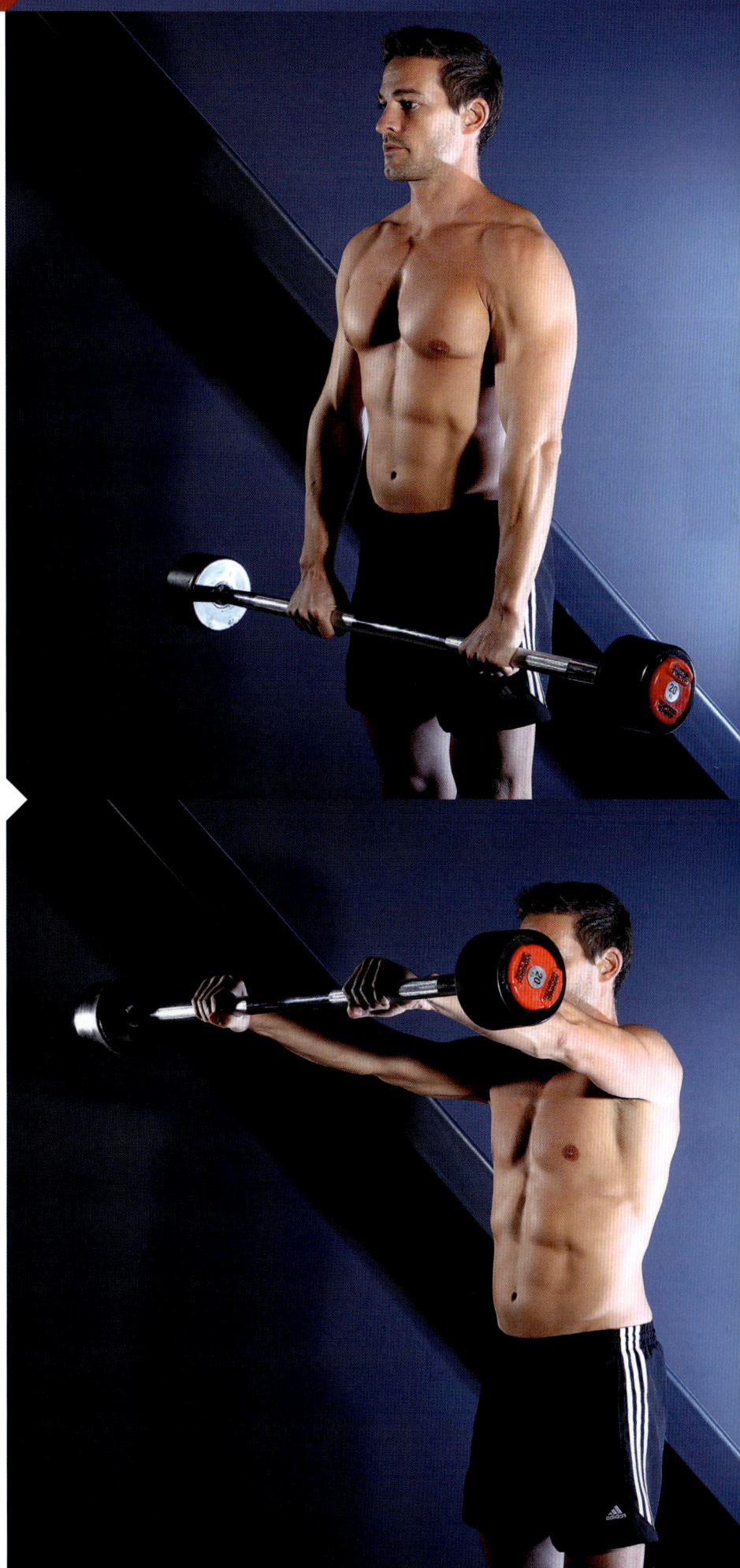

Ausgangsposition
- Stellen Sie sich aufrecht hin, die Füße schulterbreit auseinander, die Knie leicht gebeugt.
- Halten Sie die Langhantel im Obergriff,
- Die Hände sind schulterbreit auseinander, die Ellbogen leicht gebeugt.
- Die Arme sind gestreckt, die Langhantel ruht auf dem oberen Bereich des Quadrizeps.

Ausführung
- Anteversion der Langhantel, bis sie sich parallel zum Boden befindet.
- Retroversion der Arme.

Atmung
- Während der Anteversion einatmen.
- Während der Retroversion ausatmen.

Primär beanspruchte Muskeln
- Deltamuskel
- Hakenarmmuskel
- Großer Brustmuskel, Schlüsselbein-Anteil

Sekundär beanspruchte Muskeln
- Großer Brustmuskel
- Bizeps
- Oberarmmuskel
- Knorrenmuskel
- Gerader Bauchmuskel
- Fingerstrecker
- Großer Rückenmuskel
- Vorderer Sägemuskel
- Oberarmspeichenmuskel
- Trizeps: langer, innerer und seitlicher Kopf
- Kleiner und großer Rundmuskel
- Runder Einwärtsdreher
- Ellenseitiger Handstrecker und -beuger
- Innerer und äußerer schräger Bauchmuskel
- Großer Gesäßmuskel
- Kurzer und langer speichenseitiger Handstrecker

Beanspruchte Gelenke
- Schultereckgelenk

TIPPS
- Da die Hantel nach vorne gehoben wird, sollten Sie um ein Gegengewicht zu schaffen und um zu vermeiden, dass Sie sich nach hinten neigen, die Bauch- und untere Rückenmuskulatur anspannen.
- Die Ellbogen sind nach außen gedreht.
- Variieren Sie den Abstand zwischen den Händen, um sämtliche Fasern des vorderen Anteils des Deltamuskels zu beanspruchen.

ACHTUNG
- Sie können den Oberkörper leicht nach vorne beugen, um eine Hyperlordose im Lendenbereich (Hohlkreuz) zu vermeiden.
- Heben Sie die Langhantel über die Höhe der Schultern an, werden eher die Trapezmuskeln sowie der hintere Anteil des Deltamuskels trainiert.

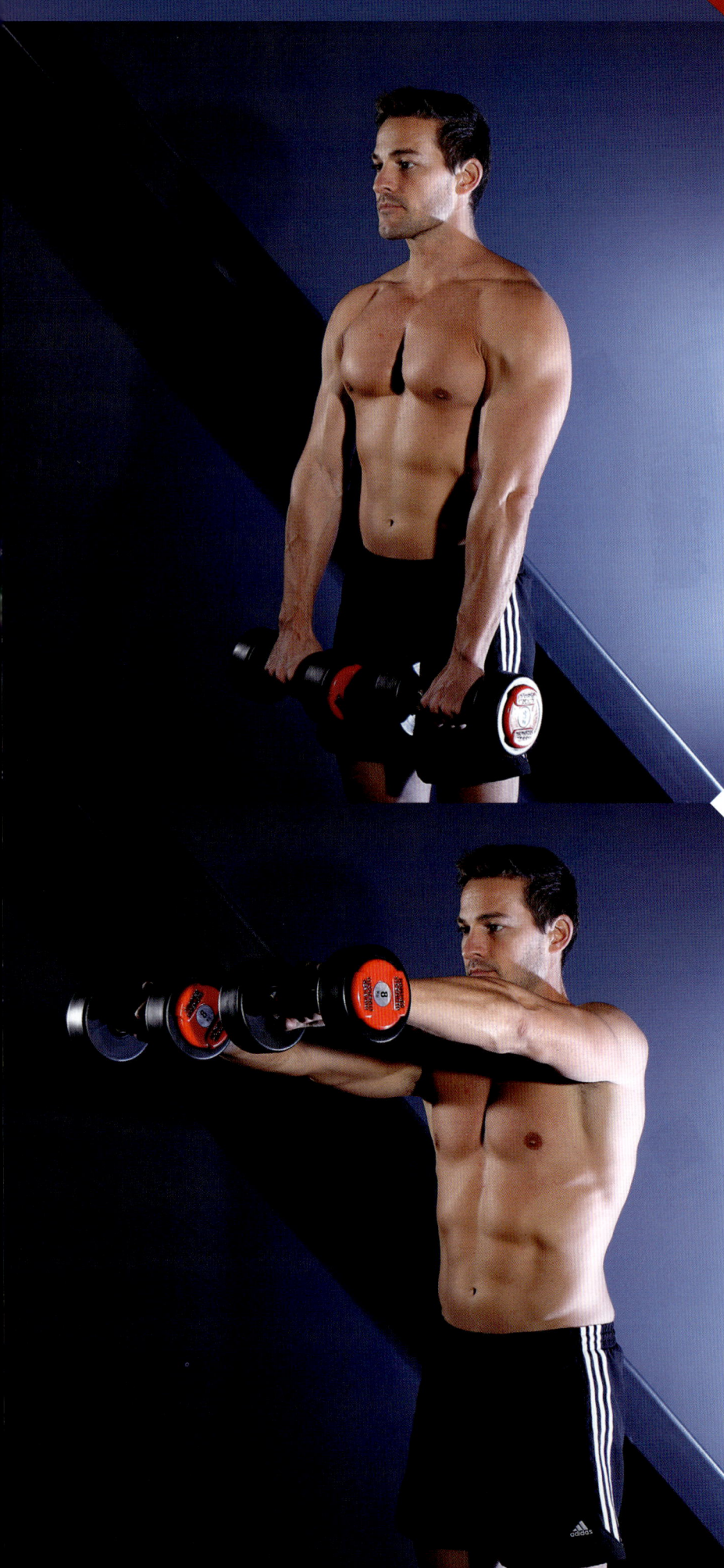

■ Ausgangsposition

- Stellen Sie sich aufrecht hin, die Füße schulterbreit auseinander, die Knie leicht gebeugt.
- Halten Sie die Kurzhanteln im Obergriff,
- Die Hände schulterbreit auseinander, die Ellbogen leicht gebeugt.
- Die Kurzhanteln ruhen auf dem oberen Bereich des Quadrizeps, die Arme sind gestreckt, die Ellbogen leicht gebeugt.

■ Ausführung

- Anteversion der Arme.
- Retroversion Arme.

■ Atmung

- Während der Anteversion einatmen.
- Während der Retroversion ausatmen.

Primär beanspruchte Muskeln
- Deltamuskel
- Hakenarmmuskel
- Großer Brustmuskel, Schlüsselbein-Anteil

Sekundär beanspruchte Muskeln
- Großer Brustmuskel
- Bizeps
- Oberarmmuskel
- Knorrenmuskel
- Gerader Bauchmuskel
- Fingerstrecker
- Großer Rückenmuskel
- Vorderer Sägemuskel
- Trizeps: langer, innerer und seitlicher Kopf
- Kleiner und großer Rundmuskel
- Runder Einwärtsdreher
- Ellenseitiger Handstrecker und -beuger
- Innerer und äußerer schräger Bauchmuskel
- Kurzer und langer speichenseitiger Handstrecker

Beanspruchte Gelenke
- Schultereckgelenk

TIPPS

- Die Arbeit mit Kurzhanteln ermöglicht eine bessere Konzentration der Kontraktion
- Vermeiden Sie, sich beim Anheben der Arme nach hinten zu neigen.
- Sie können die Arme abwechselnd heben.
- Halten Sie die Kurzhanteln im neutralen Griff.
- Führen Sie die Übung mit nur einer Kurzhantel in beiden Händen aus.

ACHTUNG

- Wird die Übung mit zu schweren Gewichten ausgeführt, nehmen Sie automatisch Schwung und der Rücken wird nach hinten geneigt.

↗ Frontheben mit Langhantel und vorgebeugtem Oberkörper im Stehen

■ Ausgangsposition

- Stellen Sie sich aufrecht hin, die Füße schulterbreit auseinander, die Knie leicht gebeugt.
- Halten Sie die Langhantel im Obergriff, die Hände schulterbreit auseinander.
- Beugen Sie Ihren Oberkörper um ca. 30 bis 45 Grad nach vorne.
- Die Arme sind gestreckt, die Ellbogen leicht gebeugt.

■ Ausführung

- Anheben der Arme vor dem Körper, bis sie eine Verlängerung des Rückens bilden.
- Absenken der Arme, bis sie senkrecht zum Boden sind

■ Atmung

- Während der Anteversion einatmen.
- Während der Retroversion ausatmen.

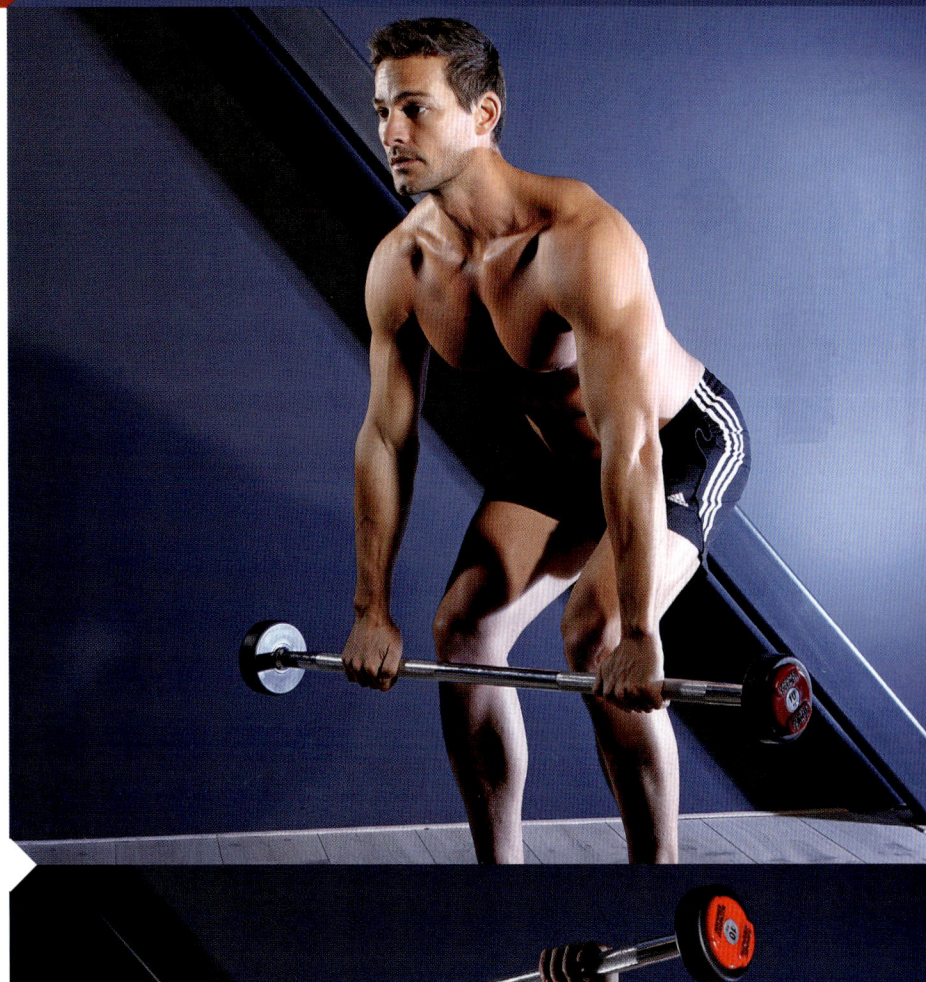

Primär beanspruchte Muskeln
- Deltamuskel
- Hakenarmmuskel
- Trapezmuskel

Sekundär beanspruchte Muskeln
- Großer Brustmuskel
- Oberarmmuskel
- Untergrätenmuskel
- Großer Rückenmuskel
- Vorderer Sägemuskel
- Oberarmspeichenmuskel
- Unterschulterblattmuskel
- Großer Rundmuskel
- Darmbein-Rippen-Muskel
- Langer Rückenmuskel
- Ellenseitiger Handstrecker und -beuger
- Trizeps: langer, innerer und seitlicher Kopf
- Kurzer und langer speichenseitiger Handstrecker
- Gerader Bauchmuskel
- Innerer und äußerer schräger Bauchmuskel
- Bizeps
- Knorrenmuskel
- Rautenmuskel
- Fingerstrecker

Beanspruchte Gelenke
- Schultereckgelenk

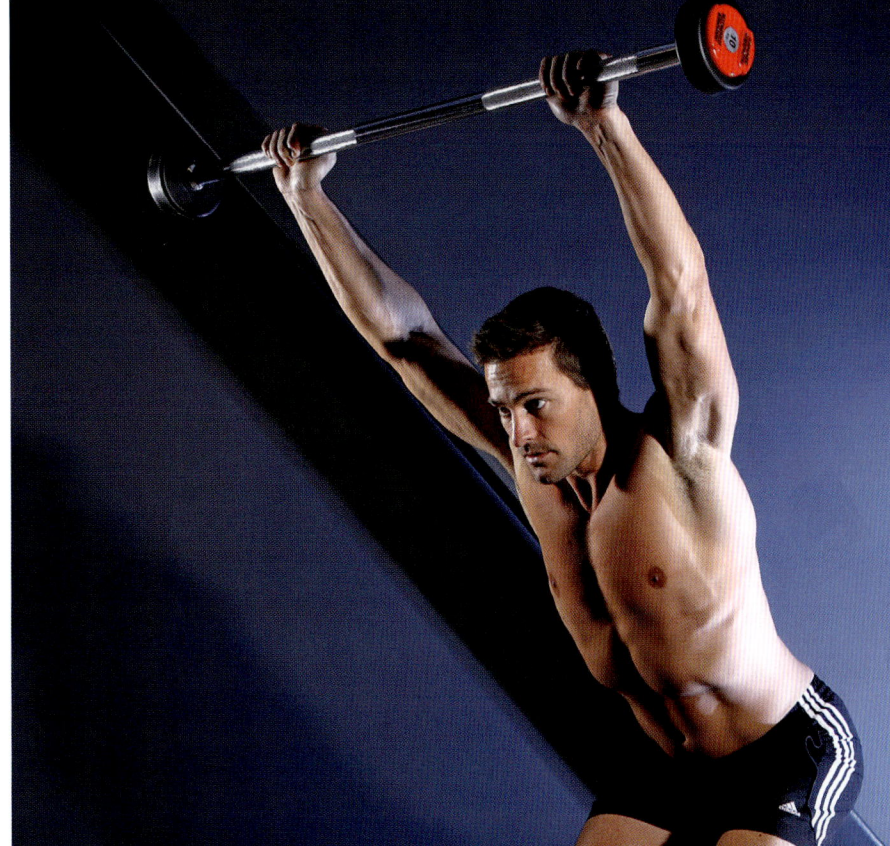

TIPPS

- Durch Vorbeugen des Oberkörpers erhöhen Sie die Beanspruchung der Wirbelsäulenaufrichter (langer Rückenmuskel, Darmbein-Rippen-Muskel).
- Ihr Blick ist permanent auf den Boden gerichtet, der Kopf bildet die Verlängerung der Wirbelsäule.

ACHTUNG

- Da diese Übung schwierig ist, sollten Sie leicht beginnen und das Gewicht allmählich steigern.
- Vermeiden Sie ruckartige Bewegungen, um Ihren Rücken zu schonen.

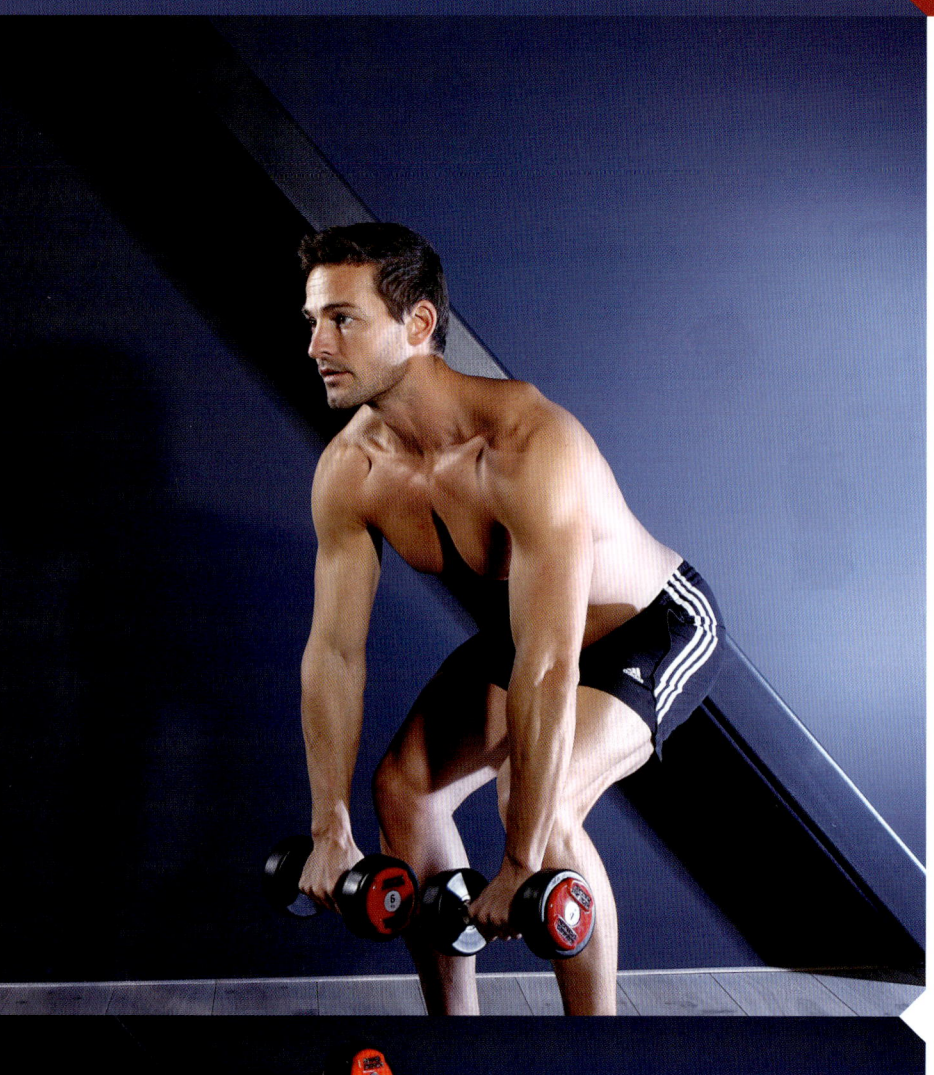

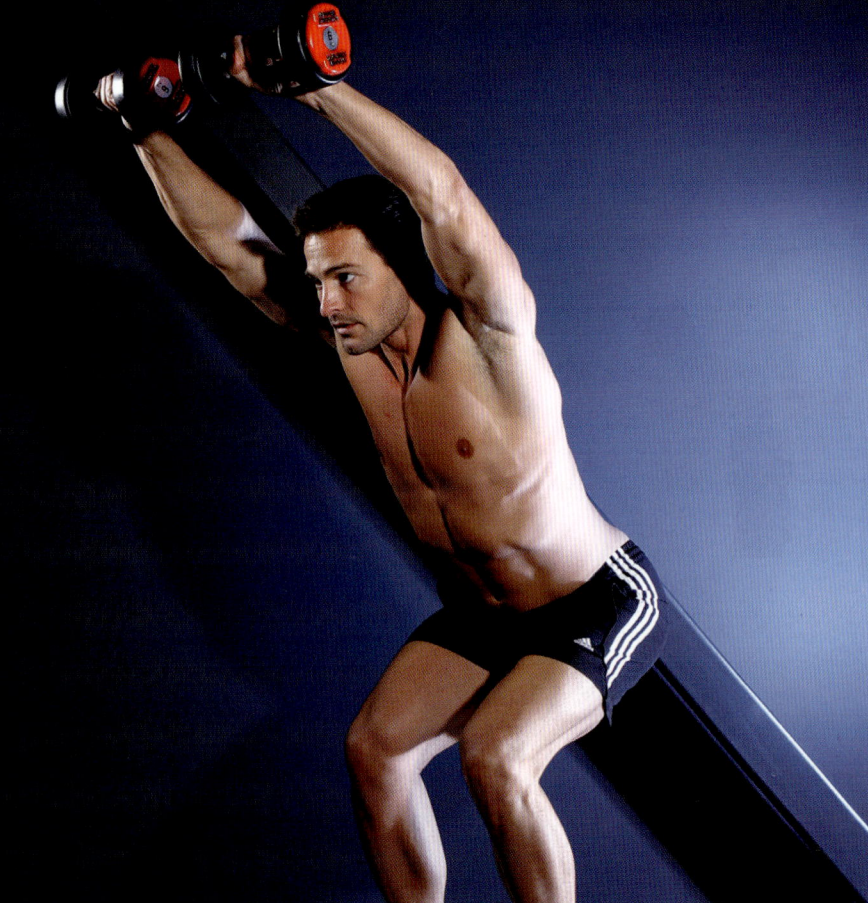

Ausgangsposition

- Stellen Sie sich aufrecht hin, die Füße schulterbreit auseinander, die Knie leicht gebeugt.
- Halten Sie die Kurzhanteln im Obergriff.
- Beugen Sie den Oberkörper um ca. 30 bis 45 Grad nach vorne.
- Die Arme sind gestreckt, die Ellbogen leicht gebeugt.

Ausführung

- Anteversion der Arme, bis sie eine Verlängerung des Rückens bilden.
- Retroversion der Arme, bis sie senkrecht zum Boden sind.

Atmung

- Während der Anteversion einatmen.
- Während der Retroversion ausatmen.

Primär beanspruchte Muskeln
- Deltamuskel
- Trapezmuskel
- Hakenarmmuskel

Sekundär beanspruchte Muskeln
- Großer Brustmuskel
- Bizeps
- Oberarmmuskel
- Knorrenmuskel
- Rautenmuskel
- Fingerstrecker
- Großer Rückenmuskel
- Vorderer Sägemuskel
- Untergrätenmuskel
- Oberarmspeichenmuskel
- Unterschulterblattmuskel
- Großer Rundmuskel
- Darmbein-Rippen-Muskel
- Langer Rückenmuskel
- Trizeps: langer, innerer und seitlicher Kopf
- Ellenseitiger Handstrecker und -beuger
- Gerader Bauchmuskel
- Innerer und äußerer schräger Bauchmuskel
- Kurzer und langer speichenseitiger Handstrecker

Beanspruchte Gelenke
- Schultereckgelenk

- Durch die Verwendung von Kurzhanteln werden der Schwierigkeitsgrad und das Ungleichgewicht zwischen den Armen erhöht.
- Sie können die Arme auch abwechselnd heben.
- Der Rücken wird während der Ausführung nicht bewegt.

- Nutzen Sie nicht den Schwung der Bewegung, um das Anheben auszuführen.
- Da diese Übung schwierig ist, sollten Sie leicht beginnen und das Gewicht allmählich steigern.
- Vermeiden Sie ruckartige Bewegungen, um Ihren Rücken zu schonen.

TIPPS

ACHTUNG

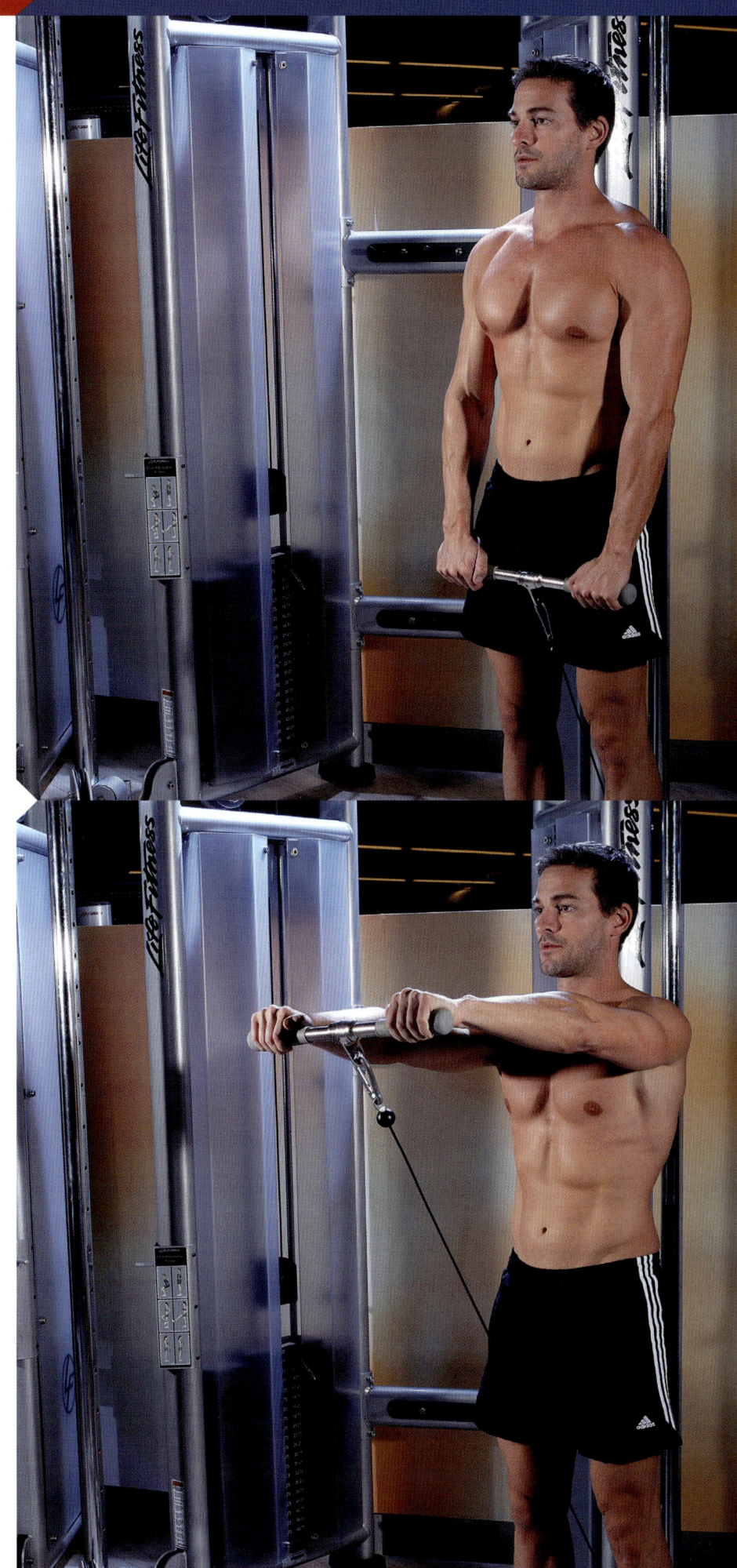

↗ Frontheben im Stehen am tiefen Seilzug mit gestreckten Armen

Ausgangsposition

- Ersetzen Sie den Griff am tiefen Seilzug durch eine Kurzstange.
- Stellen Sie sich mit dem Rücken zum Seilzug auf. Führen Sie das Kabel zwischen den Beinen durch.
- Die Füße sind schulterbreit auseinander, die Knie leicht gebeugt.
- Halten Sie die Kurzstange im Obergriff, die Hände sind schulterbreit auseinander, die Ellbogen leicht gebeugt.

Ausführung

- Anteversion der Arme, bis sie parallel zum Boden sind.
- Retroversion der Arme.

Atmung

- Während der Anteversion einatmen.
- Während der Retroversion ausatmen.

Primär beanspruchte Muskeln
- Deltamuskel
- Hakenarmmuskel
- Großer Brustmuskel, Schlüsselbein-Anteil

Sekundär beanspruchte Muskeln
- Großer Brustmuskel
- Bizeps
- Oberarmmuskel
- Knorrenmuskel
- Untergrätenmuskel
- Fingerstrecker
- Großer Rückenmuskel
- Vorderer Sägemuskel
- Kleiner und großer Rundmuskel
- Oberarmspeichenmuskel
- Runder Einwärtsdreher
- Trizeps: langer, innerer und seitlicher Kopf
- Ellenseitiger Handstrecker und -beuger
- Gerader Bauchmuskel
- Innerer und äußerer schräger Bauchmuskel
- Kurzer und langer speichenseitiger Handstrecker

Beanspruchte Gelenke
- Schultereckgelenk

TIPPS

- Durch das Training am Seilzug wird eine ununterbrochene Spannung erzeugt. Es ist unnötig, ein zu schweres Gewicht aufzulegen, da dies durch den Rücken mit Schwungholen kompensiert wird.
- Während der Ausführung der Übung sind die Ellbogen leicht gebeugt und unbeweglich.
- Sie können die Bewegung auch einseitig mit einem Griff ausführen.
- Es ist möglich, die Übung im Untergriff auszuführen. Dann werden der Bizeps und der Oberarmmuskel stärker mobilisiert

ACHTUNG

- Die Beine dürfen der Bewegung nicht nachhelfen.
- Ist das Gewicht zu schwer, beugen sich die Arme und der Rücken neigt sich nach hinten.

SCHULTERN

Ausgangsposition

- Stellen Sie sich aufrecht hin, die Füße schulterbreit auseinander, die Knie leicht gebeugt.
- Beugen Sie Ihren Oberkörper mit geradem Rücken um ca. 30 bis 45 Grad nach vorne.
- Nehmen Sie mit neutralem Griff eine Kurzhantel in jede Hand.
- Die Arme sind gestreckt, die Ellbogen leicht gebeugt.

Ausführung

- Horizontale Abduktion der Arme, bis sie sich parallel zum Boden befinden.
- Horizontale Adduktion der Arme.

Atmung

- Während der horizontalen Abduktion einatmen.
- Während der horizontalen Adduktion ausatmen.

Primär beanspruchte Muskeln
- Deltamuskel
- Untergrätenmuskel
- Großer Rückenmuskel
- Kleiner und großer Rundmuskel
- Rautenmuskel
- Trapezmuskel

Sekundär beanspruchte Muskeln
- Großer Brustmuskel
- Oberarmmuskel
- Fingerstrecker
- Oberarmspeichenmuskel
- Trizeps: langer, innerer und seitlicher Kopf
- Kurzer und langer speichenseitiger Handstrecker
- Ellenseitiger Handstrecker und -beuger
- Darmbein-Rippen-Muskel
- Innerer und äußerer schräger Bauchmuskel
- Bizeps
- Knorrenmuskel

Beanspruchte Gelenke
- Schultereckgelenk

TIPPS

- Sollten Sie Zweifel haben, stellen Sie sich im Profil vor einen Spiegel, um ihren Rücken zu beobachten, der während der Ausführung der Übung gerade sein muss. Sollte das nicht der Fall sein, beugen Sie Ihre Knie etwas stärker.
- Ziel ist es, die Arme so weit wie möglich zu öffnen, um den hinteren Deltamuskel und den Rautenmuskel kräftig zu stimulieren.

ACHTUNG

- Wählen Sie leichte Gewichte, um eine qualitativ einwandfreie Bewegung ausführen zu können.
- Der Rücken wird nicht bewegt; vermeiden Sie ruckartige Bewegungen.

↗ Fliegende Bewegung am tiefen Seilzug

■ Ausgangsposition
- Befestigen Sie Griffe an den tiefen Seilzügen.
- Stellen Sie sich aufrecht hin, die Füße schulterbreit auseinander, die Knie leicht gebeugt.
- Beugen Sie Ihren Oberkörper mit geradem Rücken um ca. 30 bis 45 Grad nach vorne.
- Ergreifen Sie mit der rechten Hand den linken Griff und mit der linken Hand den rechten Griff.
- Die Arme sind gestreckt, die Ellbogen leicht gebeugt.

■ Ausführung
- Horizontale Abduktion der Arme, bis sie sich parallel zum Boden befinden.
- Horizontale Adduktion der Arme.

■ Atmung
- Während der horizontalen Abduktion einatmen.
- Während der horizontalen Adduktion ausatmen.

Primär beanspruchte Muskeln
- Deltamuskel
- Untergrätenmuskel
- Großer Rückenmuskel
- Kleiner und großer Rundmuskel
- Rautenmuskel
- Trapezmuskel

Sekundär beanspruchte Muskeln
- Großer Brustmuskel
- Oberarmmuskel
- Gerader Bauchmuskel
- Oberarmspeichenmuskel
- Darmbein-Rippen-Muskel
- Trizeps: langer, innerer und seitlicher Kopf
- Ellenseitiger Handstrecker und –beuger
- Innerer und äußerer schräger Bauchmuskel
- Kurzer und langer speichenseitiger Handstrecker
- Bizeps
- Knorrenmuskel
- Fingerstrecker

Beanspruchte Gelenke
- Schultereckgelenk

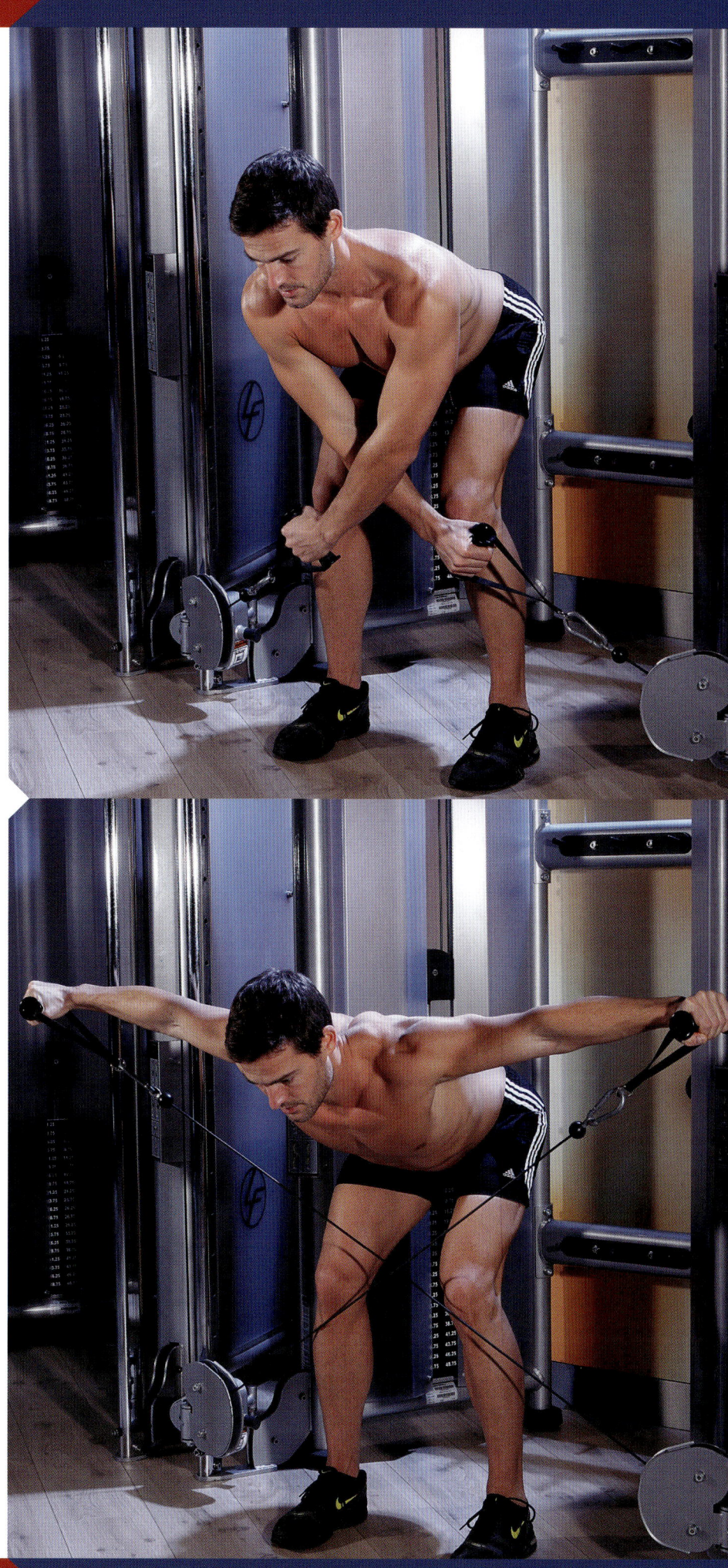

TIPPS
- Der Seilzug steigert die Schwierigkeit, da er ununterbrochen Spannung erzeugt. Beginnen Sie leicht und steigern Sie das Gewicht allmählich.
- Sie können die Bewegung auch mit nur einem Arm ausführen, müssen aber darauf achten, die Schultern auf derselben Höhe zu halten.
- Der Kopf bildet die Verlängerung des Rückens, der während der Ausführung nicht bewegt wird.

ACHTUNG
- Sie werden dazu neigen, den Satz mit rundem Rücken zu beenden, wenn Sie erschöpft sind oder die Gewichte übermäßig schwer sind.

⬈ Fliegende Bewegung auf der Schrägbank mit Kurzhanteln

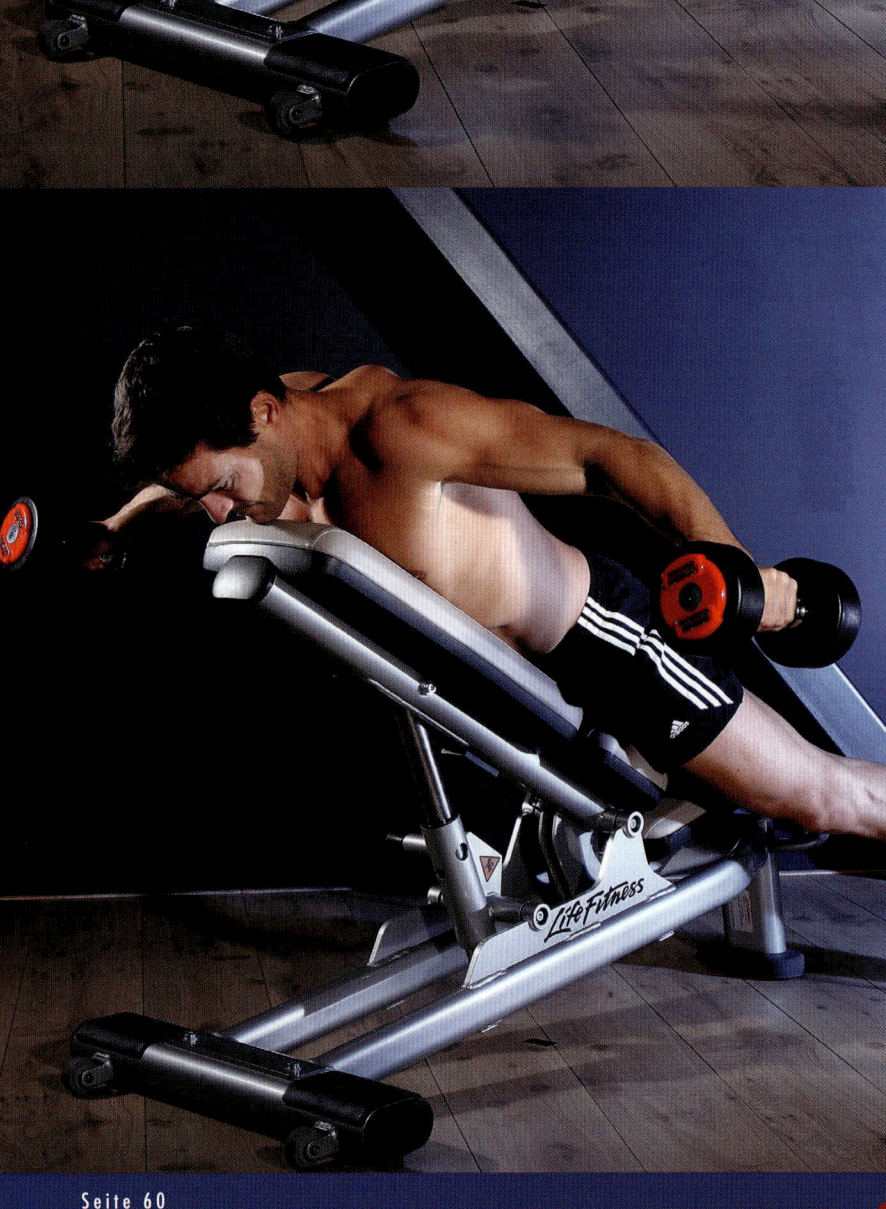

■ Ausgangsposition
- Die Bank im Winkel von ca. 30 bis 45 Grad neigen.
- In Bauchlage auf die Bank legen, die Beine sind gestreckt und werden von den Zehen gestützt.
- Halten Sie die Hanteln im neutralen Griff.
- Die Arme sind gestreckt, die Ellbogen leicht gebeugt.
- Kopf und Hals ragen über die Lehne hinaus.

■ Ausführung
- Horizontale Abduktion der Arme, bis sie sich parallel zum Boden befinden.
- Horizontale Adduktion der Arme.

■ Atmung
- Während der horizontalen Abduktion einatmen.
- Während der horizontalen Adduktion ausatmen.

Primär beanspruchte Muskeln
- Deltamuskel
- Untergrätenmuskel
- Kleiner und großer Rundmuskel
- Großer Rückenmuskel
- Trapezmuskel
- Rautenmuskel

Sekundär beanspruchte Muskeln
- Großer Brustmuskel
- Oberarmmuskel
- Gerader Bauchmuskel
- Oberarmspeichenmuskel
- Darmbein-Rippen-Muskel
- Trizeps: langer, innerer und seitlicher Kopf
- Ellenseitiger Handstrecker und –beuger
- Innerer und äußerer schräger Bauchmuskel
- Kurzer und langer speichenseitiger Handstrecker
- Bizeps
- Knorrenmuskel
- Fingerstrecker

Beanspruchte Gelenke
- Schultereckgelenk

- Die Bauchlage auf der Bank hindert Sie daran, Schwung zu holen, es ist also schwieriger, schwere Gewichte zu heben.

- Vermeiden Sie, den Oberkörper gleichzeitig mit den Armen anzuheben.
- Ziel dieser Übung ist nicht, so schwer wie möglich zu heben, sondern sie ohne Beschleunigung auszuführen. Sie werden feststellen, dass viele Athleten mehr Wert auf das Gewicht als auf die Qualität legen ...

ACHTUNG TIPP

Es gelingt mir nicht, die Langhantel auf Nackenhöhe zu halten. Ich bekomme Schmerzen im Rücken und in den Schultern.

→ In der Regel liegt das an mangelnder Beweglichkeit im Bereich des Schultergürtels. Verwenden Sie Kurzhanteln oder führen Sie die Bewegung vor dem Körper (Frontdrücken/Military Press) aus.

Ich habe beim Nackendrücken im Stehen ein Spannungsgefühl in der Brust- und/oder Lendenwirbelsäule.

→ In stehender Position heben Sie bei dieser Bewegung, ob mit Langhantel oder mit Kurzhanteln, die natürliche Krümmung der Brustwirbelsäule (oberer Rückenbereich) auf. Sie drücken also auf ihre Wirbel und erzeugen eine beträchtliche Spannung. Führen Sie die Übung im Sitzen oder an einer speziellen Maschine aus.

Aufrechtes Rudern verursacht bei mir Schmerzen in den Handgelenken, wenn meine Arme gebeugt sind und ich die Langhantel auf der Höhe meines Halses halte.

→ Aufgrund ihrer Dynamik verführt diese Bewegung dazu, so hoch wie möglich zu heben. Gehen die Hände jedoch über die Linie der Ellbogen hinaus, werden die Handgelenke überstrapaziert und können schmerzen. Die Ellbogen müssen sich immer oberhalb der Hände befinden, um den Schmerz zu verringern oder zu stoppen. Sollte die Spannung nicht nachlassen, vergrößern Sie den Abstand zwischen Ihren Händen um einige Zentimeter.

Muss ich beim Front- oder Nackendrücken oder am Gerät meinen Lendenbereich gegen den Sitz drücken?

→ Es ist besser, während der Ausführung der Bewegung etwas Abstand zu halten. Indem Sie Ihren Lendenbereich am Sitz fixieren, heben Sie Ihr Hohlkreuz sowie die Krümmung Ihrer Brustwirbelsäule auf. Zum Schluss wird das Spannungsgefühl in der Wirbelsäule größer sein als gewöhnlich. Vermeiden Sie hingegen auch eine zu starke Krümmung, sie ist ein Zeichen dafür, dass das Gewicht für Sie zu schwer ist.

Muss ich beim Bankdrücken die Bank neigen oder soll sie in der Vertikalen bleiben und zurückgeschoben werden?

→ Es ist besser, die Bank um ein bis zwei Kerben zu neigen, um Ihre Gelenke zu schonen. Schieben Sie sie etwas zurück. In tiefer Position wird die Langhantel vor dem Kinn hergeführt und berührt das Schlüsselbein. Bleibt die Rückenlehne senkrecht und schiebt man die Bank etwas zurück, entsteht eine beträchtlich höhere Spannung im Bereich des Schultereckgelenks.

Am Ende meiner Sätze mit Nackendrücken und Kurzhanteln ist ein Arm immer schneller oben als der andere, den ich dann sogar gar nicht mehr anheben kann! Ist das normal?

→ Der Vorteil von Bewegungen mit Hanteln liegt darin, dass man neue Schwächen, ja sogar neue Stärken entdecken kann. Wenn diese Schwäche wirklich offensichtlich ist, führen Sie Nackendrücken an der Multipresse oder am Gerät aus. Die freie Langhantel würde dasselbe Missverhältnis erzeugen. Nehmen Sie von Zeit zu Zeit die Kurzhanteln, um zu überprüfen, ob das Ungleichgewicht weiterhin besteht. Versuchen Sie nicht, das Gewicht auf Ihrem starken Arm zu erhöhen, der Unterschied zwischen beiden Armen wird nur größer werden.

Ist die Position der Füße während des Nacken- oder Frontdrückens von Bedeutung?

→ Am wichtigsten ist, dass man während der Ausführung der Bewegung ein sicheres Standgefühl hat. Ob Ihre Füße schulterbreit auseinander oder hintereinander stehen, denken Sie daran Ihre Knie leicht zu beugen, um das Gewicht zu dämpfen und Ihre Wirbelsäule zu entlasten.

Warum heißt eine Übung „Arnolddrücken"?

→ Die Bewegung der Drehung-Streckung wurde von Arnold Schwarzenegger bekannt gemacht. Es ist einfacher, sie nach ihm zu benennen als sie »Nackendrücken mit Kurzhanteln mit Innendrehung während der Streckung« zu nennen!

Beim Seitheben habe ich die Tendenz, mich zu sehr anzustrengen und meine Schultern bis auf die Höhe der Ohren hochzuziehen. Warum?

→ Die Bewegung des Seithebens ist ziemlich kompliziert und intensiv, vor allem bei perfekter Ausführung. Nicht möglichst schwere Gewichte, sondern die Ausführung eines perfekten Bewegungsablaufs steht hier im Vordergrund. Das trifft übrigens auf alle Bewegungen zu! Beginnen Sie zum Beispiel mit 4 Kilo und steigern dann unter ständiger Kontrolle Ihres Körpers allmählich das Gewicht.

Warum sind die Übungen mit vorgebeugtem Oberkörper sehr viel anstrengender als die anderen?

→ Bei der Ausführung dieser Bewegung sind nur wenige sekundäre Muskeln beteiligt. Wenn Sie sie gut ausführen, ohne den Rücken zu bewegen und die Arme zu beugen, ist sie sehr intensiv, daher sollten Sie nicht zu schwer auflegen. Die vorgeneigte Haltung stellt eine zusätzliche Herausforderung dar, weil der Rücken nicht von einer Bank gestützt wird.

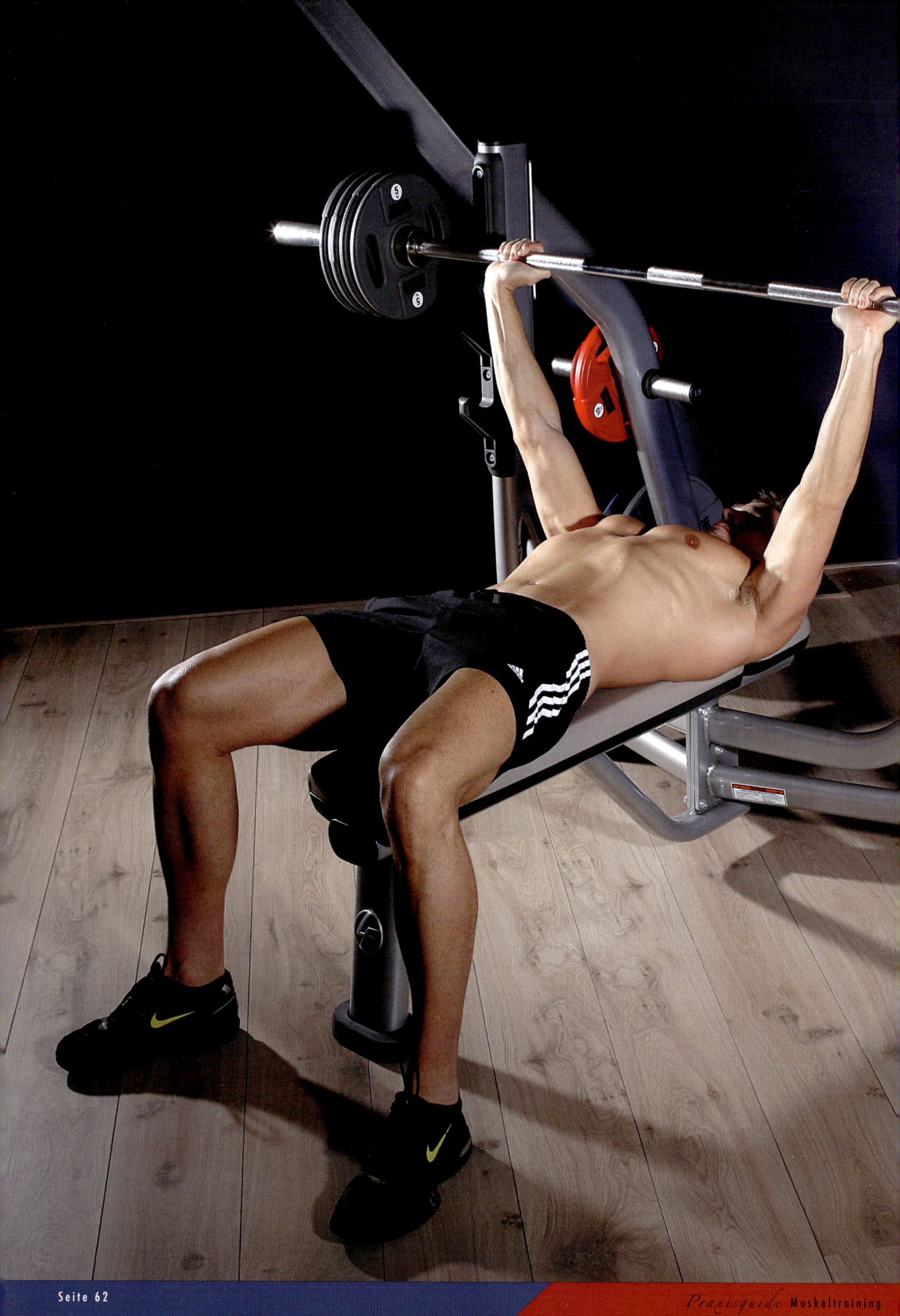

BRUST

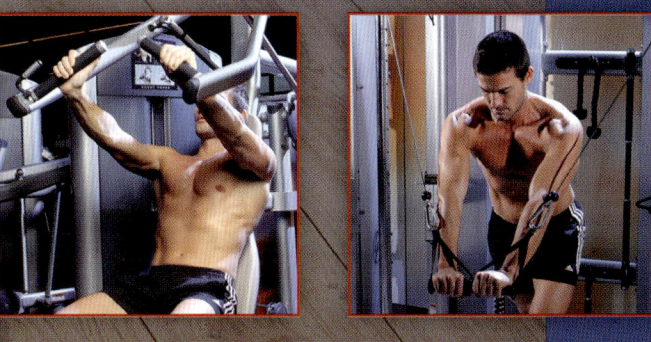
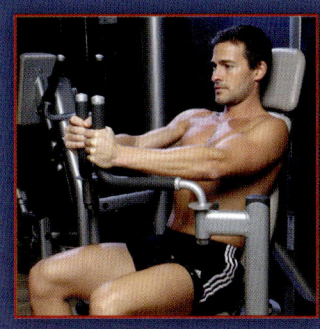
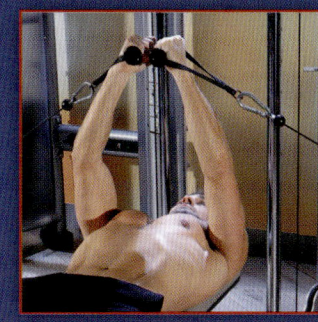

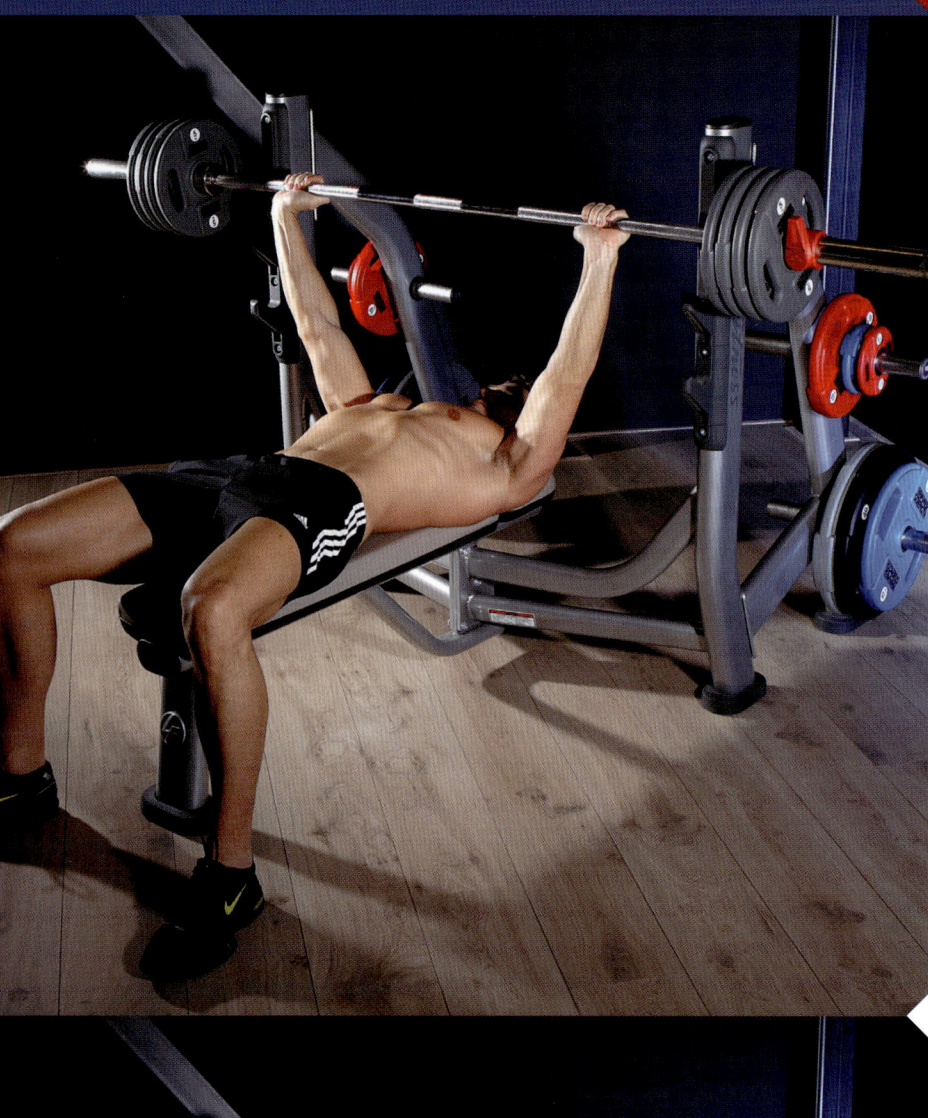

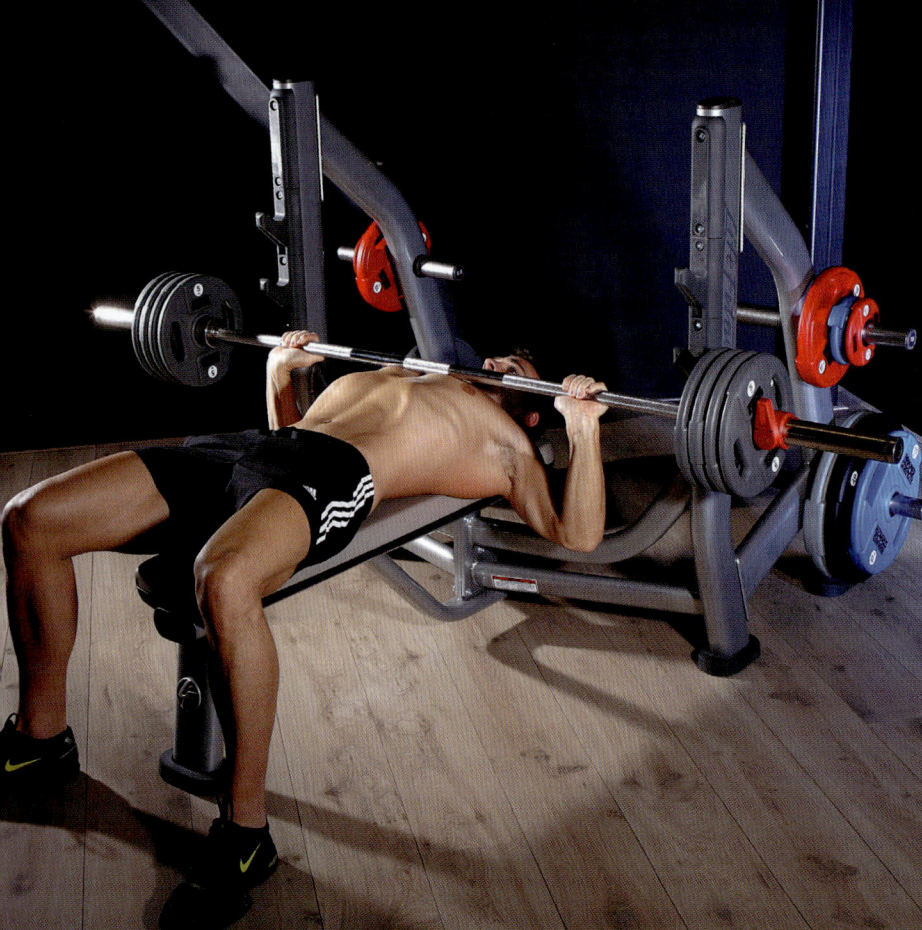

■ Ausgangsposition

- Legen Sie sich auf eine Flachbank.
- Die Augen sind auf die Langhantel gerichtet.
- Die Füße stehen in schulterbreitem Abstand auf dem Boden, die Knie sind rechtwinklig gebeugt.
- Halten Sie die Langhantel im Obergriff, die Hände etwas weiter als schulterbreit auseinander.
- Die Arme sind gestreckt.

■ Ausführung

- Horizontale Abduktion der Arme und Beugung der Unterarme, die Langhantel bis zur Mitte des Brustbeins absenken.
- Horizontale Adduktion und der Arme und Streckung der Unterarme.

■ Atmung

- Während der Beugung einatmen.
- Während der Streckung ausatmen.

Primär beanspruchte Muskeln
- Großer Brustmuskel
- Hakenarmmuskel
- Vorderer Deltamuskel
- Knorrenmuskel
- Unterschulterblattmuskel
- Trizeps: langer, innerer und seitlicher Kopf

Sekundär beanspruchte Muskeln
- Großer Rückenmuskel
- Bizeps
- Großer Rundmuskel
- Oberarmmuskel
- Mittlerer Deltamuskel
- Vorderer Sägemuskel
- Oberarmspeichenmuskel
- Gerader Bauchmuskel
- Oberflächlicher Fingerbeuger
- Ellenseitiger Handstrecker und –beuger
- Innerer und äußerer schräger Bauchmuskel
- Speichenseitiger Handbeuger
- Runder Einwärtsdreher
- Langer Hohlhandmuskel

Beanspruchte Gelenke
- Schultereckgelenk
- Ellbogen

TIPPS

- Während der Ausführung der Übung bleiben die Ellbogen in der Senkrechten, auf einer Linie mit den Händen.
- Wenn Ihre Füße kaum den Boden berühren oder Ihr Hohlkreuz im Lendenbereich zu stark ausgeprägt ist, lösen Sie die Füße vom Boden, ohne sie zu überkreuzen (Gefahr zu hoher Spannung in den Bändern und in den Menisken der Knie).
- Das Becken bleibt ununterbrochen in Kontakt mit der Bank.
- Bei abgesenkter Langhantel ruht der Kopf auf der Bank.
- Variieren Sie den Abstand der Hände: bei engerem Griff werden der Brustbeinbereich (innerer Bereich) und der Trizeps stärker beansprucht, bei weiterem Griff ist es eher der äußere Bereich.

ACHTUNG

- Es ist absolut nicht empfehlenswert, die Langhantel auf dem Brustkorb abprallen zu lassen, es besteht die Gefahr einer Rippenverletzung.
- Die Bewegung wird mit dem Oberkörper ausgeführt, wenn Sie mit dem Becken nachhelfen, riskieren Sie ein Zwacken im Lendenbereich.

↗ Bankdrücken mit Kurzhanteln

■ Ausgangsposition

- Legen Sie sich auf eine Flachbank.
- Die Füße stehen in schulterbreitem Abstand auf dem Boden, die Knie sind im rechten Winkel gebeugt.
- Halten Sie mit jeder Hand eine Kurzhantel im Obergriff.
- Die Arme sind gestreckt.

■ Ausführung

- Horizontale Abduktion der Arme und Beugung der Unterarme, die Kurzhanteln auf beiden Seiten des Brustkorbs absenken.
- Horizontale Adduktion der Arme und Streckung der Unterarme.

■ Atmung

- Während der Beugung einatmen.
- Während der Streckung ausatmen.

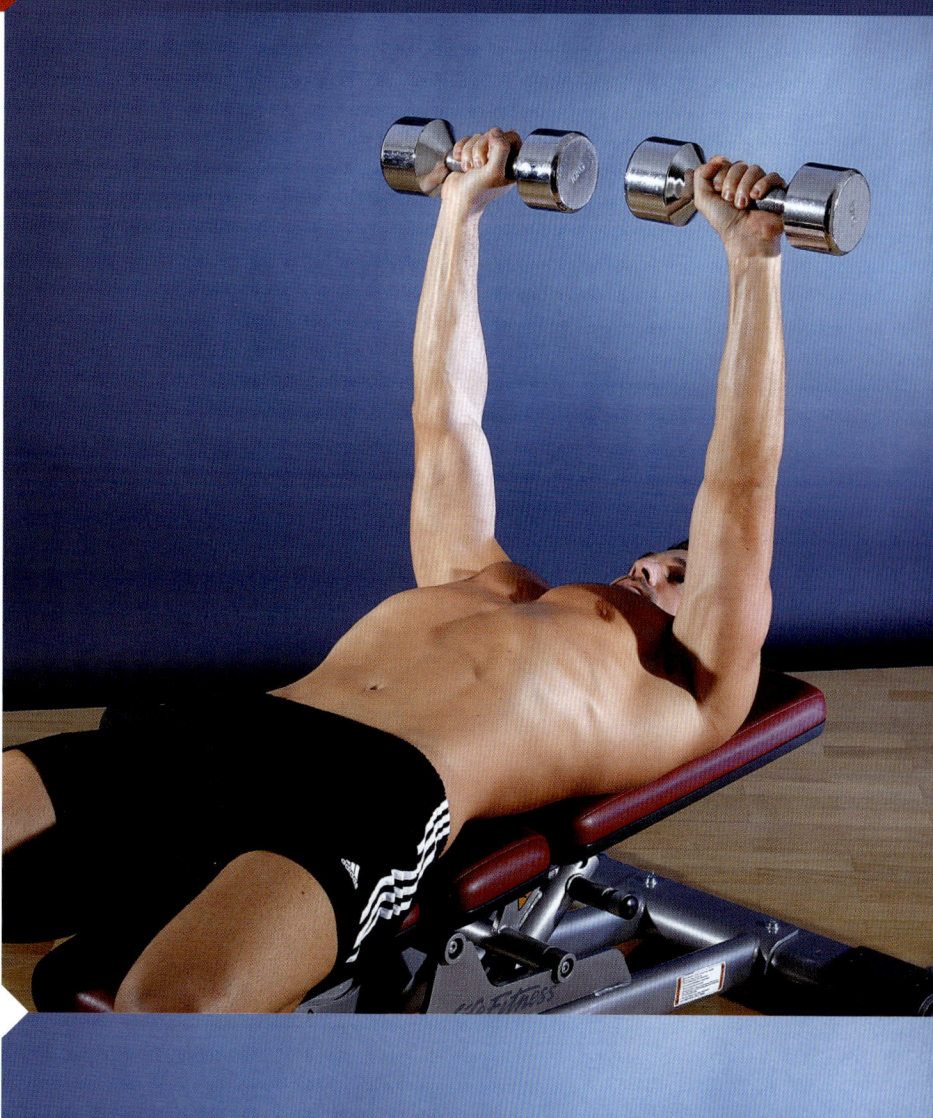

Primär beanspruchte Muskeln
- Großer Brustmuskel
- Hakenarmmuskel
- Vorderer Deltamuskel
- Knorrenmuskel
- Unterschulterblattmuskel
- Trizeps: langer, innerer und seitlicher Kopf

Sekundär beanspruchte Muskeln
- Großer Rückenmuskel
- Bizeps
- Großer Rundmuskel
- Oberarmmuskel
- Oberarmspeichenmuskel
- Mittlerer Deltamuskel
- Oberflächlicher Fingerbeuger
- Ellenseitiger Handstrecker und –beuger
- Speichenseitiger Handbeuger
- Innerer und äußerer schräger Bauchmuskel
- Gerader Bauchmuskel
- Vorderer Sägemuskel
- Runder Einwärtsdreher
- Langer Hohlhandmuskel

Beanspruchte Gelenke
- Schultereckgelenk
- Ellbogen

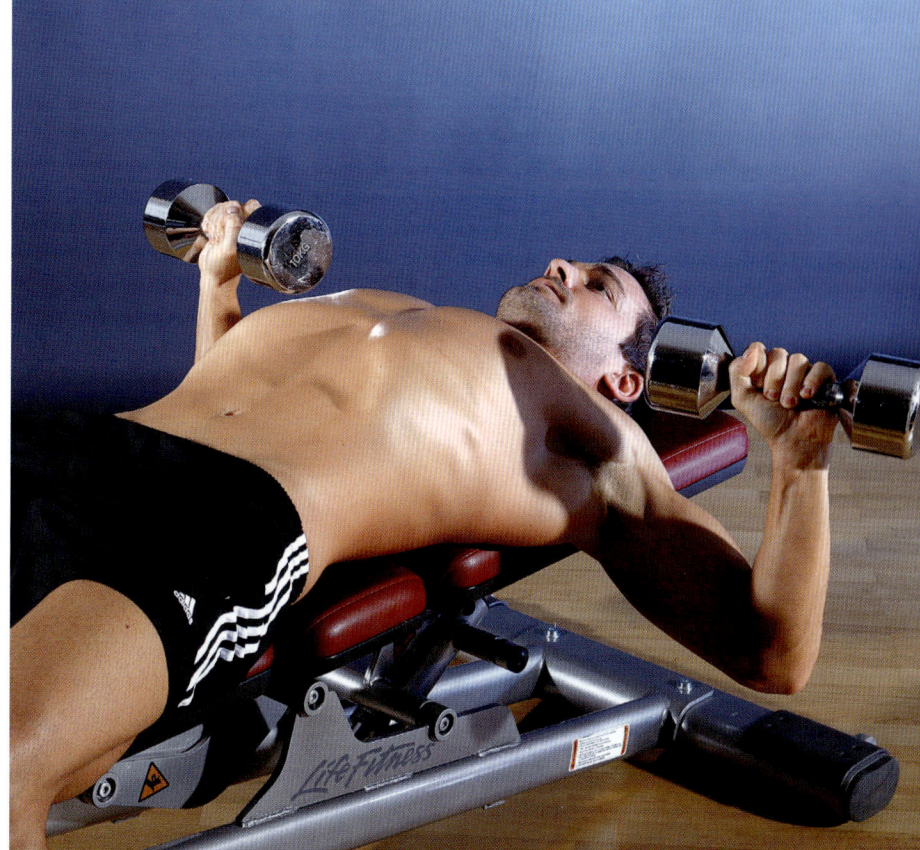

TIPPS

- Die Kurzhanteln können bei dieser Übung tiefer abgesenkt werden als eine Langhantel, man erzielt also eine bessere Streckung des großen Brustmuskels und folglich eine intensivere Kontraktion.
- Die Ellbogen bleiben während der Bewegung in der Senkrechten unterhalb der Hände.
- Am Schluss der Übung können Sie zum neutralen Griff (die Handflächen zeigen zueinander) wechseln, um die Kontraktion zu erhöhen.

ACHTUNG

- Wenn Ihr Hohlkreuz im Lendenbereich zu stark ist, stellen Sie die Füße auf die Bank.
- Achten Sie auf eine möglicherweise zunehmende Instabilität.

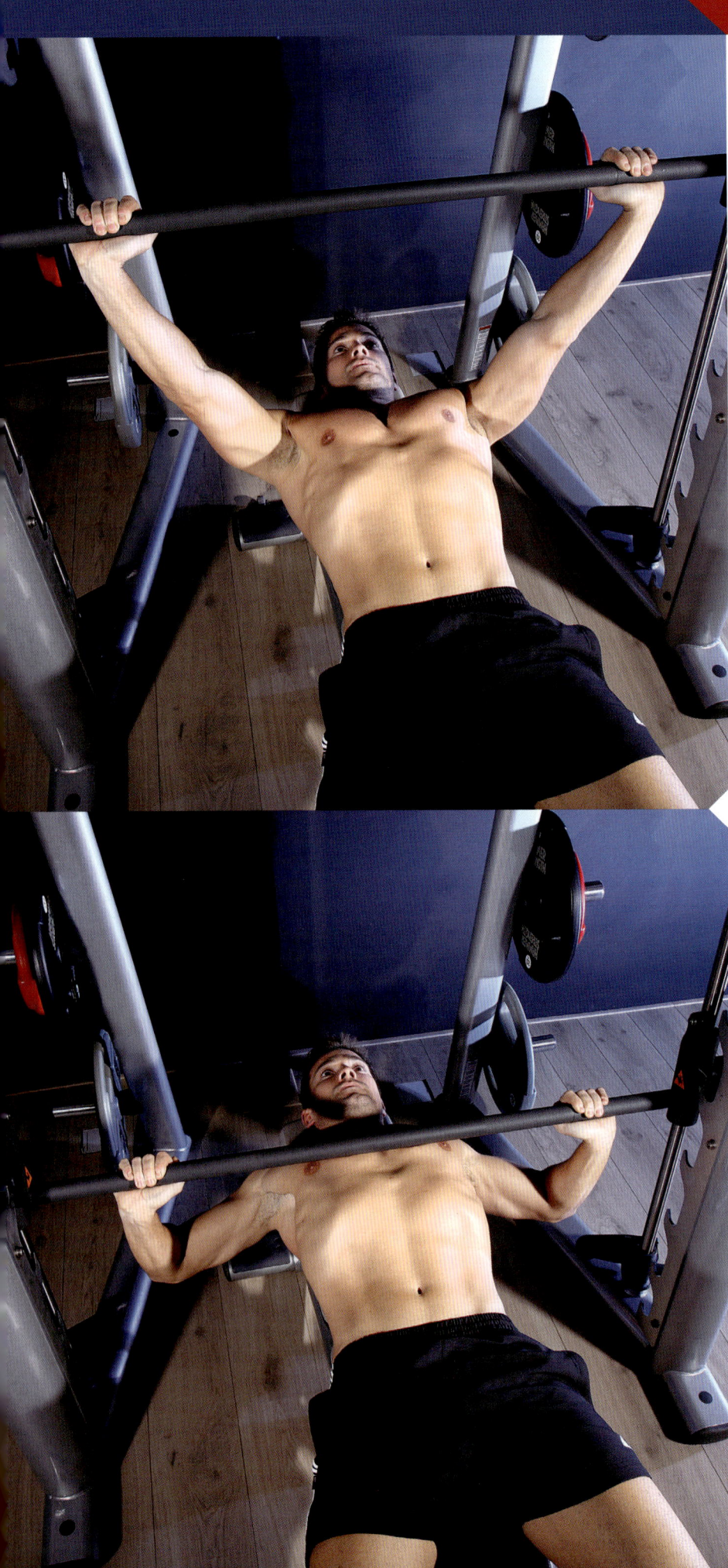

Ausgangsposition

- Legen Sie sich auf eine Flachbank.
- Die Füße stehen in schulterbreitem Abstand auf dem Boden, die Knie sind im rechten Winkel gebeugt.
- Halten Sie die Langhantel im Obergriff, die Hände etwas weiter als schulterbreit auseinander.
- In abgesenkter Position befindet sich die Langhantel auf der Höhe des oberen Brustbeinbereichs.
- Die Arme sind gestreckt.

Ausführung

- Horizontale Abduktion der Arme und Beugung der Unterarme, die Langhantel bis zur Mitte des Brustbeins absenken.
- Horizontale Adduktion der Arme und Streckung der Unterarme.

Atmung

- Während der Beugung einatmen.
- Während der Streckung ausatmen.

Primär beanspruchte Muskeln
- Großer Brustmuskel
- Hakenarmmuskel
- Vorderer Deltamuskel
- Knorrenmuskel
- Unterschulterblattmuskel
- Trizeps: langer, innerer und seitlicher Kopf

Sekundär beanspruchte Muskeln
- Großer Rückenmuskel
- Bizeps
- Runder Einwärtsdreher
- Oberarmmuskel
- Mittlerer Deltamuskel
- Oberarmspeichenmuskel
- Gerader Bauchmuskel
- Oberflächlicher Fingerbeuger
- Ellenseitiger Handstrecker und –beuger
- Innerer und äußerer schräger Bauchmuskel
- Speichenseitiger Handbeuger
- Vorderer Sägemuskel
- Großer Rundmuskel
- Langer Hohlhandmuskel

Beanspruchte Gelenke
- Schultereckgelenk
- Ellbogen

TIPPS

- Die Ausführung der Übung an der Multipresse ermöglicht einen perfekten Bewegungsablauf ohne Gleichgewichtsverlust.
- Da Sie an der Multipresse arbeiten, können Sie, falls Spannung in Ihrem Lendenbereich entsteht, die Füße vom Boden heben, ohne das Gleichgewicht zu verlieren.
- Während der Ausführung der Übung bleiben die Ellbogen in senkrechter Linie unterhalb der Hände.
- Kopf und Becken bleiben während der Ausführung der Bewegung in Kontakt mit der Lehne.

ACHTUNG

- Lassen Sie die Langhantel nicht auf dem Brustkorb abprallen (Verletzungsgefahr). Falls Sie es nicht vermeiden können, verringern Sie das Gewicht.

↗ Bankdrücken an der Maschine – Chest Press

■ Ausgangsposition

- Stellen Sie die Höhe des Sitzes so ein, dass Ihre Hände sich auf der Höhe Ihrer Schultern befinden.
- Fassen Sie die Griffe im Obergriff.
- Die Ellbogen sind gebeugt und auf der Höhe der Hände.
- Die Füße stehen in schulterbreitem Abstand auf dem Boden, die Knie sind im rechten Winkel gebeugt.

■ Ausführung

- Horizontale Adduktion der Arme und Streckung der Unterarme.
- Horizontale Abduktion der Arme und Beugung der Unterarme.

■ Atmung

- Während der Streckung ausatmen.
- Während der Beugung einatmen.

Primär beanspruchte Muskeln
- Großer Brustmuskel
- Hakenarmmuskel
- Vorderer Deltamuskel
- Knorrenmuskel
- Unterschulterblattmuskel
- Trizeps

Sekundär beanspruchte Muskeln
- Großer Rückenmuskel
- Bizeps
- Mittlerer Deltamuskel
- Oberarmmuskel
- Großer Rundmuskel
- Langer Hohlhandmuskel
- Oberflächlicher Fingerbeuger
- Ellenseitiger Handstrecker und -beuger
- Innerer und äußerer schräger Bauchmuskel
- Speichenseitiger Handbeuger
- Gerader Bauchmuskel
- Vorderer Sägemuskel
- Runder Einwärtsdreher
- Oberarmspeichenmuskel

Beanspruchte Gelenke
- Schultereckgelenk
- Ellbogen

- Die Ausgangsposition hat sich hier zwar verändert, die Bewegung ist jedoch ähnlich wie beim *Bankdrücken an der Multipresse*. An der Maschine kann keine Instabilität aufkommen.
- Sie können die Übung für eine gezieltere Bewegung auch mit nur einem Arm ausführen. Achten Sie jedoch darauf, dass beim Anheben des Gewichts beide Schultern in Kontakt mit dem Sitz stehen.
- Beim Strecken der Arme bleibt der Kopf in Kontakt mit der Lehne.

- Bei dieser Übung sollen die Arme vollständig gebeugt werden, sodass man das Gefühl hat, dass der Brustmuskel gut gestreckt wird; dies ist nicht möglich, wenn die Gewichte zu schwer sind.

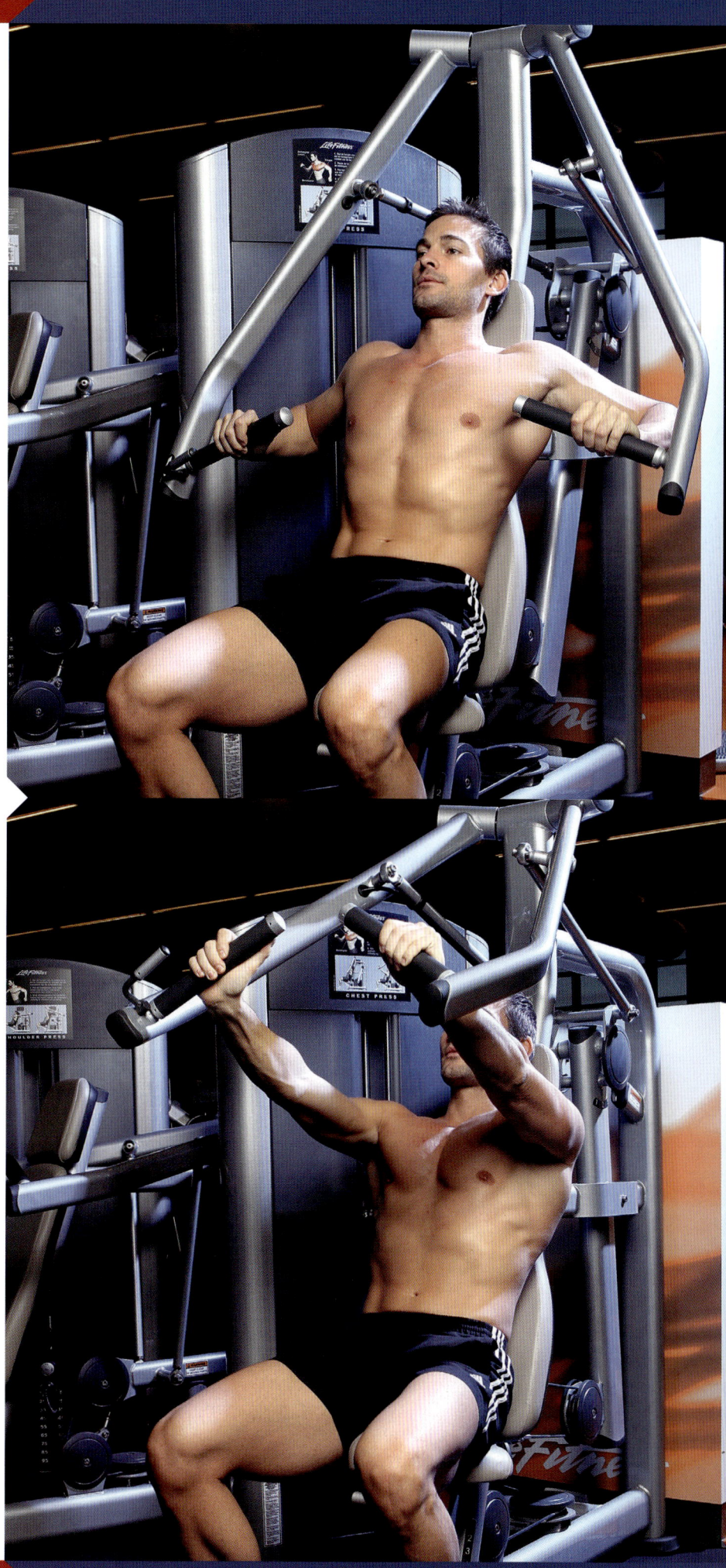

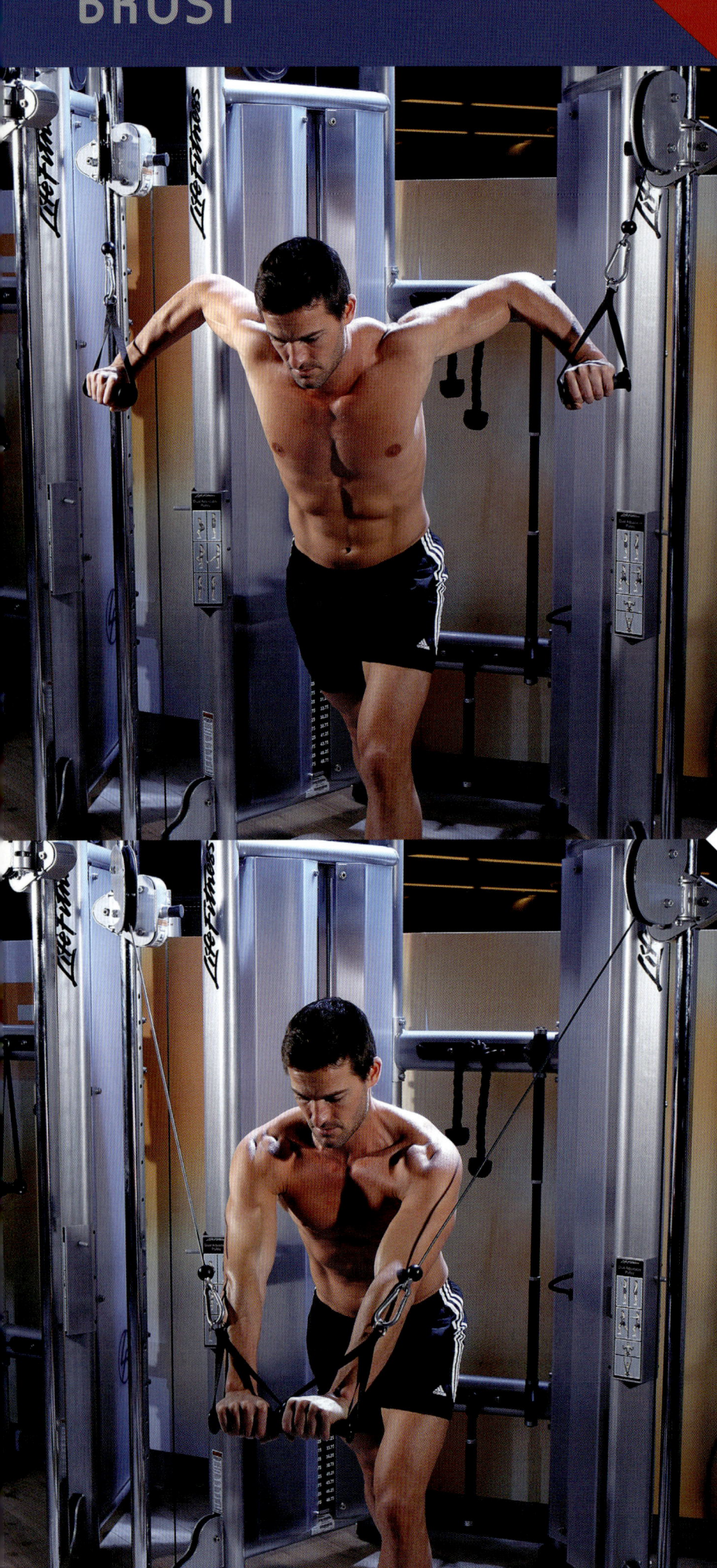

■ Ausgangsposition

- Stellen Sie sich in die Mitte des Rahmens mit den Kabelzügen.
- Stellen Sie einen Fuß nach vorne und den anderen nach hinten.
- Halten Sie die mit den oberen Kabelzügen verbundenen Griffe im Obergriff.
- Beugen Sie den Oberkörper um ca. 30 bis 45 Grad nach vorne.
- Die Arme sind gebeugt, die Hände auf der Höhe der Brust, die Ellbogen zeigen nach hinten.

■ Ausführung

- Horizontale Adduktion der Arme und Streckung der Unterarme.
- Horizontale Abduktion der Arme und Beugung der Unterarme.

■ Atmung

- Während der Streckung ausatmen.
- Während der Beugung einatmen.

Primär beanspruchte Muskeln
- Hakenarmmuskel
- Knorrenmuskel
- Unterschulterblattmuskel
- Vorderer Deltamuskel
- Trizeps: langer, innerer und seitlicher Kopf
- Kleiner und großer Brustmuskel, Brustbein-Rippen-Bereich

Sekundär beanspruchte Muskeln
- Großer Rückenmuskel
- Bizeps
- Vorderer Sägemuskel
- Fingerstrecker
- Großer Rundmuskel
- Trapezmuskel
- Runder Einwärtsdreher
- Oberarmmuskel
- Gerader Bauchmuskel
- Mittlerer und hinterer Deltamuskel
- Oberflächlicher Fingerbeuger
- Ellenseitiger Handstrecker und –beuger
- Innerer und äußerer schräger Bauchmuskel
- Speichenseitiger Handbeuger
- Oberarmspeichenmuskel
- Langer Hohlhandmuskel

Beanspruchte Gelenke
- Schultereckgelenk
- Ellbogen

- Der Seilzug erzeugt verglichen mit freien Gewichten eine permanente Spannung.
- Bei kompletter Beugung müssen Sie ein Ziehen im Bereich des großen Brustmuskels spüren.
- Der Rücken darf während der Ausführung nicht bewegt werden.
- Sie können die Hände überkreuzen, wenn die Arme vollständig gestreckt sind, um die Kontraktion der Muskelfasern des großen Brustmuskels im Brustbeinbereich zu verstärken.

- Da diese Bewegung bereits in sich sehr intensiv ist, sollten Sie keine schweren Gewichte auflegen, um die Qualität des Bewegungsablaufs nicht zu beeinträchtigen.

TIPPS

ACHTUNG

↗ Schrägbankdrücken mit Langhantel

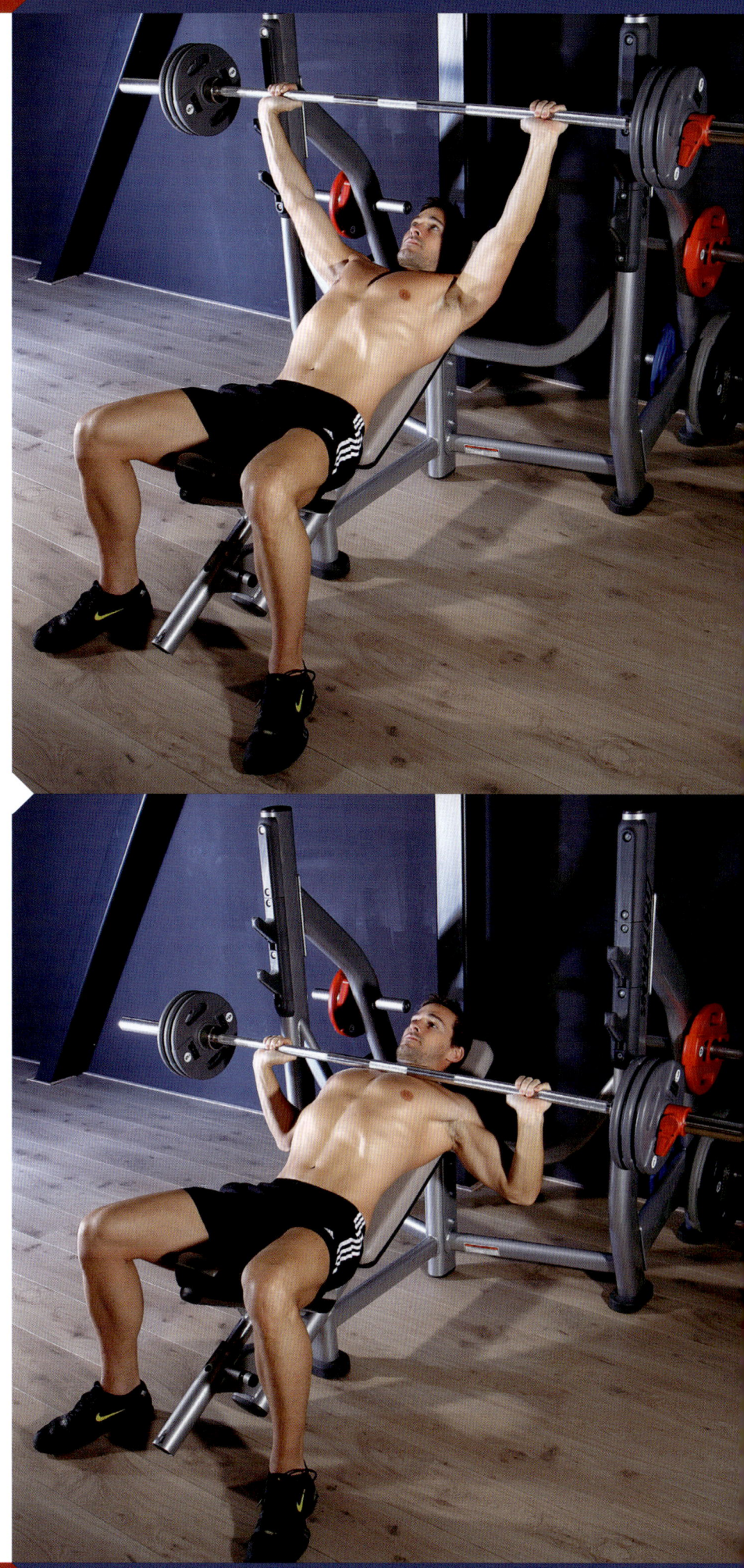

■ Ausgangsposition

- Neigen Sie die Bank um ca. 30 bis 40 Grad.
- Regulieren Sie die Sitzhöhe so, dass ihr Blick auf die Langhantel gerichtet ist.
- Halten Sie die Langhantel im Obergriff, die Hände sind etwas weiter als schulterbreit auseinander.
- Die Füße stehen in schulterbreitem Abstand auf dem Boden, die Knie sind im rechten Winkel gebeugt.

■ Ausführung

- Horizontale Abduktion der Arme und Beugung der Unterarme, die Langhantel wird bis auf den oberen Bereich des Brustbeins abgesenkt.
- Horizontale Adduktion der Arme und Streckung der Unterarme.

■ Atmung

- Während der Beugung einatmen.
- Während der Streckung ausatmen.

Primär beanspruchte Muskeln
- Hakenarmmuskel   • Knorrenmuskel
- Unterschulterblattmuskel
- Vorderer Deltamuskel
- Trizeps: langer, innerer und seitlicher Kopf
- Großer Brustmuskel, Schlüsselbein-Anteil
- Kleiner und großer Brustmuskel, Brustbein-Rippen-Bereich

Sekundär beanspruchte Muskeln
- Großer Rückenmuskel   • Bizeps
- Vorderer Sägemuskel   • Oberarmmuskel
- Großer Rundmuskel
- Gerader Bauchmuskel
- Runder Einwärtsdreher
- Langer Hohlhandmuskel
- Oberarmspeichenmuskel
- Oberflächlicher Fingerbeuger
- Ellenseitiger Handstrecker und –beuger
- Speichenseitiger Handbeuger
- Innerer und äußerer schräger Bauchmuskel

Beanspruchte Gelenke
- Schultereckgelenk   • Ellbogen

- Die Langhantel berührt während des Absenkens das Kinn.
- Achten Sie auf eine kleine Lücke zwischen Lendenbereich und Sitz, ohne in ein Hohlkreuz zu verfallen.
- Wenn Sie die Neigung der Bank erhöhen, werden die vorderen Muskelfasern der Deltamuskeln stärker beansprucht.

- Die Bewegung wird vom Oberkörper erzeugt: Stoßen Sie sich nicht mit den Füßen ab, um ein starkes Hohlkreuz zu vermeiden.

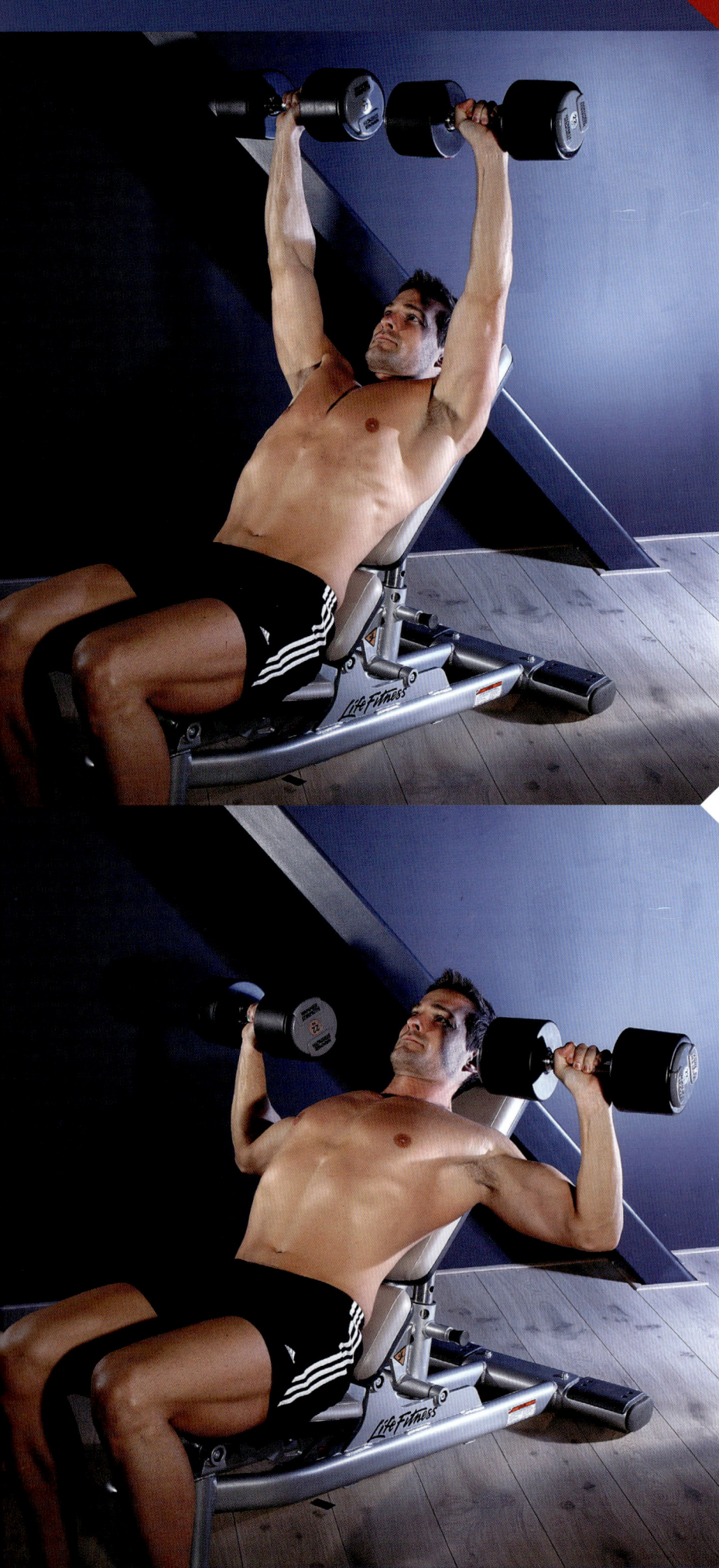

Ausgangsposition
- Die Bank im Winkel von ca. 30 bis 45 Grad neigen.
- In jeder Hand eine Kurzhantel halten.
- Die Arme sind gestreckt, die Hände im Obergriff.
- Die Füße sind schulterbreit auseinander, die Knie rechtwinklig gebeugt.

Ausführung
- Horizontale Abduktion der Arme und Beugung der Unterarme, die Kurzhanteln befinden sich auf beiden Seiten des Brustkorbs.
- Horizontale Adduktion der Arme und Streckung der Unterarme.

Atmung
- Während der Beugung einatmen.
- Während der Streckung ausatmen.

Primär beanspruchte Muskeln
- Hakenarmmuskel
- Knorrenmuskel
- Vorderer Deltamuskel
- Unterschulterblattmuskel
- Großer Brustmuskel, Schlüsselbein-Anteil
- Trizeps: langer, innerer und seitlicher Kopf
- Kleiner und großer Brustmuskel, Brustbein-Rippen-Bereich

Sekundär beanspruchte Muskeln
- Großer Rückenmuskel
- Bizeps
- Großer Rundmuskel
- Oberarmmuskel
- Vorderer Sägemuskel
- Gerader Bauchmuskel
- Runder Einwärtsdreher
- Oberarmspeichenmuskel
- Oberflächlicher Fingerbeuger
- Speichenseitiger Handbeuger
- Langer Hohlhandmuskel
- Innerer und äußerer schräger Bauchmuskel
- Ellenseitiger Handstrecker und –beuger

Beanspruchte Gelenke
- Schultereckgelenk
- Ellbogen

TIPPS

- Die Ausführung dieser Übung mit Kurzhanteln ermöglicht ein tieferes Absenken als mit einer klassischen Langhantel. Sie werden die Bewegung sowohl bei der Dehnung als auch bei der Kontraktion stärker wahrnehmen. Die Übung ist folglich etwas schwieriger.
- Sie müssen spüren, wie der große Brustmuskel gedehnt wird, wenn Ihre Arme gebeugt sind.

ACHTUNG

- Behalten Sie die natürlichen Krümmungen des Körpers (Lenden- und Halswirbelsäule) bei, ohne sie übermäßig zu betonen.

⤢ Schrägbankdrücken an der Multipresse

Ausgangsposition

- Stellen Sie eine im Winkel von 45 Grad geneigte Bank unter die Langhantel der Multipresse.
- Halten Sie die Langhantel im Obergriff, die Hände etwas weiter als schulterbreit auseinander.
- Während des Absenkens berührt die Langhantel das Kinn.
- Die Arme sind gestreckt, die Füße schulterbreit auseinander, die Knie rechtwinklig gebeugt.

Ausführung

- Horizontale Abduktion der Arme und Beugung der Unterarme, die Kurzhanteln werden bis auf den oberen Brustbeinbereich abgesenkt.
- Horizontale Adduktion der Arme und Streckung der Unterarme.

Atmung

- Während der Beugung einatmen.
- Während der Streckung ausatmen.

Primär beanspruchte Muskeln
- Hakenarmmuskel
- Knorrenmuskel
- Vorderer Deltamuskel
- Unterschulterblattmuskel
- Großer Brustmuskel, Schlüsselbein-Anteil
- Trizeps: langer, innerer und seitlicher Kopf
- Kleiner und großer Brustmuskel, Brustbein-Rippen-Bereich

Sekundär beanspruchte Muskeln
- Großer Rückenmuskel
- Bizeps
- Großer Rundmuskel
- Oberarmmuskel
- Oberarmspeichenmuskel
- Runder Einwärtsdreher
- Gerader Bauchmuskel
- Vorderer Sägemuskel
- Langer Hohlhandmuskel
- Oberflächlicher Fingerbeuger
- Speichenseitiger Handbeuger
- Ellenseitiger Handstrecker und -beuger
- Innerer und äußerer schräger Bauchmuskel

Beanspruchte Gelenke
- Schultereckgelenk
- Ellbogen

TIPPS

- Dank der Multipresse werden Sie in der Lage sein, eine perfekte Bewegung auszuführen. Sie können deshalb ohne jeden Gleichgewichtsverlust die Gewichte allmählich erhöhen. Falls die Kräfte schwinden sollten, können Sie die Langhantel jederzeit und ohne Schaden zu nehmen ablegen.
- Probieren Sie sämtliche Neigungswinkel aus, um alle Muskelfasern des großen Brustmuskels zu stimulieren.
- Die Ellbogen sind während der Ausführung unterhalb der Hände.

ACHTUNG

- Das Becken bleibt mit dem Sitz in Kontakt, vor allem in der konzentrierten Phase (Kontraktion).

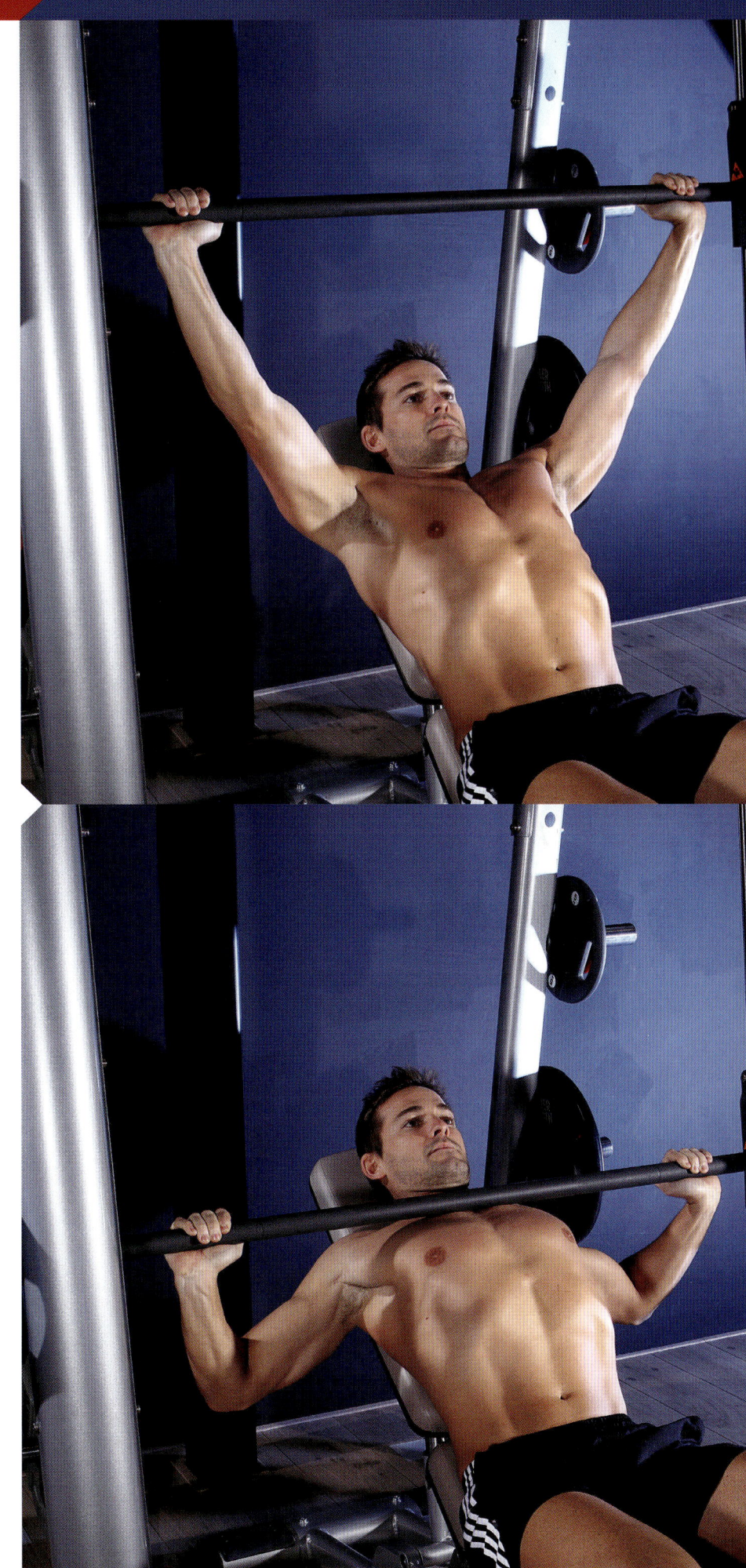

↗ Schrägbankdrücken an der Maschine

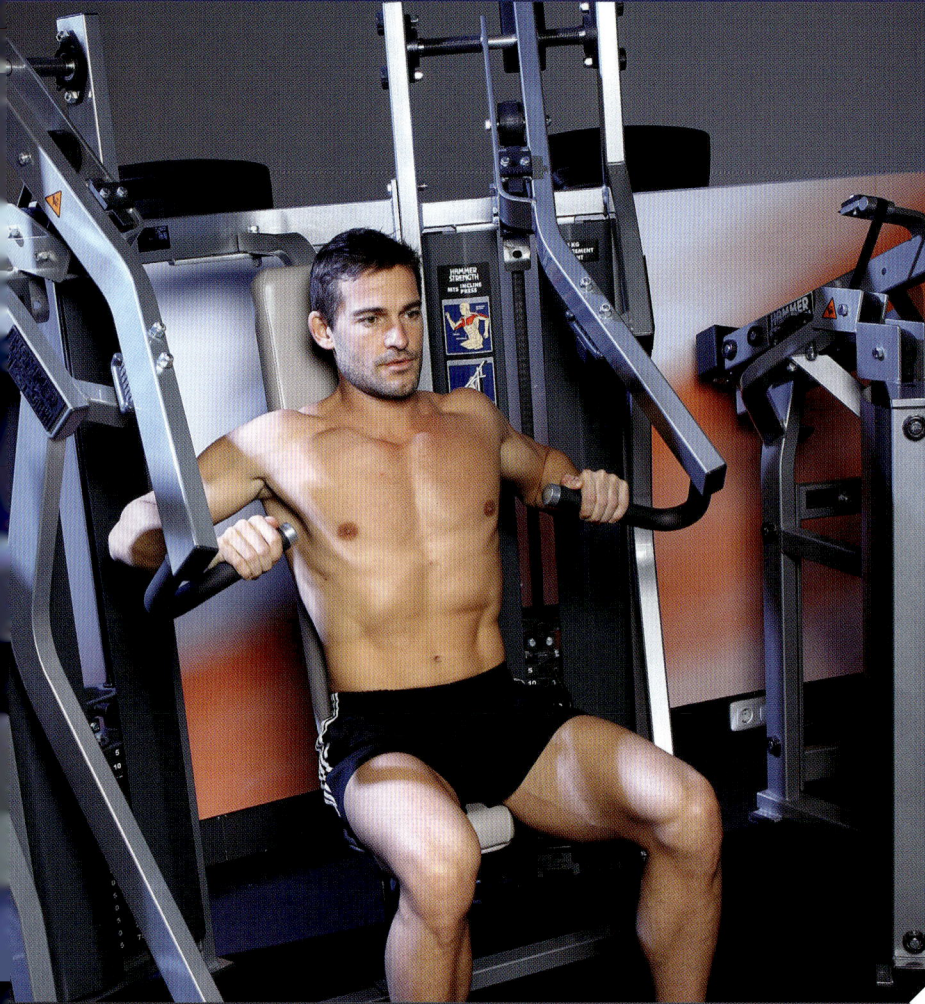

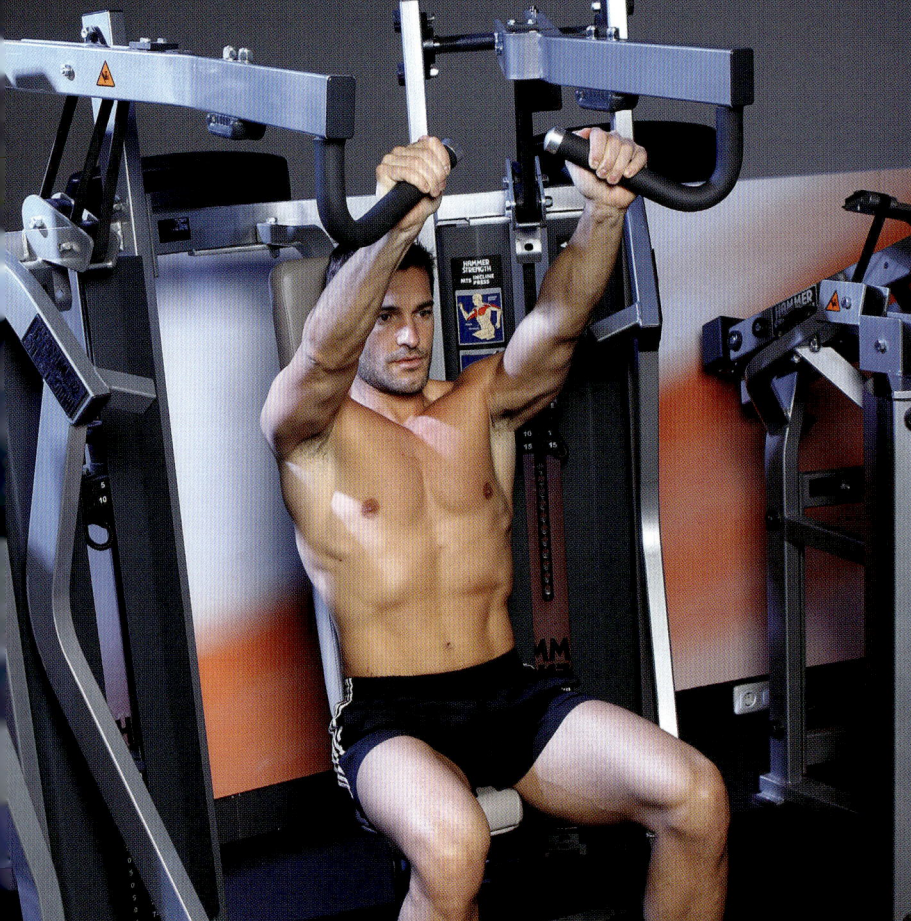

■ Ausgangsposition
- Stellen Sie den Sitz so ein, dass die Haltegriffe auf der Höhe des großen Brustmuskels sind.
- Die Füße stehen schulterbreit auseinander, die Knie sind rechtwinklig gebeugt.
- Halten Sie die Griffe im Obergriff.
- Die Arme sind gebeugt, die Ellbogen zeigen nach hinten.

■ Ausführung
- Horizontale Adduktion der Arme und Streckung der Unterarme.
- Horizontale Abduktion der Arme und Beugung der Unterarme.

■ Atmung
- Während der Streckung ausatmen.
- Während der Beugung einatmen.

Primär beanspruchte Muskeln
- Hakenarmmuskel   • Knorrenmuskel
- Vorderer Deltamuskel
- Unterschulterblattmuskel
- Großer Brustmuskel, Schlüsselbein-Anteil
- Trizeps: langer, innerer und seitlicher Kopf
- Kleiner und großer Brustmuskel, Brustbein-Rippen-Bereich

Sekundär beanspruchte Muskeln
- Großer Rückenmuskel   • Bizeps
- Oberarmmuskel
- Runder Einwärtsdreher
- Oberarmspeichenmuskel
- Oberflächlicher Fingerbeuger
- Ellenseitiger Handstrecker und –beuger
- Speichenseitiger Handbeuger
- Innerer und äußerer schräger Bauchmuskel
- Gerader Bauchmuskel
- Vorderer Sägemuskel
- Großer Rundmuskel
- Langer Hohlhandmuskel

Beanspruchte Gelenke
- Schultereckgelenk   • Ellbogen

TIPPS
- Da die Maschine präzise den Bewegungsablauf vorgibt, ist die Verletzungsgefahr sehr viel geringer.
- Der Schlüsselbein-Anteil des großen Brustmuskels wird stark beansprucht.
- Der Kopf muss ununterbrochen mit der Lehne in Kontakt bleiben.

ACHTUNG
- In der Schräglage ist das Schultereckgelenk einer permanenten Spannung ausgesetzt. Kontrollieren Sie vor allen die Höhe Ihrer Gewichte.

↗ Bankdrücken auf der Negativbank mit Langhantel

■ Ausgangsposition

- Eine für diesen Zweck geeignete Bank um ca. 15 bis 30 Grad negativ neigen oder eine Fußbank unter den Fuß einer geraden Bank stellen.
- Der Blick ist auf die Langhantel gerichtet.
- Die Füße werden in Schulterbreite auf die Fußbank gestellt oder vom Boden gelöst, wenn sie ihn nicht berühren.
- Halten Sie die Langhantel im Obergriff, die Hände sind etwas weiter als schulterbreit auseinander, die Arme sind gestreckt.

■ Ausführung

- Horizontale Abduktion der Arme und Beugung der Unterarme, die Langhantel wird bis auf die Mitte des Brustbeins abgesenkt.
- Horizontale Abduktion der Arme und Streckung der Unterarme.

■ Atmung

- Während der Beugung einatmen.
- Während der Streckung ausatmen.

Primär beanspruchte Muskeln
- Hakenarmmuskel
- Knorrenmuskel
- Vorderer Deltamuskel
- Unterschulterblattmuskel
- Trizeps: langer, innerer und seitlicher Kopf
- Kleiner und großer Brustmuskel, Brustbein-Rippen-Bereich

Sekundär beanspruchte Muskeln
- Großer Rückenmuskel
- Bizeps
- Großer Rundmuskel
- Oberarmspeichenmuskel
- Mittlerer und hinterer Deltamuskel
- Oberflächlicher Fingerbeuger
- Ellenseitiger Handstrecker und -beuger
- Speichenseitiger Handbeuger
- Innerer und äußerer schräger Bauchmuskel
- Gerader Bauchmuskel
- Vorderer Sägemuskel
- Runder Einwärtsdreher
- Oberarmmuskel
- Langer Hohlhandmuskel

Beanspruchte Gelenke
- Schultereckgelenk
- Ellbogen

- Das Bankdrücken auf der Negativbank stärkt den unteren Teil des großen Brustmuskels.
- Durch das Training mit der Langhantel werden sämtliche stabilisierenden Muskeln gestärkt.

- Die Langhantel berührt in abgesenkter Position die Mitte des Brustbeins. Vermeiden Sie jedoch, es einzudrücken und die Langhantel abprallen zu lassen.

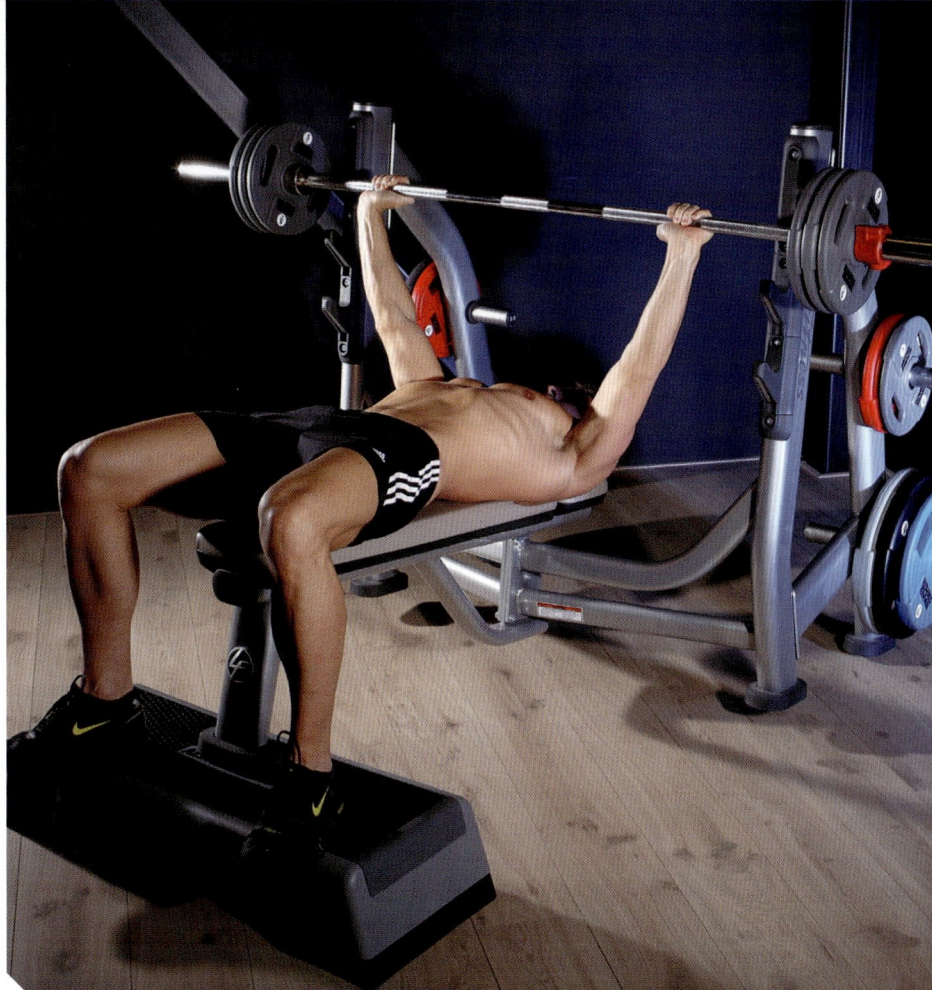

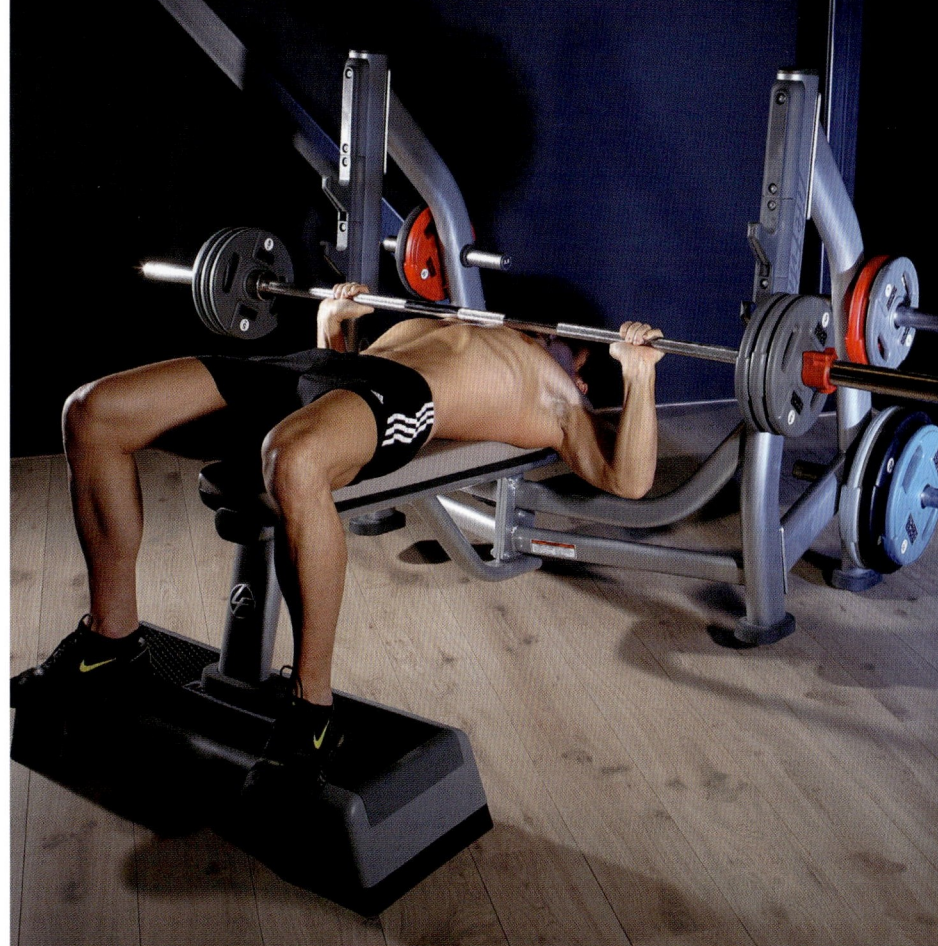

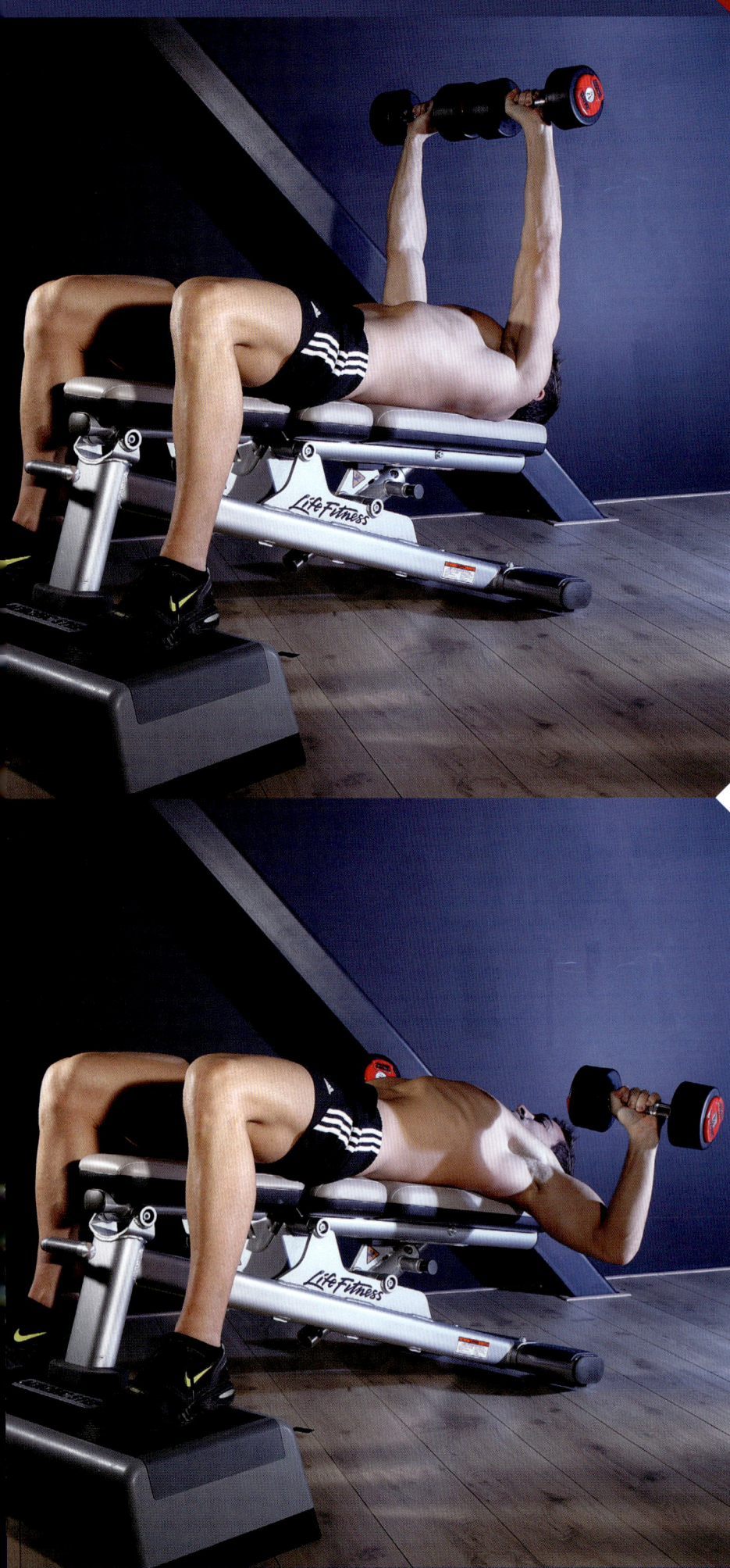

↗ Bankdrücken auf der Negativbank mit Kurzhanteln

■ Ausgangsposition

- Legen Sie sich auf eine Negativbank oder auf einen negativ geneigten Bauchtrainer und verkeilen Sie Ihre Füße.
- Halten Sie in jeder Hand eine Kurzhantel im Obergriff, die Arme sind gestreckt.
- Die Kurzhanteln werden ohne Zwischenraum nebeneinander gehalten.

■ Ausführung

- Horizontale Abduktion der Arme und Beugung der Unterarme, die Kurzhanteln werden bis auf beide Seiten des Brustkorbs abgesenkt.
- Horizontale Adduktion der Arme und Streckung der Unterarme.

■ Atmung

- Während der Beugung einatmen.
- Während der Streckung ausatmen.

Primär beanspruchte Muskeln
- Hakenarmmuskel
- Knorrenmuskel
- Vorderer Deltamuskel
- Unterschulterblattmuskel
- Trizeps: langer, innerer und seitlicher Kopf
- Kleiner und großer Brustmuskel, Brustbein-Rippen-Bereich

Sekundär beanspruchte Muskeln
- Großer Rückenmuskel
- Bizeps
- Großer Rundmuskel
- Oberarmmuskel
- Oberarmspeichenmuskel
- Gerader Bauchmuskel
- Mittlerer und hinterer Deltamuskel
- Oberflächlicher Fingerbeuger
- Ellenseitiger Handstrecker und –beuger
- Innerer und äußerer schräger Bauchmuskel
- Speichenseitiger Handbeuger
- Vorderer Sägemuskel
- Runder Einwärtsdreher
- Langer Hohlhandmuskel

Beanspruchte Gelenke
- Schultereckgelenk
- Ellbogen

- Kurzhanteln ermöglichen bei dieser Übung ein tieferes Absenken als eine Langhantel.
- Zusätzlich erhöht sich dadurch, dass die beiden Arme unabhängig voneinander sind, die Arbeit der stabilisierenden Muskeln.
- Durch die Schrägbank wird die Kontraktion des unteren Teils der großen Brustmuskeln intensiviert.
- Führen Sie zum Schluss der Bewegung eine Auswärtsdrehung (Handflächen zeigen zueinander) durch, um die Intensität der Kontraktion zu erhöhen.
- Variieren Sie den Neigungswinkel der Bank. Auf diese Weise werden sämtliche Muskelfasern stimuliert.

- Achten Sie darauf, Ihre Gewichte in abgesenkter Position zu kontrollieren, um nicht mit den Hanteln zu stürzen.

Ausgangsposition
- Bankdrücken auf der Negativbank an der Multipresse
- Legen Sie mehrere Gewichtsscheiben oder einen Fußtritt unter eine Flachbank, um sie negativ zu neigen.
- Stellen Sie die Füße auf den Boden oder eventuell auch auf den Fußtritt, falls Sie ein Hohlkreuz bilden.
- Halten Sie die Langhantel im Obergriff, die Hände schulterbreit auseinander.
- In abgesenkter Position muss die Langhantel im oberen Bereich Ihres Brustbeins liegen.

Ausführung
- Horizontale Abduktion der Arme und Beugung der Unterarme, die Langhantel wird bis auf die Mitte des Brustbeins abgesenkt.
- Horizontale Adduktion der Arme und Streckung der Unterarme.

Atmung
- Während der Beugung einatmen.
- Während der Streckung ausatmen.

Primär beanspruchte Muskeln
- Hakenarmmuskel
- Knorrenmuskel
- Vorderer Deltamuskel
- Unterschulterblattmuskel
- Trizeps: langer, innerer und seitlicher Kopf
- Kleiner und großer Brustmuskel, Brustbein-Rippen-Bereich

Sekundär beanspruchte Muskeln
- Großer Rückenmuskel
- Bizeps
- Großer Rundmuskel
- Oberarmspeichenmuskel
- Gerader Bauchmuskel
- Mittlerer und hinterer Deltamuskel
- Oberflächlicher Fingerbeuger
- Ellenseitiger Handstrecker und –beuger
- Innerer und äußerer schräger Bauchmuskel
- Speichenseitiger Handbeuger
- Vorderer Sägemuskel
- Runder Einwärtsdreher
- Oberarmmuskel
- Langer Hohlhandmuskel

Beanspruchte Gelenke
- Schultereckgelenk
- Ellbogen

TIPPS
- Dank der Multipresse kann kein Gefühl des Gleichgewichtsverlusts oder der Gefahr wie bei einer freien Langhantel entstehen. Nutzen Sie die Chance und legen Sie etwas höhere Gewichte auf als normalerweise.
- Wenn Sie den Abstand zwischen den Händen etwas vergrößern, erhöhen Sie den Druck auf den externen Bereich des großen Brustmuskels.
- Die Langhantel befindet sich immer zwischen der Mitte des Brustbeins und dem Schlüsselbein.
- Der Kopf bleibt permanent mit der Bank in Kontakt.

ACHTUNG
- Vermeiden Sie, die Langhantel im Bereich der Spitze des Brustbeins (unterer Bereich) abzulegen, Sie würden damit die (negative) Spannung im Bereich der Schultern stark erhöhen.

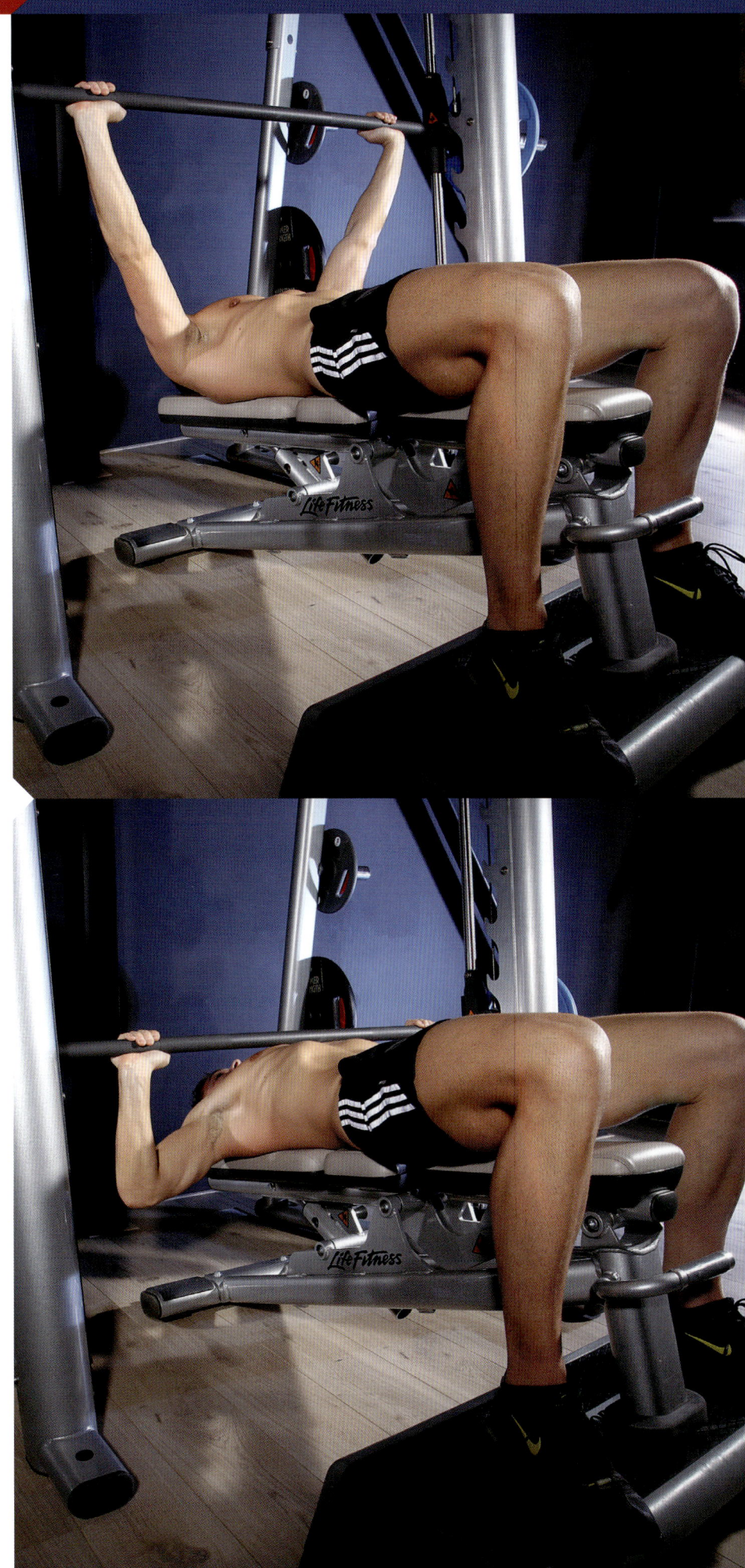

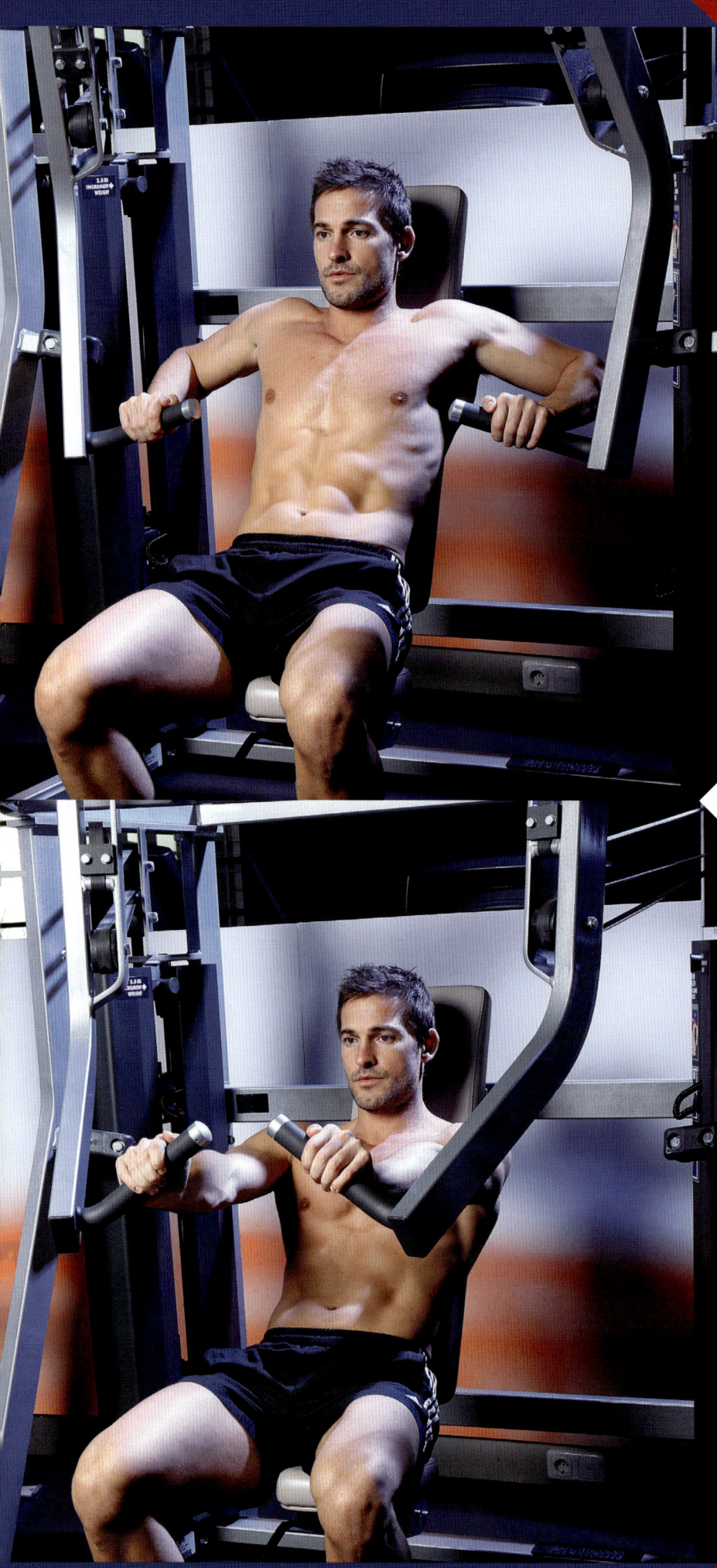

■ Ausgangsposition

- Stellen Sie den Sitz so ein, dass sich die Haltegriffe auf der Höhe des großen Brustmuskels befinden.
- Die Füße stehen schulterbreit auseinander, die Knie sind rechtwinklig gebeugt.
- Der Kopf liegt am Rückenpolster.
- Halten Sie die Griffe im Obergriff.
- Die Hände sind im Obergriff, die Arme sind gebeugt, die Ellbogen zeigen nach hinten.

■ Ausführung

- Horizontale Adduktion der Arme und Streckung der Unterarme.
- Horizontale Abduktion der Arme und Beugung der Unterarme.

■ Atmung

- Während der Streckung ausatmen.
- Während der Beugung einatmen.

Primär beanspruchte Muskeln
- Hakenarmmuskel
- Knorrenmuskel
- Vorderer Deltamuskel
- Unterschulterblattmuskel
- Trizeps: langer, innerer und seitlicher Kopf
- Kleiner und großer Brustmuskel, Brustbein-Rippen-Bereich

Sekundär beanspruchte Muskeln
- Großer Rückenmuskel
- Bizeps
- Großer Rundmuskel
- Oberarmmuskel
- Oberarmspeichenmuskel
- Mittlerer und hinterer Deltamuskel
- Oberflächlicher Fingerbeuger
- Ellenseitiger Handstrecker und –beuger
- Speichenseitiger Handbeuger
- Innerer und äußerer schräger Bauchmuskel
- Gerader Bauchmuskel
- Vorderer Sägemuskel
- Runder Einwärtsdreher
- Langer Hohlhandmuskel

Beanspruchte Gelenke
- Schultereckgelenk
- Ellbogen

TIPPS
- Die Ausführung der Bewegung wird durch die Maschine vereinfacht.
- Der Rippen-Anteil des großen Brustmuskels wird hier stark beansprucht.
- Die Bewegung birgt kein Risiko.

ACHTUNG
- Kopf und Rücken werden während der Ausführung nicht bewegt. Man läuft Gefahr, den oberen Rücken rund zu machen, wenn die Gewichte zu schwer sind.

↗ Bankdrücken mit Langhantel und engem Griff

■ Ausgangsposition
- Legen Sie sich auf eine Flachbank.
- Die Augen sind auf die Langhantel gerichtet.
- Die Füße stehen auf dem Boden, die Knie sind im rechten Winkel gebeugt.
- Halten Sie die Langhantel im Obergriff, die Hände sind, abhängig von der Beweglichkeit ihrer Handgelenke, ca. 10 bis 30 cm voneinander entfernt.
- Strecken Sie die Arme.

■ Ausführung
- Horizontale Abduktion der Arme und Beugung der Unterarme, Langhantel auf die Mitte des Brustbeins absenken.
- Horizontale Adduktion der Arme und Streckung der Unterarme.

■ Atmung
- Während der Beugung einatmen.
- Während der Streckung ausatmen.

Primär beanspruchte Muskeln
- Hakenarmmuskel
- Knorrenmuskel
- Vorderer Deltamuskel
- Unterschulterblattmuskel
- Trizeps: langer, innerer und seitlicher Kopf
- Kleiner und großer Brustmuskel, Brustbein-Rippen-Bereich

Sekundär beanspruchte Muskeln
- Großer Rückenmuskel
- Bizeps
- Vorderer Sägemuskel
- Oberarmmuskel
- Oberarmspeichenmuskel
- Mittlerer und hinterer Deltamuskel
- Gerader Bauchmuskel
- Großer Rundmuskel, runder Einwärtsdreher
- Oberflächlicher Fingerbeuger
- Ellenseitiger Handstrecker und –beuger
- Speichenseitiger Handbeuger
- Langer Hohlhandmuskel
- Mittlerer und hinterer Deltamuskel
- Innerer und äußerer schräger Bauchmuskel

Beanspruchte Gelenke
- Schultereckgelenk
- Ellbogen

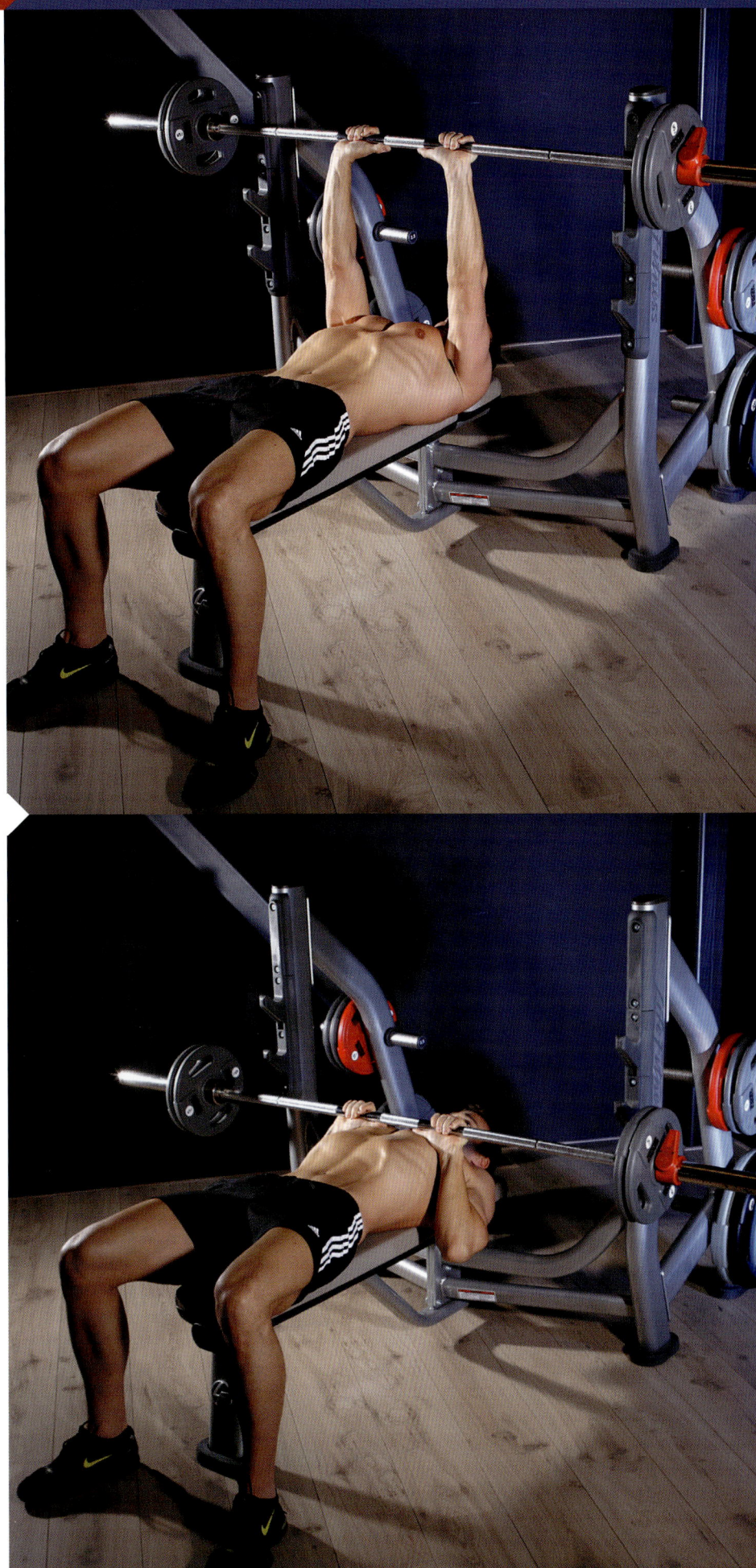

TIPPS
- Mit dieser Bewegung wird die Arbeit am inneren Anteil (Brustbein-Bereich) des großen Brustmuskels intensiviert.
- Variieren Sie den Abstand der Hände, wenn sich ein Spannungsgefühl in den Handgelenken bemerkbar macht.

ACHTUNG
- Die Langhantel wird auf der Mitte des Brustbeins abgesetzt. Je weiter sie abgesenkt wird, umso größer wird die Spannung im Bereich der Schultern.
- Als Anfänger sollten Sie einen Partner um Unterstützung bitten, da das Gleichgewicht sehr reduziert ist.

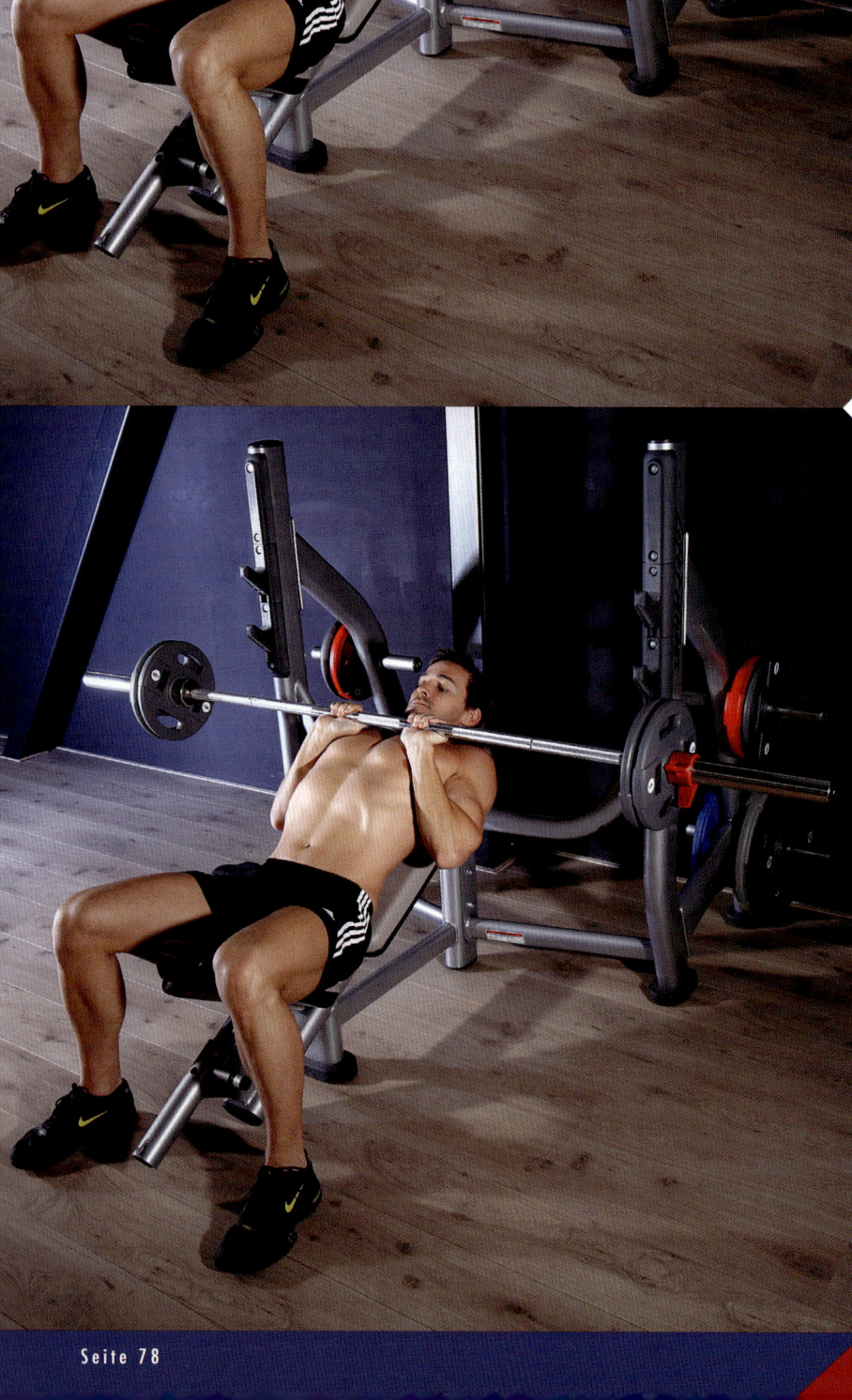

↗ Schrägbankdrücken mit Langhantel und engem Griff

■ Ausgangsposition
- Legen Sie sich auf eine speziell für diesen Zweck entwickelte Schrägbank oder neigen Sie eine Bank um ca. 30 bis 45 Grad.
- Halten Sie die Langhantel im Obergriff, die Hände im Abstand von ca. 10 bis 30 cm.
- Die Arme sind gestreckt.
- Die Füße stehen schulterbreit auseinander, die Knie sind rechtwinklig gebeugt.

■ Ausführung
- Horizontale Abduktion der Arme und Beugung der Unterarme, die Langhantel wird bis auf die Mitte des Brustbeins abgesenkt.
- Horizontale Adduktion der Arme und Streckung der Unterarme.

■ Atmung
- Während der Beugung einatmen.
- Während der Streckung ausatmen.

Primär beanspruchte Muskeln
- Hakenarmmuskel
- Knorrenmuskel
- Vorderer Deltamuskel
- Unterschulterblattmuskel
- Trizeps: langer, innerer und seitlicher Kopf
- Großer Brustmuskel, Schlüsselbein- und Brustbein-Anteil
- Kleiner und großer Brustmuskel, Brustbein-Rippen-Bereich

Sekundär beanspruchte Muskeln
- Großer Rückenmuskel
- Bizeps
- Großer Rundmuskel
- Oberarmmuskel
- Oberarmspeichenmuskel
- Mittlerer Deltamuskel
- Oberflächlicher Fingerbeuger
- Ellenseitiger Handstrecker und -beuger
- Speichenseitiger Handbeuger
- Innerer und äußerer schräger Bauchmuskel
- Gerader Bauchmuskel
- Vorderer Sägemuskel
- Runder Einwärtsdreher
- Langer Hohlhandmuskel

Beanspruchte Gelenke
- Schultereckgelenk
- Ellbogen

- Durch die geneigte Position werden die Fasern im Schlüsselbein-Bereich stark beansprucht. Kombiniert mit dem engen Griff wird auch der Brustbein-Bereich beteiligt.
- In abgesenkter Position befinden sich die Ellbogen neben dem Körper.
- Einige Maschinen bieten eine speziell geneigte Position.

- Da dies keine natürliche Position ist, sollten Sie den Abstand zwischen den Händen vergrößern, wenn ein Spannungsgefühl in den Handgelenken auftritt.

TIPPS

ACHTUNG

⬈ Bankdrücken auf der Negativbank mit Langhantel und engem Griff

Ausgangsposition

- Platzieren Sie mehrere Gewichtsscheiben oder einen Fußtritt unter dem vorderen Fuß einer Bank für das Bankdrücken im Liegen, um sie um ca. 30 bis 45 Grad negativ zu neigen.
- Halten Sie die Langhantel im Obergriff, die Hände im abstand von ca. 10 bis 30 cm.
- Stellen Sie die Füße auf den Boden oder auf die Bank, falls Sie ein Hohlkreuz bilden, die Knie sind rechtwinklig gebeugt.
- Die Arme sind gestreckt.

Ausführung

- Horizontale Abduktion der Arme und Beugung der Unterarme, die Langhantel wird bis auf die Mitte des Brustbeins abgesenkt.
- Horizontale Adduktion der Arme und Streckung der Unterarme.

Atmung

- Während der Beugung einatmen.
- Während der Streckung ausatmen.

Primär beanspruchte Muskeln
- Hakenarmmuskel
- Knorrenmuskel
- Unterschulterblattmuskel
- Vorderer Deltamuskel
- Trizeps: langer, innerer und seitlicher Kopf
- Kleiner und großer Brustmuskel, Brustbein-Rippen-Bereich

Sekundär beanspruchte Muskeln
- Großer Rückenmuskel
- Bizeps
- Großer Rundmuskel
- Oberarmmuskel
- Oberarmspeichenmuskel
- Gerader Bauchmuskel
- Mittlerer und hinterer Deltamuskel
- Oberflächlicher Fingerbeuger
- Ellenseitiger Handbeuger
- Innerer und äußerer schräger Bauchmuskel
- Speichenseitiger Handbeuger
- Vorderer Sägemuskel
- Runder Einwärtsdreher
- Langer Hohlhandmuskel

Beanspruchte Gelenke
- Schultereckgelenk
- Ellbogen

TIPPS

- Steht Ihnen keine spezielle Bank zur Verfügung, führen Sie die Übung an der Multipresse aus.
- Variieren Sie, falls die Möglichkeit besteht, den Neigungswinkel der Bank, um eine größere Anzahl von Muskelfasern zu stimulieren.

ACHTUNG

- Die Hände sind in abgesenkter Position mit dem Brustkorb in Kontakt. Setzt man sie auf dem Bauch ab, werden die Schultereckgelenke stark unter Spannung gesetzt.
- Dadurch, dass er nach unten zeigt, fließt erheblich mehr Blut in den Kopf.
- Bei der Ausführung dieser Übung kann das Gefühl auftreten, „Ihr Kopf drehe sich". Vermeiden Sie beim Training, die Luft anzuhalten.

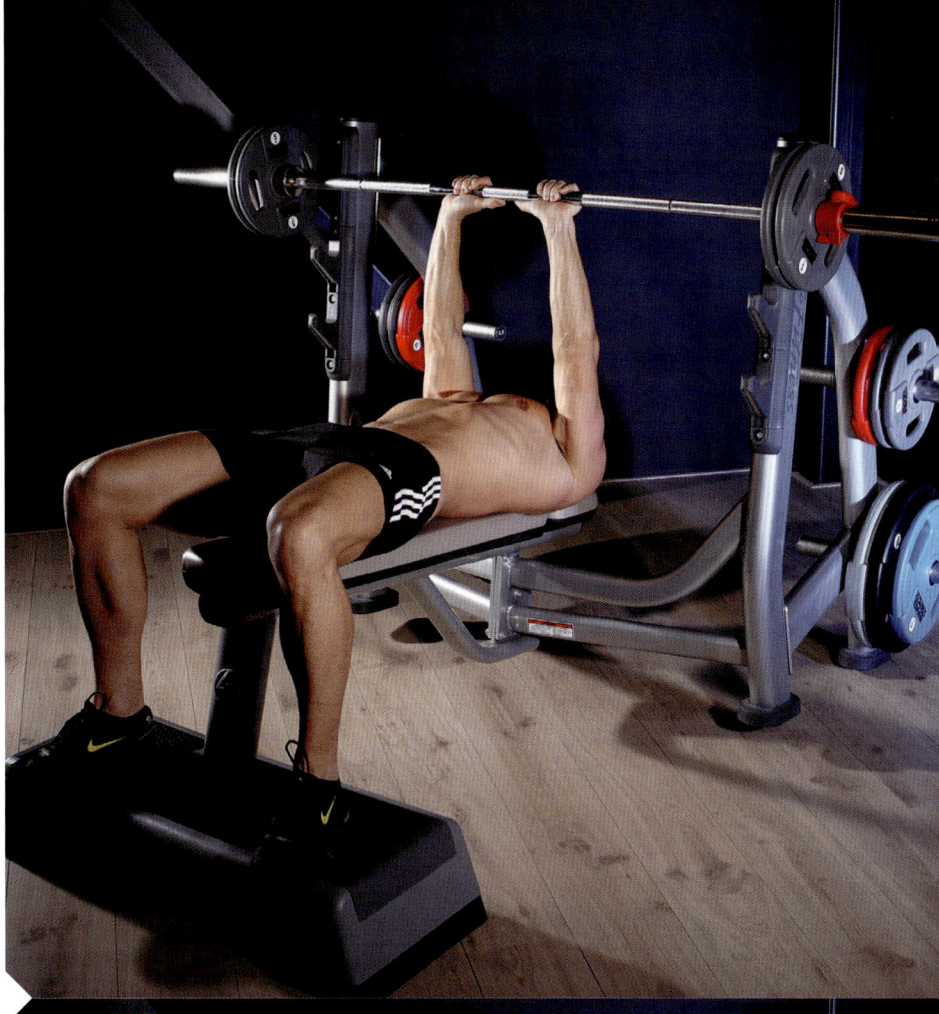

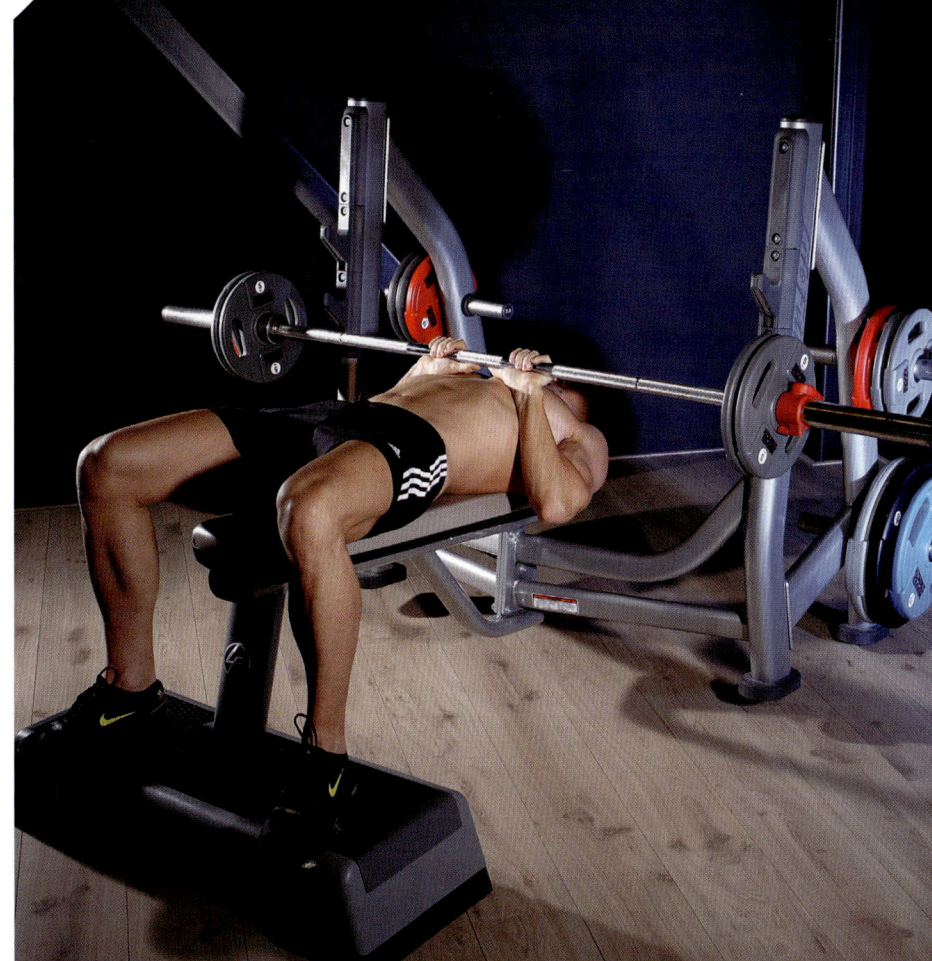

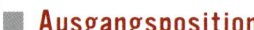

Ausgangsposition

- Bringen Sie die Bank in die Waage-rechte.
- Die Füße stehen auf dem Boden, die Knie sind im rechten Winkel gebeugt.
- Halten Sie die Langhantel im Obergriff, die Hände im Abstand von ca. 10 bis 30 cm.
- Strecken Sie die Arme.

Ausführung

- Horizontale Abduktion der Arme und Beugung der Unterarme, die Langhan-tel bis auf die Mitte des Brustbeins ab-senken.
- Horizontale Adduktion der Arme und Streckung der Unterarme.

Atmung

- Während der Beugung einatmen.
- Während der Streckung ausatmen.

Primär beanspruchte Muskeln
- Hakenarmmuskel
- Knorrenmuskel
- Vorderer Deltamuskel
- Unterschulterblattmuskel
- Großer Brustmuskel, Schlüsselbein-Bereich
- Trizeps: langer, innerer und seitlicher Kopf
- Kleiner und großer Brustmuskel, Brustbein-Rippen-Bereich

Sekundär beanspruchte Muskeln
- Großer Rückenmuskel
- Bizeps
- Großer Rundmuskel
- Oberarmmuskel
- Oberarmspeichenmuskel
- Gerader Bauchmuskel
- Mittlerer Deltamuskel
- Oberflächlicher Fingerbeuger
- Ellenseitiger Handbeuger
- Innerer und äußerer schräger Bauchmuskel
- Speichenseitiger Handbeuger
- Vorderer Sägemuskel
- Runder Einwärtsdreher
- Langer Hohlhandmuskel

Beanspruchte Gelenke
- Schultereckgelenk
- Ellbogen

TIPPS

- Die Multipresse korrigiert das heikle Gleichge-wichtsproblem dieser Übung. Sie können also höhere Gewichte auflegen oder als Anfänger den Bewegungsablauf ohne Stress erlernen.
- Falls ein Spannungsgefühl in den Handgelen-ken auftritt, vergrößern Sie den Abstand zwi-schen den Händen um einige Zentimeter.

ACHTUNG

- Wenn Sie die Hände vollständig zusammenfüh-ren, erhöhen Sie die Spannung im Bereich der Handgelenke.

↗ Schrägbankdrücken mit engem Griff an der Multipresse

Ausgangsposition
- Neigen Sie die Bank um ca. 30 bis 45 Grad.
- Halten Sie die Langhantel im Obergriff, die Hände im Abstand von ca. 10 bis 30 cm.
- Die Arme sind gestreckt.
- Die Füße stehen schulterbreit auseinander, die Knie sind rechtwinklig gebeugt.
- In abgesenkter Position berührt die Langhantel die Mitte des Brustbeins.

Ausführung
- Horizontale Abduktion der Arme und Beugung der Unterarme, die Langhantel bis auf die Mitte des Brustbeins absenken.
- Horizontale Adduktion der Arme und Streckung der Unterarme.

Atmung
- Während der Beugung einatmen.
- Während der Streckung ausatmen.

Primär beanspruchte Muskeln
- Hakenarmmuskel
- Knorrenmuskel
- Vorderer Deltamuskel
- Unterschulterblattmuskel
- Trizeps: langer, innerer und seitlicher Kopf
- Großer Brustmuskel, Schlüsselbein- und Brustbein-Anteil
- Kleiner und großer Brustmuskel, Brustbein-Rippen-Bereich

Sekundär beanspruchte Muskeln
- Großer Rückenmuskel
- Bizeps
- Großer Rundmuskel
- Oberarmmuskel
- Oberarmspeichenmuskel
- Mittlerer Deltamuskel
- Oberflächlicher Fingerbeuger
- Ellenseitiger Handstrecker und –beuger
- Speichenseitiger Handbeuger
- Innerer und äußerer schräger Bauchmuskel
- Gerader Bauchmuskel
- Vorderer Sägemuskel
- Runder Einwärtsdreher
- Langer Hohlhandmuskel

Beanspruchte Gelenke
- Schultereckgelenk
- Ellbogen

- Durch die geneigte Position werden die Muskelfasern im Schlüsselbein-Bereich stark beansprucht. Kombiniert mit dem engen Griff wird auch der Brustbein-Bereich beteiligt.
- In abgesenkter Position befinden sich die Ellbogen neben dem Körper.
- Einige Maschinen bieten eine speziell geneigte Position.

- Da dies keine natürliche Position ist, sollten Sie den Abstand zwischen den Händen vergrößern, wenn ein Spannungsgefühl in den Handgelenken auftritt.

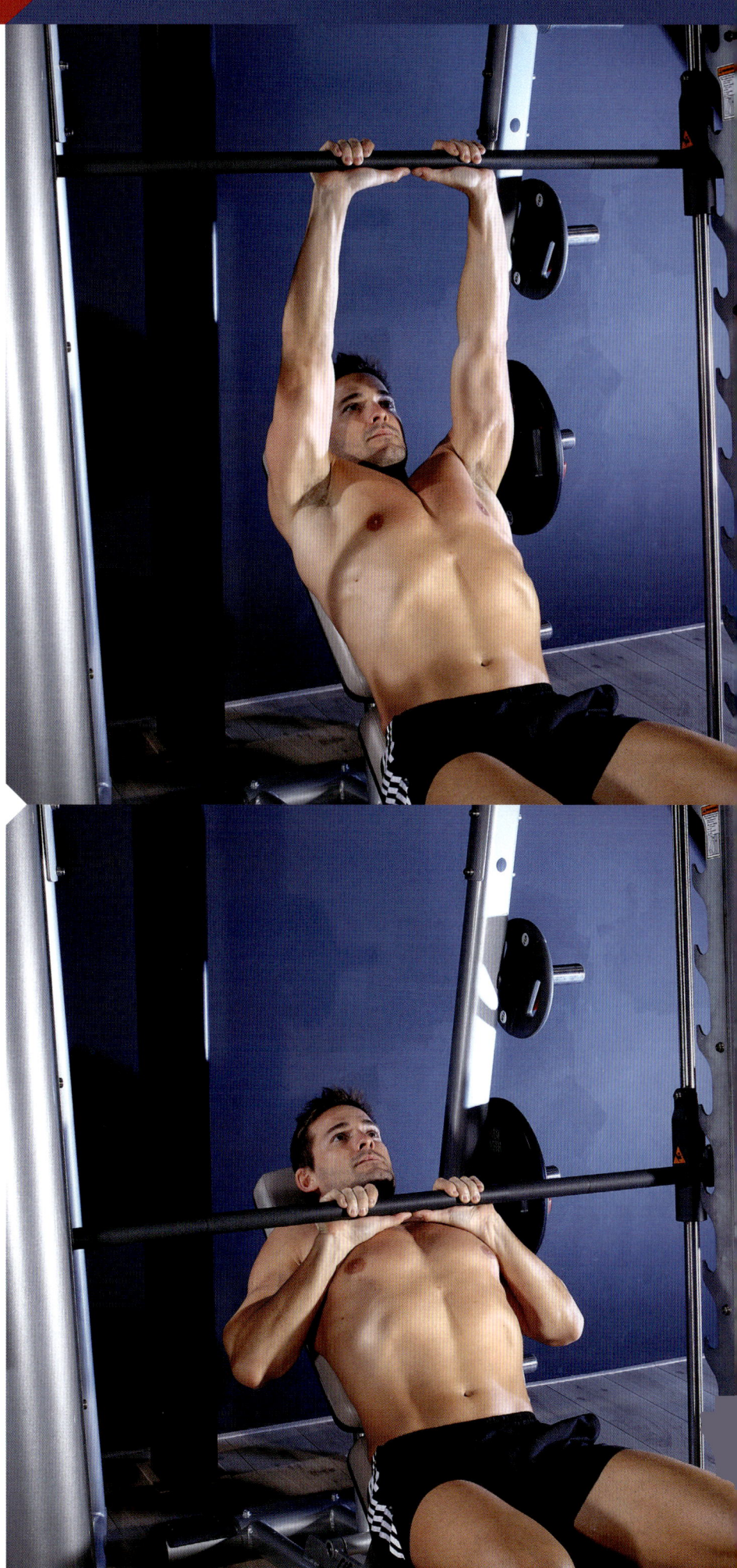

↗ Bankdrücken auf der Negativbank mit engem Griff an der Multipresse

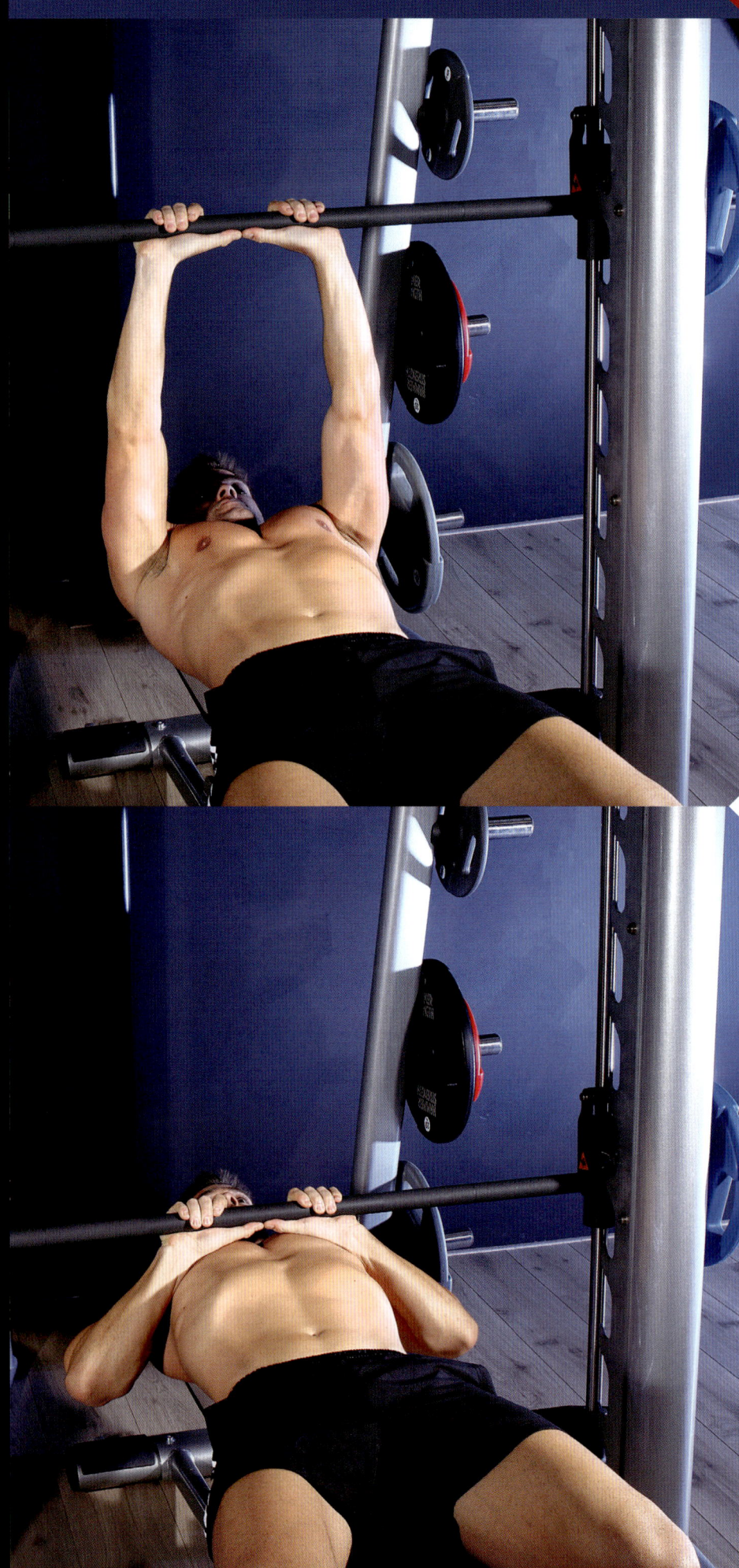

■ Ausgangsposition

- Stellen Sie eine Fußbank unter den vorderen Fuß der Bank, um sie um ca. 30 bis 45 Grad negativ zu neigen.
- Halten Sie die Langhantel im Obergriff, die Hände im Abstand von ca. 10 bis 30 cm.
- Stellen Sie die Füße auf den Boden oder auf die Bank, falls Sie ein Hohlkreuz bilden, die Knie sind rechtwinklig gebeugt.
- Die Arme sind gestreckt.

■ Ausführung

- Horizontale Abduktion der Arme und Beugung der Unterarme, die Langhantel wird bis auf die Mitte des Brustbeins abgesenkt.
- Horizontale Adduktion der Arme und Streckung der Unterarme.

■ Atmung

- Während der Beugung einatmen.
- Während der Streckung ausatmen.

Primär beanspruchte Muskeln
- Knorrenmuskel
- Hakenarmmuskel
- Vorderer Deltamuskel
- Unterschulterblattmuskel
- Trizeps: langer, innerer und seitlicher Kopf
- Kleiner und großer Brustmuskel, Brustbein-Rippen-Bereich

Sekundär beanspruchte Muskeln
- Großer Rückenmuskel
- Bizeps
- Vorderer Sägemuskel
- Oberarmmuskel
- Großer Rundmuskel
- Runder Einwärtsdreher
- Mittlerer und hinterer Deltamuskel
- Oberarmspeichenmuskel
- Gerader Bauchmuskel
- Oberflächlicher Fingerbeuger
- Ellenseitiger Handbeuger
- Speichenseitiger Handbeuger
- Langer Hohlhandmuskel
- Innerer und äußerer schräger Bauchmuskel
- Gerader Bauchmuskel

Beanspruchte Gelenke
- Schultereckgelenk
- Ellbogen

TIPPS

- Diese Bewegung stimuliert die Muskelfasern im Brustbein-Rippen-Bereich des großen Brustmuskels.
- In abgesenkter Position sind Ihre Hände in Kontakt mit der Mitte des Brustbeins.

ACHTUNG

- Setzen Sie die Hände auf der Höhe des Bauchs ab, riskieren Sie Verletzungen im Bereich des Schultereckgelenks.

■ Ausgangsposition

- Stellen Sie die Sitzhöhe so ein, dass Ihre Hände auf der Höhe der Brustmuskeln liegen.
- Die Arme sind gestreckt, die Ellbogen leicht gebeugt, die Hände im neutralen Griff.
- Die Füße auf dem Boden sind schulterbreit auseinander, die Knie rechtwinklig gebeugt.

■ Ausführung

- Horizontale Adduktion der Arme, bis die Hände sich berühren.
- Horizontale Abduktion der Arme, bis Sie die Dehnung im Bereich des großen Brustmuskels spüren.

■ Atmung

- Während der horizontalen Adduktion ausatmen.
- Während der horizontalen Abduktion einatmen.

Primär beanspruchte Muskeln
- Vorderer Deltamuskel
- Hakenarmmuskel
- Unterschulterblattmuskel
- Kleiner und großer Brustmuskel, Brustbein-Rippen-Schlüsselbein-Bereich

Sekundär beanspruchte Muskeln
- Großer Rückenmuskel
- Bizeps
- Vorderer Sägemuskel
- Knorrenmuskel
- Runder Einwärtsdreher
- Oberarmmuskel
- Mittlerer Deltamuskel
- Trapezmuskel
- Großer Rundmuskel
- Fingerstrecker
- Trizeps: langer, innerer und seitlicher Kopf
- Oberflächlicher Fingerbeuger
- Ellenseitiger Handstrecker und –beuger
- Speichenseitiger Handbeuger
- Gerader Bauchmuskel
- Innerer und äußerer schräger Bauchmuskel
- Oberarmspeichenmuskel
- Langer Hohlhandmuskel

Beanspruchte Gelenke
- Schultereckgelenk
- Ellbogen

TIPPS

- Diese Übung ist eine Butterfly-Variante an der Maschine in intensiverer Form. Hier sind die Arme gestreckt, während sie beim Butterfly gebeugt werden.
- Der Kopf bleibt permanent gegen die Lehne gedrückt.

ACHTUNG

- Vermeiden Sie, ein zu schweres Gewicht aufzulegen: Sie riskieren, den Rücken zu bewegen, um die Übung leichter ausführen zu können

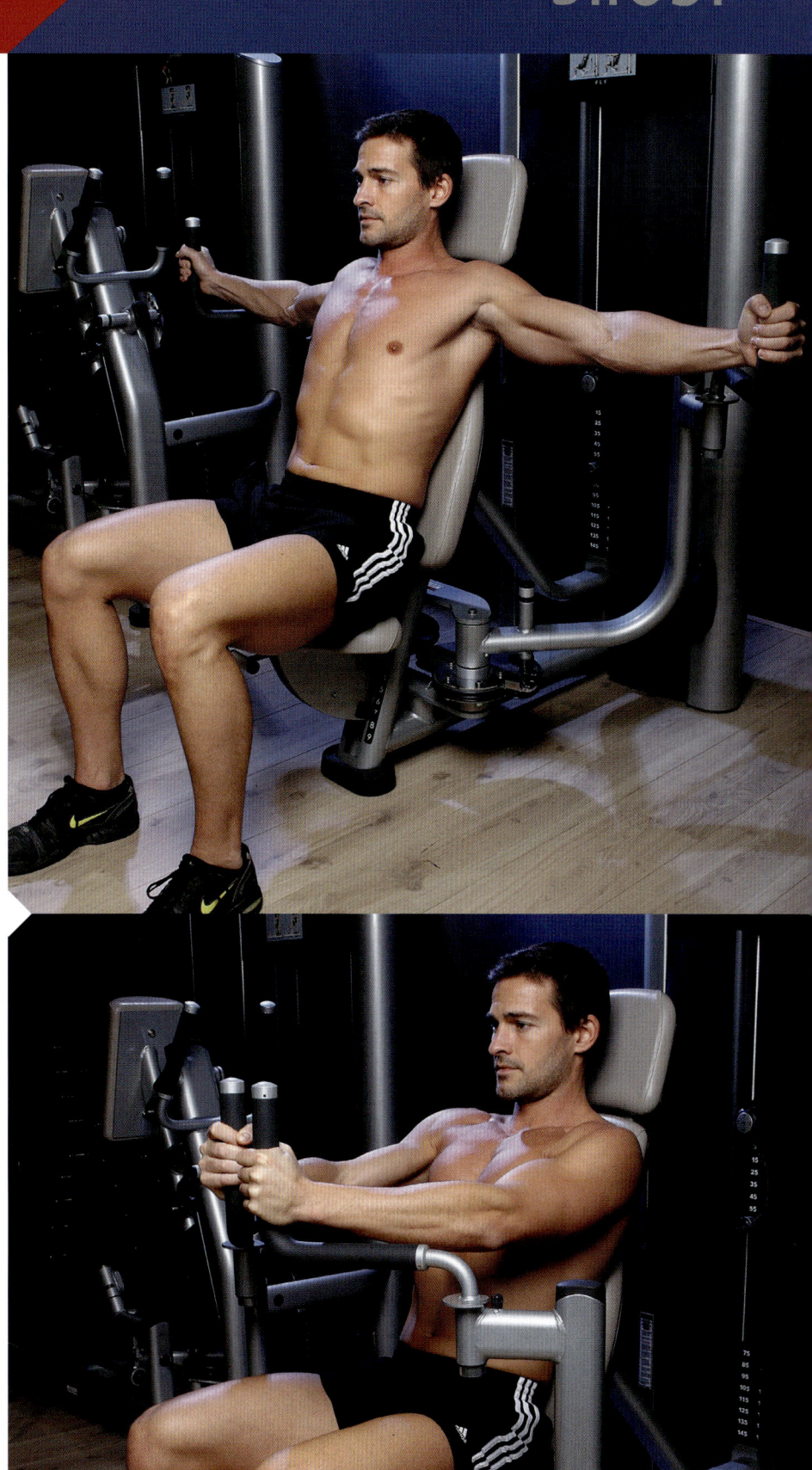

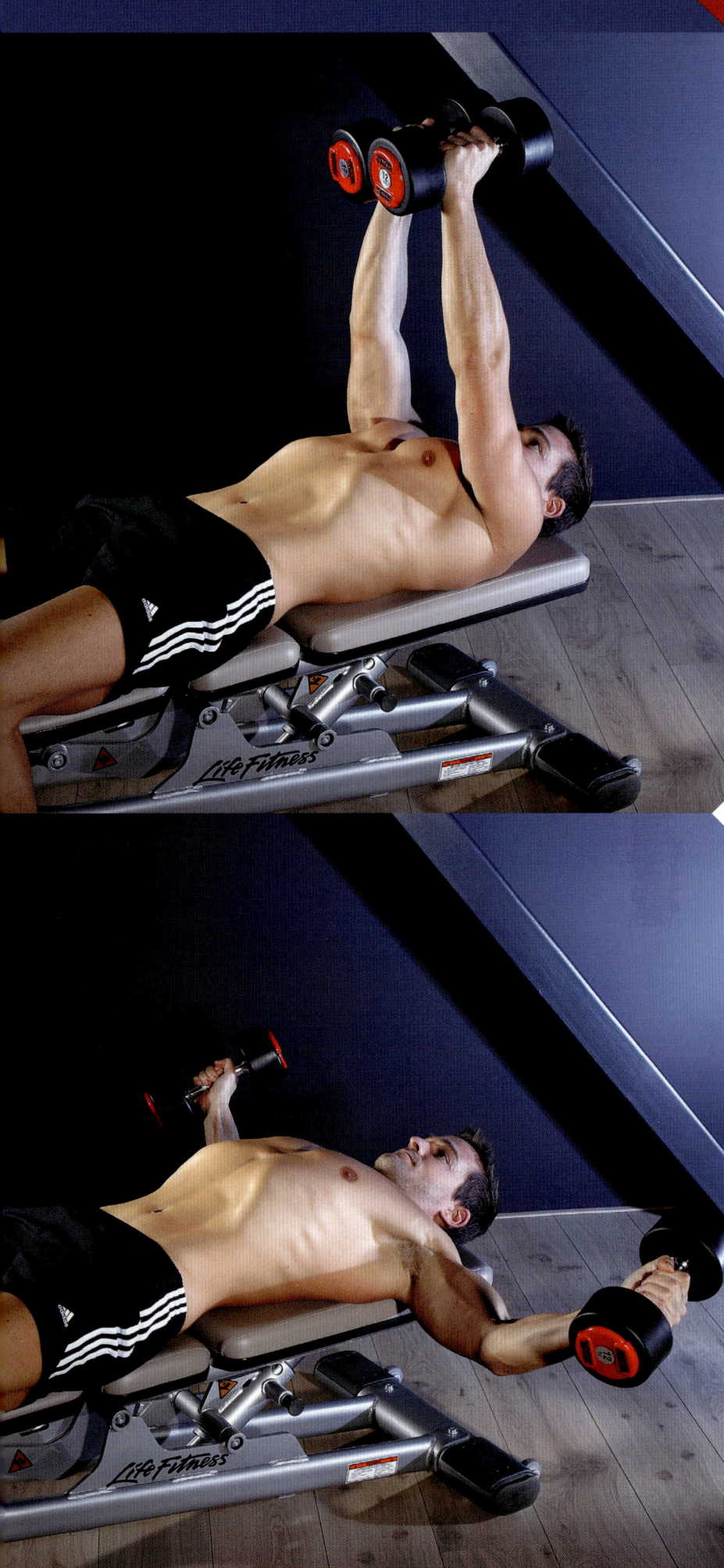

Ausgangsposition

- Legen Sie sich auf eine Flachbank.
- Halten Sie in neutralem Griff in jeder Hand eine Kurzhantel.
- Die Arme sind gestreckt, die Ellbogen leicht gebeugt.
- Die Füße auf dem Boden stehen schulterbreit auseinander, die Knie sind rechtwinklig gebeugt.

Ausführung

- Horizontale Abduktion der Arme, bis sich die Kurzhanteln auf der Höhe Ihrer Schultern befinden (Sie müssen die Dehnung im Bereich des großen Brustmuskels spüren).
- Horizontale Adduktion der Arme.

Atmung

- Während der horizontalen Abduktion einatmen.
- Während der horizontalen Adduktion ausatmen.

Primär beanspruchte Muskeln
- Vorderer Deltamuskel • Hakenarmmuskel
- Unterschulterblattmuskel
- Kleiner und großer Brustmuskel, Brustbein-Rippen-Schlüsselbein-Bereich

Sekundär beanspruchte Muskeln
- Großer Rückenmuskel • Bizeps
- Vorderer Sägemuskel • Knorrenmuskel
- Runder Einwärtsdreher • Oberarmmuskel
- Mittlerer Deltamuskel • Trapezmuskel
- Großer Rundmuskel • Fingerstrecker
- Gerader Bauchmuskel
- Trizeps: langer, innerer und seitlicher Kopf
- Oberflächlicher Fingerbeuger
- Ellenseitiger Handstrecker und –beuger
- Innerer und äußerer schräger Bauchmuskel
- Speichenseitiger Handbeuger
- Oberarmspeichenmuskel
- Langer Hohlhandmuskel

Beanspruchte Gelenke
- Schultereckgelenk • Ellbogen

- In abgesenkter Position befinden sich die Hände, Ellbogen und Schultern in derselben Ausrichtung. Die Ellbogen sind unterhalb der Hände.
- Die Handinnenflächen zeigen bei vollständiger Öffnung zur Decke.
- Die Übung eignet sich hervorragend, um die Ausdehnung des Brustkorbs zu verbessern.

- Aufgrund der beträchtlichen Hebelwirkung ist es unerlässlich, die Übung langsam auszuführen, um den Ansatz des großen Brustmuskels im Bereich der Bizepsfurche (oberer Bereich des Humerus) zu schützen.
- Die Ellbogen bleiben während der Ausführung der Bewegung unverändert; sollten Sie sie in abgesenkter Position beugen, ist das Gewicht zu schwer.

TIPPS

ACHTUNG

⬈ Seitheben auf der Schrägbank mit Kurzhanteln

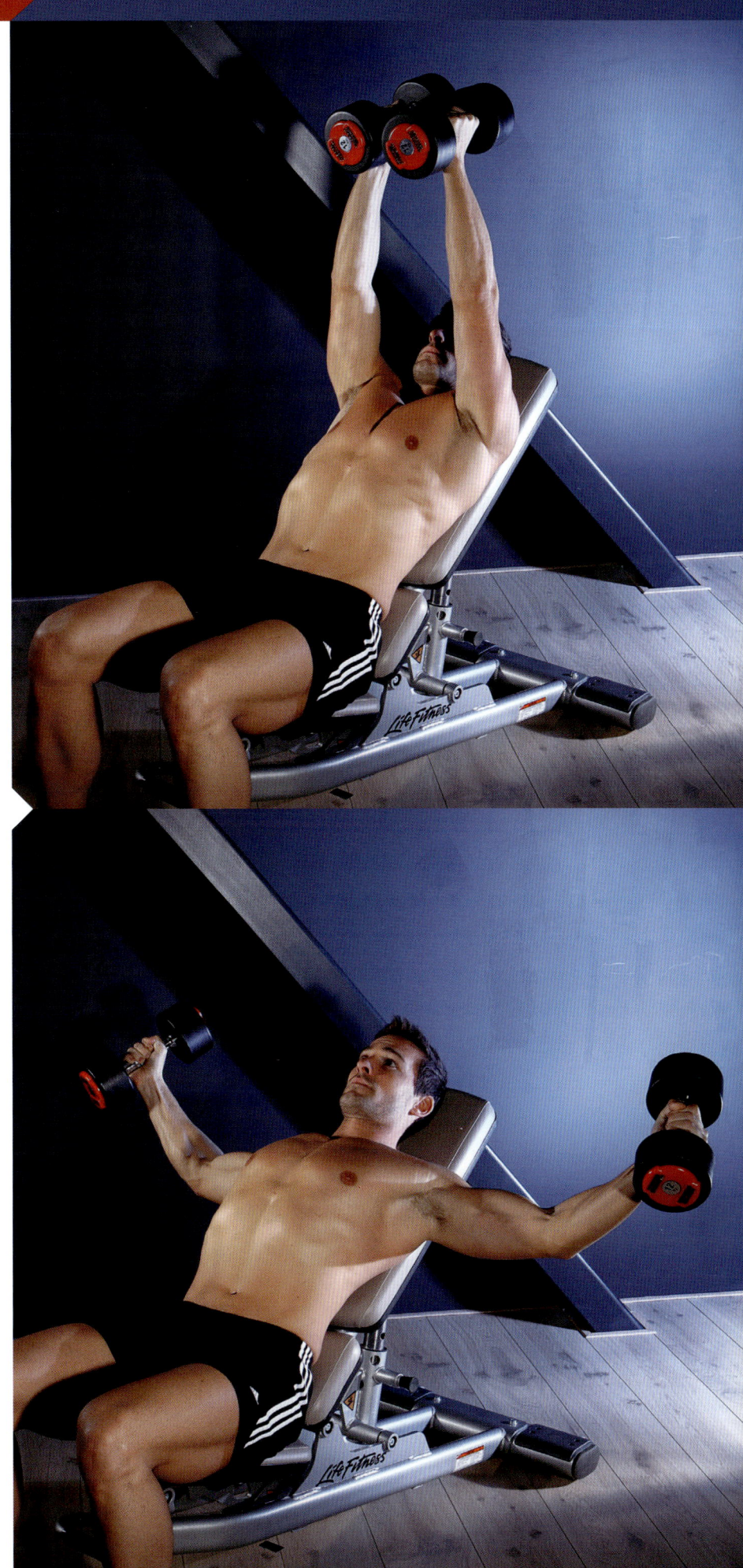

■ Ausgangsposition
- Neigen Sie eine Bank um ca. 30 bis 45 Grad.
- Halten Sie in jeder Hand eine Kurzhantel im neutralen Griff.
- Die Füße stehen schulterbreit auseinander, die Knie sind rechtwinklig gebeugt.
- Strecken Sie die Arme, die Ellbogen sind leicht gebeugt.

■ Ausführung
- Horizontale Abduktion der Arme, bis Sie die Dehnung im Bereich des großen Brustmuskels spüren.
- Horizontale Adduktion der Arme.

■ Atmung
- Während der horizontalen Abduktion einatmen.
- Während der horizontalen Adduktion ausatmen.

Primär beanspruchte Muskeln
- Vorderer Deltamuskel
- Hakenarmmuskel
- Unterschulterblattmuskel
- Kleiner und großer Brustmuskel, Schlüsselbein-Bereich

Sekundär beanspruchte Muskeln
- Großer Rückenmuskel
- Bizeps
- Vorderer Sägemuskel
- Knorrenmuskel
- Runder Einwärtsdreher
- Oberarmmuskel
- Großer Rundmuskel
- Fingerstrecker
- Trizeps: langer Kopf
- Trapezmuskel
- Oberarmspeichenmuskel
- Mittlerer Deltamuskel
- Oberflächlicher Fingerbeuger
- Ellenseitiger Handstrecker und –beuger
- Langer Hohlhandmuskel
- Speichenseitiger Handbeuger
- Innerer und äußerer schräger Bauchmuskel
- Gerader Bauchmuskel

Beanspruchte Gelenke
- Schultereckgelenk
- Ellbogen

TIPPS
- Das Seitheben auf der Schrägbank bietet eine hervorragende Möglichkeit, den Brustkorb auszudehnen. ·
- Bei maximaler Ausdehnung wird der Kopf gegen die Bank gedrückt.
- Kurzhanteln ermöglichen bei dieser Übung ein tieferes Absenken als eine Langhantel.
- Sie wissen, dass Ihr Brustkorb weit gedehnt ist, wenn Sie ein Ziehen im Bereich der Brustmuskeln spüren. Ist das der Fall, führen Sie die Arme wieder zusammen.

ACHTUNG
- In der Schräglage wird das Schultereckgelenk etwas stärker beansprucht. Es ist also wichtig, keine zu hohen Gewichte aufzulegen.

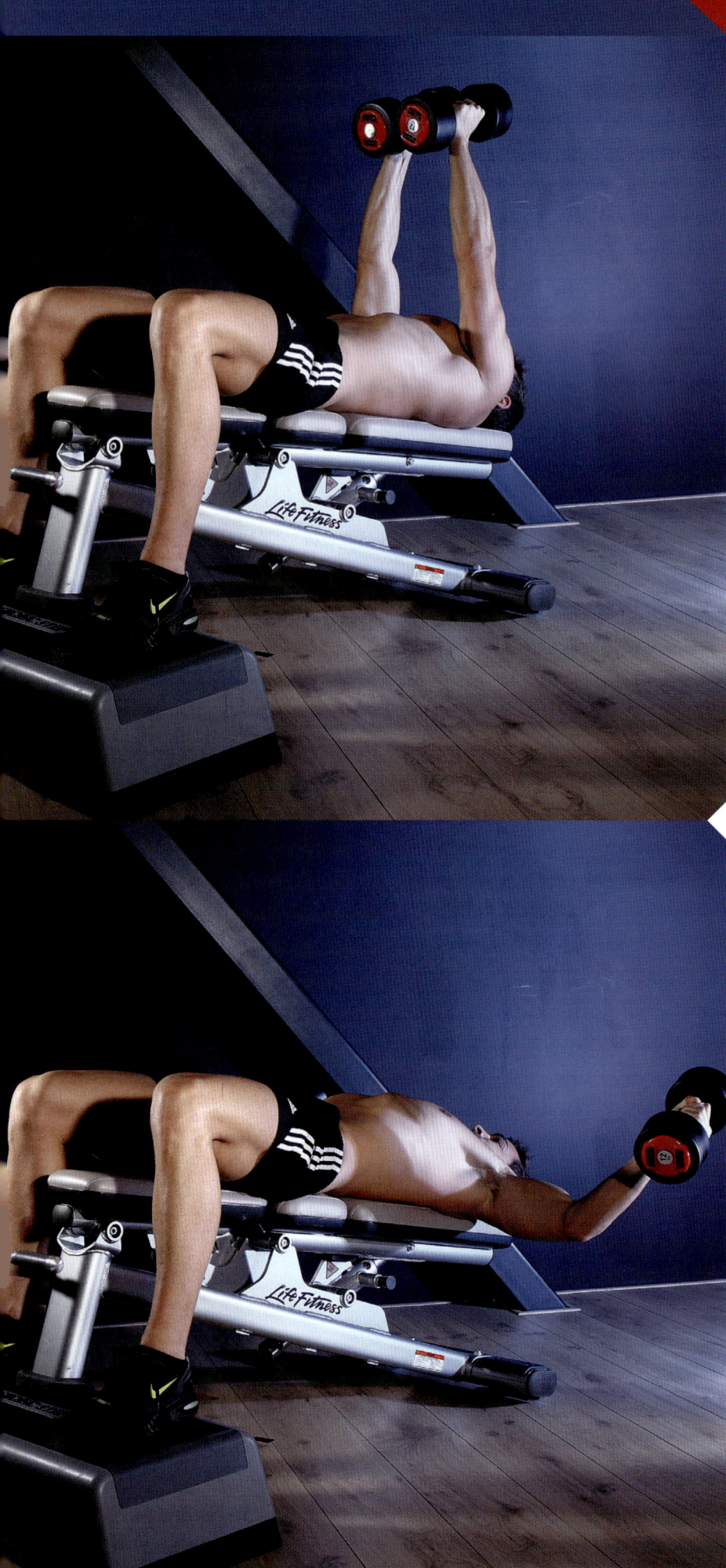

↗ Seitheben auf der Negativbank mit Kurzhanteln

■ Ausgangsposition
- Platzieren Sie eine Fußbank oder mehrere Gewichtsscheiben unter den vorderen Fuß einer Flachbank.
- Halten Sie in jeder Hand eine Kurzhantel im Obergriff, die Arme sind gestreckt, die Ellbogen leicht gebeugt.
- Die Füße stehen schulterbreit auseinander.

■ Ausführung
- Horizontale Abduktion der Arme, bis die Kurzhanteln sich auf derselben Höhe wie die Schultern befinden.
- Horizontale Adduktion der Arme.

■ Atmung
- Während der horizontalen Abduktion einatmen.
- Während der horizontalen Adduktion ausatmen.

Primär beanspruchte Muskeln
- Vorderer Deltamuskel   • Hakenarmmuskel
- Unterschulterblattmuskel
- Kleiner und großer Brustmuskel, Rippen-Bereich

Sekundär beanspruchte Muskeln
- Großer Rundmuskel   • Bizeps
- Vorderer Sägemuskel   • Knorrenmuskel
- Runder Einwärtsdreher   • Oberarmmuskel
- Großer Rückenmuskel   • Trapezmuskel
- Mittlerer Deltamuskel   • Fingerstrecker
- Trizeps: langer, innerer und seitlicher Kopf
- Oberarmspeichenmuskel
- Oberflächlicher Fingerbeuger
- Ellenseitiger Handstrecker und –beuger
- Speichenseitiger Handbeuger
- Langer Hohlhandmuskel
- Innerer und äußerer schräger Bauchmuskel
- Gerader Bauchmuskel

Beanspruchte Gelenke
- Schultereckgelenk

TIPPS
- Die Ellbogen befinden sich ohne Unterbrechung unterhalb der Hände, um die Dehnung der Brustmuskeln besser wahrnehmen zu können und gleichzeitig das Schultereckgelenk zu schonen.
- Wenn in Ihrem Studio keine spezielle Bank vorhanden ist, können Sie eine Negativbank für das Bauchtraining verwenden.

ACHTUNG
- Wie bei den anderen Seitheben-Übungen, ist es wichtig, sie langsam und nicht mit allzu schweren Gewichten auszuführen.

↗ Seitheben im Liegen an gegenüberliegenden Seilzügen

■ **Ausgangsposition**
- Stellen Sie eine Flachbank in die Mitte eines Rahmens mit gegenüberliegenden Seilzügen.
- Befestigen Sie einen Griff an jedem tiefen Seilzug.
- Halten Sie mit jeder Hand einen Griff im neutralen Griff.
- Legen Sie sich auf die Bank, die Füße stehen schulterbreit auseinander, die Knie sind rechtwinklig gebeugt.
- Halten Sie die Arme geöffnet, die Ellbogen sind leicht gebeugt und unterhalb der Hände.

■ **Ausführung**
- Horizontale Adduktion der Arme, bis die Griffe der Seilzüge sich berühren.
- Horizontale Abduktion der Arme, bis Sie die Dehnung des großen Brustmuskels spüren.

■ **Atmung**
- Während der horizontalen Adduktion ausatmen.
- Während der horizontalen Abduktion einatmen.

Primär beanspruchte Muskeln
- Vorderer Deltamuskel • Hakenarmmuskel
- Unterschulterblattmuskel
- Kleiner und großer Brustmuskel, Schlüsselbein-Bereich

Sekundär beanspruchte Muskeln
- Großer Rundmuskel • Bizeps
- Vorderer Sägemuskel • Knorrenmuskel
- Runder Einwärtsdreher • Oberarmmuskel
- Großer Rückenmuskel • Trapezmuskel
- Mittlerer Deltamuskel • Fingerstrecker
- Trizeps: langer, innerer und seitlicher Kopf
- Oberflächlicher Fingerbeuger
- Ellenseitiger Handstrecker und –beuger
- Speichenseitiger Handbeuger
- Innerer und äußerer schräger Bauchmuskel
- Gerader Bauchmuskel
- Oberarmspeichenmuskel
- Langer Hohlhandmuskel

Beanspruchte Gelenke
- Schultereckgelenk

- Der Seilzug sorgt im Vergleich zu Kurzhanteln für eine permanente Spannung.
- Überkreuzen Sie die Hände mit den hochgezogenen Seilzügen, erhöhen Sie die Kontraktion der Muskelfasern im Brustbein-Bereich des großen Brustmuskels.
- Wenn die Arme maximal geöffnet sind, müssen Sie ein Ziehen in den großen Brustmuskeln spüren, sollten aber keinen Schmerz empfinden.
- Die Ellbogen bleiben während der Ausführung der Übung durchgestreckt.

- Es ist unnötig, maximal hohe Gewichte für die Seilzüge zu wählen, da das Ziel darin besteht, eine perfekte Bewegung auszuführen, ohne die Arme zu beugen.

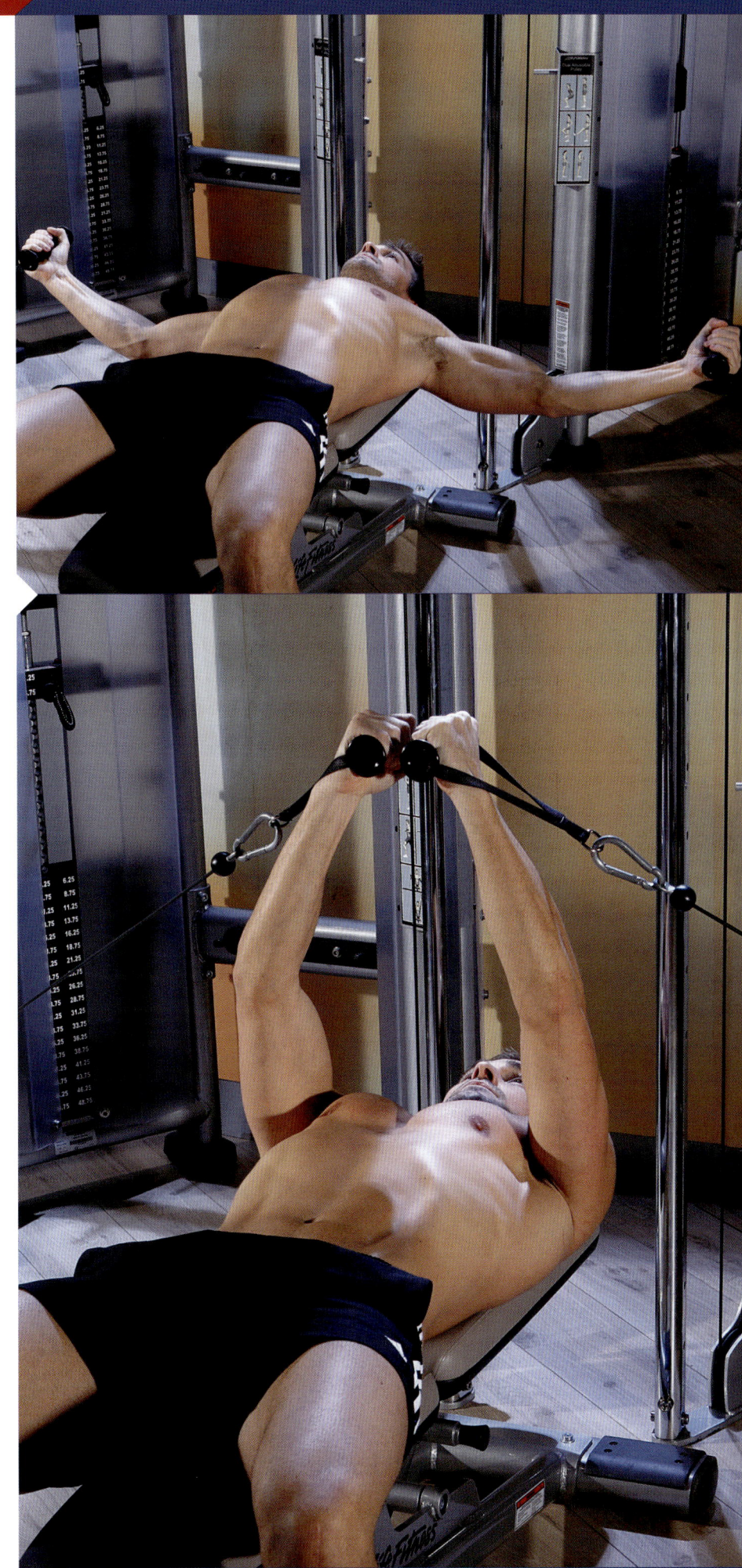

BRUST

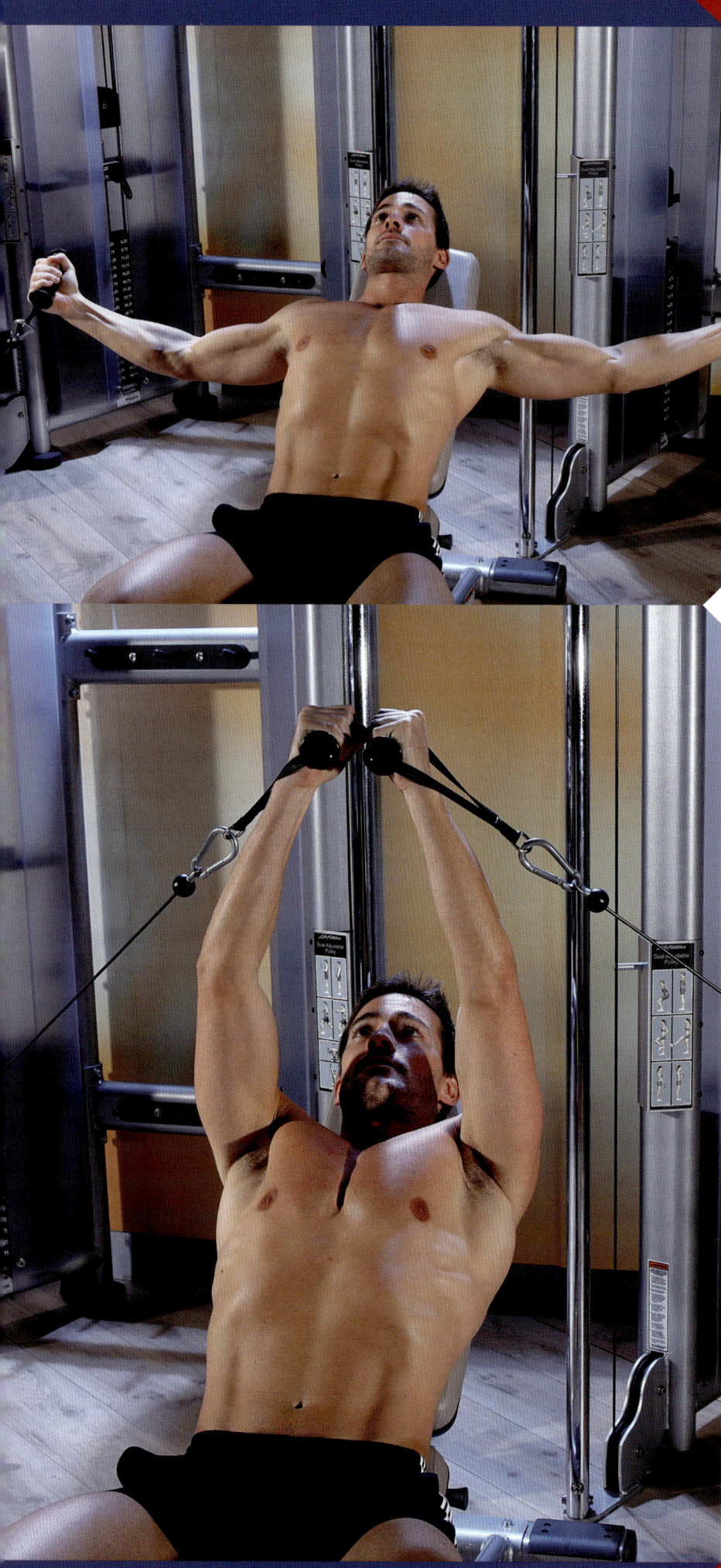

■ Ausgangsposition

- Stellen Sie eine um ca. 30 bis 45 Grad geneigte Flachbank in die Mitte des Rahmens mit Seilzügen.
- Halten Sie im neutralen Griff in jeder Hand den Griff eines tiefen Seilzugs, die Arme sind gestreckt, die Ellbogen leicht gebeugt.
- Die Füße stehen etwas auseinander, die Knie sind rechtwinklig gebeugt.

■ Ausführung

- Horizontale Adduktion der Arme.
- Sobald die Hände einander berühren, horizontale Abduktion der Arme.

■ Atmung

- Während der horizontalen Adduktion ausatmen.
- Während der horizontalen Abduktion einatmen.

Primär beanspruchte Muskeln
- Vorderer Deltamuskel • Hakenarmmuskel
- Unterschulterblattmuskel
- Kleiner und großer Brustmuskel, Schlüssel-bein-Bereich

Sekundär beanspruchte Muskeln
- Großer Rückenmuskel • Bizeps
- Vorderer Sägemuskel • Knorrenmuskel
- Runder Einwärtsdreher • Oberarmmuskel
- Großer Rundmuskel • Trapezmuskel
- Mittlerer Deltamuskel • Fingerstrecker
- Trizeps: langer, innerer und seitlicher Kopf
- Oberflächlicher Fingerbeuger
- Ellenseitiger Handstrecker und –beuger
- Speichenseitiger Handbeuger
- Innerer und äußerer schräger Bauchmuskel
- Gerader Bauchmuskel
- Oberarmspeichenmuskel
- Langer Hohlhandmuskel

Beanspruchte Gelenke
- Schultereckgelenk

TIPPS

- An den Seilzügen ausgeführt, wird der Schwierigkeitsgrad dieser Übung erheblich erhöht, da die Spannung permanent aufrechterhalten wird.
- Variiert man den Neigungswinkel der Bank, werden sämtliche Fasern des großen Brustmuskels stimuliert.
- Sind die Seilzüge oben, überkreuzen Sie die Unterarme, um die Kontraktion der Brustmuskeln zu erhöhen.

ACHTUNG

- Diese Übung eignet sich hervorragend, um den Brustkorb auszudehnen. Achten Sie jedoch in abgesenkter Position auf den Grad der Ausdehnung, da der große Brustmuskel dann stark gedehnt ist.

↗ Seitheben auf der Negativbank an gegenüberliegenden Seilzügen

■ Ausgangsposition

- Platzieren Sie mehrere Gewichtsscheiben oder eine Bank unter den vorderen Fuß einer Flachbank, um sie im Winkel von ca. 15 bis 30 Grad zu neigen.
- Halten Sie mit jeder Hand den Griff eines tiefen Seilzugs im neutralen Griff.
- Die Füße stehen auf dem Boden oder, falls Sie ein Hohlkreuz bilden, auf der Bank, die Knie sind rechtwinklig gebeugt.
- Die Arme sind gestreckt und gespreizt.

■ Ausführung

- Horizontale Adduktion der Arme.
- Horizontale Abduktion.

■ Atmung

- Während der horizontalen Adduktion ausatmen.
- Während der horizontalen Abduktion einatmen.

Primär beanspruchte Muskeln
- Vorderer Deltamuskel   • Hakenarmmuskel
- Unterschulterblattmuskel
- Kleiner und großer Brustmuskel, Rippen-Bereich

Sekundär beanspruchte Muskeln
- Großer Rückenmuskel   • Bizeps
- Vorderer Sägemuskel   • Knorrenmuskel
- Runder Einwärtsdreher   • Oberarmmuskel
- Großer Rundmuskel   • Trapezmuskel
- Mittlerer Deltamuskel   • Fingerstrecker
- Trizeps: langer, innerer und seitlicher Kopf
- Oberarmspeichenmuskel
- Oberflächlicher Fingerbeuger
- Ellenseitiger Handstrecker und -beuger Oberarmmuskel
- Speichenseitiger Handbeuger
- Innerer und äußerer schräger Bauchmuskel
- Gerader Bauchmuskel
- Langer Hohlhandmuskel

Beanspruchte Gelenke
- Schultereckgelenk

- Wenn es Ihnen nicht gelingt, die Füße auf dem Boden zu halten, stellen Sie sie entweder auf die Bank, oder beugen Sie die Knie, achten dabei jedoch darauf, die Füße nicht zu überkreuzen (das setzt den Meniskus unter Druck).
- Die negative Neigung der Bank hängt davon ab, wie Sie den Kontakt zur Bank halten können. Verzichten Sie auf einen Winkel, der größer ist als 45 Grad, es sei denn, ein Partner fixiert Ihre Beine.
- Überkreuzen Sie am Schluss der Bewegung die Unterarme, um die Kontraktion der Brustmuskeln zu verstärken.

- Diese Übung wird in der Vertikalen ausgeführt. Ein zu hohes Gewicht birgt das Risiko, dass Sie die Arme beugen oder nach vorne ziehen.

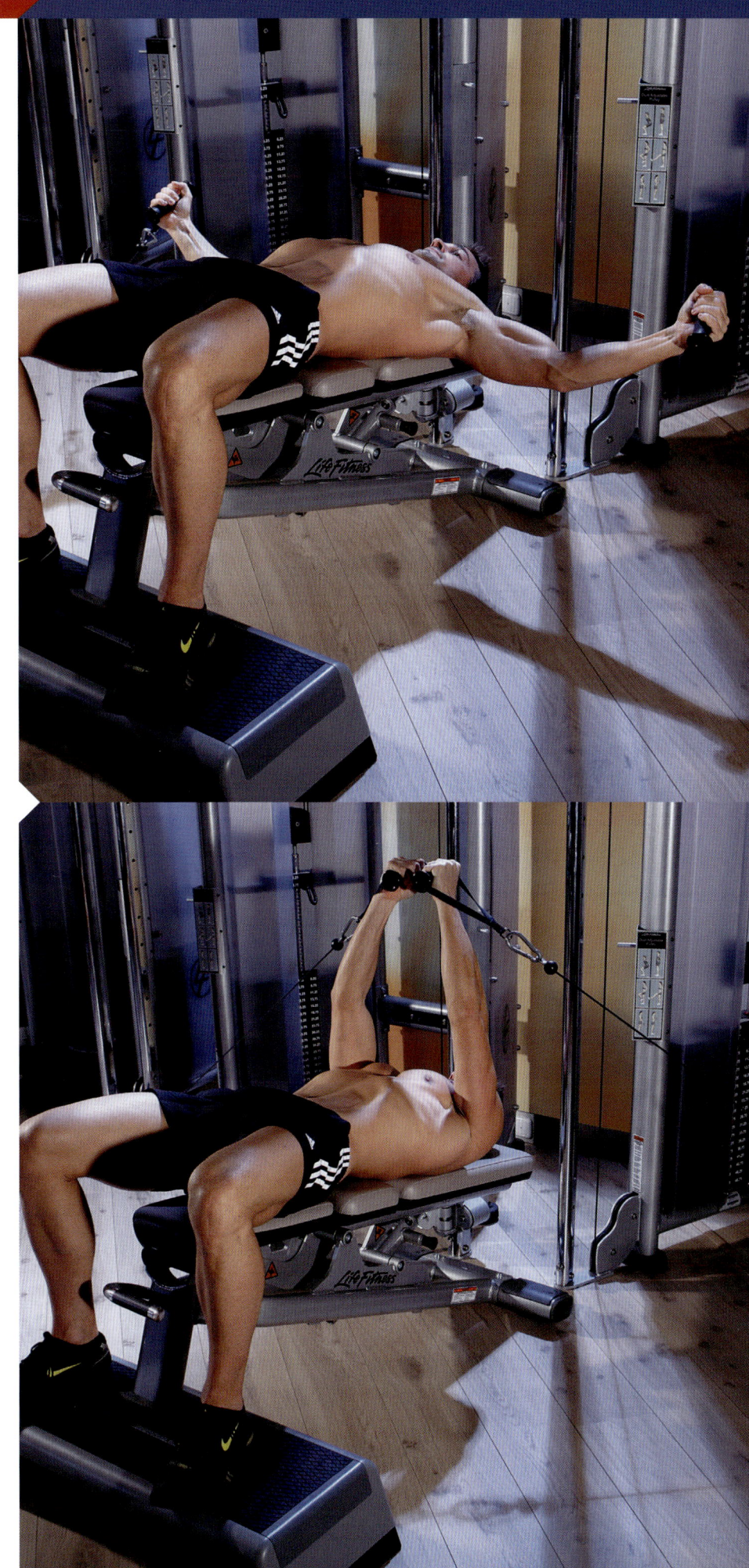

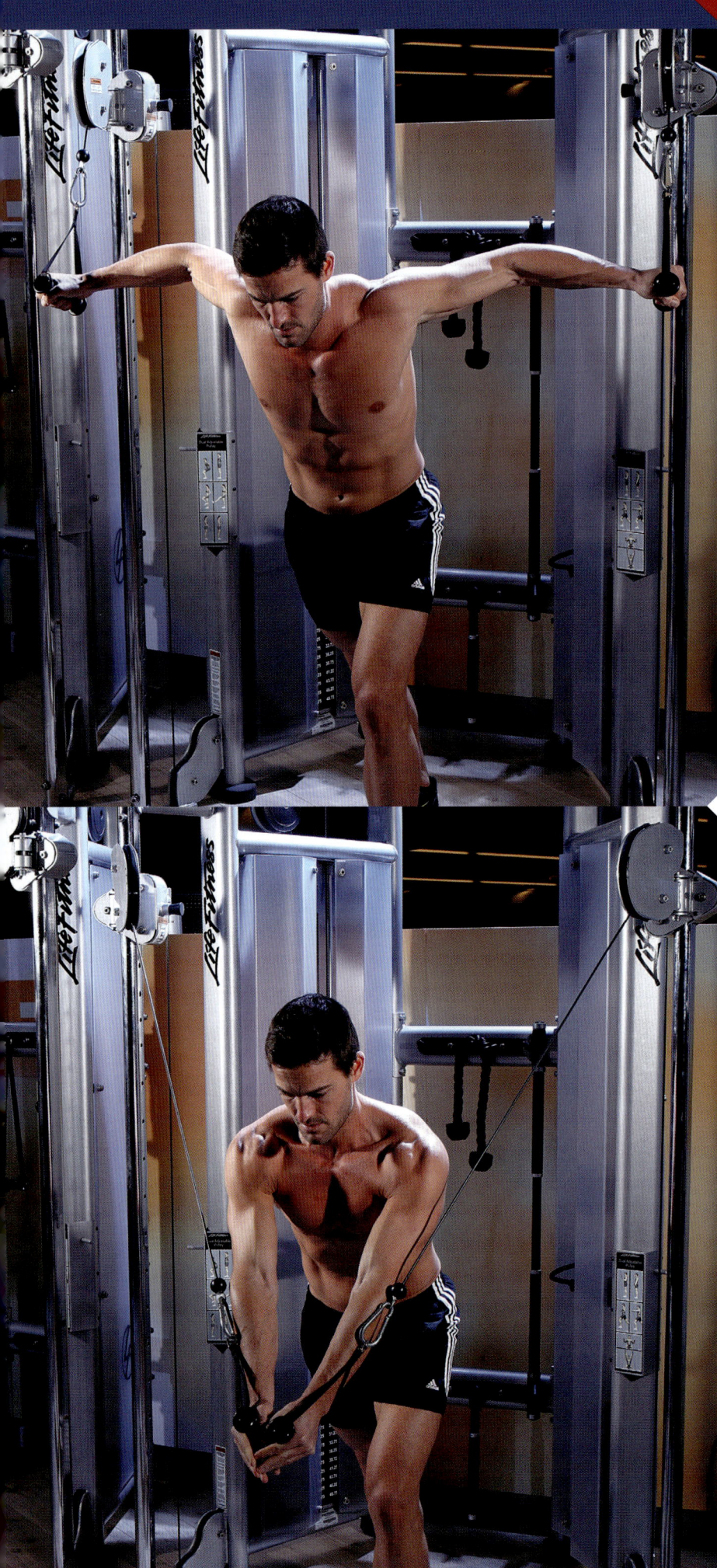

■ Ausgangsposition
- Sie stehen in der Mitte des Rahmens mit Seilzugen.
- Stellen Sie einen Fuß nach vorne, den anderen nach hinten.
- Halten Sie mit jeder Hand den Griff eines hohen Seilzugs im neutralen Griff.
- Beugen Sie den Oberkörper um ca. 45 Grad nach vorne.
- Die Arme sind geöffnet und gestreckt, die Ellbogen leicht gebeugt.

■ Ausführung
- Horizontale Adduktion der Arme.
- Horizontale Abduktion, bis Sie bei vollständig geöffneten Armen die Dehnung des großen Brustmuskels spüren.

■ Atmung
- Während der horizontalen Adduktion ausatmen.
- Während der horizontalen Abduktion einatmen.

Primär beanspruchte Muskeln
- Vorderer Deltamuskel
- Hakenarmmuskel
- Unterschulterblattmuskel
- Kleiner und großer Brustmuskel, Schlüsselbein-Rippen-Bereich

Sekundär beanspruchte Muskeln
- Großer Rückenmuskel
- Bizeps
- Vorderer Sägemuskel
- Knorrenmuskel
- Runder Einwärtsdreher
- Oberarmmuskel
- Großer Rundmuskel
- Trapezmuskel
- Gerader Bauchmuskel
- Fingerstrecker
- Mittlerer und hinterer Deltamuskel
- Trizeps: langer, innerer und seitlicher Kopf
- Oberarmspeichenmuskel
- Oberflächlicher Fingerbeuger
- Ellenseitiger Handstrecker und –beuger Oberarmmuskel
- Speichenseitiger Handbeuger
- Innerer und äußerer schräger Bauchmuskel
- Langer Hohlhandmuskel

Beanspruchte Gelenke
- Schultereckgelenk

TIPPS
- Der Rücken wird während der gesamten Ausführung der Bewegung nicht bewegt.
- Variieren Sie den Neigungswinkel des Oberkörpers.
- Überkreuzen Sie die Unterarme, um die Kontraktion zu erhöhen.
- Wenn Sie möchten, können Sie die Füße auch nebeneinanderstellen (statt hintereinander). Sie können so Ihr Gleichgewicht verbessern, ohne die Intensität der Kontraktion der Brustmuskeln in irgendeiner Form zu verändern.

ACHTUNG
- Die Ellbogen bleiben durchgedrückt und werden nicht gebeugt. Ist das der Fall, sind Sie entweder erschöpft oder haben zu hohe Gewichte gewählt.

↗ Überzüge mit Kurzhantel

■ Ausgangsposition
- Legen Sie sich auf eine Flachbank.
- Halten Sie eine Kurzhantel mit beiden Händen.
- Die Beine sind gebeugt, die Füße stehen schulterbreit auseinander, die Knie sind rechtwinklig gebeugt.
- Strecken Sie die Arme senkrecht nach oben, die Ellbogen sind leicht gebeugt.

■ Ausführung
- Anteversion der Arme.
- Sind die Arme parallel zum Boden, Retroversion, die Kurzhantel wird bis senkrecht über das Brustbein zurückgeführt.

■ Atmung
- Während der Anteversion einatmen.
- Während der Retroversion ausatmen.

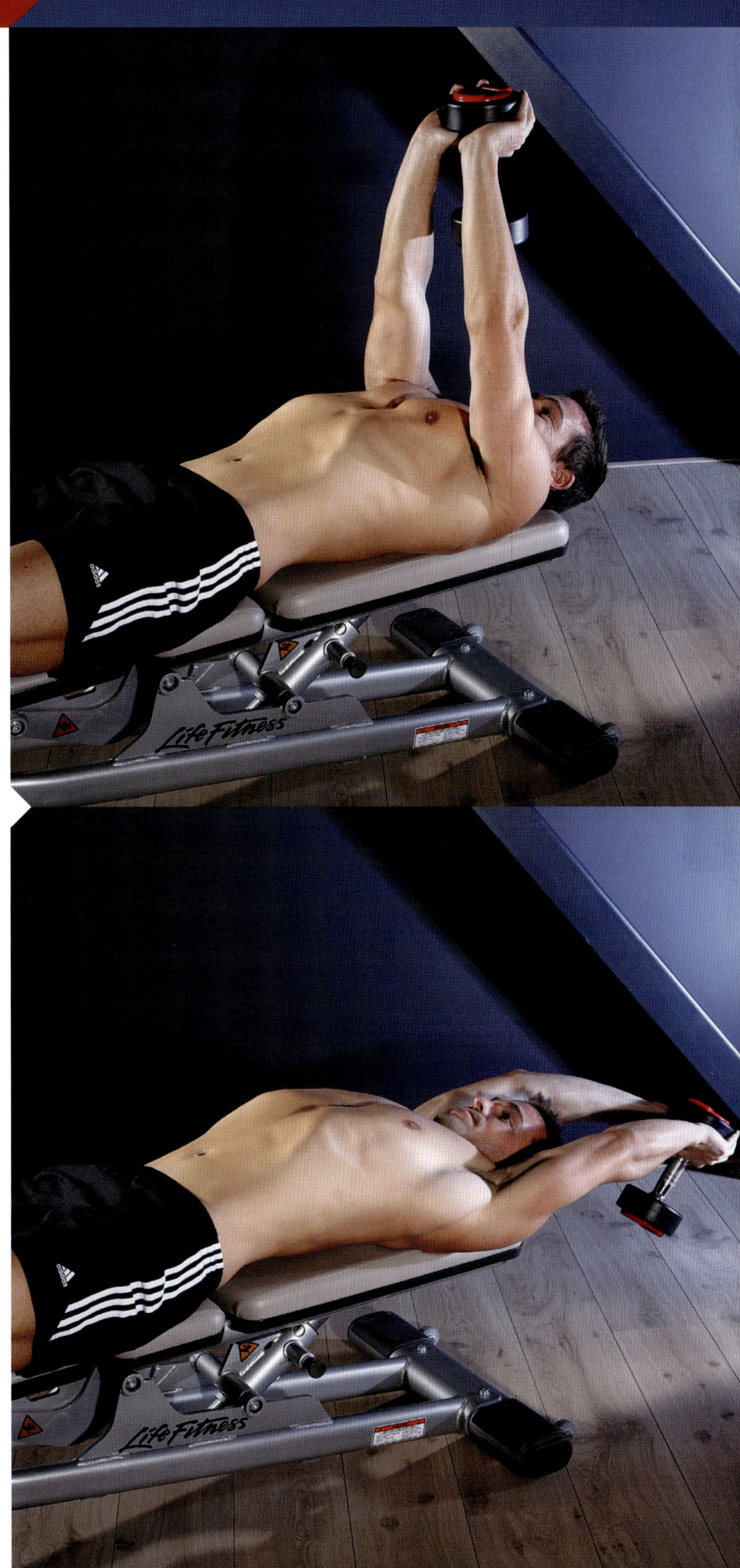

Primär beanspruchte Muskeln
- Vorderer Sägemuskel ● Großer Brustmuskel
- Großer Rückenmuskel
- Trizeps: langer, innerer und seitlicher Kopf
- Innerer und äußerer schräger Bauchmuskel

Sekundär beanspruchte Muskeln
- Kleiner Brustmuskel ● Trapezmuskel
- Kleiner Rundmuskel ● Bizeps
- Gerader Bauchmuskel ● Knorrenmuskel
- Deltamuskel ● Rautenmuskel
- Untergrätenmuskel ● Fingerstrecker
- Hakenarmmuskel ● Oberarmmuskel
- Oberarmspeichenmuskel
- Ellenseitiger Handstrecker und –beuger
- Kurzer und langer speichenseitiger Handstrecker

Beanspruchte Gelenke
- Schultereckgelenk

TIPPS
- Von der abgesenkten Position bis zu einem Winkel von ca. 80 Grad wird der große Brustmuskel stark beansprucht; ab diesem Winkel übernimmt der große Rückenmuskel die Arbeit.
- Sie können die Bewegung auch quer auf einer Flachbank liegend ausführen (Kopf und Schultern auf der Bank). Ziel ist es, das Becken nicht zu bewegen, damit es sich nicht hebt, wenn Sie die Hantel absenken.
- Stellen Sie sich die Kurzhantel als Kugelschreiber vor, mit dem sie einen größtmöglichen kreisförmigen Bogen in die Luft zeichnen wollen.

ACHTUNG
- Das Becken muss permanent mit der Liege in Kontakt bleiben, vor allem in abgesenkter Position.

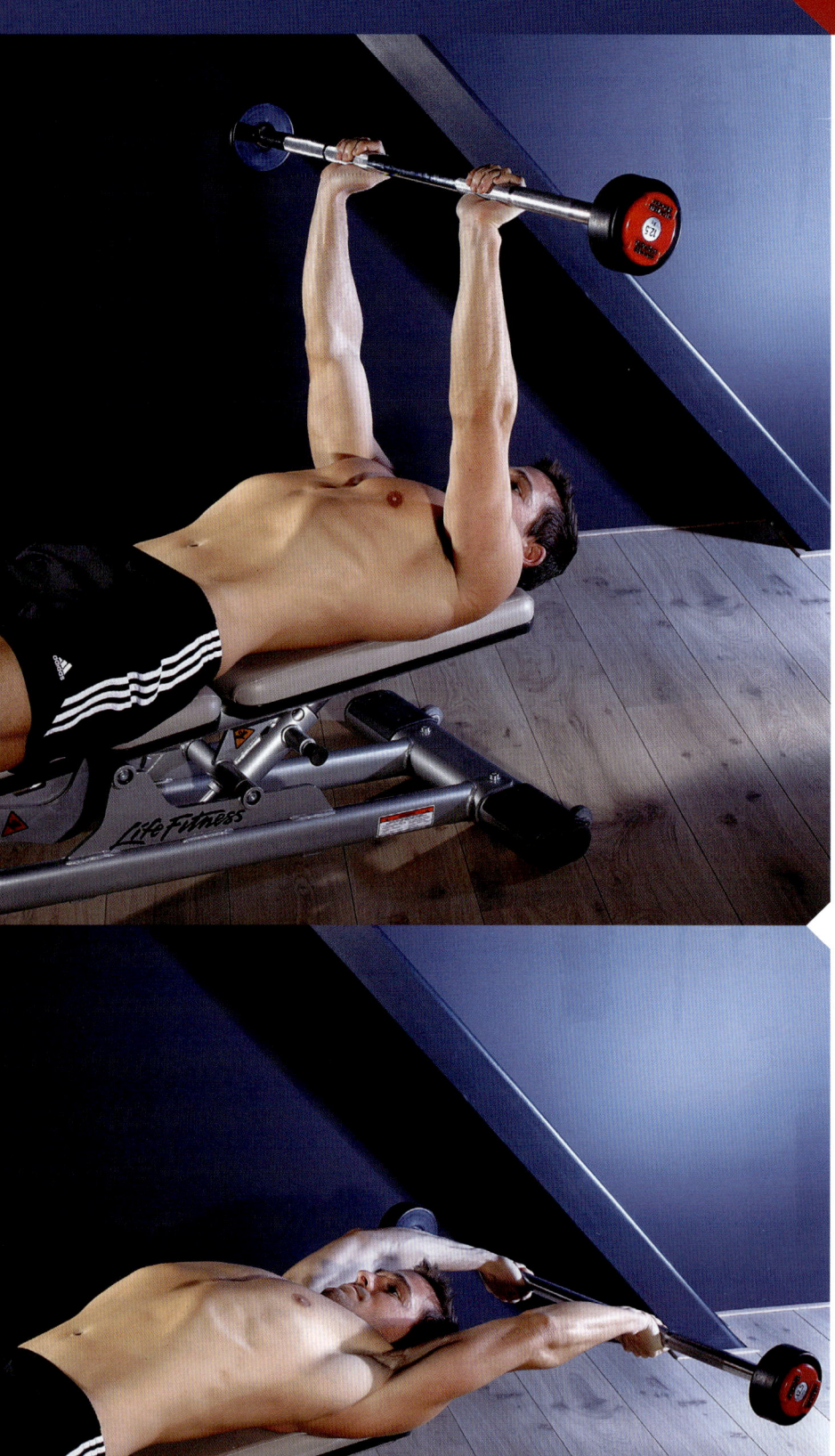

Ausgangsposition
- Legen Sie sich auf eine Flachbank.
- Halten Sie eine Langhantel oder eine SZ-Stange im Obergriff.
- Die Beine sind gebeugt, die Füße schulterbreit auseinander, die Knie rechtwinklig gebeugt.
- Strecken Sie die Arme senkrecht nach oben, die Ellbogen sind leicht gebeugt, die Hände schulterbreit auseinander.

Ausführung
- Anteversion der Arme.
- Sind die Arme parallel zum Boden, Retroversion, die Langhantel wird bis über das Brustbein zurückgeführt.

Atmung
- Während der Anteversion einatmen.
- Während der Retroversion ausatmen.

Primär beanspruchte Muskeln
- Großer Brustmuskel • Vorderer Sägemuskel
- Großer Rückenmuskel
- Trizeps: langer, innerer und seitlicher Kopf
- Innerer und äußerer schräger Bauchmuskel

Sekundär beanspruchte Muskeln
- Kleiner Brustmuskel
- Trapezmuskel
- Untergrätenmuskel
- Deltamuskel
- Kleiner Rundmuskel
- Bizeps
- Rautenmuskel
- Hakenarmmuskel
- Fingerstrecker
- Oberarmmuskel
- Oberarmspeichenmuskel
- Knorrenmuskel
- Gerader Bauchmuskel
- Kurzer und langer speichenseitiger Handstrecker
- Ellenseitiger Handstrecker und -beuger

Beanspruchte Gelenke
- Schultereckgelenk

- Verglichen mit der Kurzhantel wird hier allein durch die einfache Tatsache, dass die Hände voneinander entfernt sind, die Schwierigkeit erheblich gesteigert.
- Dank dieser Übung wird die Ausdehnung des Brustkorbs erhöht.
- Das Becken bleibt auf der Bank.

- Falls Sie die Arme in abgesenkter Position beugen, sind die Gewichte zu schwer.

TIPPS

ACHTUNG

Ausgangsposition

- Stellen Sie eine Flachbank als Verlängerung eines tiefen Seilzugs auf.
- Ersetzen Sie den Griff durch eine kurze Stange oder ein Seil.
- Legen Sie sich auf die Bank und halten Sie die kurze Stange (das Seil). Das Gewicht ist in der Schwebe, die Arme sind in der Horizontalen.
- Die Füße auf dem Boden stehen schulterbreit auseinander, die Knie sind rechtwinklig gebeugt.

Ausführung

- Retroversion der Arme.
- Ist die Stange senkrecht über dem Brustbein angekommen, Anteversion der Arme, ohne das Gewicht abzulegen.

Atmung

- Während der Retroversion ausatmen.
- Während der Anteversion einatmen.

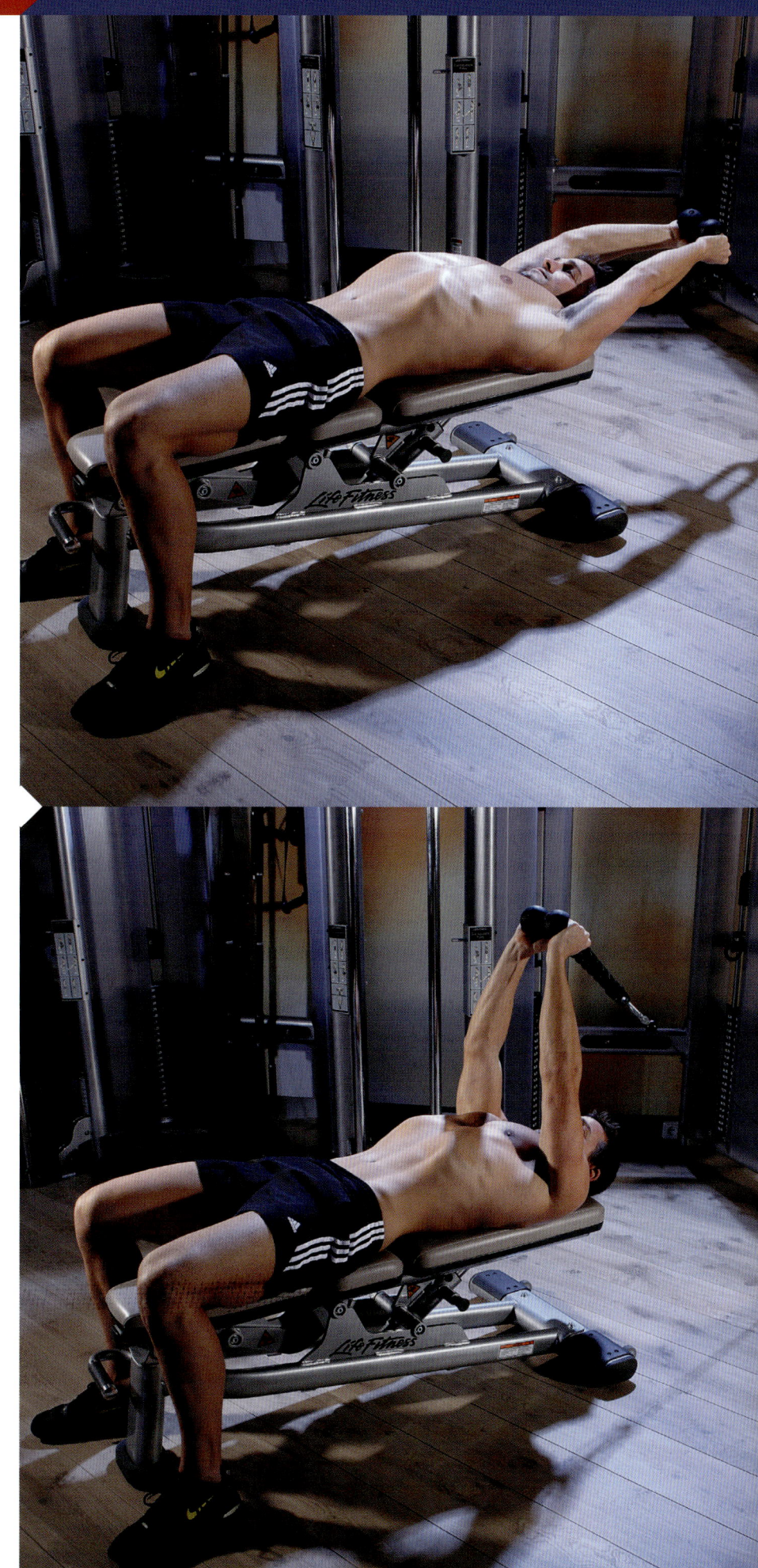

Primär beanspruchte Muskeln
- Großer Brustmuskel
- Vorderer Sägemuskel
- Großer Rückenmuskel
- Trizeps: langer, innerer und seitlicher Kopf
- Innerer und äußerer schräger Bauchmuskel

Sekundär beanspruchte Muskeln
- Trapezmuskel
- Kleiner Brustmuskel
- Kleiner Rundmuskel
- Untergrätenmuskel
- Oberarmmuskel
- Gerader Bauchmuskel
- Oberarmspeichenmuskel
- Kurzer und langer speichenseitiger Handstrecker
- Ellenseitiger Handstrecker und –beuger
- Fingerstrecker
- Bizeps
- Deltamuskel
- Rautenmuskel
- Knorrenmuskel
- Hakenarmmuskel

Beanspruchte Gelenke
- Schultereckgelenk

TIPPS

- Überzüge am tiefen Seilzug erzeugen eine permanente Spannung, die man mit einer Lang- oder Kurzhantel nicht erreichen kann. Zögern Sie nicht, diese Variante auszuprobieren.
- Befinden sich die Arme in abgesenkter Position, muss das Seil am Seilzug gespannt sein.
- Sie können die Bewegung auch quer auf einer Flachbank liegend ausführen (Kopf und Schultern auf der Bank), dürfen aber das Becken nicht bewegen.
- Die Ellbogen werden nicht bewegt, um zu vermeiden, dass der Trizeps die Arbeit übernimmt.

ACHTUNG

- Wenn Sie ein zu hohes Gewicht auflegen, laufen Sie Gefahr, Ihre Unterarme zu beugen.

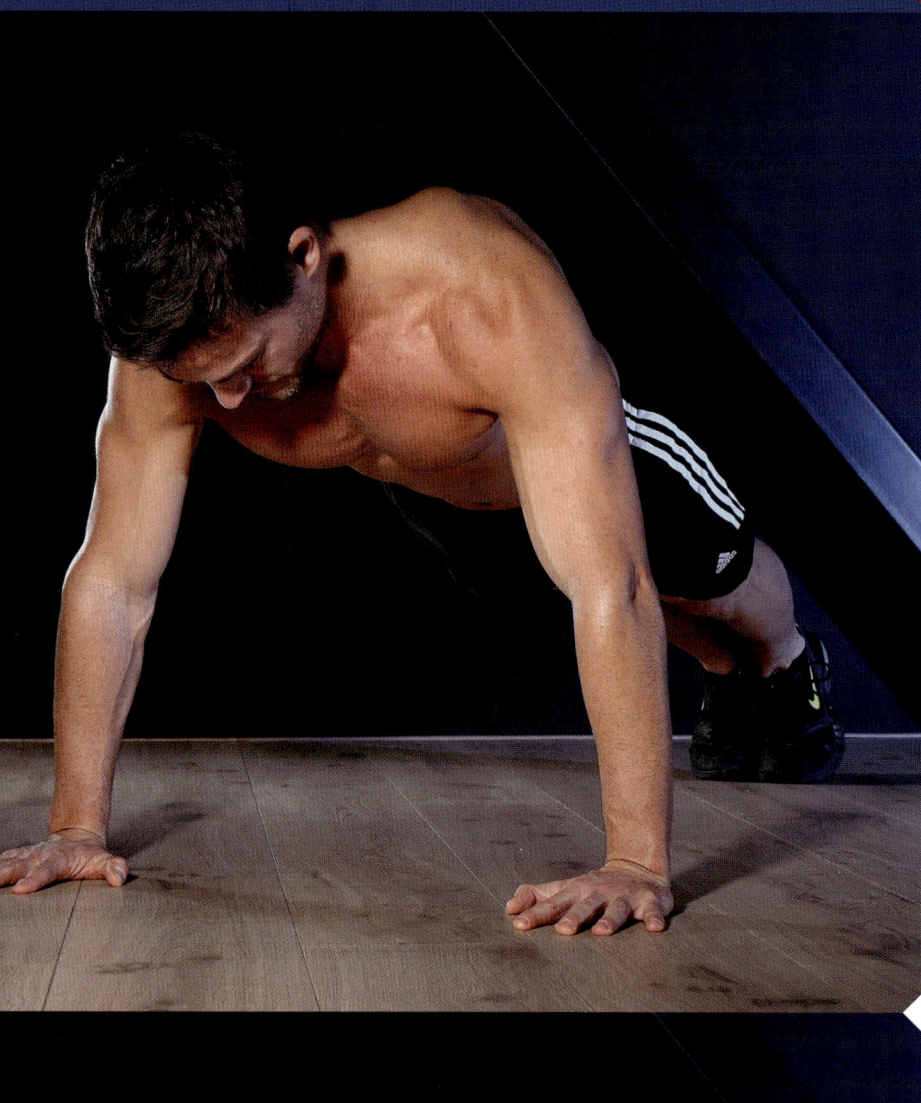

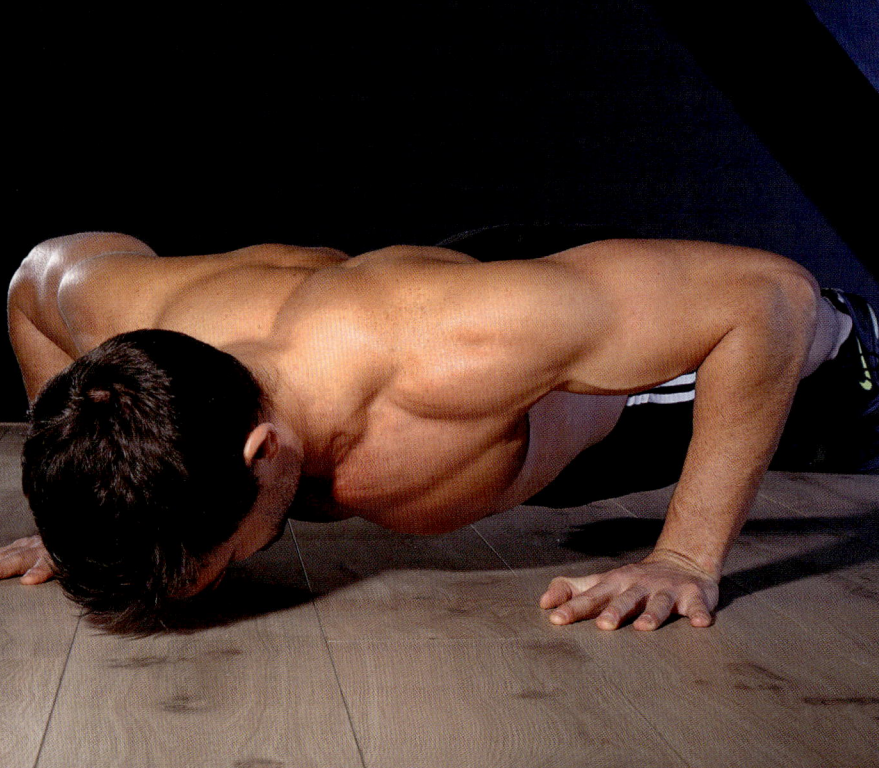

◼ Ausgangsposition

- Legen Sie sich mit dem Gesicht nach unten auf den Boden.
- Stellen Sie die Hände etwas mehr als schulterbreit auseinander auf.
- Die Arme sind gestreckt, die Ellbogen leicht gebeugt.
- Die Beine sind gestreckt, die Füße in der Breite des Beckens aufgestellt.
- Der Kopf bildet die Verlängerung des Rückens, der Blick ist auf den Boden gerichtet.

◼ Ausführung

- Horizontale Abduktion der Arme und Beugung der Unterarme.
- Horizontale Adduktion der Arme und Streckung der Unterarme.

◼ Atmung

- Während der Beugung einatmen.
- Während der Streckung ausatmen.

Primär beanspruchte Muskeln
- Großer Brustmuskel
- Vorderer Deltamuskel
- Trizeps: langer, innerer und seitlicher Kopf
- Unterschulterblattmuskel
- Knorrenmuskel
- Hakenarmmuskel

Sekundär beanspruchte Muskeln
- Vorderer Sägemuskel
- Runder Einwärtsdreher
- Oberarmmuskel
- Speichenseitiger Handbeuger
- Ellenseitiger Handstrecker
- Gerader Bauchmuskel
- Großer Rückenmuskel
- Mittlerer und hinterer Deltamuskel
- Innerer und äußerer schräger Bauchmuskel
- Oberarmspeichenmuskel
- Trapezmuskel
- Bizeps
- Fingerstrecker

Beanspruchte Gelenke
- Schultereckgelenk
- Ellbogen

TIPPS

- Im Gegensatz zu den Übungen, für die Trainingsgeräte benötigt werden, können Liegestütze überall ausgeführt werden.
- Dafür ist die Wahl des Gewichts begrenzt (Eigengewicht des Körpers).
- Bitten Sie einen Partner, Gewichtsscheiben auf Ihre Schulterblätter zu legen, um die Bewegung zu intensivieren.
- Wenn Sie einen Fuß auf den anderen stellen (nur ein Fuß als Stütze), erhöhen Sie den Schwierigkeitsgrad, weil das Gleichgewicht schwerer zu halten ist.

ACHTUNG

- Wenn Sie die Arme strecken, muss das Becken auf der Höhe der Körperachse bleiben. Sie dürfen kein Hohlkreuz bilden.

↗ Negativer Liegestütz mit gestreckten Beinen

Ausgangsposition
- Stellen Sie mit dem Gesicht nach unten Ihre Füße beckenbreit auseinander auf eine Bank.
- Stellen Sie die Hände etwas mehr als schulterbreit auseinander auf.
- Die Arme sind gestreckt, die Ellbogen leicht gebeugt.

Ausführung
- Horizontale Abduktion der Arme und Beugung der Unterarme.
- Horizontale Adduktion der Arme und Streckung der Unterarme.

Atmung
- Während der Beugung einatmen.
- Während der Streckung ausatmen.

Primär beanspruchte Muskeln
- Großer Brustmuskel
- Knorrenmuskel
- Trizeps: langer, innerer und seitlicher Kopf
- Hakenarmmuskel
- Unterschulterblattmuskel
- Vorderer Deltamuskel

Sekundär beanspruchte Muskeln
- Trapezmuskel
- Bizeps
- Vorderer Sägemuskel
- Oberarmmuskel
- Runder Einwärtsdreher
- Fingerstrecker
- Großer Rückenmuskel, Schlüsselbein-Anteil
- Mittlerer und hinterer Deltamuskel
- Oberarmspeichenmuskel
- Ellenseitiger Handstrecker
- Speichenseitiger Handbeuger
- Innerer und äußerer schräger Bauchmuskel
- Gerader Bauchmuskel

Beanspruchte Gelenke
- Schultereckgelenk
- Ellbogen

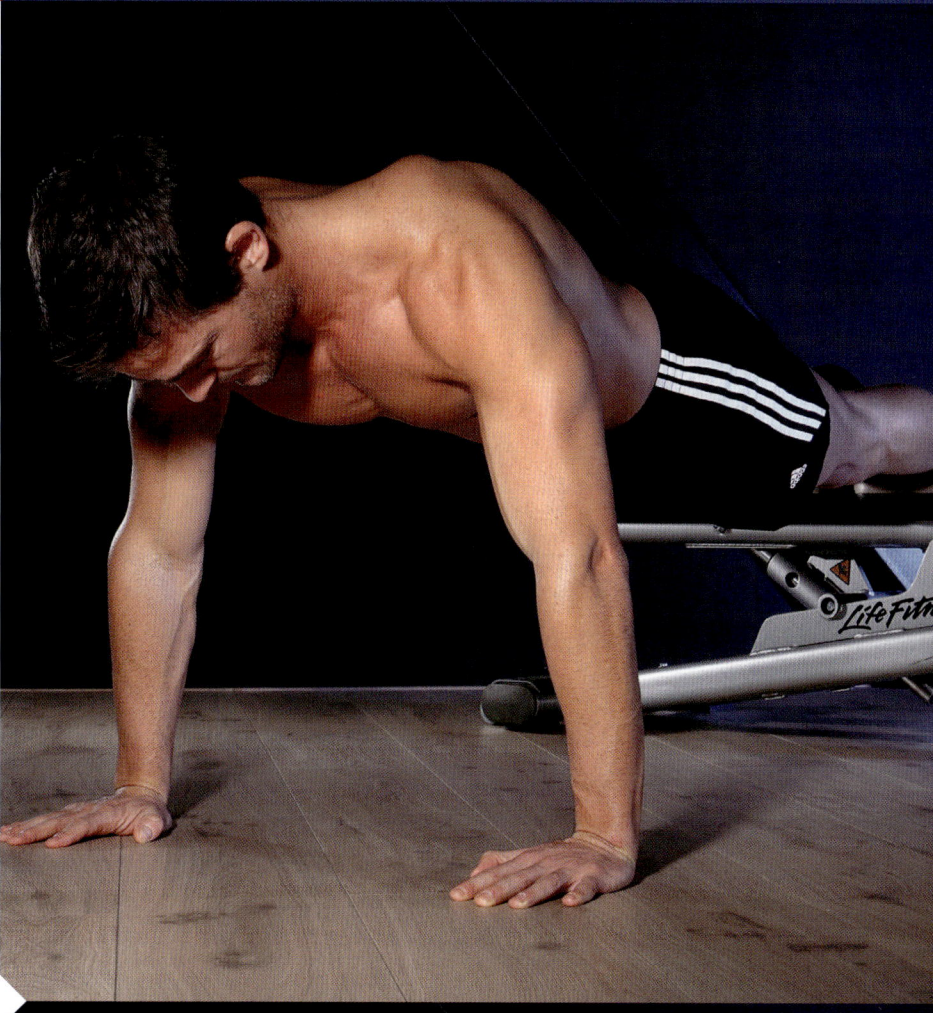
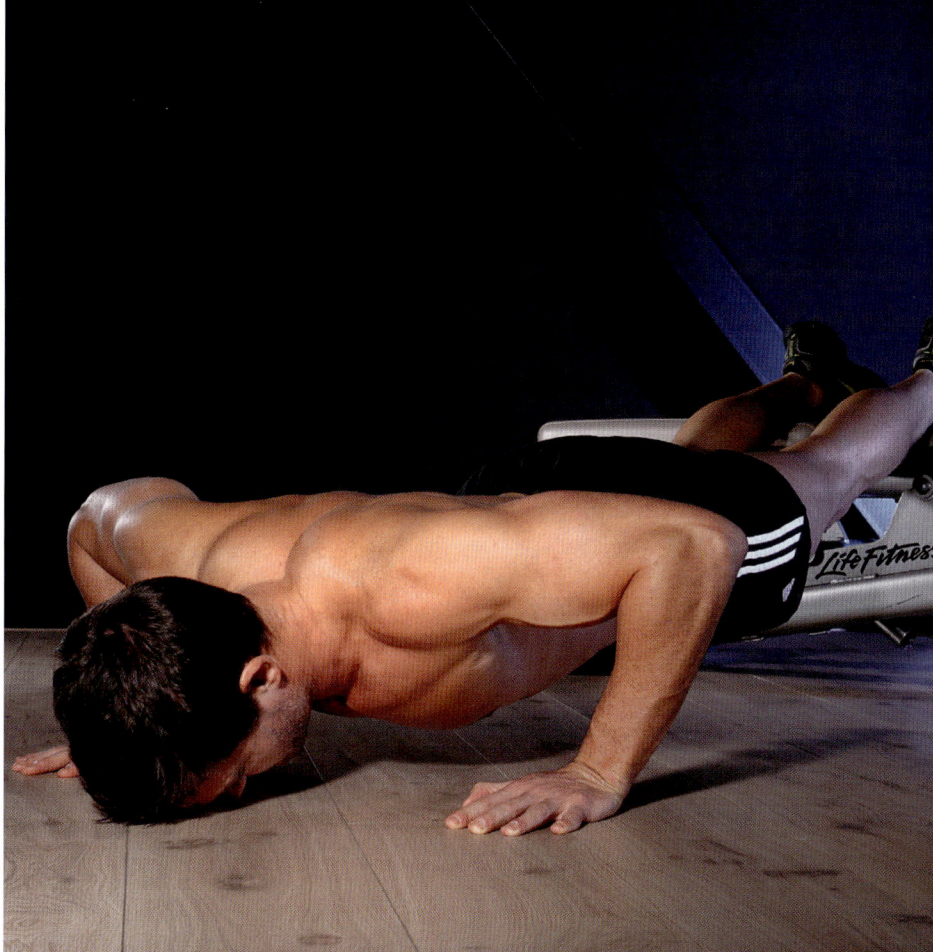

TIPPS
- Die negative Neigung verstärkt die Arbeit des Schlüsselbein-Anteils des großen Brustmuskels.
- Je größer die negative Neigung, umso stärker wird der vordere Bereich des großen Brustmuskels beansprucht.
- Die Beine bleiben während der Ausführung der Bewegung gestreckt.
- Die Oberschenkel bilden die Verlängerung der Wirbelsäule.

ACHTUNG
- Dadurch, dass die Füße erhöht sind, besteht ein größeres Risiko, ein Hohlkreuz im Lendenbereich zu bilden. Es ist also wichtig, die Bauch- und unteren Rückenmuskeln anzuspannen.
- Ihr Blick bleibt ununterbrochen auf den Boden gerichtet, um die Gefahr, die Halswirbel unter Druck zu setzen, zu verringern.

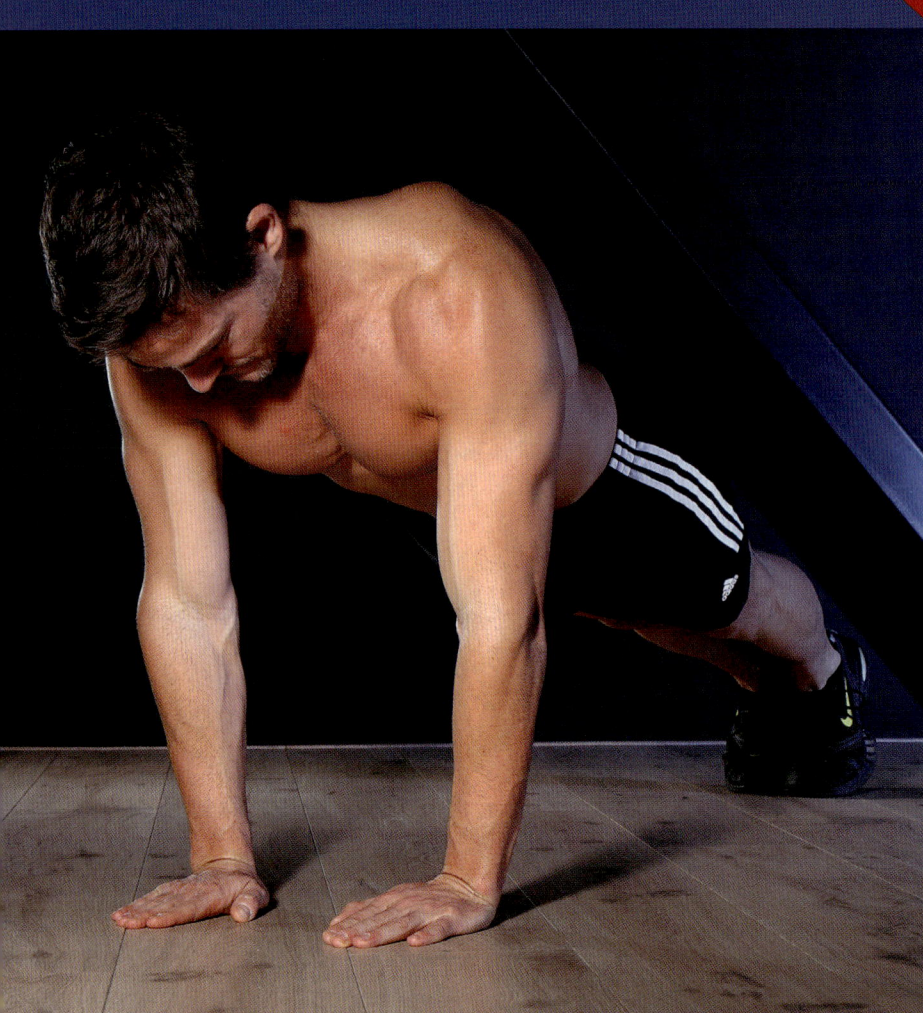

Ausgangsposition

- Legen Sie sich mit dem Gesicht nach unten auf den Boden, die Hände im Abstand von ca. 10 bis 30 cm.
- Der Rücken ist gerade, die Beine sind gestreckt, die Füße in der Breite des Beckens aufgestellt.
- Die Arme sind gestreckt, die Ellbogen leicht gebeugt.
- Der Blick ist auf den Boden gerichtet.

Ausführung

- Horizontale Abduktion der Arme und Beugung der Unterarme.
- Horizontale Adduktion der Arme und Streckung der Unterarme.

Atmung

- Während der Beugung einatmen.
- Während der Streckung ausatmen.

Primär beanspruchte Muskeln
- Vorderer Deltamuskel
- Knorrenmuskel
- Unterschulterblattmuskel
- Hakenarmmuskel
- Großer Brustmuskel, Schlüsselbein-Anteil
- Trizeps: langer, innerer und seitlicher Kopf

Sekundär beanspruchte Muskeln
- Trapezmuskel
- Bizeps
- Vorderer Sägemuskel
- Oberarmmuskel
- Runder Einwärtsdreher
- Fingerstrecker
- Gerader Bauchmuskel
- Großer Rückenmuskel
- Mittlerer und hinterer Deltamuskel
- Ellenseitiger Handstrecker
- Speichenseitiger Handbeuger
- Innerer und äußerer schräger Bauchmuskel
- Oberarmspeichenmuskel

Beanspruchte Gelenke
- Schultereckgelenk
- Ellbogen

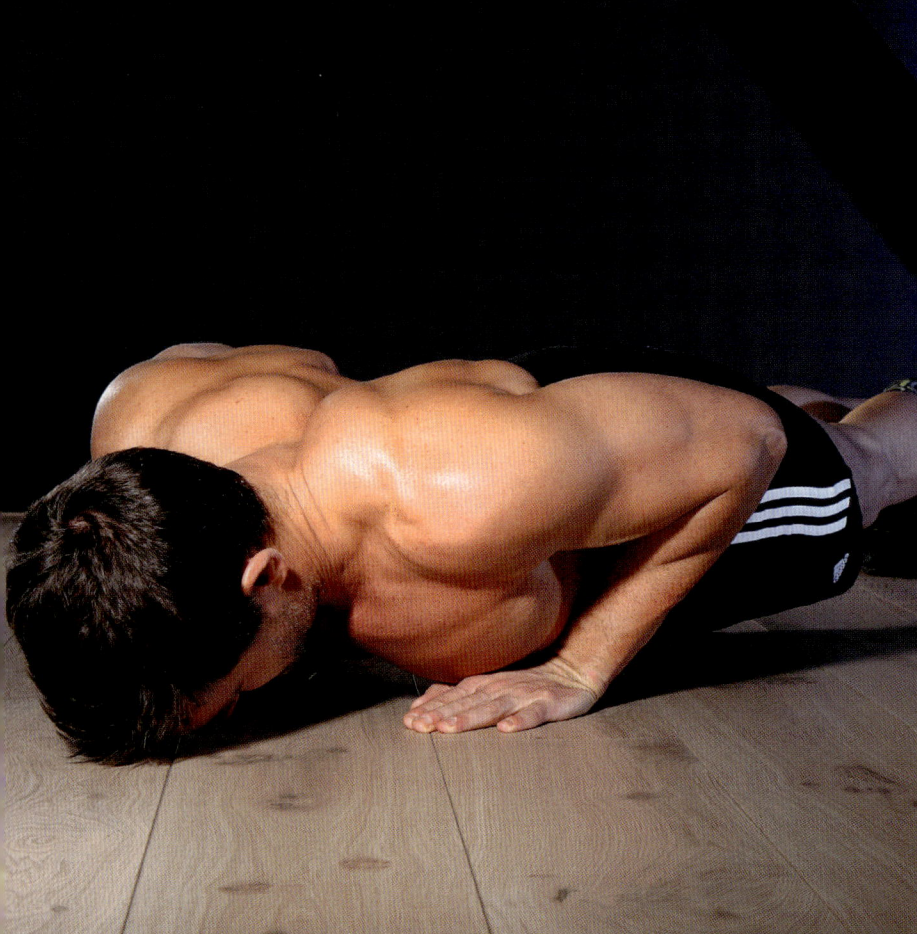

- Oberkörper und Oberschenkel bilden eine gerade Linie und werden wie ein einziger Block bewegt. Achtung: Während der Aufwärtsbewegung hat man die Tendenz, den Oberkörper schneller zu heben als das Becken. Folge: ein mögliches Hohlkreuz.
- Mit eng nebeneinander aufgestellten Händen wird der Trizeps stärker beansprucht, die Übung ist also intensiver als in der klassischen Position. Wenn Sie die Intensität etwas verringern möchten, vergrößern Sie den Abstand zwischen den Händen und/oder zwischen den Füßen.
- In abgesenkter Position sind die Hände in Kontakt mit dem Brustkorb.

- Halten Sie den Blick immer auf den Boden gerichtet, damit kein Druck auf die Halswirbel entstehen kann.

TIPPS

ACHTUNG

↗ Negativer Liegestütz mit eng aufgestellten Händen

■ Ausgangsposition
- Stützen Sie sich auf den Händen ab und stellen Sie Ihre Zehen auf eine Bank, die Füße beckenbreit auseinander, die Beine sind gestreckt.
- Die Arme sind gestreckt, die Hände im Abstand von 10 bis 30 cm voneinander aufgestellt, die Ellbogen leicht gebeugt.

■ Ausführung
- Horizontale Abduktion der Arme und Beugung der Unterarme.
- Horizontale Adduktion der Arme und Streckung der Unterarme.

■ Atmung
- Während der Beugung einatmen.
- Während der Streckung ausatmen.

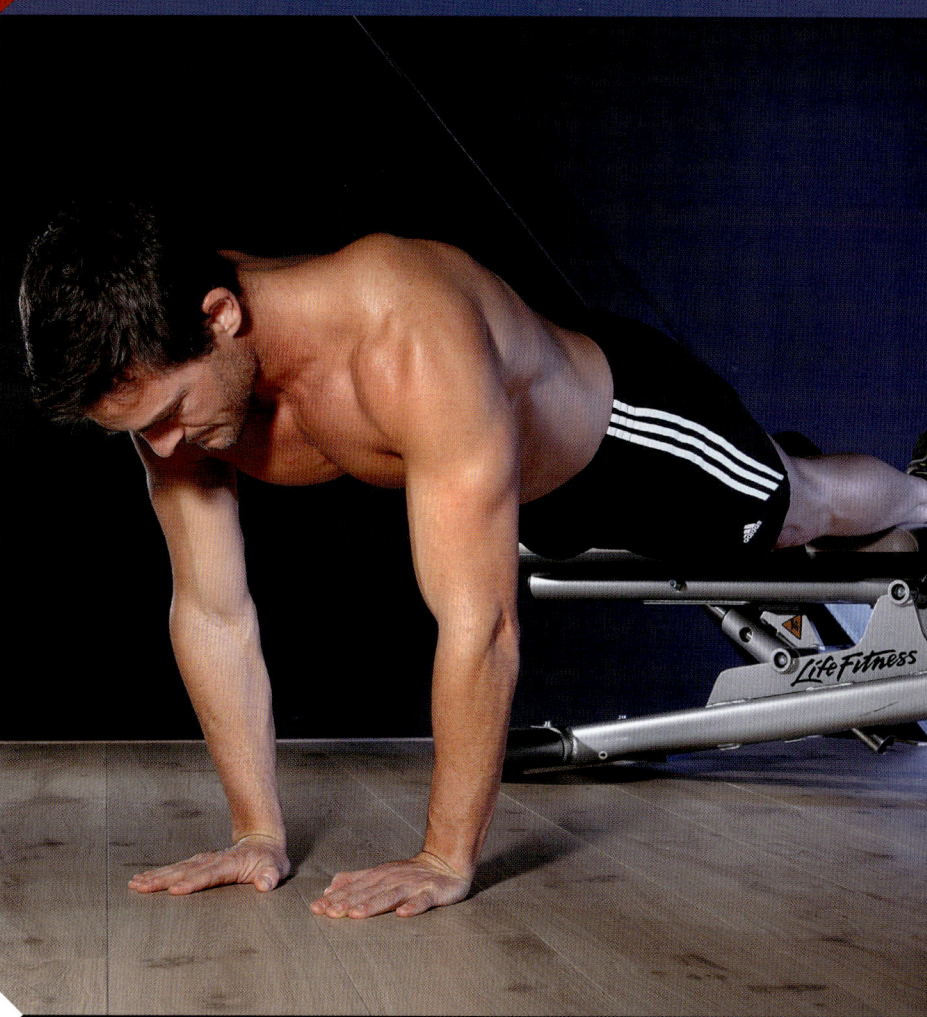

Primär beanspruchte Muskeln
- Vorderer Deltamuskel
- Hakenarmmuskel
- Unterschulterblattmuskel
- Knorrenmuskel
- Großer Brustmuskel, Schlüsselbein-Brustbein-Anteil
- Trizeps: langer, innerer und seitlicher Kopf

Sekundär beanspruchte Muskeln
- Trapezmuskel
- Oberarmmuskel
- Runder Einwärtsdreher
- Bizeps
- Vorderer Sägemuskel
- Fingerstrecker
- Mittlerer und hinterer Deltamuskel
- Speichenseitiger Handbeuger
- Ellenseitiger Handstrecker
- Innerer und äußerer schräger Bauchmuskel
- Gerader Bauchmuskel
- Großer Rückenmuskel
- Oberarmspeichenmuskel

Beanspruchte Gelenke
- Schultereckgelenk
- Ellbogen

TIPPS
- Diese Position gehört zu den intensivsten. Es ist deshalb erforderlich, sie perfekt zu beherrschen, da ansonsten bei aufkommender Erschöpfung ein starkes Hohlkreuz gebildet wird. Eine hervorragende Anspannung der Bauch- und unteren Rückenmuskulatur ist also unerlässlich.
- Die Oberschenkel bilden die Verlängerung des Rückens.
- Beginnen Sie mit einem Abstand von 30 cm und verringern Sie ihn dann allmählich, bis Sie bei ca. 10 cm angekommen sind.
- Stützen Sie sich auf nur einem Fuß ab, um die Bewegung weiter zu intensivieren.

ACHTUNG
- Diese Variante zählt zu den intensivsten Übungen. Vergessen Sie nicht, Ihre Bauch- und Rückenmuskeln vollständig anzuspannen

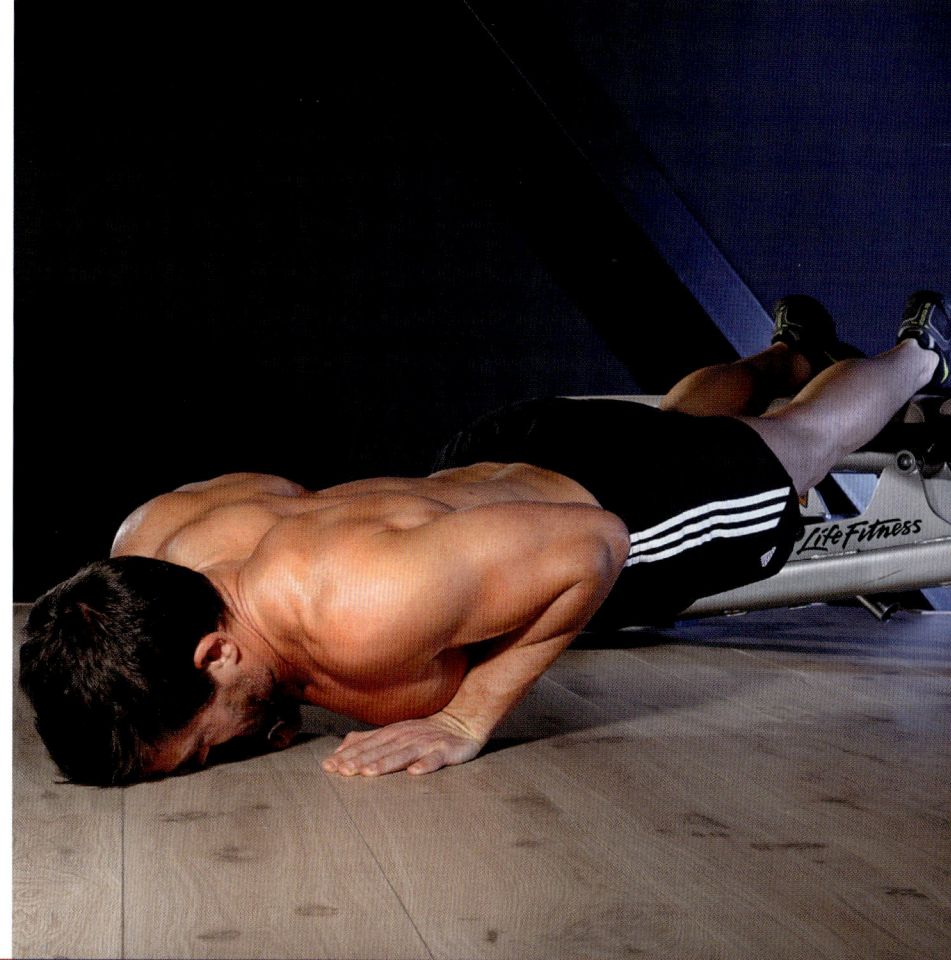

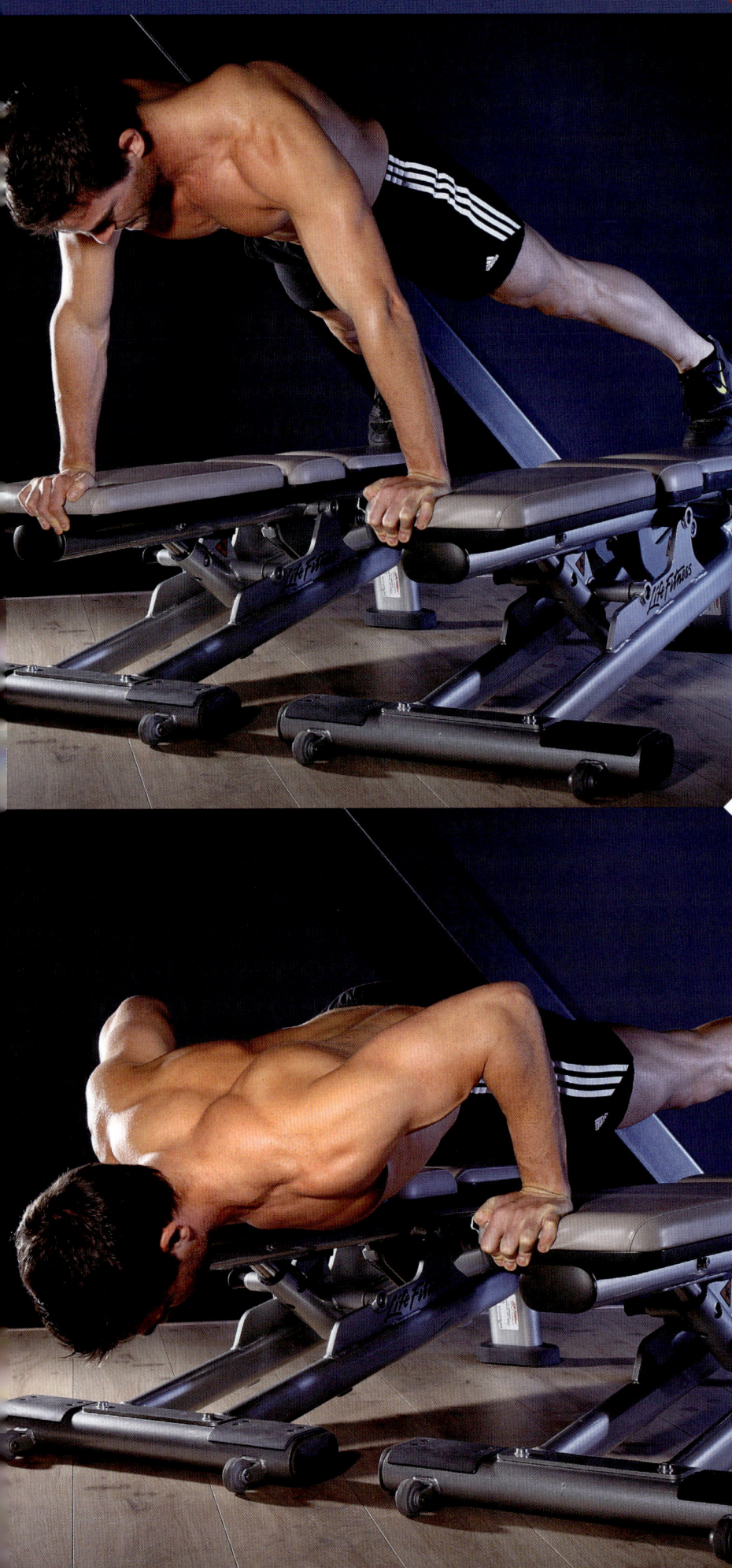

↗ Liegestütz zwischen zwei Bänken

■ Ausgangsposition
- Stellen Sie sich zwischen zwei Flach-bänke.
- Legen Sie die linke Hand auf die linke Bank und die rechte Hand auf die rechte Bank. Verfahren Sie ebenso mit den Füßen.
- Der Körper bildet eine gerade Linie.
- Die Arme sind gestreckt, die Ellbogen leicht gebeugt.

■ Ausführung
- Horizontale Abduktion der Arme und Beugung der Unterarme.
- Horizontale Adduktion der Arme und Streckung der Unterarme.

■ Atmung
- Während der Beugung einatmen.
- Während der Streckung ausatmen.

Primär beanspruchte Muskeln
- Vorderer Deltamuskel
- Hakenarmmuskel
- Großer Brustmuskel
- Knorrenmuskel
- Unterschulterblattmuskel
- Trizeps: langer, innerer und seitlicher Kopf

Sekundär beanspruchte Muskeln
- Trapezmuskel
- Oberarmmuskel
- Runder Einwärtsdreher
- Bizeps
- Vorderer Sägemuskel
- Fingerstrecker
- Großer Rückenmuskel
- Mittlerer und hinterer Deltamuskel
- Oberarmspeichenmuskel
- Ellenseitiger Handstrecker
- Speichenseitiger Handbeuger
- Innerer und äußerer schräger Bauchmuskel
- Gerader Bauchmuskel

Beanspruchte Gelenke
- Schultereckgelenk
- Ellbogen

- Bei dieser Übung wird der große Brustmuskel stärker gedehnt als bei den klassischen Liege-stützen.
- Wenn in Ihrem Studio nicht ausreichend Flach-bänke vorhanden sind, nehmen Sie zwei Bänke für die Hände und die Fußraste einer Maschine für die Füße.
- Zu Hause können Sie die Hände auf zwei Stühle und die Füße auf ein Sofa legen.

- Wenn Sie größer sind als die Bänke lang sind, stellen Sie ihre Füße auf eine dritte Stütze (Bank, Stuhl ...), damit Ihre Hände und Füße nicht zu nah beieinander sind. Das würde das Schulter-eckgelenk traumatisieren.

Beim „Bankdrücken im Liegen" (Langhantel, Multipresse, Kurzhanteln) habe ich oberhalb der 70 % meines Maximalgewichts Schmerzen vorne auf der Schulter, ca. 5 cm unterhalb des Schulterknochens (Acromion). Ist das normal?

→ Wenn der Schmerz genau zu lokalisieren ist und besonders dann auftritt, wenn Sie schwere Gewichte bewegen, kann die lange Bizepssehne entzündet sein. Suchen Sie einen Rheumatologen auf, um sicher zu gehen. Ist die Sehne entzündet, müssen Sie sich einige Wochen gedulden, bevor Sie das Training der Brustmuskeln wiederaufnehmen können.

Wenn ich Athleten beim Bankdrücken auf der Negativbank beobachte, haben alle einen unterschiedlichen Neigungswinkel gewählt. Für welchen soll ich mich entscheiden?

→ Theoretisch jeden! Bei jeder Einstellung werden die Muskelfasern des großen Brustmuskels unterschiedlich trainiert, aber auch die des Trizeps, des vorderen Deltamuskels, des vorderen Sägemuskels etc., um nur die wichtigsten zu nennen. Je stärker Sie die Bank vertikal neigen, desto mehr werden der Deltamuskel und der Schlüsselbein-Anteil des großen Brustmuskels beansprucht.

Wenn ich eine Übung mit negativem Neigungswinkel ausführe, habe ich von Zeit zu Zeit Kopfschmerzen oder Schwindel, wenn ich aufstehe.

→ In dieser Position liegt der Kopf tiefer als der Rest des Körpers, also auch tiefer als das Herz. Aus diesem Grund fließt das Blut schneller in den Kopf. Vergessen Sie nicht, während des Kraftaufwands zu atmen, ohne die Stimmritze (Valsalva-Manöver) zu blockieren. Das Schwindelgefühl kann auch darauf zurückzuführen sein, dass Sie sich zu schnell aufsetzen. Der fallende Druck im Schädel verursacht dann den Schwindel. Setzen Sie sich langsam auf, um das zu vermeiden.

Einige Athleten praktizieren „Bankdrücken im Liegen" mit engem Griff, während andere die Hände so weit wie möglich auseinandersetzen. Welche Position ist besser?

→ Je mehr Sie den Abstand zwischen Ihren Händen verringern, umso stärker werden der innere Teil (Schlüsselbein-Bereich) des großen Brustmuskels und des Trizeps stimuliert. Vergrößern Sie hingegen den Abstand, beanspruchen Sie den mittleren und äußeren Teil des großen Brutmuskels. Vermeiden Sie einen zu großen Abstand, der die Bewegungen der Beugung/Streckung begrenzt.

Muss der „Butterfly" mit den Unterarmen senkrecht oder parallel zum Boden ausgeführt werden?

→ Beide Bewegungen führen zu einer Ausdehnung des Brustkorbs (Weitung). Am Schluss der Bewegung spüren Sie eine starke Dehnung im Bereich des großen Brustmuskels. Wenn Sie nur die Hände auf die Kissen legen (Unterarme parallel zum Boden), ist die Dehnung intensiver, weil die Ellbogen weiter nach hinten gezogen werden. In beiden Fällen muss der Kopf in Kontakt mit der Rückenlehne bleiben.

Ist es besser, beim „Seitheben" schwer aufzulegen und die Arme gebeugt zu halten, oder leicht und die Öffnung der Arme zu vergrößern?

→ Qualität und Sicherheit sollte der Vorrang gegeben werden. Das Seitheben ermöglicht, genau wie der Butterfly, die Dehnung des Brustkorbs. Bleiben die Ellbogen um 90 Grad gebeugt, ist Ihr Bewegungsablauf begrenzter. Außerdem müssen Sie die Trizepsmuskeln am Schluss der Bewegung kontrahieren, um die Kurzhanteln nicht auf die Brust sinken zu lassen! Strecken Sie die Arme senkrecht nach oben und halten Sie die Ellbogen in einem Winkel von ca. 140 bis 160 Grad. Während der gesamten Ausführung der Übung muss dieser Winkel beibehalten werden.

Wenn ich mit Seilzügen arbeite teile ich das Gewicht durch zwei, ja sogar durch drei. Ist das normal?

→ Das Training mit dem Seilzug, welcher Art auch immer, erfordert hohe Konzentration und viel Kraft. Der Nutzen? Die permanente Spannung des Seils führt zu einer erheblichen Erschöpfung der Muskeln. Die positive Seite: Dieselbe Übung am Seilzug ausgeführt ist etwas wirkungsvoller als mit einem Paar Kurzhanteln.

Ich habe während der Ausführung der „Dips" gelegentlich leichte Schmerzen im Bereich der Halswirbel. Der Schmerz macht sich in abgesenkter Position bemerkbar.

→ Für gewöhnlich taucht diese Spannung auf, wenn man während der Ausführung den Blick nach vorne richtet. Während der Abwärtsbewegung wird die Krümmung der Brustwirbelsäule verstärkt und dadurch neigt sich der Brustkorb nach vorne (was eh bereits der Fall ist, da die Übung mit vorgebeugtem Oberkörper ausgeführt wird). Die Krümmung der Halswirbelsäule wird also verstärkt und Spannung wird erzeugt.

Ist es sinnvoll, „Seitheben am Gerät" oder „Bankdrücken am Gerät" mit jeweils nur einem Arm abwechselnd auszuführen?

→ Rein theoretisch ist das kein Problem. In der Praxis ist es jedoch zwingend erforderlich, perfekte Bewegungen auszuführen, ohne Verdrehung, Verzerrung, Verrenkung etc. Außerdem verändern einige Athleten das Gewicht auf einem Arm, um den Kraftunterschied der Arme zu verringern. Das Gegenteil ist jedoch der Fall, sie vergrößern ihn auf diese Weise.

Ich hebe schwere Gewichte beim „Bankdrücken im Liegen". Ich bin regelmäßig auf Reisen und finde nicht in jedem Hotel einen Kraftraum. Was tun?

→ Liegestütze können ganz besonders wirksam sein, wenn Sie sich die Zeit nehmen, sie zu erlernen. Mannigfaltige Positionen ermöglichen das Training sämtlicher Muskelfasern des großen Brustmuskels (Hände weit, eng, positiv und negativ geneigt etc.). Außerdem können Sie die Kontraktionszeit erhöhen: Führen Sie jede Wiederholung in 3 bis 5 Sekunden aus und verharren eine Sekunde lang in abgesenkter Position etc. Sie können sich auch einen mit Büchern gefüllten Rucksack aufsetzen!

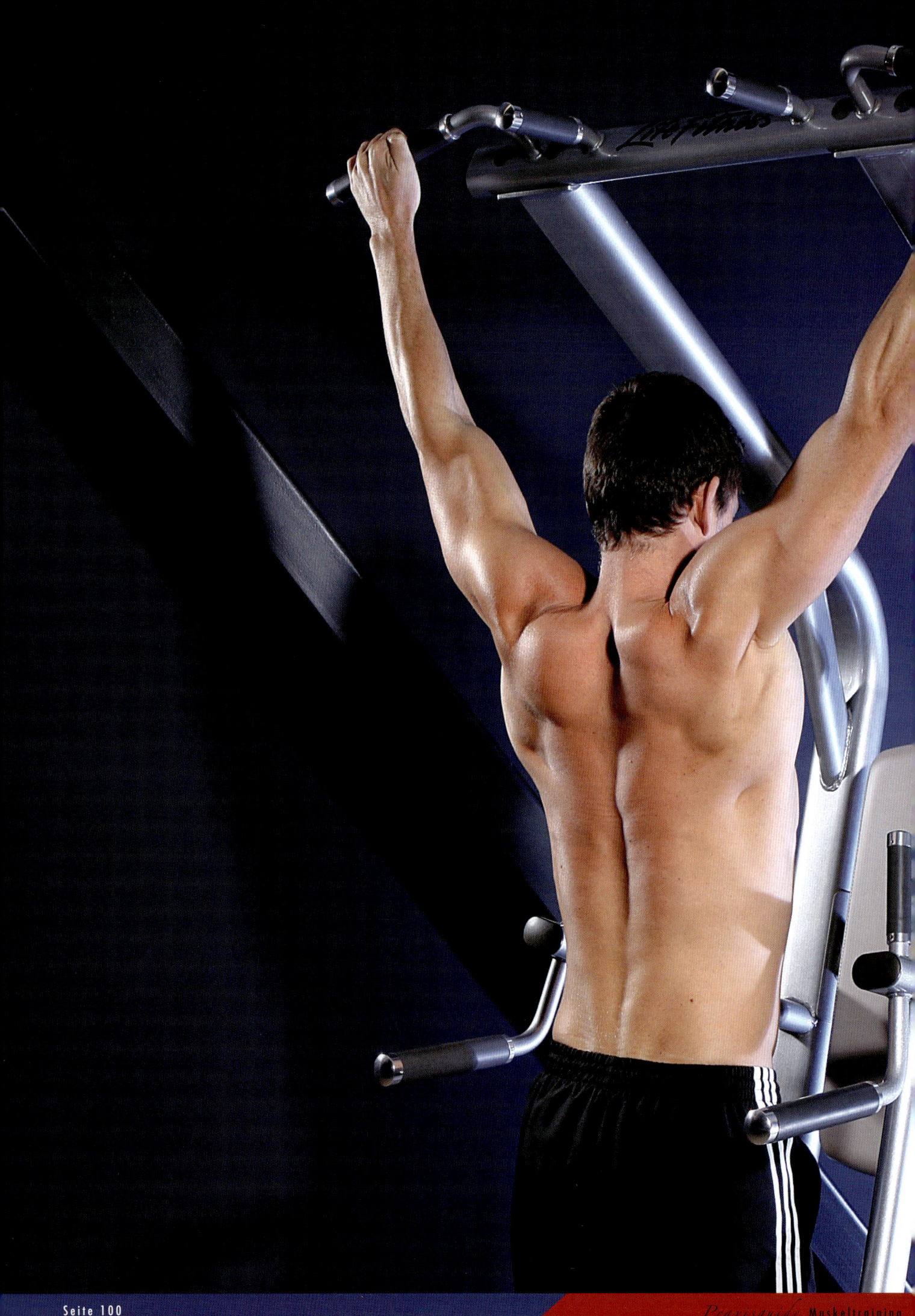

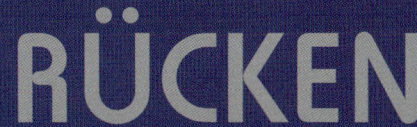

RÜCKEN

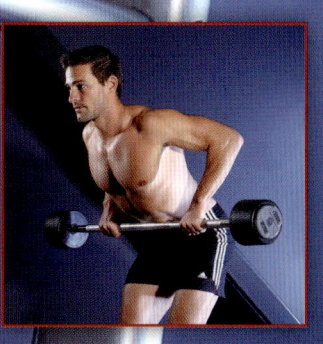
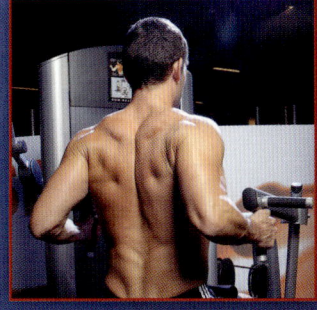
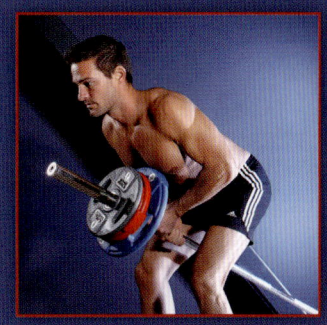
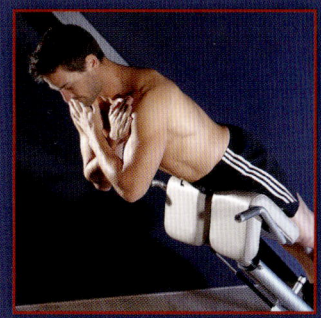

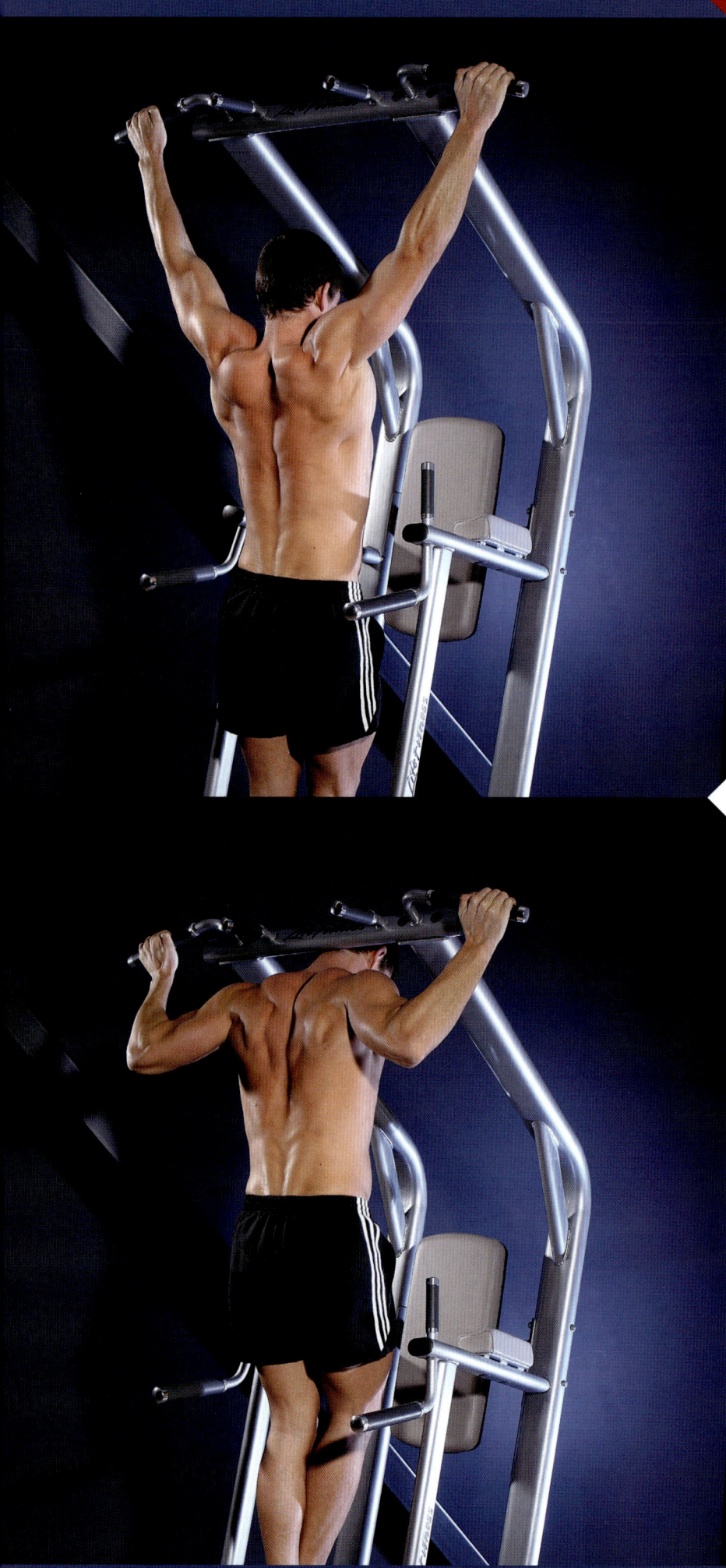

Ausgangsposition

- Stellen Sie sich mit dem Gesicht zum Gerät auf.
- Halten Sie die Stange im Obergriff.
- Die Hände sind etwas mehr als schulterbreit auseinander, die Arme sind gestreckt.
- Sie hängen an der Stange. Wenn Sie groß sind und den Boden berühren, beugen Sie die Knie.

Ausführung

- Adduktion der Arme und Beugung der Unterarme.
- Wenn der Nacken die Stange berührt, Abduktion der Arme und Streckung der Unterarme.

Atmung

- Während der Aufwärtsbewegung einatmen.
- Während der Abwärtsbewegung ausatmen.

Primär beanspruchte Muskeln
- Großer Rückenmuskel
- Bizeps
- Großer Rundmuskel
- Oberarmmuskel
- Rautenmuskel
- Oberarmspeichenmuskel

Sekundär beanspruchte Muskeln
- Deltamuskel
- Trapezmuskel
- Untergrätenmuskel
- Trizeps: langer, innerer und seitlicher Kopf
- Kurzer und langer speichenseitiger Handstrecker
- Ellenseitiger Handstrecker und -beuger
- Fingerstrecker
- Gerader Bauchmuskel
- Innerer und äußerer schräger Bauchmuskel
- Großer Brustmuskel
- Kleiner Rundmuskel
- Knorrenmuskel

Beanspruchte Gelenke
- Schultereckgelenk
- Ellbogen

TIPPS

- Diese Übung erfordert viel Konzentration, wenn man sie gut ausführen will, und auch ein gewisses Maß an Kraft, da Sie Ihr eigenes Körpergewicht heben müssen.
- Sie können Ihren Körper mit Gewichten beschweren, um die Intensität zu erhöhen.
- Bitten Sie einen Partner um Hilfestellung, wenn es Ihnen zu Beginn nicht gelingt, die Arme zu beugen.

ACHTUNG

- Der Rücken bleibt in der hohen Position gerade. Ist man erschöpft, hat man die Tendenz, ihn rund zu machen.

↗ Klimmzüge an der festen Stange unter dem Kinn

■ Ausgangsposition
- Halten Sie die Stange im Obergriff.
- Die Hände sind etwas mehr als schulterbreit auseinander, die Arme sind gestreckt.
- Die Füße dürfen den Boden nicht berühren. Ist dies der Fall, beugen Sie die Knie.

■ Ausführung
- Adduktion der Arme und Beugung der Unterarme.
- Wenn das Kinn oberhalb der Stange ist, Abduktion der Arme und Streckung der Unterarme.

■ Atmung
- Während der Aufwärtsbewegung einatmen.
- Während der Abwärtsbewegung ausatmen.

Primär beanspruchte Muskeln
- Großer Rückenmuskel
- Bizeps
- Großer Rundmuskel
- Oberarmmuskel
- Großer Brustmuskel
- Rautenmuskel
- Oberarmspeichenmuskel

Sekundär beanspruchte Muskeln
- Deltamuskel
- Trapezmuskel
- Untergrätenmuskel
- Trizeps: langer, innerer und seitlicher Kopf
- Kurzer und langer speichenseitiger Handstrecker
- Ellenseitiger Handstrecker und -beuger
- Fingerstrecker
- Gerader Bauchmuskel
- Innerer und äußerer schräger Bauchmuskel
- Kleiner Rundmuskel
- Knorrenmuskel

Beanspruchte Gelenke
- Schultereckgelenk
- Ellbogen

ACHTUNG TIPP

- Mit dieser Übung kann die Arbeit des Rautenmuskels und des inneren Teils des großen Rückenmuskels verstärkt werden.

- Der Körper wird während der Ausführung nicht bewegt. Ist man erschöpft, hat man die Tendenz, hin und her zu schwingen.
- Wenn Ihnen diese Übung zu schwer fällt, trainieren Sie anfangs klassische Klimmzüge hinter dem Nacken.

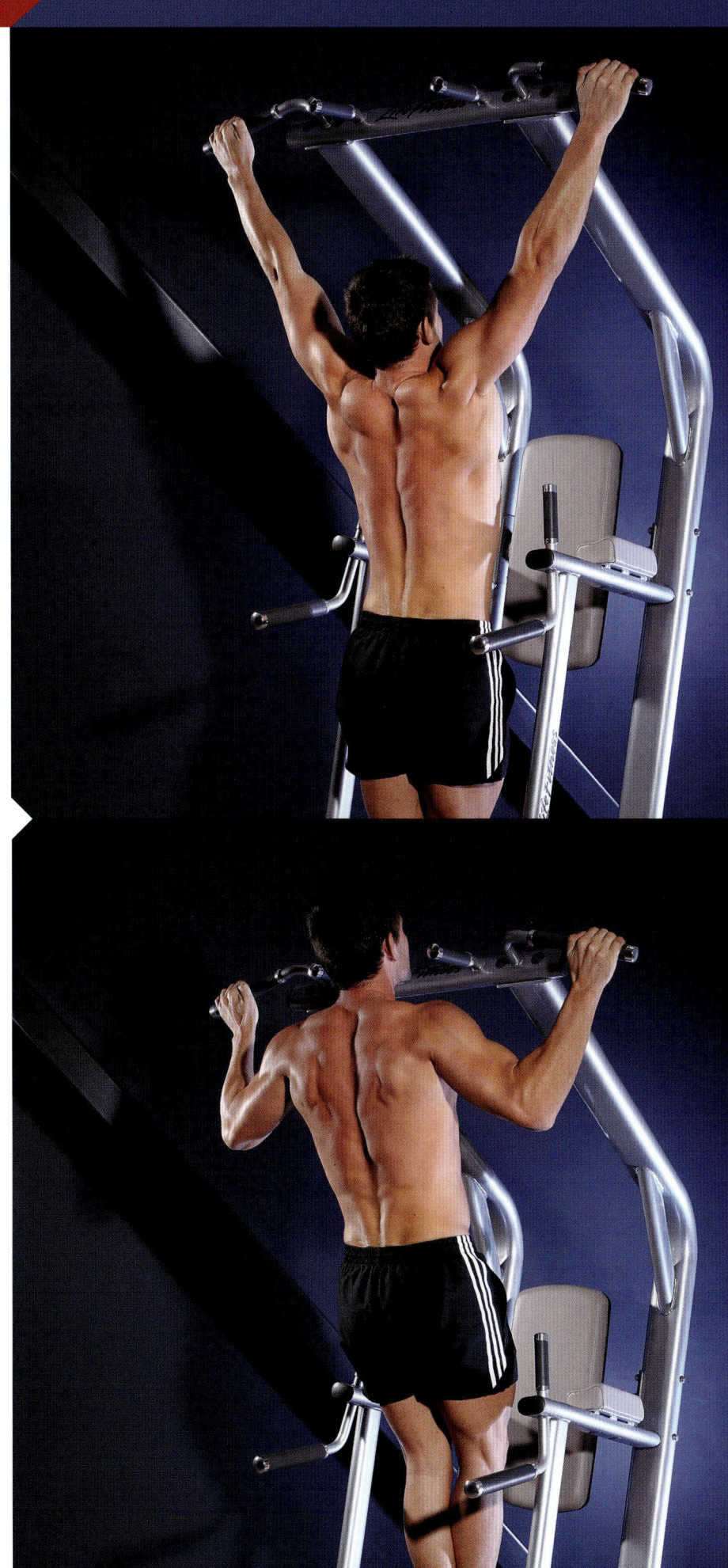

RÜCKEN

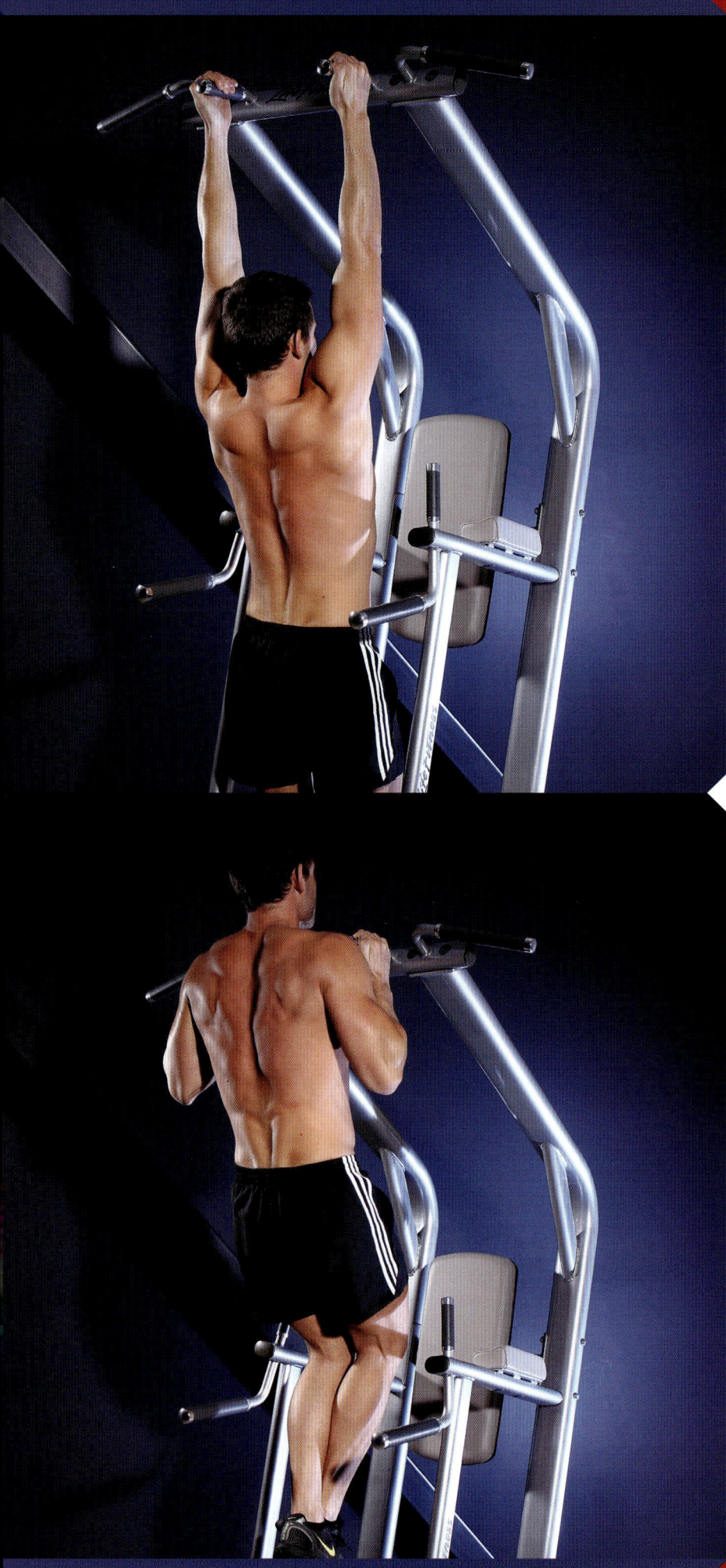

Ausgangsposition
- Halten Sie die Stange im neutralen Griff.
- Die Arme sind gestreckt, der Rücken gerade, die Füße vom Boden gelöst.

Ausführung
- Retroversion der Arme und Beugung der Unterarme.
- Wenn die Hände auf der Höhe des Halses angekommen sind, Anteversion der Arme und Streckung der Unterarme.

Atmung
- Während der Retroversion einatmen.
- Während der Anteversion ausatmen.

Primär beanspruchte Muskeln
- Großer Rückenmuskel
- Großer Rundmuskel
- Oberarmmuskel
- Rautenmuskel
- Bizeps
- Oberarmspeichenmuskel

Sekundär beanspruchte Muskeln
- Deltamuskel
- Großer Brustmuskel
- Trapezmuskel
- Kleiner Rundmuskel
- Untergrätenmuskel
- Knorrenmuskel
- Trizeps: langer, innerer und seitlicher Kopf
- Kurzer und langer speichenseitiger Handstrecker
- Ellenseitiger Handstrecker und -beuger
- Fingerstrecker
- Gerader Bauchmuskel
- Innerer und äußerer schräger Bauchmuskel

Beanspruchte Gelenke
- Schultereckgelenk
- Ellbogen

- Diese Übung dient zur Stärkung des Rautenmuskels, des inneren Teils des großen Rückenmuskels und des Bizeps.
- Die Bewegung wird in der Senkrechten ausgeführt; achten Sie auf eine permanente Körperspannung.

- In der Regel ermüden der Bizeps und der Oberarmspeichenmuskel schneller als der große Rückenmuskel. Griffhaken oder -gurte für die Hände erleichtern die Arbeit.

TIPPS

ACHTUNG

↗ Klimmzüge an der festen Stange im Untergriff

■ Ausgangsposition
- Stellen Sie sich unter die Stange.
- Halten Sie die Stange im Untergriff (Handflächen zeigen nach oben).
- Die Hände schulterbreit auseinander, die Arme gestreckt.
- Sie hängen an der Stange.

■ Ausführung
- Retroversion der Arme und Beugung der Unterarme.
- Wenn die Stange unter dem Kinn angekommen ist, Anteversion der Arme und Streckung der Unterarme.

■ Atmung
- Während der Retroversion einatmen.
- Während der Anteversion ausatmen, wenn das Kinn oberhalb der Stange ist.

Primär beanspruchte Muskeln
- Großer Rückenmuskel
- Bizeps
- Oberarmspeichenmuskel
- Großer Rundmuskel
- Oberarmmuskel

Sekundär beanspruchte Muskeln
- Deltamuskel
- Trapezmuskel
- Rautenmuskel
- Untergrätenmuskel
- Hakenarmmuskel
- Trizeps: langer, innerer und seitlicher Kopf
- Kurzer und langer speichenseitiger Handstrecker
- Ellenseitiger Handstrecker und -beuger
- Fingerstrecker
- Gerader Bauchmuskel
- Innerer und äußerer schräger Bauchmuskel
- Großer Brustmuskel
- Vorderer Sägemuskel
- Kleiner Rundmuskel
- Unterschulterblattmuskel
- Knorrenmuskel

Beanspruchte Gelenke
- Schultereckgelenk
- Ellbogen

TIPPS
- Diese Übung im Untergriff ist etwas einfacher als die im Obergriff, weil der Bizeps beteiligt wird, der den großen Rückenmuskel entlastet.
- Die Ellbogen befinden sich in hoher Position entlang des Körpers.
- Beugen Sie die Knie, wenn Ihre Füße bei gestreckten Armen den Boden berühren.
- Falls Ihnen die Übung zu leicht ist, können Sie eine Kurzhantel zwischen Ihre überkreuzten Füße legen oder ein Gewicht an Ihrem Gürtel befestigen.

ACHTUNG
- Der Rücken muss während der gesamten Ausführung der Übung gerade bleiben. Vermeiden Sie, während des Hochziehens ein Hohlkreuz zu bilden.

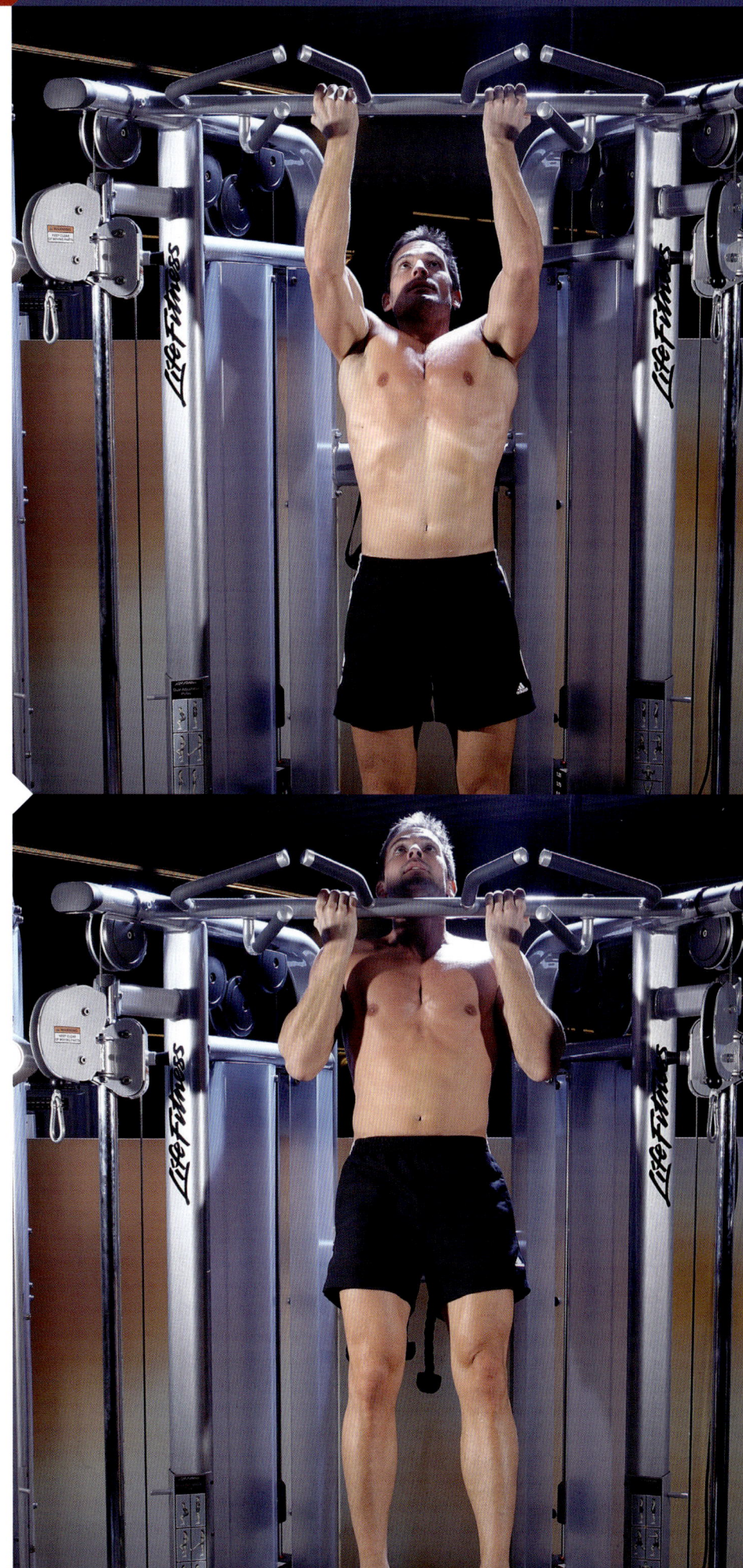

RÜCKEN

↗ **Latziehen hinter dem Nacken im Obergriff**

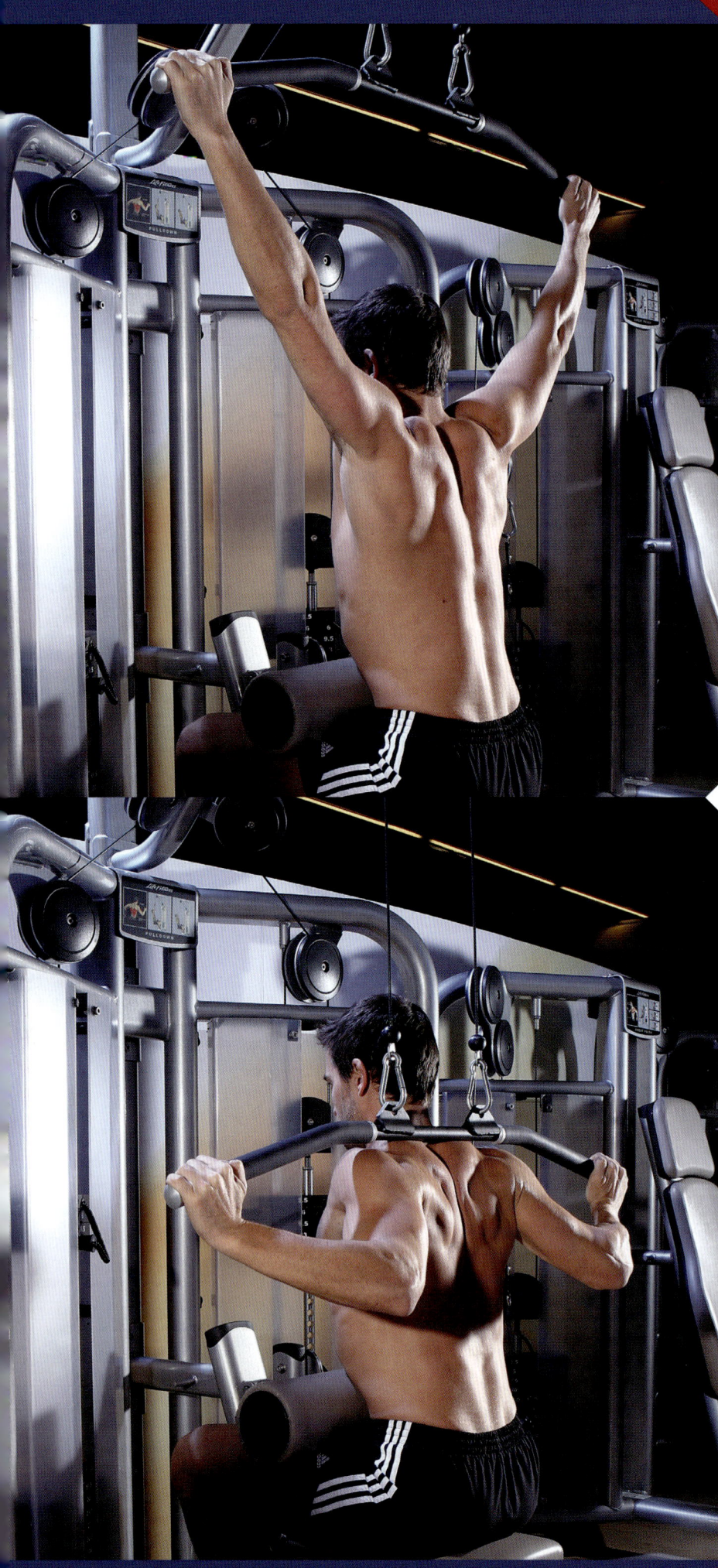

Ausgangsposition

- Stellen Sie die Höhe des Sitzes so ein, dass Ihre Oberschenkel unter den Stützrollen liegen.
- Wenn die Arme gestreckt sind, ist das Gewicht in der Schwebe.
- Halten Sie die Stange im Obergriff, die Hände etwas weiter als schulterbreit.
- Die Füße sind in Schulterbreite aufgestellt, die Knie rechtwinklig gebeugt, der Rücken ist gerade.

Ausführung

- Adduktion der Arme und Beugung der Unterarme, bis die Stange auf der Höhe des Halses ist.
- Abduktion der Arme und Streckung der Unterarme.

Atmung

- Während der Adduktion einatmen.
- Während der Abduktion ausatmen.

Primär beanspruchte Muskeln
- Großer Rückenmuskel
- Großer Rundmuskel
- Oberarmmuskel
- Oberarmspeichenmuskel
- Bizeps
- Rautenmuskel

Sekundär beanspruchte Muskeln
- Großer Brustmuskel
- Kleiner Rundmuskel
- Untergrätenmuskel
- Gerader Bauchmuskel
- Deltamuskel
- Trapezmuskel
- Knorrenmuskel
- Fingerstrecker
- Trizeps: langer, innerer und seitlicher Kopf
- Kurzer und langer speichenseitiger Handstrecker
- Ellenseitiger Handstrecker und -beuger
- Innerer und äußerer schräger Bauchmuskel

Beanspruchte Gelenke
- Schultereckgelenk
- Ellbogen

TIPPS

- Achten Sie beim Trainieren an dieser Maschine auf Ihre Kapazitäten und versuchen Sie nicht, zu hohe Gewichte aufzulegen. Ein perfekter Bewegungsablauf ist insbesondere in der Senkrechten unbedingt erforderlich.
- Führen Sie die Bewegung langsam aus. Wenn Sie Schwung holen, verringern Sie die Wirksamkeit der Übung.
- Wenn die Arme gestreckt sind, lassen Sie die Schultern mit nach oben gehen, um den großen Rückenmuskel zu dehnen.

ACHTUNG

- Der Rücken muss während der gesamten Ausführung der Übung gerade bleiben. Wenn Sie ein zu hohes Gewicht auflegen, laufen Sie Gefahr, den Rücken rund zu machen.
- Wir raten von dieser Übung ab, da sie aufgrund ihrer unnatürlichen Haltung das Schultergelenk erschüttert. Die erzwungene Außenrotation des Gelenks schnürt vor allem den Obergrätenmuskel ein. Der Schmerz entwickelt sich schleichend, es kann im Schnitt 10 bis 15 Jahre dauern, bevor er sich bemerkbar macht.

↗ Latziehen zur Brust im weiten Obergriff

■ Ausgangsposition
- Stellen Sie die Höhe des Sitzes ein, um ihre Oberschenkel zu fixieren.
- Halten Sie die Stange im Obergriff, die Hände etwas mehr als schulterbreit.
- Die Arme sind gestreckt, der Rücken ist gerade.
- Die Füße sind in Schulterbreite aufgestellt, die Knie rechtwinklig gebeugt.

■ Ausführung
- Adduktion der Arme und Beugung der Unterarme, bis die Stange den oberen Bereich des Brustbeins berührt.
- Abduktion der Arme und Streckung der Unterarme.

■ Atmung
- Während der Beugung einatmen.
- Während der Streckung ausatmen.

Primär beanspruchte Muskeln
- Großer Rückenmuskel • Rautenmuskel
- Großer Rundmuskel • Bizeps
- Oberarmmuskel
- Oberarmspeichenmuskel

Sekundär beanspruchte Muskeln
- Deltamuskel
- Großer Brustmuskel
- Trapezmuskel
- Kleiner Rundmuskel
- Untergrätenmuskel
- Trizeps: langer, innerer und seitlicher Kopf
- Kurzer und langer speichenseitiger Handstrecker
- Ellenseitiger Handstrecker und -beuger
- Fingerstrecker
- Knorrenmuskel
- Gerader Bauchmuskel
- Innerer und äußerer schräger Bauchmuskel

Beanspruchte Gelenke
- Schultereckgelenk • Ellbogen

TIPPS
- Diese Übung verbessert die Beweglichkeit des Brustkorbs. Sie stärkt vor allem den oberen Teil des großen Rückenmuskels.
- Variieren Sie den Neigungswinkel Ihres Rückens, um sämtliche Muskelfasern des großen Rücken- und des Trapezmuskels zu stimulieren.

ACHTUNG
- Bei dieser Übung werden nur das Schultereckgelenk und der Ellbogen bewegt. Der Rücken ist gerade und wird nicht bewegt. Wenn Sie mit ruckartigen Bewegungen nachhelfen, um die Stange tiefer zu ziehen, ist dies ein Zeichen für ein zu hohes Gewicht.

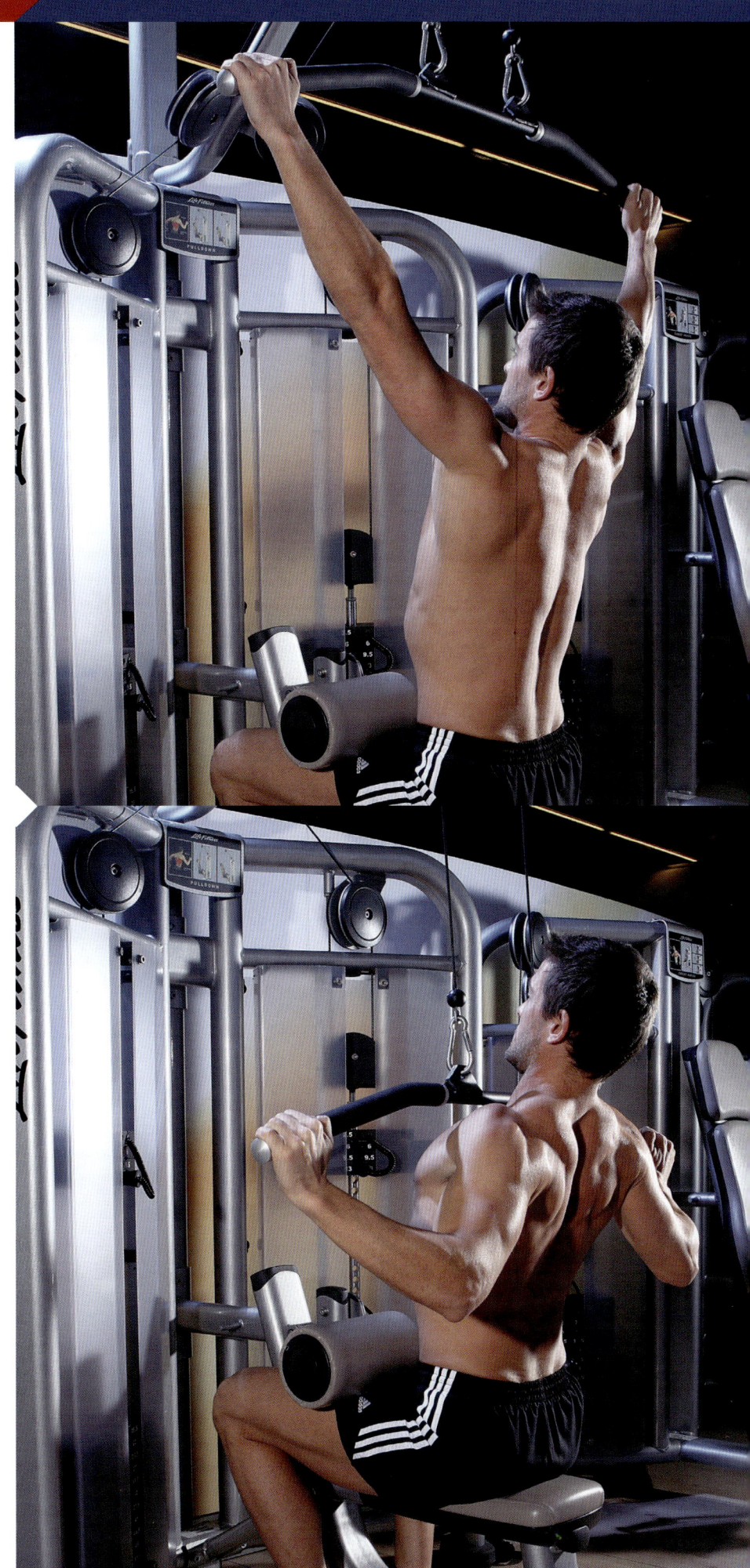

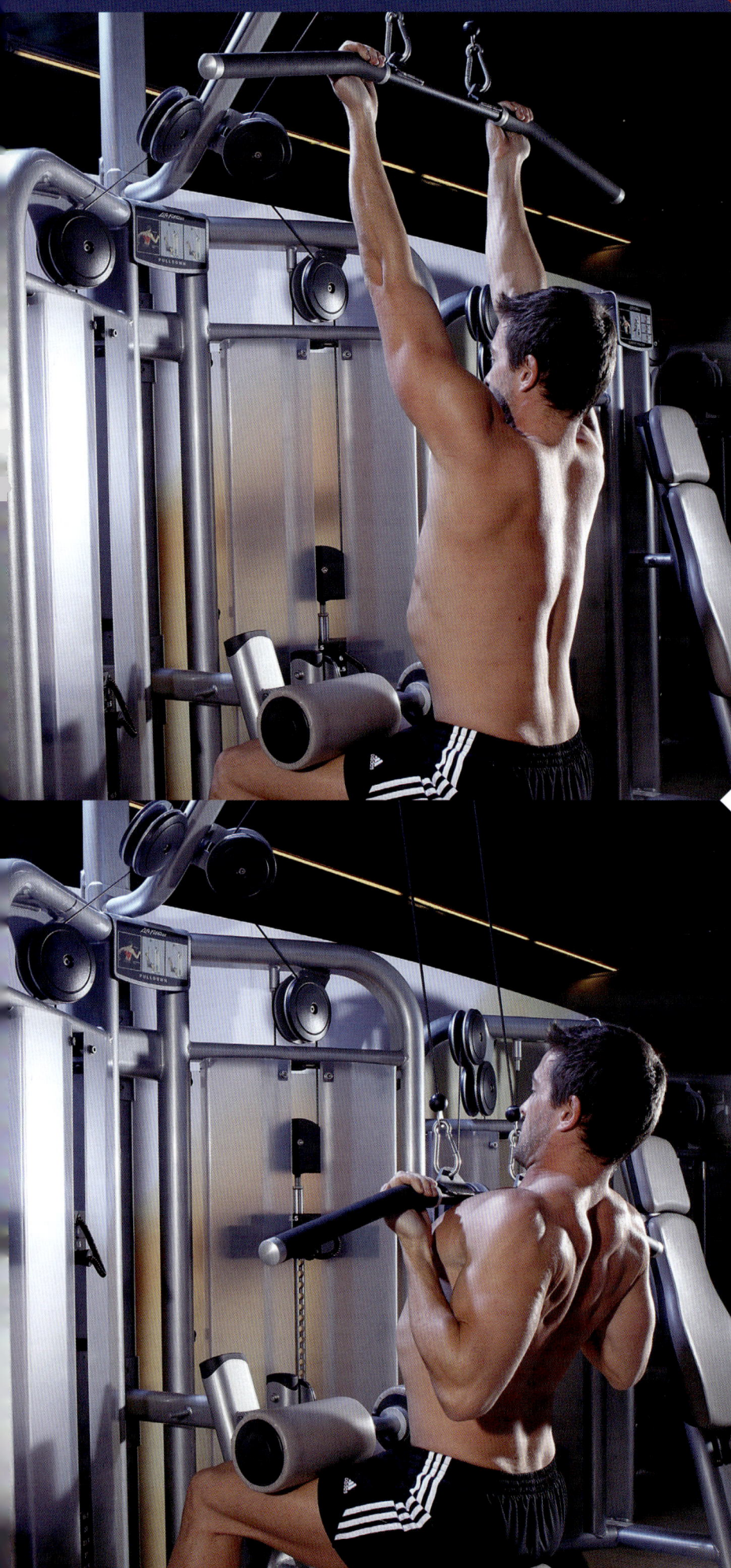

Ausgangsposition
- Stellen Sie die Höhe des Sitzes ein, um ihre Oberschenkel zu fixieren.
- Halten Sie die Stange im Untergriff, die Hände im Abstand von ca. 15 bis 40 cm.
- Die Arme sind gestreckt, der Rücken ist gerade.
- Die Füße sind in Schulterbreite aufgestellt, die Knie rechtwinklig gebeugt.

Ausführung
- Retroversion der Arme und Beugung der Unterarme, bis die Hände in Kontakt mit dem Brustkorb sind.
- Anteversion der Arme mit Streckung der Unterarme.

Atmung
- Während der Beugung einatmen.
- Während der Streckung ausatmen.

Primär beanspruchte Muskeln
- Großer Rückenmuskel
- Bizeps
- Großer Rundmuskel
- Rautenmuskel
- Oberarmmuskel
- Oberarmspeichenmuskel

Sekundär beanspruchte Muskeln
- Deltamuskel
- Großer Brustmuskel
- Trapezmuskel
- Kleiner Rundmuskel
- Untergrätenmuskel
- Trizeps: langer, innerer und seitlicher Kopf
- Kurzer und langer speichenseitiger Handstrecker
- Ellenseitiger Handstrecker und -beuger
- Fingerstrecker
- Knorrenmuskel
- Gerader Bauchmuskel
- Innerer und äußerer schräger Bauchmuskel

Beanspruchte Gelenke
- Schultereckgelenk
- Ellbogen

TIPPS
- In der hohen Position wird der große Rückenmuskel vollständig gedehnt.
- In dieser Position werden der Bizeps und der Rautenmuskel verstärkt beansprucht.
- Die Bewegung wird in der Senkrechten ausgeführt. Holen Sie während der Beugung tief Luft, um den Brustkorb auszudehnen.

ACHTUNG
- Sind die Gewichte zu schwer, laufen Sie Gefahr, die Bewegung aus dem Rücken und nicht aus den Armen auszuführen.
- Führen Sie die Bewegung langsam aus, eine schnelle Bewegung verringert die Wirkung.

⬈ Latziehen zur Brust

■ Ausgangsposition
- Stellen Sie die Höhe des Sitzes so ein, dass Ihre Oberschenkel unter den Stützrollen liegen.
- Halten Sie in jeder Hand einen Griff im Obergriff.
- Der Rücken ist gerade, die Füße sind in Schulterbreite aufgestellt, die Knie rechtwinklig gebeugt.
- Die Arme sind gestreckt, die Gewichte in der Schwebe.

■ Ausführung
- Adduktion der Arme und Beugung der Unterarme, bis die Griffe auf der Höhe des Halses sind.
- Abduktion der Arme und Streckung der Unterarme.

■ Atmung
- Während der Adduktion einatmen.
- Während der Abduktion ausatmen.

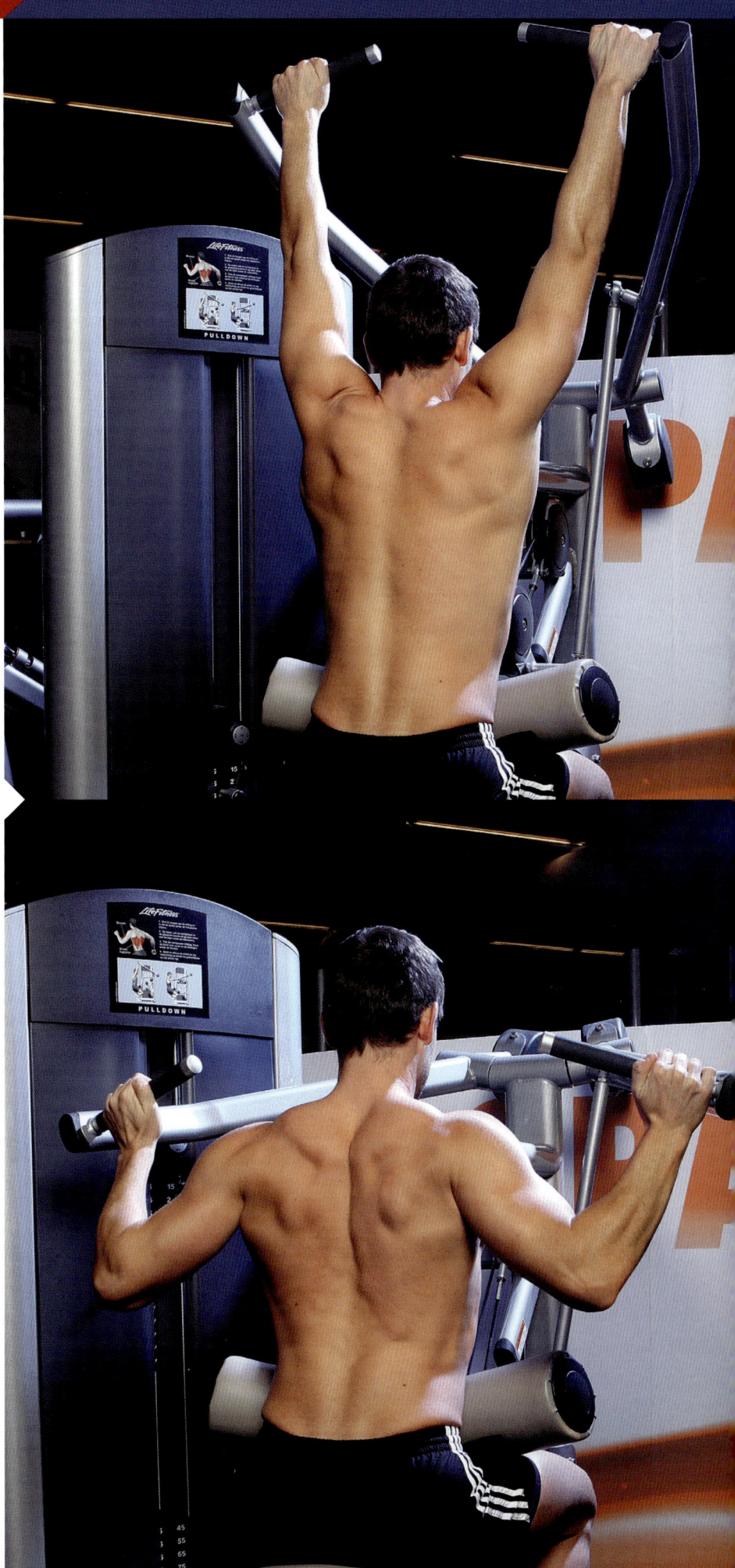

Primär beanspruchte Muskeln
- Großer Rückenmuskel
- Bizeps
- Großer Rundmuskel
- Rautenmuskel
- Oberarmmuskel
- Oberarmspeichenmuskel

Sekundär beanspruchte Muskeln
- Deltamuskel
- Großer Brustmuskel
- Trapezmuskel
- Kleiner Rundmuskel
- Untergrätenmuskel
- Trizeps: langer, innerer und seitlicher Kopf
- Kurzer und langer speichenseitiger Handstrecker
- Ellenseitiger Handstrecker und -beuger
- Fingerstrecker
- Knorrenmuskel
- Gerader Bauchmuskel
- Innerer und äußerer schräger Bauchmuskel

Beanspruchte Gelenke
- Schultereckgelenk
- Ellbogen

TIPPS
- Diese spezielle Maschine bietet eine für die Gelenke natürlichere Bewegung.
- Variieren Sie den Abstand zwischen den Händen. Indem Sie sie enger zusammenführen, stimulieren Sie stärker den Bizeps.

ACHTUNG
- Sind die Gewichte bei dieser Übung zu schwer, riskieren Sie, den Rücken rund zu machen oder mit ungesunden ruckartigen Bewegungen nachzuhelfen.

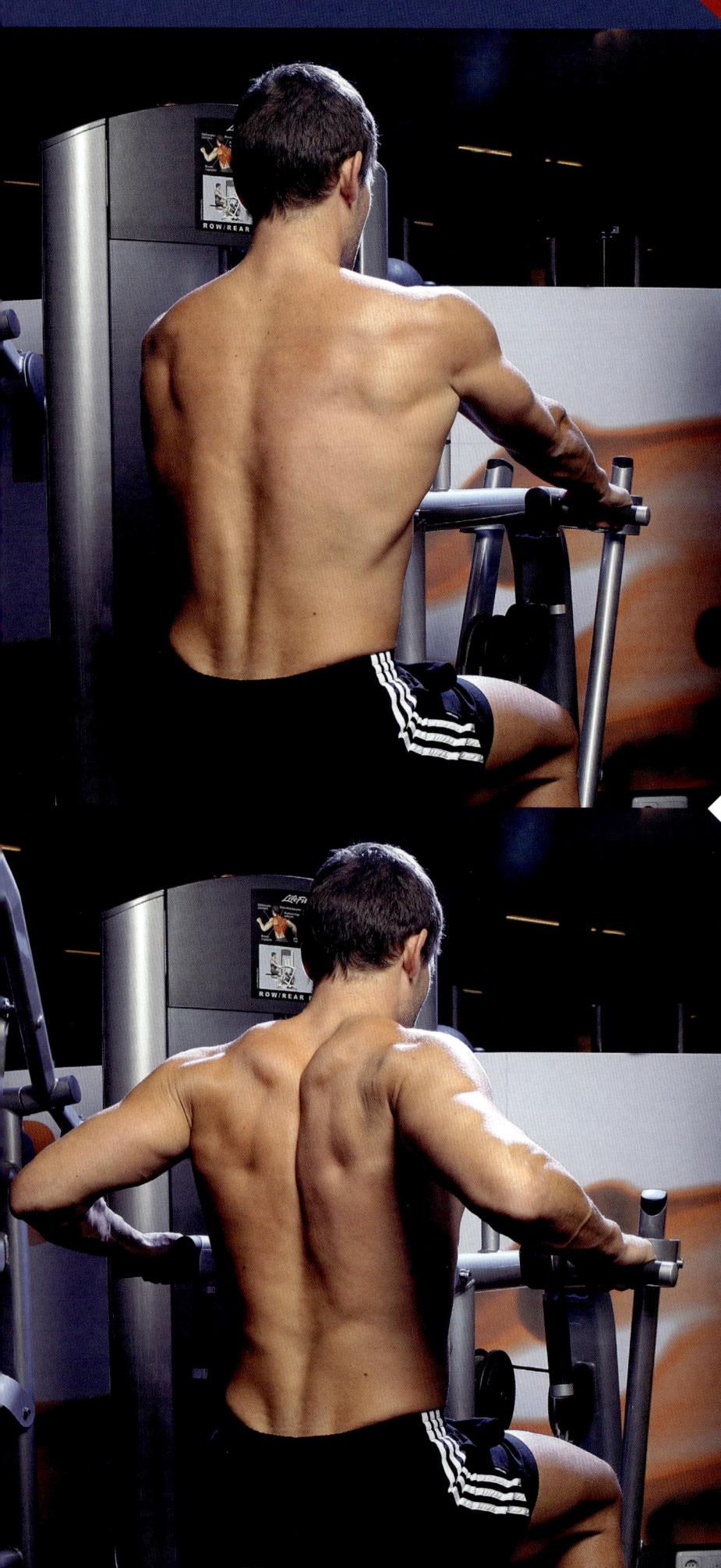

Ausgangsposition

- Stellen Sie die Höhe des Sitzes so ein, dass die Griffe auf der Höhe des großen Brustmuskels sind.
- Drücken Sie die Brust gegen das Stützpolster, der Rücken ist gerade.
- Die Füße sind schulterbreit aufgestellt, die Knie rechtwinklig gebeugt.
- Die Hände sind im Obergriff, die Arme gestreckt, die Gewichte in der Schwebe.

Ausführung

- Horizontale Abduktion der Arme und Beugung der Unterarme.
- Horizontale Adduktion der Arme und Streckung der Unterarme.

Atmung

- Während der Beugung einatmen.
- Während der Streckung ausatmen.

Primär beanspruchte Muskeln
- Großer Rückenmuskel
- Großer Rundmuskel
- Untergrätenmuskel
- Hinterer Deltamuskel
- Oberarmspeichenmuskel
- Bizeps
- Rautenmuskel
- Oberarmmuskel
- Trapezmuskel

Sekundär beanspruchte Muskeln
- Vorderer und mittlerer Deltamuskel
- Großer Brustmuskel
- Voderer Sägemuskel
- Kleiner Rundmuskel
- Trizeps: langer, innerer und seitlicher Kopf
- Kurzer und langer speichenseitiger Handstrecker
- Ellenseitiger Handstrecker und -beuger
- Fingerstrecker
- Knorrenmuskel
- Gerader Bauchmuskel
- Innerer und äußerer schräger Bauchmuskel

Beanspruchte Gelenke
- Schultereckgelenk
- Ellbogen

TIPPS
- Diese Übung schont den Rücken, da Ihre Brust durch das Polster gehalten wird.
- Dehnen Sie den Brustkorb während des Ziehens maximal aus, ohne den Kontakt zu dem Polster zu verlieren.
- Achten Sie darauf, dass die Bewegung mehr aus den Schultern als aus den Armen kommt.

ACHTUNG
- Der Oberkörper bleibt in Kontakt mit dem Polster. Wenn das Gewicht zu schwer ist oder Sie erschöpft sind, laufen Sie Gefahr, sich nach vorne zu neigen und den Lendenbereich zu stark zu beanspruchen.

↗ Horizontales Rudern im Sitzen im neutralen Griff

■ Ausgangsposition
- Stellen Sie die Höhe des Sitzes so ein, dass die Griffe der Maschine auf der Höhe des großen Brustmuskels sind.
- Drücken Sie die Brust und den Bauch gegen das Stützpolster.
- Halten Sie die Griffe im neutralen Griff.
- Die Füße sind schulterbreit aufgestellt, die Knie rechtwinklig gebeugt.

■ Ausführung
Retroversion der Arme mit Beugung der Unterarme.
Anteversion der Arme mit Streckung der Unterarme.

■ Atmung
- Während der Retroversion einatmen.
- Während der Anteversion ausatmen.

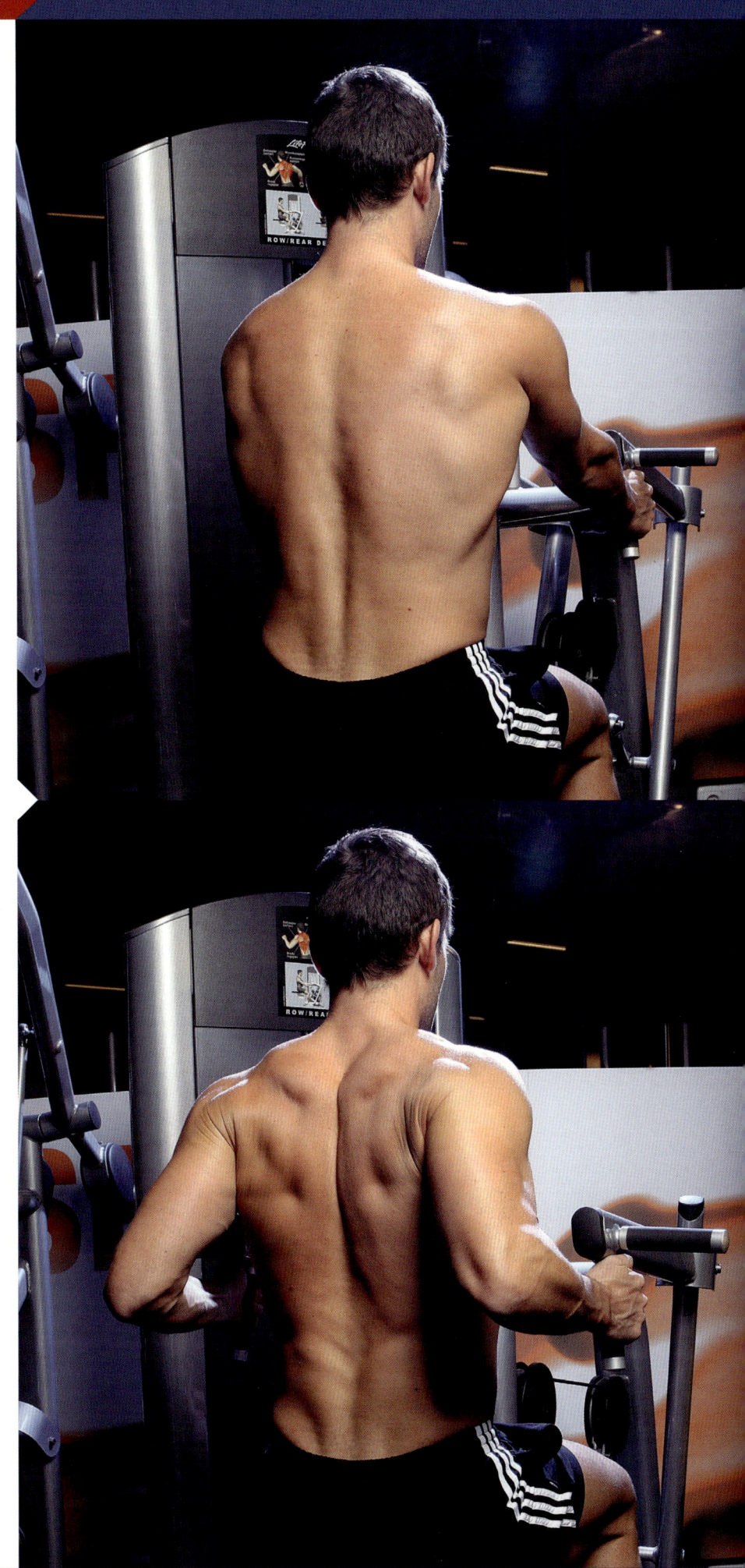

Primär beanspruchte Muskeln
- Großer Rückenmuskel
- Großer Rundmuskel
- Hinterer Deltamuskel
- Oberarmmuskel
- Oberarmspeichenmuskel
- Bizeps
- Rautenmuskel
- Trapezmuskel

Sekundär beanspruchte Muskeln
- Großer Brustmuskel
- Kleiner Rundmuskel
- Vorderer und mittlerer Deltamuskel
- Trizeps: langer, innerer und seitlicher Kopf
- Kurzer und langer speichenseitiger Handstrecker
- Ellenseitiger Handstrecker und -beuger
- Fingerstrecker
- Knorrenmuskel
- Gerader Bauchmuskel
- Innerer und äußerer schräger Bauchmuskel
- Vorderer Sägemuskel
- Untergrätenmuskel

Beanspruchte Gelenke
- Schultereckgelenk
- Ellbogen

TIPPS
- Diese Übung stimuliert den Rautenmuskel sowie den inneren Teil des großen Rückenmuskels.
- Halten Sie die Schultern unten, während Sie sie von vorne nach hinten schieben.
- Stellen Sie sich vor, Sie würden mit den Ellbogen und nicht mit den Händen ziehen, dadurch wird die Erschöpfung des Bizeps geringfügig gelindert.

ACHTUNG
- Der Rücken wird nicht bewegt, um den Lendenbereich nicht zu beanspruchen.

■ Ausgangsposition
- Ersetzen Sie die Griffe durch eine gerade Stange.
- Stellen Sie Ihre Füße auf die Fußstützen, die Beine sind gebeugt.
- Die Hände im Obergriff sind etwas weiter als schulterbreit auseinander.
- Der Rücken ist gerade, die Arme sind gestreckt.

■ Ausführung
- Horizontale Abduktion der Arme und Beugung der Unterarme.
- Ziehen Sie die Stange bis an den Bauch heran, dann horizontale Adduktion der Arme und Streckung der Unterarme.

■ Atmung
- Während des Ziehens einatmen.
- Während der Streckung ausatmen.

Primär beanspruchte Muskeln
- Großer Rückenmuskel
- Rautenmuskel
- Untergrätenmuskel
- Hinterer Deltamuskel
- Großer Rundmuskel
- Oberarmspeichenmuskel
- Bizeps
- Trapezmuskel
- Oberarmmuskel

Sekundär beanspruchte Muskeln
- Vorderer und mittlerer Deltamuskel
- Großer Brustmuskel
- Vorderer Sägemuskel
- Kleiner Rundmuskel
- Trizeps: langer, innerer und seitlicher Kopf
- Kurzer und langer speichenseitiger Handstrecker
- Ellenseitiger Handstrecker und -beuger
- Fingerstrecker
- Knorrenmuskel
- Innerer und äußerer schräger Bauchmuskel
- Gerader Bauchmuskel

Beanspruchte Gelenke
- Schultereckgelenk
- Ellbogen

TIPPS

- Mit der geraden Stange können die Ellbogen nicht so weit nach hinten gezogen werden wie mit den Griffen. Das Rudern mit weitem Griff ermöglicht jedoch eine etwas größere Ausdehnung des Brustkorbs.

ACHTUNG

- Da der Rücken in dieser Position keinen Halt hat, achten Sie darauf, ihn während der Ausführung der Bewegung nicht zu bewegen.
- Sind die Gewichte zu schwer, zieht der Oberkörper nach hinten.

↗ Horizontales Rudern im neutralen Griff am Seilzug

Ausgangsposition
- Setzen Sie sich auf den Sitz, die Knie sind in einem Winkel von ca. 150 bis 90 Grad gebeugt.
- Halten Sie die Griffe im neutralen Griff.
- Richten Sie den Rücken auf, die Arme sind gestreckt.
- Die Füße stehen auf den Fußstützen rechts und links der Seilzüge.

Ausführung
- Retroversion der Arme und Beugung der Unterarme.
- Anteversion der Arme und Streckung der Unterarme.

Atmung
- Während der Beugung einatmen.
- Während der Streckung ausatmen.

Primär beanspruchte Muskeln
- Großer Rückenmuskel
- Rautenmuskel
- Hinterer Deltamuskel
- Großer Rundmuskel
- Oberarmspeichenmuskel
- Bizeps
- Trapezmuskel
- Oberarmmuskel

Sekundär beanspruchte Muskeln
- Großer Brustmuskel
- Kleiner Rundmuskel
- Knorrenmuskel
- Vorderer und mittlerer Deltamuskel
- Trizeps: langer, innerer und seitlicher Kopf
- Kurzer und langer speichenseitiger Handstrecker
- Ellenseitiger Handstrecker und -beuger
- Innerer und äußerer schräger Bauchmuskel
- Fingerstrecker
- Vorderer Sägemuskel
- Untergrätenmuskel
- Gerader Bauchmuskel

Beanspruchte Gelenke
- Schultereckgelenk
- Ellbogen

TIPPS
- Bei vollständiger Beugung sind die Griffe in Kontakt mit dem Bauch.
- Bei einigen Maschinen ist es möglich, die Griffe höher anzubringen und mit einem Winkel von 45 Grad zu arbeiten.
- Da die Bewegung in erster Linie vom Schultergürtel ausgeht, ist der Brustkorb beweglicher.

ACHTUNG
- Der Rücken wird während der Ausführung der Bewegung nicht bewegt.

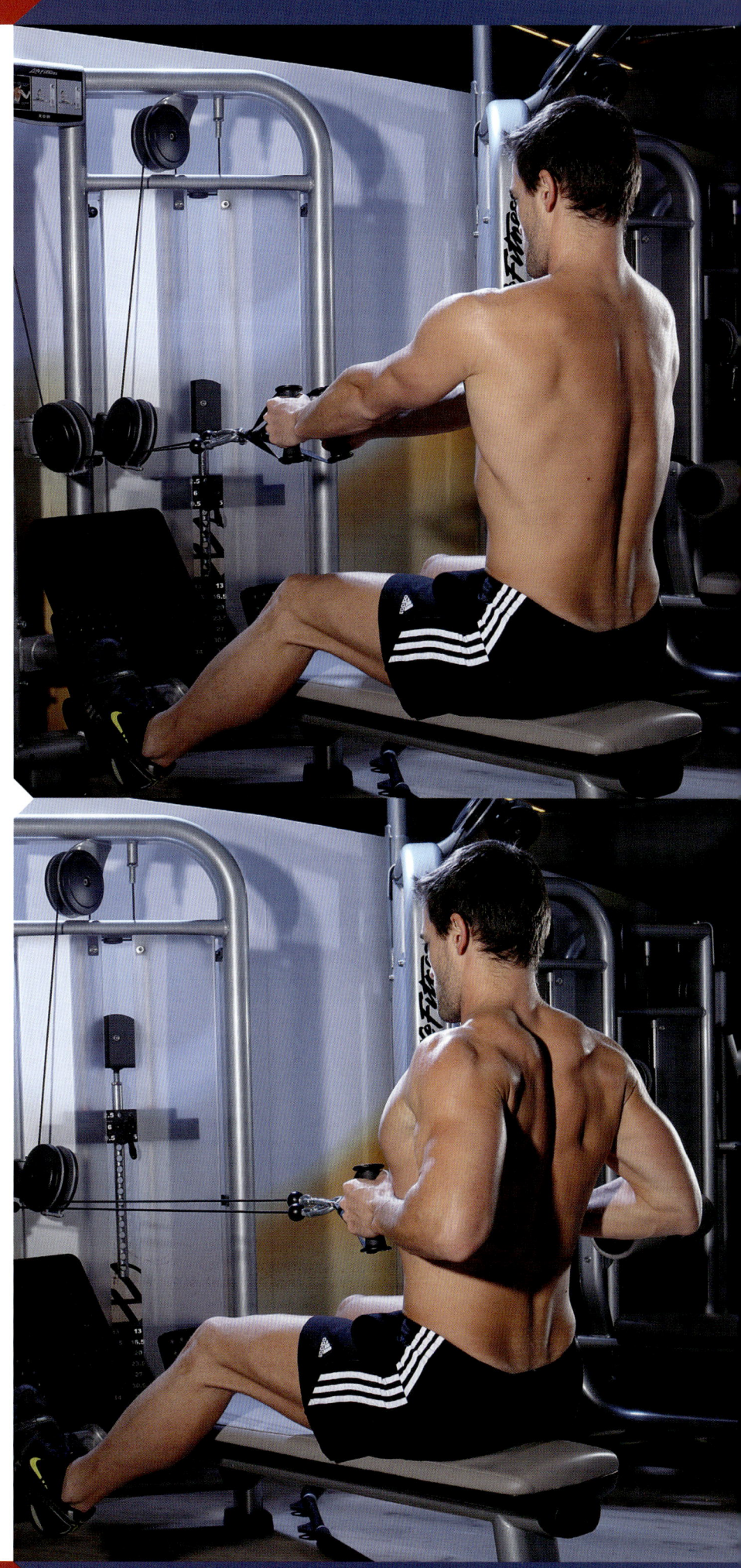

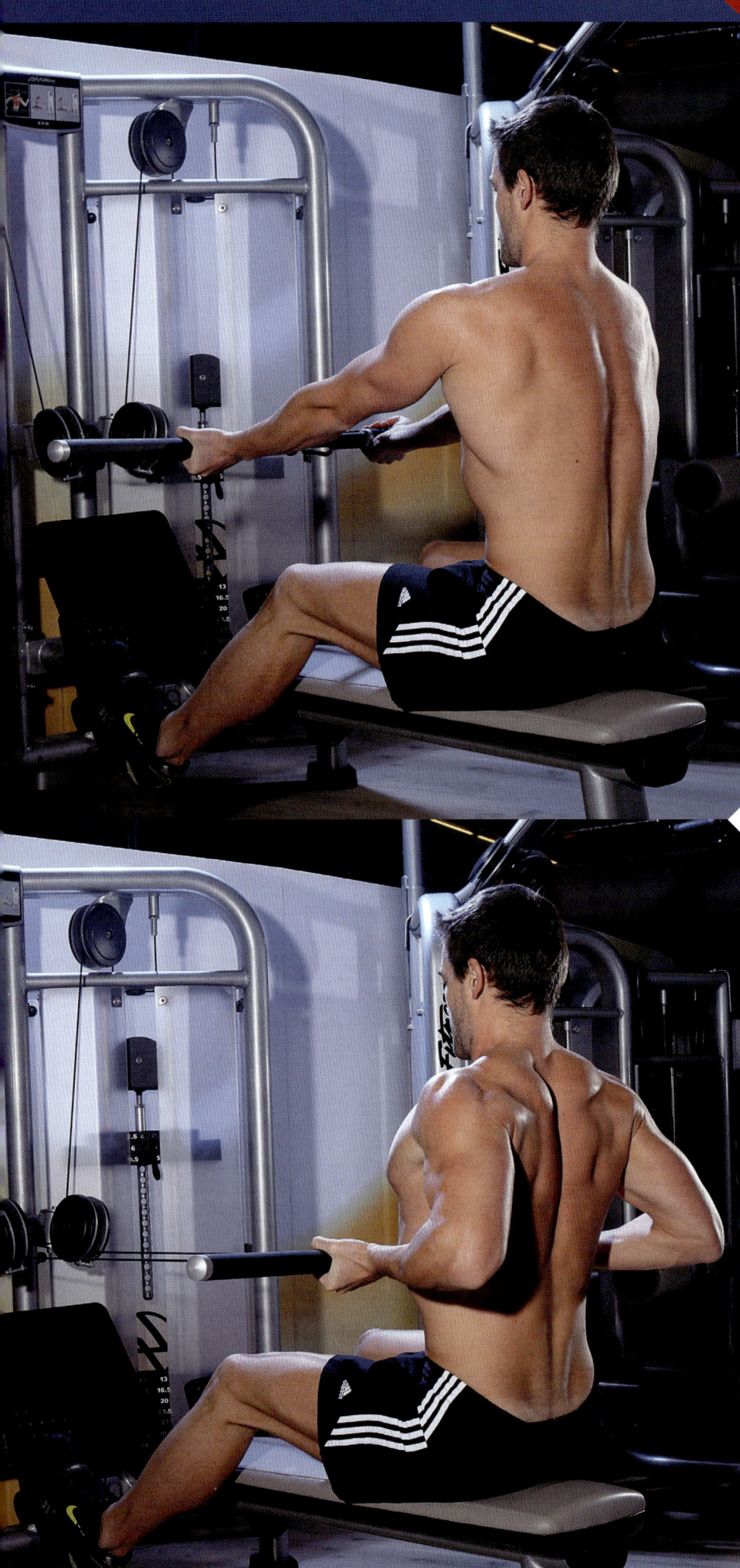

■ Ausgangsposition

- Halten Sie eine gerade Stange im Untergriff.
- Die Hände sind schulterbreit auseinander, der Rücken ist gerade.
- Stellen Sie die Füße auf die Fußstützen, die Knie sind um ca. 130 Grad gebeugt.
- Die Arme sind gestreckt, die Gewichte in der Schwebe.

■ Ausführung

- Retroversion der Arme und Beugung der Unterarme.
- Anteversion der Arme und Streckung der Unterarme.

■ Atmung

- Während des Ziehens einatmen.
- Während der Streckung ausatmen.

Primär beanspruchte Muskeln
- Großer Rückenmuskel   • Rautenmuskel
- Untergrätenmuskel   • Oberarmmuskel
- Hinterer Deltamuskel   • Trapezmuskel
- Großer Rundmuskel   • Bizeps
- Oberarmspeichenmuskel

Sekundär beanspruchte Muskeln
- Vorderer und mittlerer Deltamuskel
- Großer Brustmuskel
- Vorderer Sägemuskel
- Kleiner Rundmuskel
- Trizeps: langer, innerer und seitlicher Kopf
- Kurzer und langer speichenseitiger Handstrecker
- Ellenseitiger Handstrecker und -beuger
- Fingerstrecker
- Knorrenmuskel
- Innerer und äußerer schräger Bauchmuskel
- Gerader Bauchmuskel

Beanspruchte Gelenke
- Schultereckgelenk   • Ellbogen

- Die Ellbogen werden eng am Oberkörper vorbeigeführt. Der Untergriff stimuliert vor allem den Bizeps und den Rautenmuskel.
- Holen Sie während des Ziehens tief Luft.
- Am Ende der Retroversion kommt die Stange mit dem Bauch in Kontakt.

- Da der Rücken keinen Halt hat, konzentrieren Sie sich eher auf Ihre Haltung als auf ein gehobenes Gewicht.

⤴ Horizontales Rudern im Stehen mit einem Arm am tiefen Seilzug

Ausgangsposition
- Stellen Sie sich mit dem Gesicht zum tiefen Seilzug auf.
- Stellen Sie einen Fuß nach vorne, den anderen nach hinten, die Beine sind leicht gebeugt.
- Legen Sie die linke Hand auf den linken Quadrizeps.
- Halten Sie den Griff in gerader Position, der Arm ist um 45 Grad gebeugt.
- Beugen Sie den Oberkörper vor, der Rücken ist gerade.

Ausführung
- Retroversion der Arme und Beugung der Unterarme.
- Anteversion der Arme und Streckung der Unterarme.

Atmung
- Während des Ziehens einatmen.
- Während der Streckung ausatmen.

Primär beanspruchte Muskeln
- Großer Rückenmuskel
- Oberarmmuskel
- Großer Rundmuskel
- Hinterer Deltamuskel
- Oberarmspeichenmuskel
- Rautenmuskel
- Bizeps
- Trapezmuskel

Sekundär beanspruchte Muskeln
- Großer Brustmuskel
- Kleiner Rundmuskel
- Vorderer und mittlerer Deltamuskel
- Trizeps: langer, innerer und seitlicher Kopf
- Kurzer und langer speichenseitiger Handstrecker
- Ellenseitiger Handstrecker und -beuger
- Fingerstrecker
- Knorrenmuskel
- Gerader Bauchmuskel
- Innerer und äußerer schräger Bauchmuskel
- Vorderer Sägemuskel
- Untergrätenmuskel

Beanspruchte Gelenke
- Schultereckgelenk
- Ellbogen

- Durch die permanente Spannung am tiefen Seilzug wird der Schwierigkeitsgrad erhöht.
- Beide Schultern bleiben auf derselben Höhe. Achtung: Es ist ganz natürlich, dass die Schulter, die der aktiven Schulter gegenüberliegt, zurückgezogen wird. Dadurch wird die Wirbelsäule verdreht und die Intensität der Kontraktion des großen Rückenmuskels und des Trapezmuskels wird verringert.
- Die rechte Schulter wird von vorne nach hinten bewegt, um den großen Rückenmuskel vollständig zu beanspruchen.
- Stellen Sie sich vor, Sie würden mit dem Ellbogen und nicht mit der Hand ziehen, um eine zu starke Beanspruchung des Bizeps zu verringern.

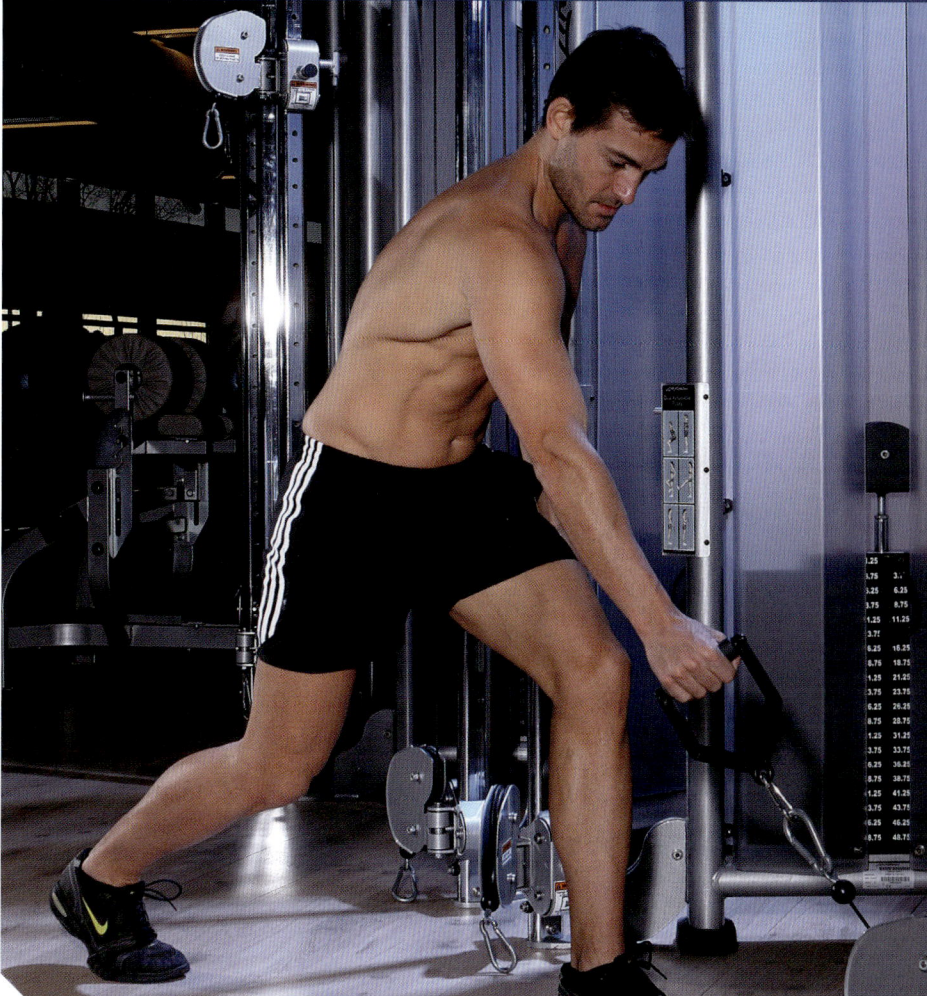
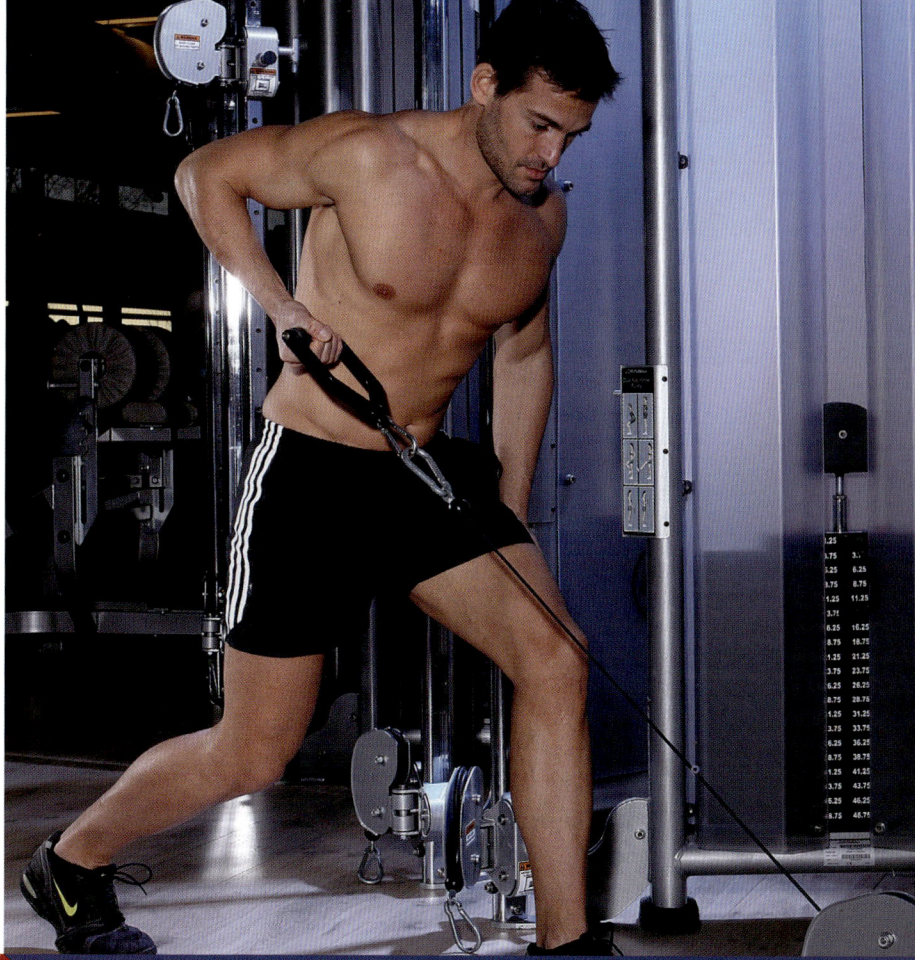

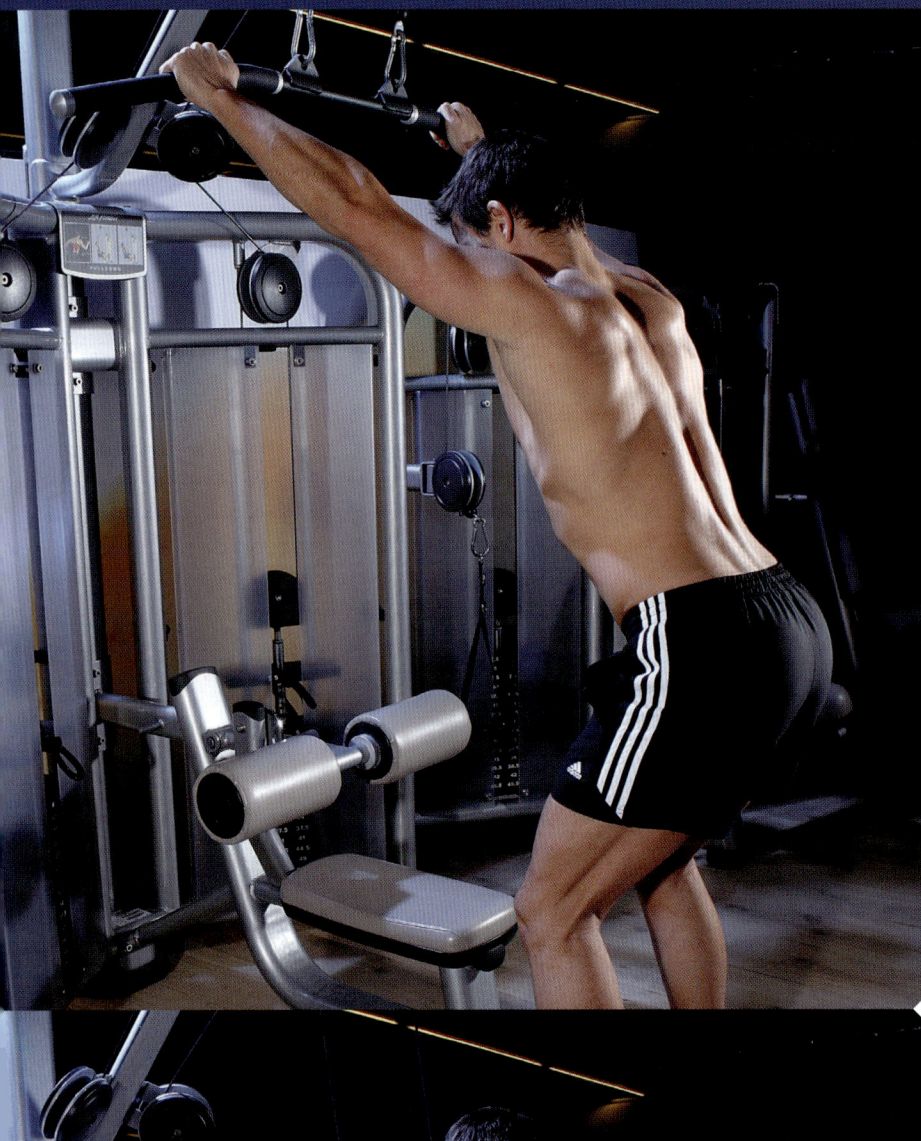

Ausgangsposition

- Stellen Sie sich mit dem Gesicht zum Gerat auf.
- Halten Sie die Stange im Obergriff in etwas mehr als schulterbreitem Abstand.
- Die Arme sind nach oben gestreckt, die Ellbogen sind leicht gebeugt, der Rücken ist gerade.
- Die Füße sind schulterbreit aufgestellt, die Knie leicht gebeugt.

Ausführung

- Retroversion der Arme.
- Anteversion der Arme.

Atmung

- Während der Beugung einatmen..
- Während der Streckung ausatmen.

Primär beanspruchte Muskeln
- Großer Rückenmuskel
- Großer Rundmuskel
- Trizeps: langer Kopf

Sekundär beanspruchte Muskeln
- Trapezmuskel
- Vorderer Sägemuskel
- Rautenmuskel
- Bizeps
- Oberarmspeichenmuskel
- Vorderer, mittlerer und hinterer Deltamuskel
- Trizeps: langer, innerer und seitlicher Kopf
- Kurzer und langer speichenseitiger Handstrecker
- Ellenseitiger Handstrecker und -beuger
- Fingerstrecker
- Innerer und äußerer schräger Bauchmuskel
- Knorrenmuskel
- Gerader Bauchmuskel
- Großer Brustmuskel
- Kleiner Rundmuskel
- Untergrätenmuskel
- Oberarmmuskel

Beanspruchte Gelenke
- Schultereckgelenk

- Durch den leicht nach vorne geneigten Oberkörper können Sie Ihre Bewegungen besser kontrollieren, Sie erzielen auf diese Weise in der hohen Position eine bessere Dehnung und eine längere Kontraktionszeit während der Retroversion.
- Verringern Sie den Abstand zwischen den Händen, um die großen Rückenmuskeln auf unterschiedliche Weise zu stimulieren.
- Der Körper wird während der Ausführung der Bewegung nicht bewegt, Sie bewegen nur die Arme.
- Sie können diese Bewegung auch am hohen Seilzug mit kurzer Stange ausführen.

- Spannen Sie Ihre Bauch- und untere Rückenmuskulatur an, um Ihren Lendenbereich gegen eventuelle Spannungen zu schützen.

↗ Rudern mit vorgebeugtem Oberkörper und Langhantel im Obergriff

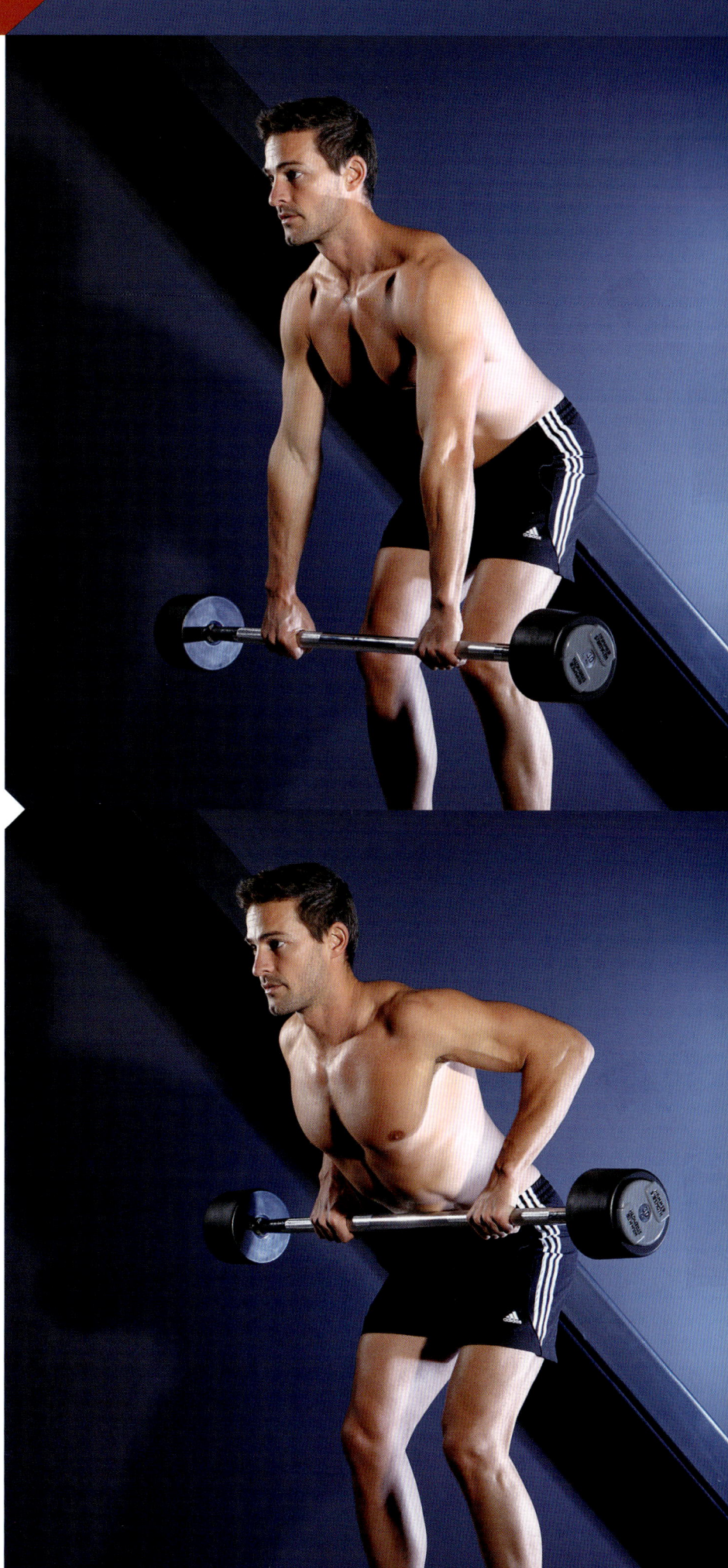

Ausgangsposition
- Stellen Sie Ihre Füße in schulterbreitem Abstand auf, die Beine sind leicht gebeugt.
- Halten Sie eine gerade Langhantel im Obergriff, die Hände sind etwas weiter als schulterbreit auseinander.
- Beugen Sie Ihren Oberkörper um 45 Grad nach vorne.
- Die Arme sind gestreckt, der Rücken ist gerade.

Ausführung
- Retroversion der Arme und Beugung der Unterarme.
- Anteversion der Arme und Streckung der Unterarme.

Atmung
- Während der Beugung einatmen.
- Während der Streckung ausatmen.

Primär beanspruchte Muskeln
- Großer Rückenmuskel
- Bizeps
- Großer Rundmuskel
- Trapezmuskel
- Untergrätenmuskel
- Rautenmuskel
- Hinterer Deltamuskel
- Oberarmmuskel
- Oberarmspeichenmuskel

Sekundär beanspruchte Muskeln
- Großer Brustmuskel
- Kleiner Rundmuskel
- Vorderer und mittlerer Deltamuskel
- Trizeps: langer, innerer und seitlicher Kopf
- Kurzer und langer speichenseitiger Handstrecker
- Ellenseitiger Handstrecker und -beuger
- Fingerstrecker
- Gerader Bauchmuskel
- Innerer und äußerer schräger Bauchmuskel
- Vorderer Sägemuskel
- Knorrenmuskel

Beanspruchte Gelenke
- Schultereckgelenk
- Ellbogen

TIPPS
- Mit dieser Übung stimulieren Sie sämtliche Rückenmuskeln.
- Durch die ziehenden Bewegungen werden die Schultern in der Regel wieder aufgerichtet, die auf Grund der starken Beanspruchung des großen Brustmuskels dazu tendieren, nach vorne abzufallen.
- Die Anspannung im Lendenbereich ist außergewöhnlich hoch. Falls Sie eine Spannung in diesem Bereich spüren, können Sie einen Gürtel tragen.
- Halten Sie die Langhantel im Untergriff, die Hände sind schulterbreit auseinander, um die Bizepse stärker zu stimulieren.

ACHTUNG
- Wenn der Neigungswinkel des Oberkörpers größer ist als 45 Grad, wird die im Lendenbereich aufgebaute Spannung eher schädlich als nützlich.

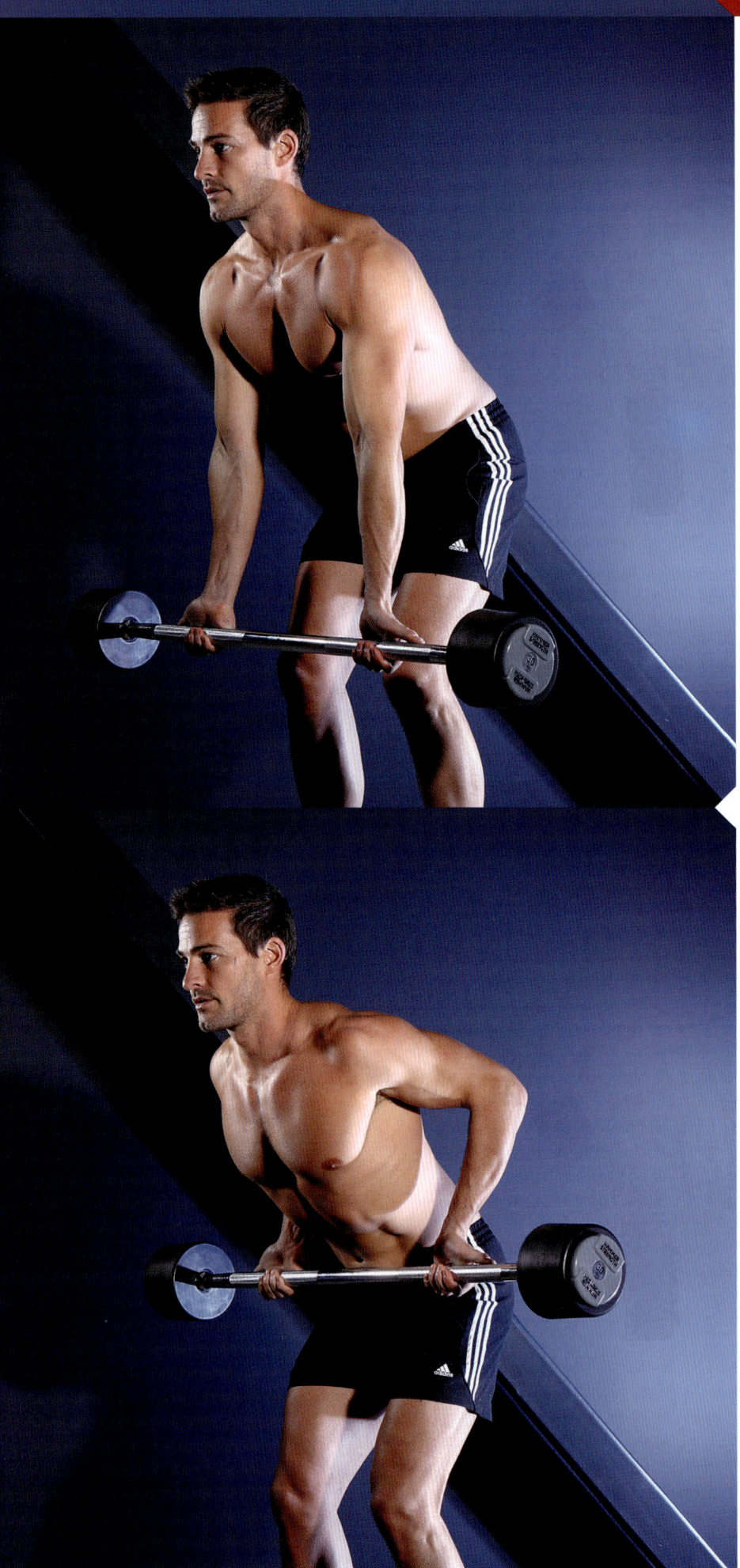

■ Ausgangsposition

- Stellen Sie Ihre Füße in schulterbreitem Abstand auf, die Beine sind leicht gebeugt.
- Halten Sie eine gerade Langhantel im Untergriff, die Hände sind schulterbreit auseinander.
- Beugen Sie Ihren Oberkörper um 45 Grad nach vorne.
- Die Arme sind gestreckt, der Rücken ist gerade.

■ Ausführung

- Retroversion der Arme und Beugung der Unterarme.
- Anteversion der Arme und Streckung der Unterarme.

■ Atmung

- Während der Beugung einatmen.
- Während der Streckung ausatmen.

Primär beanspruchte Muskeln
- Großer Rückenmuskel
- Großer Rundmuskel
- Untergrätenmuskel
- Hinterer Deltamuskel
- Oberarmspeichenmuskel
- Bizeps
- Rautenmuskel
- Oberarmmuskel
- Trapezmuskel

Sekundär beanspruchte Muskeln
- Vorderer und mittlerer Deltamuskel
- Großer Brustmuskel
- Vorderer Sägemuskel
- Kleiner Rundmuskel
- Trizeps: langer, innerer und seitlicher Kopf
- Kurzer und langer speichenseitiger Handstrecker
- Ellenseitiger Handstrecker und -beuger
- Fingerstrecker
- Knorrenmuskel
- Gerader Bauchmuskel
- Innerer und äußerer schräger Bauchmuskel

Beanspruchte Gelenke
- Schultereckgelenk
- Ellbogen

- Diese Bewegung stimuliert im Vergleich zur Übung im Obergriff eher den Rautenmuskel und den Bizeps.
- Während der Retroversion kommt die Langhantel in Kontakt mit dem Bereich unterhalb des Bauchnabels.
- Holen Sie während der Aufwärtsbewegung tief Luft, um die Kontraktion zu intensivieren.

- Vermeiden Sie, zu hohe Gewichte aufzulegen, um den Lendenbereich zu schützen, oder tragen Sie einen Gürtel.

TIPPS

ACHTUNG

↗ Rudern mit vorgebeugtem Oberkörper und Langhantel im engen Griff

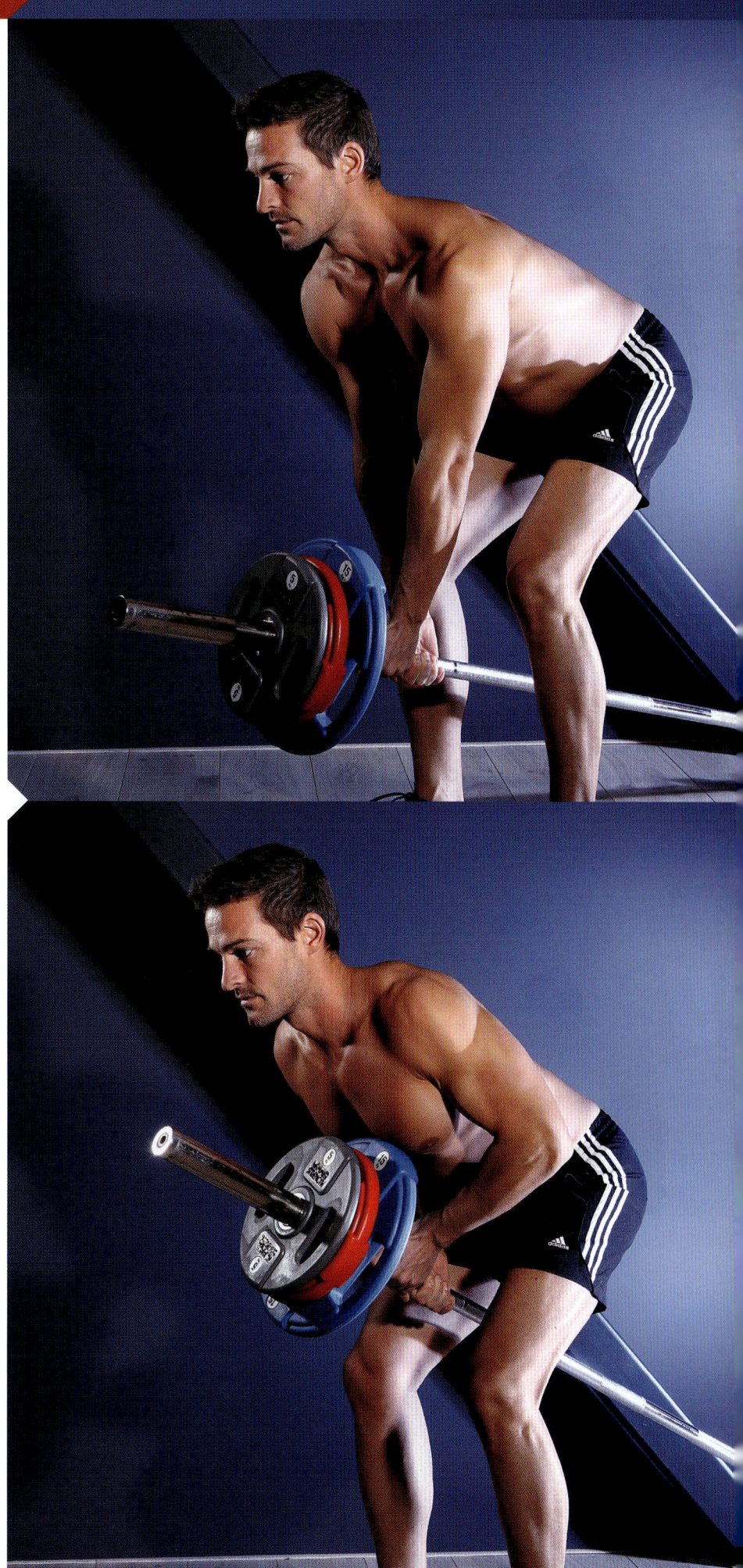

Ausgangsposition

- Stellen Sie Ihre Füße in schulterbreitem Abstand auf, die Beine sind leicht gebeugt.
- Legen Sie eine Langhantel längs zwischen Ihre Beine.
- Halten Sie die eine Seite der Langhantel in neutralem Griff, die eine Hand liegt oberhalb der anderen.
- Beugen Sie Ihren Oberkörper um 45 Grad nach vorne.
- Der Rücken ist gerade, die Arme sind gestreckt.

Ausführung

- Retroversion der Arme und Beugung der Unterarme.
- Anteversion der Arme und Streckung der Unterarme.

Atmung

- Während der Aufwärtsbewegung einatmen.
- Während der Streckung ausatmen.

Primär beanspruchte Muskeln
- Großer Rückenmuskel
- Untergrätenmuskel
- Hinterer Deltamuskel
- Großer Rundmuskel
- Oberarmspeichenmuskel
- Rautenmuskel
- Oberarmmuskel
- Trapezmuskel
- Bizeps

Sekundär beanspruchte Muskeln
- Großer Brustmuskel
- Kleiner Rundmuskel
- Vorderer Sägemuskel
- Großer Gesäßmuskel
- Vorderer und mittlerer Deltamuskel
- Trizeps: langer, innerer und seitlicher Kopf
- Kurzer und langer speichenseitiger Handstrecker
- Ellenseitiger Handstrecker und -beuger
- Gerader Bauchmuskel
- Innerer und äußerer schräger Bauchmuskel
- Innerer, mittlerer, äußerer und gerader Oberschenkelmuskel
- Halbsehnenmuskel, Plattsehnenmuskel
- Zweiköpfiger Oberschenkelmuskel
- Knorrenmuskel
- Fingerstrecker

Beanspruchte Gelenke
- Schultereckgelenk
- Ellbogen

TIPPS

- Diese Übung ist stärker auf die Mitte des Rückens ausgerichtet.
- Während der Aufwärtsbewegung kommen die Gewichtsscheiben mit dem Brustkorb in Kontakt.
- Halten Sie die Hantel im oberen Drittel.
- Angestrebt wird bei dieser Übung, die Schultern nach hinten zu bringen und gleichzeitig die Brust auszudehnen. Wenn Sie zu hohe Gewichte auflegen, ist Ihr Bewegungsablauf nicht mehr perfekt und Ihre Bizeps sind die einzigen Muskeln, die wirklich arbeiten.

ACHTUNG

- Tragen Sie aus Sicherheitsgründen einen Lendengürtel, wenn Sie die Gewichte auflegen.

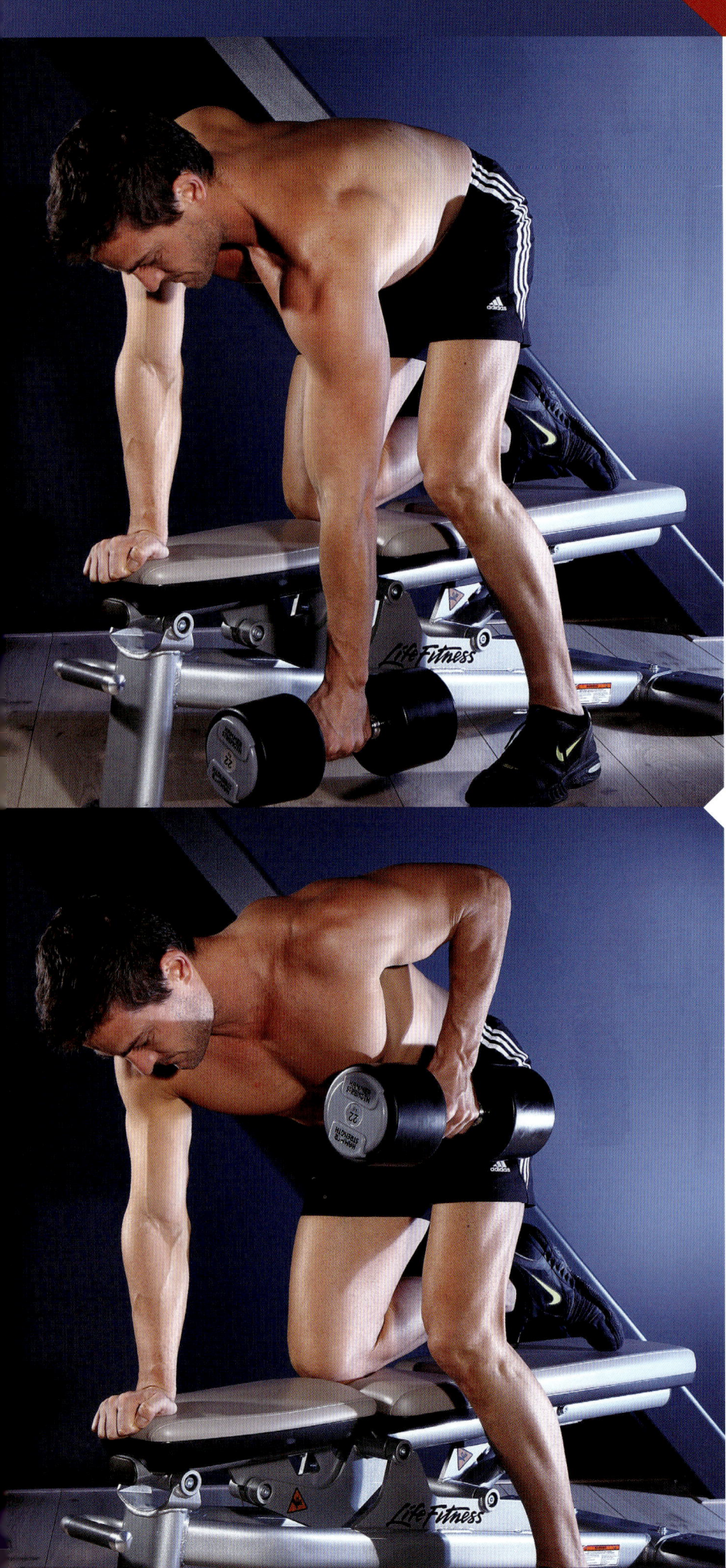

■ Ausgangsposition

- Stellen Sie sich auf die linke Seite einer Flachbank.
- Legen Sie das linke Knie und die linke Hand mit gestrecktem Arm auf die Bank.
- Der linke Fuß steht auf dem Boden, das Knie ist leicht gebeugt.
- Halten Sie in der linken Hand eine Kurzhantel, der Arm ist gestreckt.
- Beugen Sie den Oberkörper parallel zum Boden nach vorne. Legen Sie eine Langhantel längs zwischen Ihre Beine.

■ Ausführung

- Retroversion der Arme und Beugung der Unterarme.
- Anteversion der Arme und Streckung der Unterarme.

■ Atmung

- Während der Beugung einatmen..
- Während der Streckung ausatmen.

Primär beanspruchte Muskeln
- Großer Rückenmuskel
- Bizeps
- Großer Rundmuskel
- Rautenmuskel
- Hinterer Deltamuskel
- Trapezmuskel
- Oberarmmuskel
- Oberarmspeichenmuskel

Sekundär beanspruchte Muskeln
- Vorderer und mittlerer Deltamuskel
- Großer Brustmuskel
- Vorderer Sägemuskel
- Kleiner Rundmuskel
- Untergrätenmuskel
- Trizeps: langer, innerer und seitlicher Kopf
- Kurzer und langer speichenseitiger Handstrecker
- Ellenseitiger Handstrecker und -beuger
- Fingerstrecker
- Knorrenmuskel
- Gerader Bauchmuskel
- Innerer und äußerer schräger Bauchmuskel

Beanspruchte Gelenke
- Schultereckgelenk
- Ellbogen

TIPPS

- Diese Übung ermöglicht eine gute konzentrierte Beanspruchung des großen Rückenmuskels und des Rautenmuskels.
- Während der Retroversion kommt die Kurzhantel mit den Rippen in Kontakt.
- Da die Kurzhantel im neutralen Griff gehalten wird, können sich die Rückenmuskeln stärker kontrahieren.
- **Variante:** Drehen Sie die Kurzhantel am Ende der Bewegung in den neutralen Griff.

ACHTUNG

- Vermeiden Sie, die Wirbelsäule zu verdrehen. Bewegen Sie nur die linke Schulter von vorne nach hinten.

■ Ausgangsposition
- Stellen Sie die Maschine so ein, dass die Hüftknochen außerhalb der Stützfläche liegen.
- Die Stützpolster sind auf der Höhe der Achillessehnen.
- Machen Sie Ihre Wirbelsäule vollkommen rund, sodass Sie sich mit dem Oberkörper senkrecht zum Boden wiederfinden.
- Beugen Sie die Unterarme und kreuzen Sie die Hände vor der Brust.
- Der Kopf bildet die Verlängerung des Rückens.

■ Ausführung
- Streckung der Brust- und Lendenwirbelsäule.
- Beugung der Brust- und Lendenwirbelsäule.

■ Atmung
- Während der Streckung einatmen.
- Während der Beugung ausatmen.

Primär beanspruchte Muskeln
- Langer Rückenmuskel
- Grätenmuskel
- Großer Gesäßmuskel
- Darmbein-Rippen-Muskel
- Viereckiger Lendenmuskel
- Halbsehnenmuskel, Plattsehnenmuskel
- Zweiköpfiger Oberschenkelmuskel, langer Kopf

Sekundär beanspruchte Muskeln
- Trapezmuskel
- Schollenmuskel
- Großer Rundmuskel
- Rautenmuskel
- Unterschulterblattmuskel
- Zweiköpfiger Wadenmuskel
- Vorderer, mittlerer und hinterer Wadenmuskel
- Externe Zwischenrippenmuskeln
- Zweiköpfiger Oberschenkelmuskel, kurzer Kopf
- Äußerer Oberschenkelmuskel
- Langer Zehenstrecker
- Großer Rückenmuskel
- Langer Wadenbeinmuskel
- Mittlerer Gesäßmuskel
- Vorderer Schienbeinmuskel

Beanspruchte Gelenke
- Brust- und Lendenwirbel

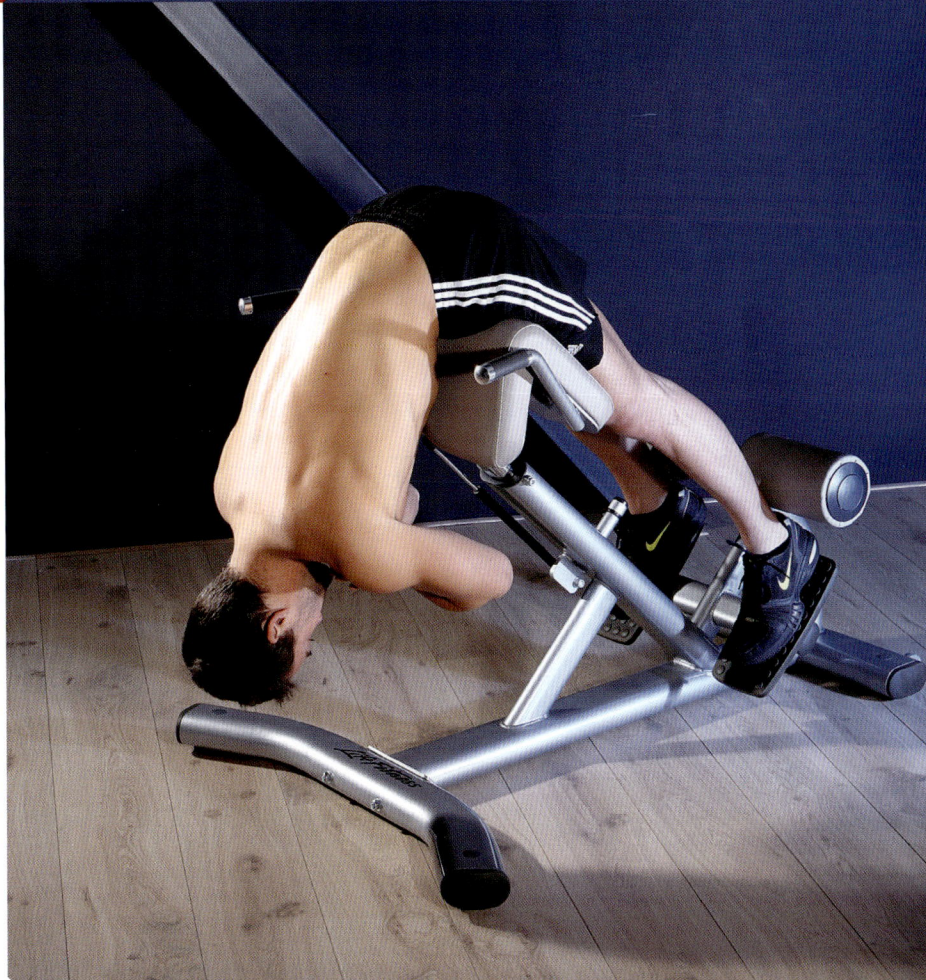

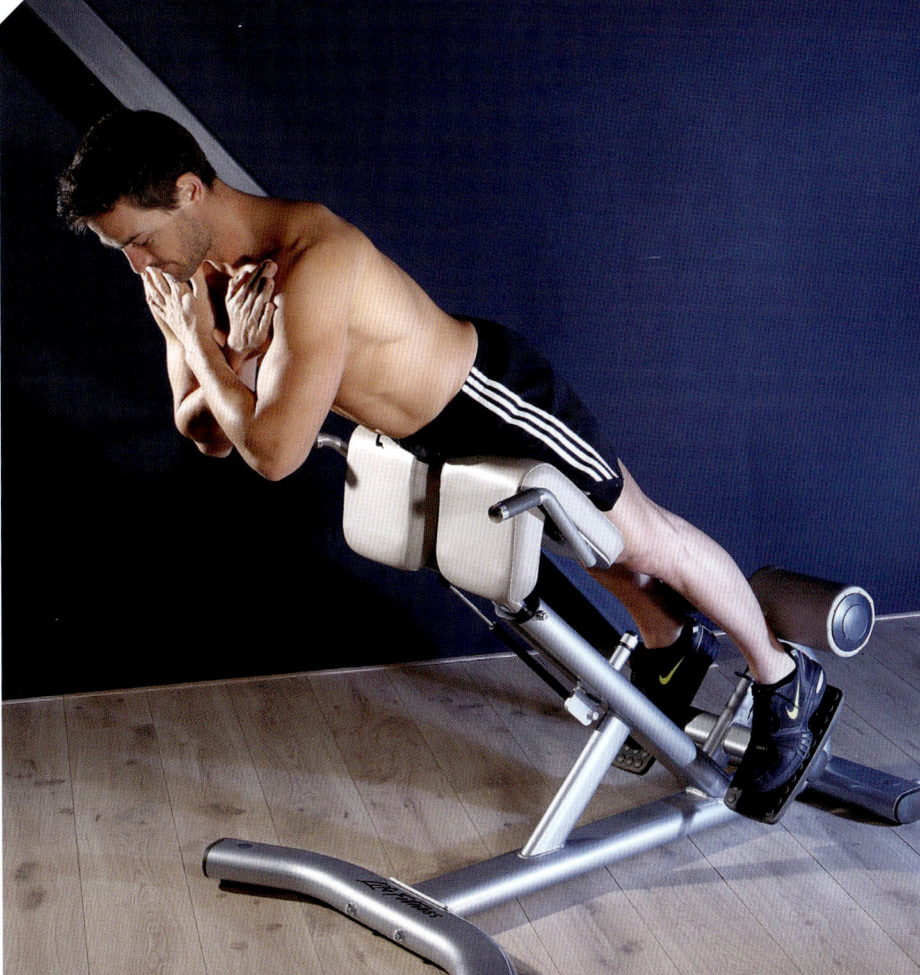

TIPPS
- Konzentrieren Sie sich auf das schrittweise Auf- und Abrollen Ihrer Wirbelsäule. Es ist unnötig, den Oberkörper im Ganzen zu heben, weil dann nur die Lendenmuskeln arbeiten. Diese Übung stärkt sämtliche Wirbelsäulenaufrichter.
- Es gibt zwei Arten von Bänken für diese Übung: flach oder schräg. Die schräge Bank ermöglicht eine größere Spannweite.
- Sie können in Ihren Armen eine Gewichtsscheibe halten, um die Beanspruchung zu intensivieren.
- Während Sie den Rücken abrollen, spannen Sie das Gesäß nicht an, um die Kontraktion der Wirbelsäulenaufrichter zu verstärken.

ACHTUNG
- Sie riskieren, ein Hohlkreuz zu bilden, wenn Sie über die horizontale Linie hinausgehen.

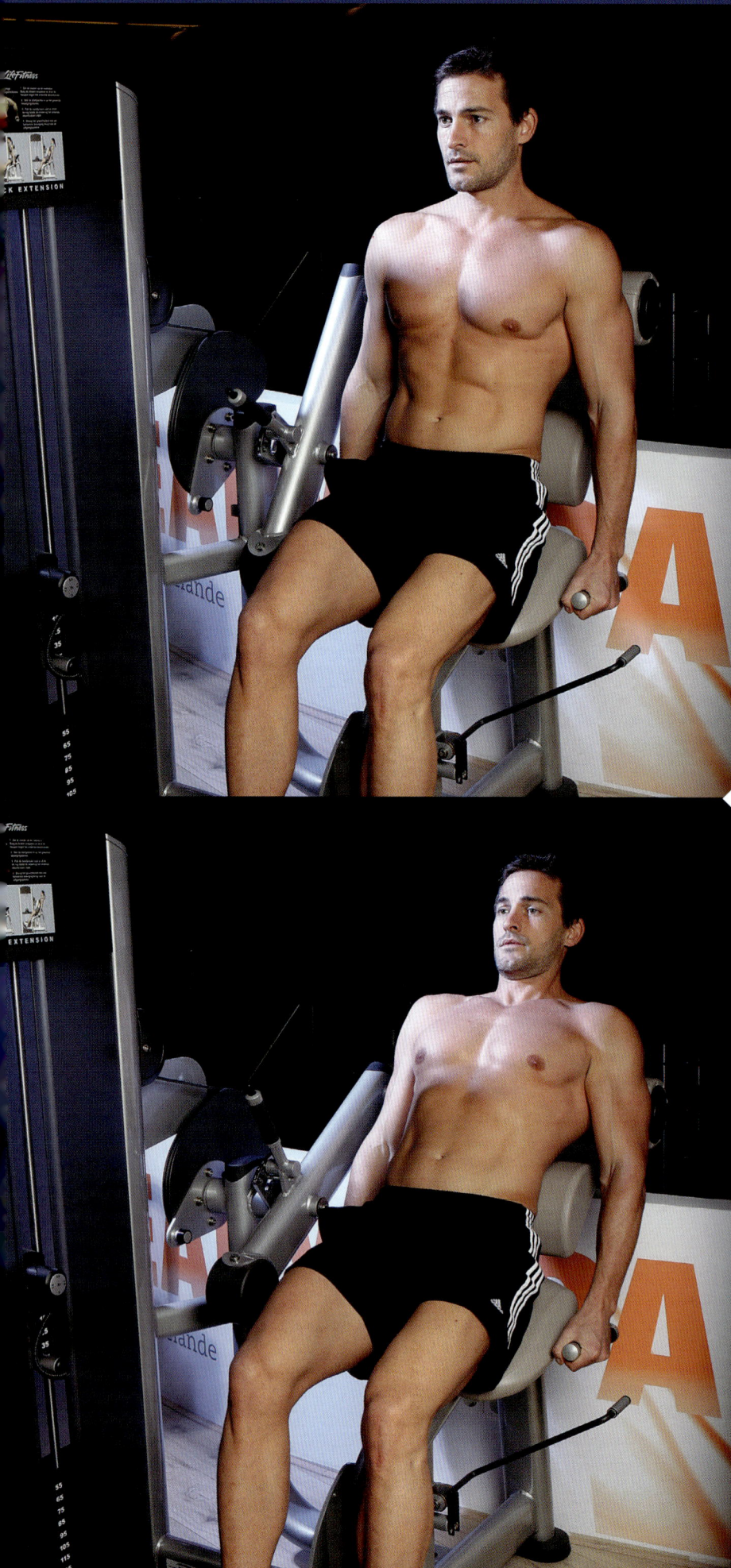

■ Ausgangsposition

- Setzen Sie sich auf den Sitz und lehnen Sie sich an.
- Stellen Sie die Höhe der Stützrolle im Rücken so ein, dass sie an ihren Schulterblättern liegt.
- Neigen Sie sich mit geradem Rücken nach hinten, um das Gewicht in der Schwebe zu halten.
- Die Füße sind schulterbreit aufgestellt, die Knie rechtwinklig gebeugt.

■ Ausführung

- Streckung der Brust- und Lendenwirbelsäule.
- Beugung der Brust- und Lendenwirbelsäule.

■ Atmung

- Während der Streckung einatmen.
- Während der Beugung ausatmen.

Primär beanspruchte Muskeln
- Darmbein-Rippen-Muskel
- Langer Rückenmuskel
- Grätenmuskel
- Viereckiger Lendenmuskel

Sekundär beanspruchte Muskeln
- Trapezmuskel
- Großer Rückenmuskel
- Unterschulterblattmuskel
- Großer Rundmuskel
- Rautenmuskel
- Externe Zwischenrippenmuskeln

Beanspruchte Gelenke
- Brust- und Lendenwirbel

- Ihr Ziel ist es, sämtliche Wirbelsäulenaufrichter zu stärken. Es ist also unnötig, zu schwere Gewichte aufzulegen.
- Der Kopf bildet während der gesamten Bewegung die Verlängerung der Wirbelsäule.

- Geben Sie mit Ihren Füßen keinen Druck an die Oberschenkel weiter: Ist das der Fall, haben Sie zu schwere Gewichte gewählt.

ACHTUNG **TIPPS**

↗ Stärkung der Rotatorenmanschette mit Kurzhantel vor den Rippen

■ Ausgangsposition
- Legen Sie sich auf die linke Seite.
- Legen Sie die Beine übereinander, ein Knie liegt auf dem anderen, die Knie sind rechtwinklig gebeugt.
- Beugen Sie den linken Arm, um den Kopf abzustützen.
- Halten Sie mit der rechten Hand eine Kurzhantel im Obergriff.
- Der rechte Arm liegt am Körper an, der Ellbogen ist rechtwinklig gebeugt.

■ Ausführung
- Außenrotation des Arms.
- Innenrotation des Arms.

■ Atmung
- Während der Außenrotation einatmen.
- Während der Innenrotation ausatmen.

Primär beanspruchte Muskeln
- Kleiner Rundmuskel
- Untergrätenmuskel
- Hinterer Deltamuskel

Sekundär beanspruchte Muskeln
- Vorderer und mittlerer Deltamuskel
- Trapezmuskel
- Unterschulterblattmuskel
- Großer Rundmuskel
- Rautenmuskel
- Obergrätenmuskel
- Bizeps
- Oberarmmuskel
- Oberarmspeichenmuskel
- Trizeps: langer, innerer und seitlicher Kopf
- Kurzer und langer speichenseitiger Handstrecker
- Ellenseitiger Handstrecker und -beuger

Beanspruchte Gelenke
- Schultereckgelenk

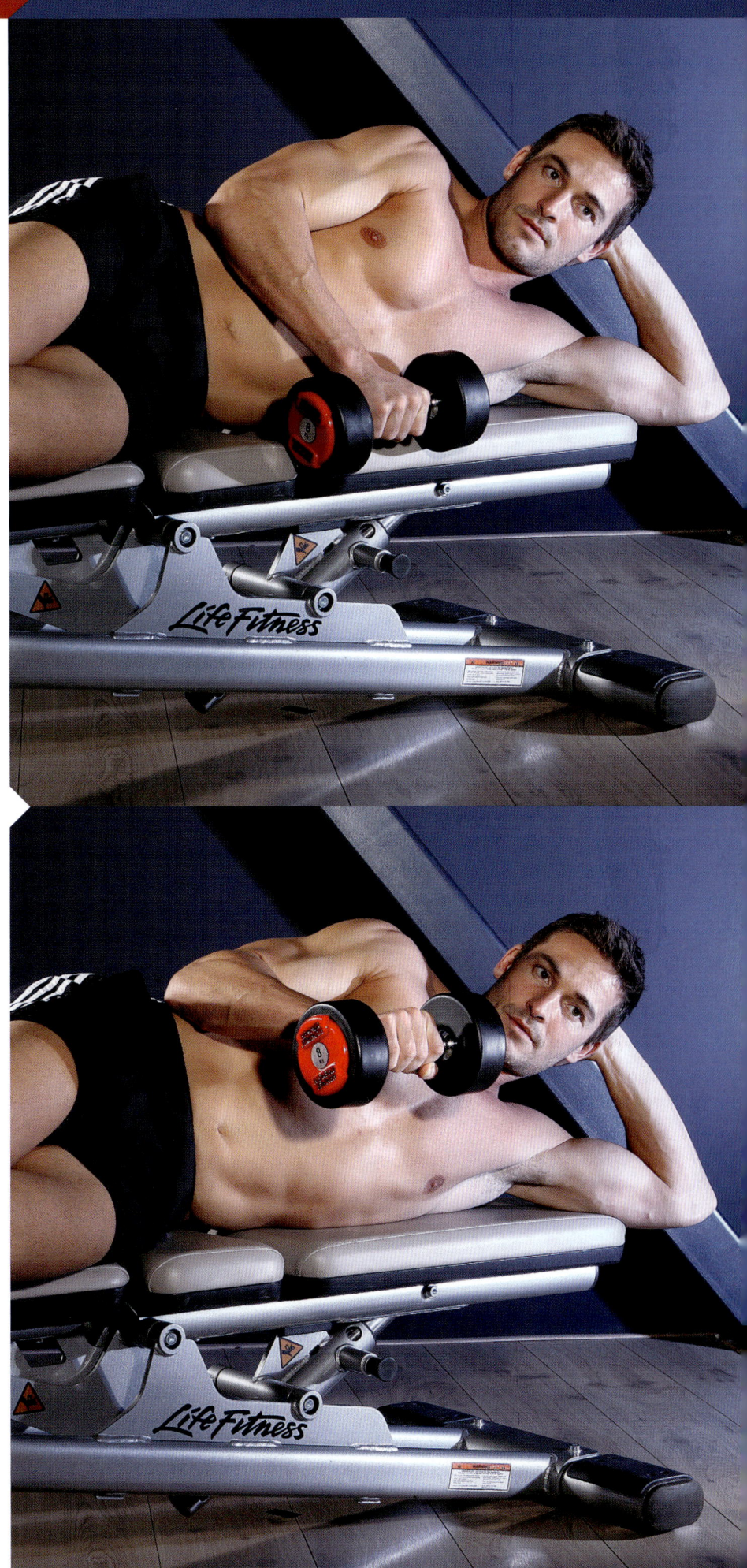

TIPPS
- Durch die Stärkung der Muskeln der Rotatorenmanschette richten Sie auf natürliche Weise Ihre Schultern auf.
- Die Kurzhantel wird ca. 20 bis 30 cm hochgehoben.
- Der Ellbogen bleibt während der Ausführung der Bewegung in Kontakt mit Ihrem Körper.

ACHTUNG
- Es ist nicht nötig, eine zu schwere Kurzhantel zu verwenden.
- Die Rotation erfolgt nur aus der Schulter und nicht aus einer Drehung des Oberkörpers heraus.

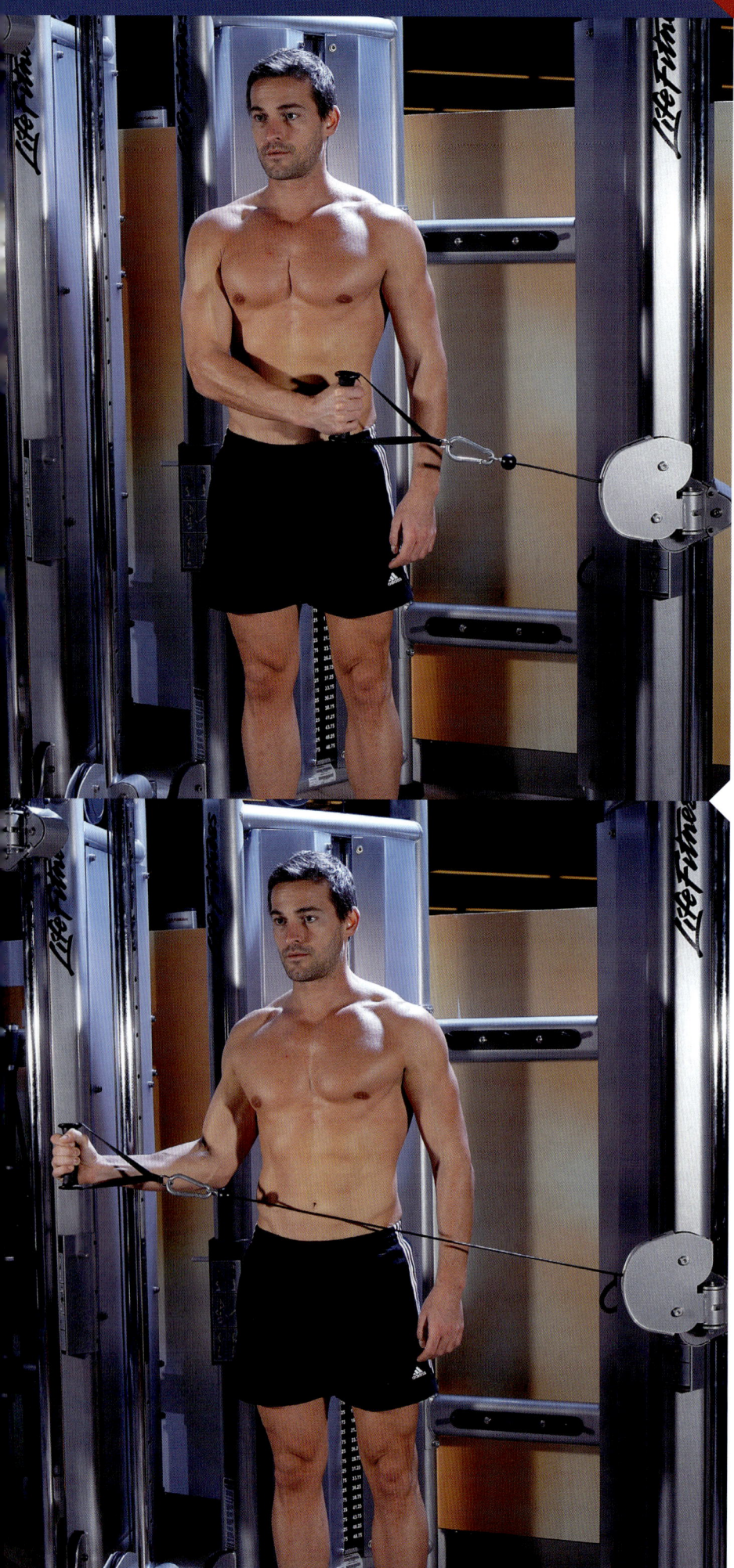

■ Ausgangsposition

- Sie stehen mit dem Profil zum tiefen Seilzug.
- Die Füße sind schulterbreit aufgestellt, die Knie leicht gebeugt.
- Bringen Sie den tiefen Seilzug auf die mittlere Position. Halten Sie mit der rechten Hand den Griff des Seilzugs im neutralen Griff.
- Der Ellbogen ist rechtwinklig gebeugt, der Arm liegt am Körper an.

■ Ausführung

- Außenrotation des rechten Arms.
- Innenrotation des rechten Arms.

■ Atmung

- Während der Außenrotation einatmen.
- Während der Innenrotation ausatmen.

Primär beanspruchte Muskeln
- Kleiner Rundmuskel
- Untergrätenmuskel
- Hinterer Deltamuskel

Sekundär beanspruchte Muskeln
- Vorderer und mittlerer Deltamuskel
- Trapezmuskel
- Unterschulterblattmuskel
- Großer Rundmuskel
- Rautenmuskel
- Obergrätenmuskel
- Bizeps
- Oberarmmuskel
- Oberarmspeichenmuskel
- Trizeps: langer, innerer und seitlicher Kopf
- Kurzer und langer speichenseitiger Handstrecker
- Ellenseitiger Handstrecker und -beuger

Beanspruchte Gelenke
- Schultereckgelenk

TIPPS

- Die Stärkung der Rotatorenmanschette wird im Training häufig ignoriert. Diese aus vier Muskeln bestehende Gruppe sorgt jedoch für die Stabilisierung der Schultern und schützt außerdem das Schultereckgelenk vor eventuellen Verletzungen.
- Beide Schultern sind auf derselben Höhe, insbesondere bei der Ausführung der Außenrotation.

ACHTUNG

- Achten Sie darauf, dass die Bewegung aus der Schulter kommt und nicht aus einer Drehung des Oberkörpers.

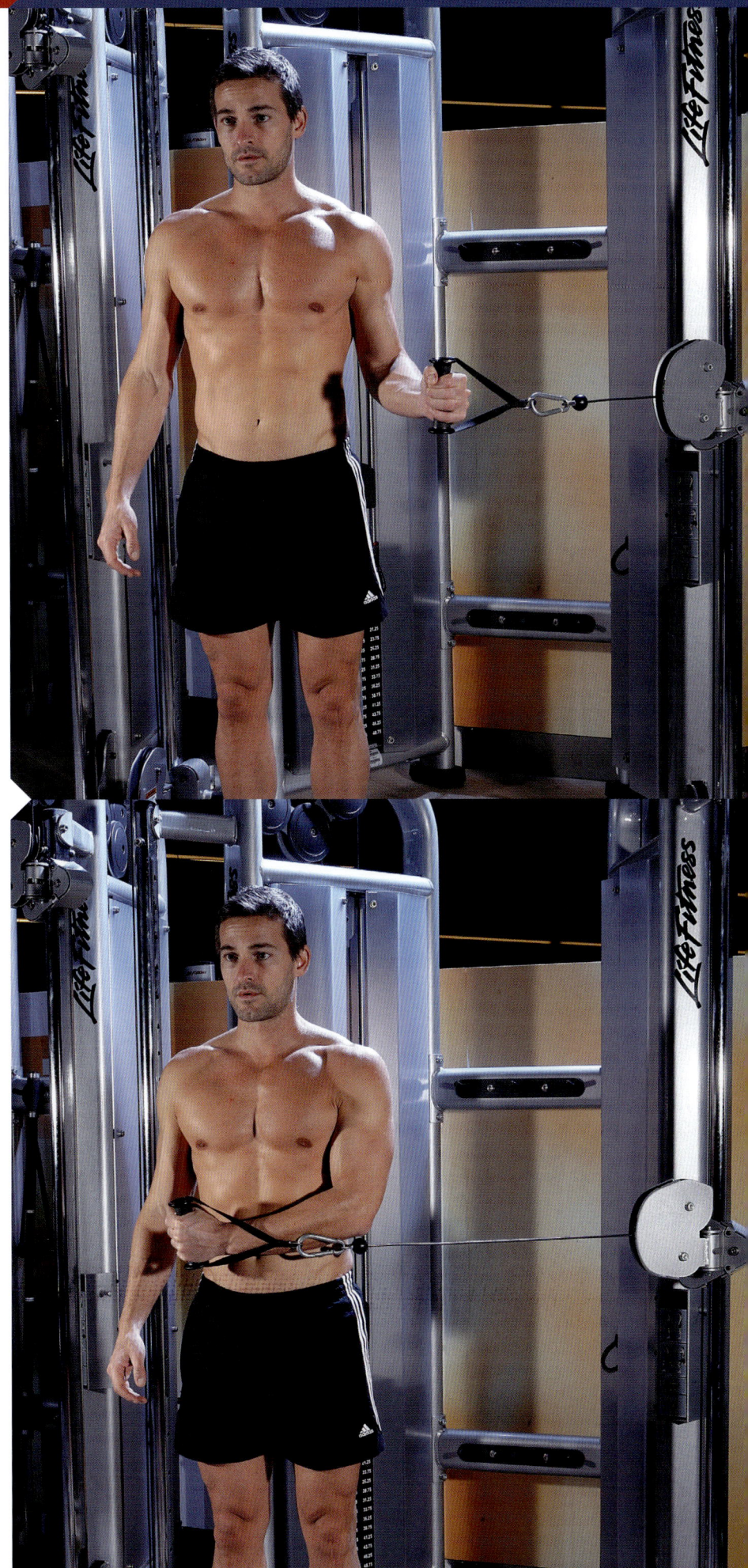

↗ Stärkung der Rotatorenmanschette durch Innenrotation am tiefen Seilzug

■ Ausgangsposition
- Sie stehen mit dem Profil zum tiefen Seilzug.
- Die Füße sind schulterbreit aufgestellt, die Knie leicht gebeugt.
- Bringen Sie den tiefen Seilzug auf die mittlere Position. Halten Sie im neutralen Griff mit der linken Hand den Griff des Seilzugs.
- Der Ellbogen ist rechtwinklig gebeugt, der Arm liegt am Körper an.

■ Ausführung
- Innenrotation des linken Arms.
- Außenrotation des linken Arms.

■ Atmung
- Während der Innenrotation ausatmen.
- Während der Außenrotation einatmen.

Primär beanspruchte Muskeln
- Unterschulterblattmuskel
- Großer Brustmuskel
- Hinterer Deltamuskel
- Großer Rundmuskel
- Großer Rückenmuskel

Sekundär beanspruchte Muskeln
- Vorderer und mittlerer Deltamuskel
- Trapezmuskel
- Kleiner Rundmuskel
- Untergrätenmuskel
- Rautenmuskel
- Obergrätenmuskel
- Bizeps
- Oberarmmuskel
- Oberarmspeichenmuskel
- Trizeps: langer, innerer und seitlicher Kopf
- Kurzer und langer speichenseitiger Handstrecker
- Ellenseitiger Handstrecker und -beuger

Beanspruchte Gelenke
- Schultereckgelenk

TIPPS
- Das Schultereckgelenk ist eins der beweglichsten, folglich auch der empfindlichsten Gelenke. Die Stärkung der Rotatorenmanschette verbessert seine Stabilität.
- Der Bewegungsumfang ist begrenzt.
- Der Oberkörper wird während der Ausführung nicht bewegt.

ACHTUNG
- Wenn Sie ein zu schweres Gewicht auflegen, laufen Sie Gefahr, eher Bankdrücken oder Seitheben auszuführen als eine Rotation.

RÜCKEN

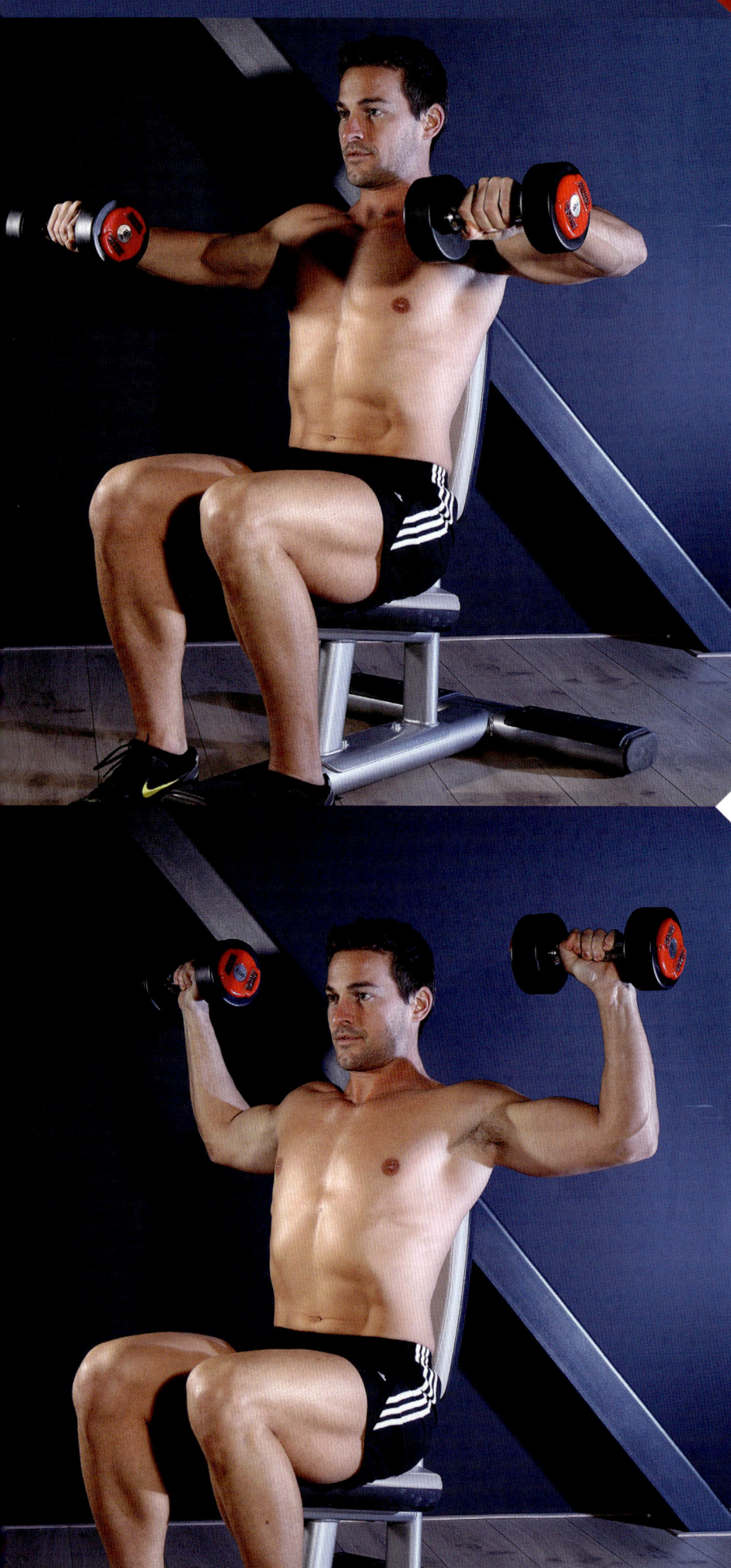

■ Ausgangsposition
- Setzen Sie sich auf eine rechtwinklig geneigte Bank.
- Die Füße sind in Schulterbreite aufgestellt, die Knie leicht gebeugt.
- Halten Sie in jeder Hand eine Kurzhantel im neutralen Griff.
- Die Ellbogen sind rechtwinklig gebeugt, die Unterarme parallel zum Boden.

■ Ausführung
- Außenrotation der Arme, bis sich die Unterarme senkrecht zum Boden befinden.
- Innenrotation der Arme, um die Unterarme wieder parallel zum Boden zurückzuführen.

■ Atmung
- Während der Außenrotation einatmen.
- Während der Innenrotation ausatmen.

Primär beanspruchte Muskeln
- Kleiner Rundmuskel
- Untergrätenmuskel

Sekundär beanspruchte Muskeln
- Vorderer, mittlerer und hinterer Deltamuskel
- Trapezmuskel
- Unterschulterblattmuskel
- Großer Rundmuskel
- Rautenmuskel
- Obergrätenmuskel
- Bizeps
- Oberarmmuskel
- Oberarmspeichenmuskel
- Trizeps: langer, innerer und seitlicher Kopf
- Kurzer und langer speichenseitiger Handstrecker
- Ellenseitiger Handstrecker und -beuger

Beanspruchte Gelenke
- Schultereckgelenk

TIPPS
- Die mit Kurzhanteln ausgeführte Übung ermöglicht es, symmetrisch zu arbeiten.
- Der Beugungswinkel des Ellbogens darf während der Ausführung nicht verändert werden.
- Bei dieser Übung können die Arme auch abwechselnd bewegt werden.

ACHTUNG
- Vermeiden Sie, die Schultern hochzuziehen.

↗ Schulternheben mit Kurzhanteln

Ausgangsposition
- Im Stehen, die Füße sind schulterbreit aufgestellt, die Knie leicht gebeugt.
- Halten Sie in jeder Hand eine Kurzhantel im neutralen Griff.
- Die Arme sind entlang des Körpers gestreckt.

Ausführung
- Anheben des Schultergürtels.
- Absenken des Schultergürtels.

Atmung
- Während des Anhebens einatmen.
- Während des Absenkens ausatmen.

Primär beanspruchte Muskeln
- Trapezmuskel
- Rautenmuskel
- Schulterblattheber

Sekundär beanspruchte Muskeln
- Vorderer, mittlerer und hinterer Deltamuskel
- Großer Rückenmuskel
- Kleiner und großer Rundmuskel
- Untergrätenmuskel
- Trizeps: langer, innerer und seitlicher Kopf
- Kurzer und langer speichenseitiger Handstrecker
- Ellenseitiger Handstrecker und -beuger
- Fingerstrecker
- Gerader Bauchmuskel
- Innerer und äußerer schräger Bauchmuskel

Beanspruchte Gelenke
- Schultereckgelenk
- Brustbein-Schlüsselbein-Gelenk

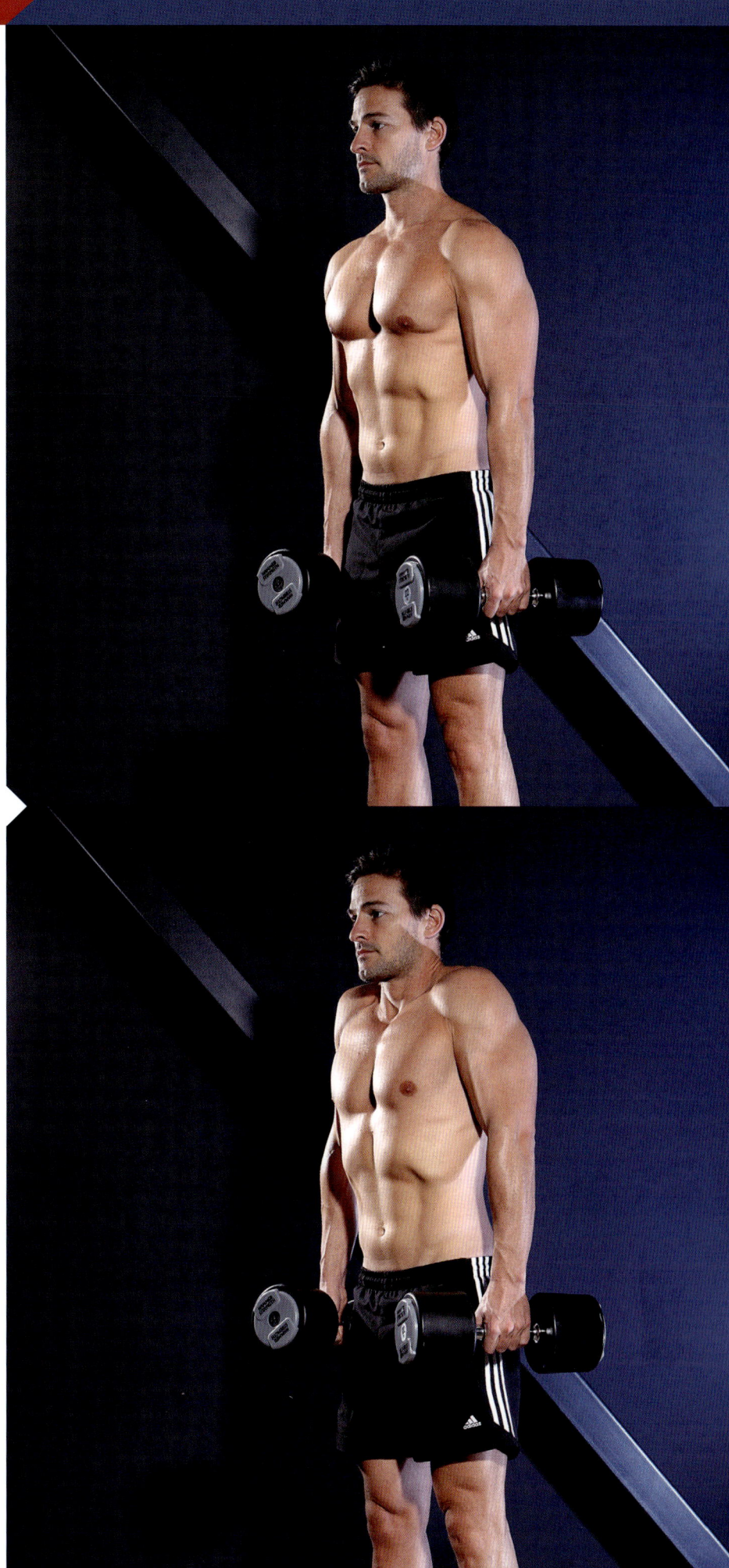

TIPPS
- Da die Trapezmuskeln extrem kräftige Muskeln sind, müssen die Kurzhanteln ausreichend schwer sein.
- Sie können die gleiche Bewegung auch mit einer Langhantel ausführen.
- Wenn es Ihnen schwerfällt, die Kurzhanteln oder die Langhantel in den Händen zu behalten, kaufen Sie sich Stoffbänder, die Sie um Ihre Handgelenke und die Hanteln binden, um die Muskeln Ihrer Unterarme zu entlasten.

ACHTUNG
- Der Brustkorb muss vollständig aufgerichtet sein. Man neigt dazu, den Rücken rund zu machen, wenn man erschöpft ist.

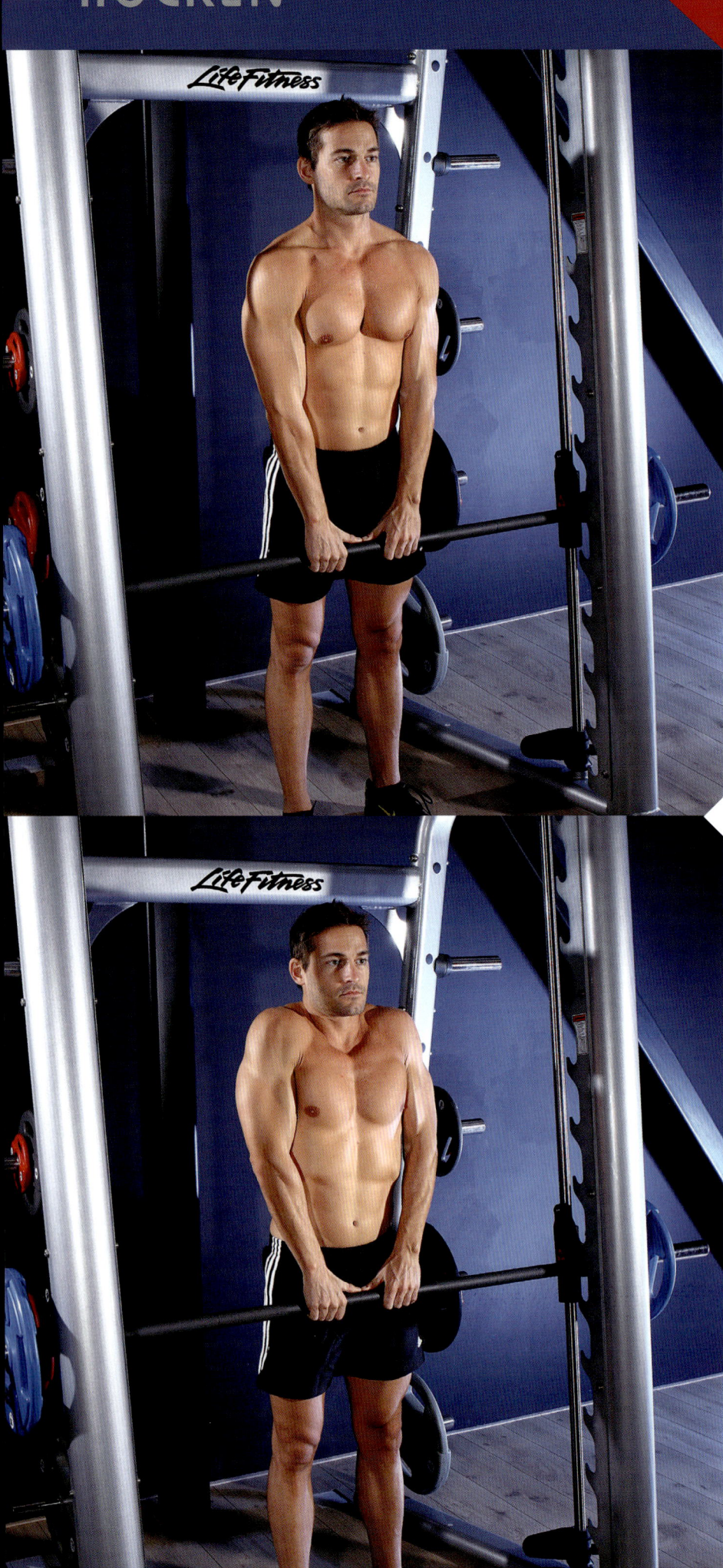

■ Ausgangsposition

- Stellen Sie sich mit dem Gesicht zur Langhantel der Multipresse auf.
- Die Füße sind schulterbreit auseinander, die Knie leicht gebeugt.
- Halten Sie die Langhantel rechts und links von Ihrem Becken im Obergriff.
- Die Arme sind gestreckt, der Rücken ist gerade.

■ Ausführung

- Anheben des Schultergürtels.
- Absenken des Schultergürtels.

■ Atmung

- Während des Anhebens einatmen.
- Während des Absenkens ausatmen.

Primär beanspruchte Muskeln
- Trapezmuskel
- Rautenmuskel
- Schulterblattheber

Sekundär beanspruchte Muskeln
- Vorderer, mittlerer und hinterer Deltamuskel
- Großer Rückenmuskel
- Kleiner und großer Rundmuskel
- Untergrätenmuskel
- Trizeps: langer, innerer und seitlicher Kopf
- Kurzer und langer speichenseitiger Handstrecker
- Ellenseitiger Handstrecker und -beuger
- Fingerstrecker
- Gerader Bauchmuskel
- Innerer und äußerer schräger Bauchmuskel

Beanspruchte Gelenke
- Schultereckgelenk
- Brustbein-Schlüsselbein-Gelenk

- Die Langhantel der Multipresse bietet eine bessere Stabilität und eine präzise Bewegung.
- Sie können die Schultern während des Anhebens leicht rollen, um alle Muskelfasern des Trapezmuskels zu stimulieren.

- Wenn Sie zu schwere Gewichte auflegen, riskieren Sie, Ihre Bandscheiben zu schädigen.

TIPPS

ACHTUNG

Schulternheben an der Multipresse mit Langhantel hinten

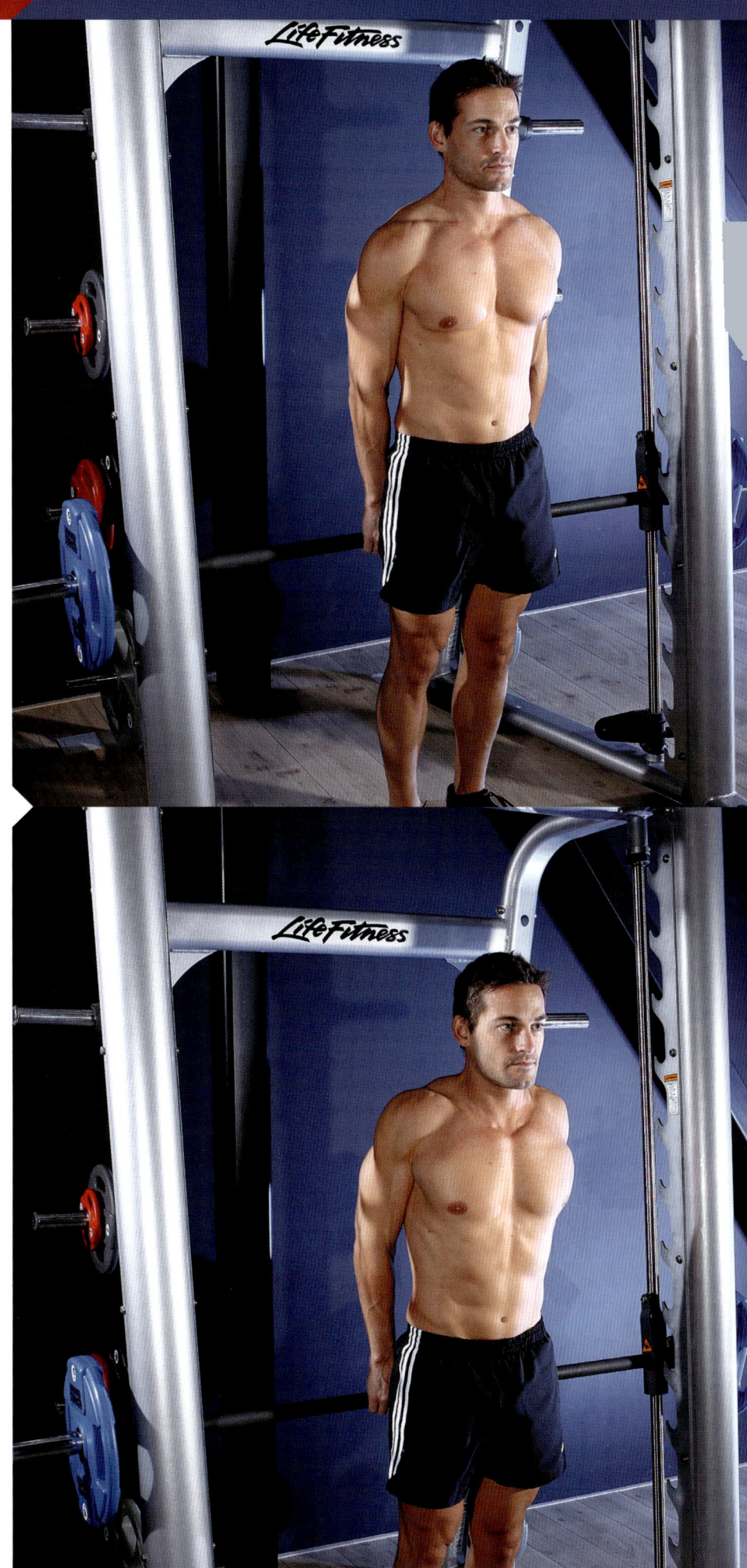

Ausgangsposition
- Stellen Sie sich mit dem Rücken zur Langhantel der Multipresse auf.
- Die Füße sind schulterbreit auseinander, die Knie leicht gebeugt.
- Halten Sie die Langhantel in Ihrem Rücken rechts und links von Ihrem Becken im Obergriff.
- Die Arme sind gestreckt, der Rücken ist gerade.

Ausführung
- Anheben des Schultergürtels.
- Absenken des Schultergürtels.

Atmung
- Während des Anhebens einatmen.
- Während des Absenkens ausatmen.

Primär beanspruchte Muskeln
- Trapezmuskel
- Rautenmuskel
- Schulterblattheber

Sekundär beanspruchte Muskeln
- Vorderer, mittlerer und hinterer Deltamuskel
- Großer Rückenmuskel
- Kleiner und großer Rundmuskel
- Untergrätenmuskel
- Trizeps: langer, innerer und seitlicher Kopf
- Kurzer und langer speichenseitiger Handstrecker
- Ellenseitiger Handstrecker und -beuger
- Fingerstrecker
- Gerader Bauchmuskel
- Innerer und äußerer schräger Bauchmuskel

Beanspruchte Gelenke
- Schultereckgelenk
- Brustbein-Schlüsselbein-Gelenk

TIPPS
- Diese Übung mit der Langhantel hinter dem Rücken ausgeführt dient zur Aufrichtung des Schultergürtels und des Brustkorbs.
- Der Oberkörper wird während der Ausführung nicht bewegt. Sind die Gewichte zu schwer, kann er leicht gebeugt werden.

ACHTUNG
- Die Arme bleiben gestreckt und beteiligen sich nicht am Anheben der Schultern.

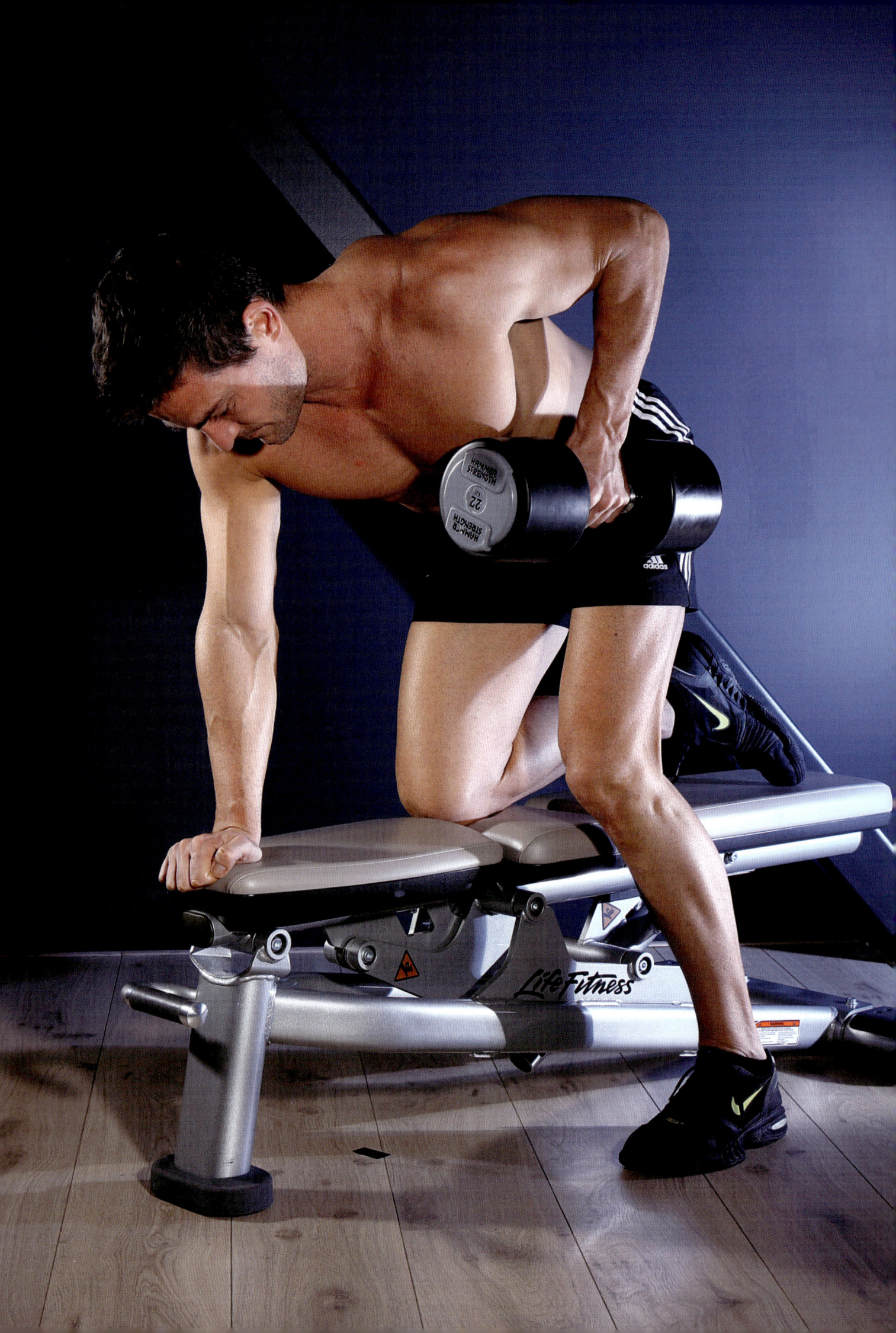

Warum fällt es mir leichter, Klimmzüge an der festen Stange im Untergriff als im Obergriff auszuführen?

Klimmzüge im Untergriff sind einfacher, weil der Bizeps dabei wichtige Unterstützung leistet. Durch den Obergriff werden sie nicht unwesentlich verlängert und sollten deshalb nicht unbedingt als erste Übung ausgeführt werden. Diese Übung wird auch zur Stärkung des Bizeps eingesetzt. Im Obergriff werden die wichtigsten Muskeln des Unterarms und der Bizeps, im Gegensatz zum großen Rückenmuskel, sehr viel weniger beansprucht. Im Obergriff kann die Übung außerdem etwas leichter werden, wenn man sich nur bis zum Gesicht hochzieht.

Ich bin in der Lage, zehn Klimmzüge mit meinem Eigengewicht auszuführen. Wenn ich dieses Gewicht jedoch für das Latziehen hinter den Nacken auflege, schaffe ich nur die Hälfte. Dabei ist es doch genau dasselbe Gewicht!

Den kleinen Unterschied macht die Maschine aus: Zahlreiche Reibungskräfte erhöhen den Schwierigkeitsgrad. Wenn Sie nur Ihr Eigengewicht hochziehen, entsteht keinerlei Reibung. Wenn Sie jedoch in der Lage sind, schwerer zu heben als Ihr Eigengewicht, zählen Sie die Anzahl der Seilrollen an der Maschine. Je mehr Seilrollen vorhanden sind, umso leichter wird das gehobene Gewicht.

Ich habe Schwierigkeiten, meine Rückensitzungen zu beenden, weil meine Arme mich im Stich lassen, bevor mein Rücken vollständig erschöpft ist. Was soll ich tun, um dieses Phänomen zu beheben?

Der große Rückenmuskel ist Teil der großen Muskelgruppen. Die Bizepse sowie die Muskeln der Unterarme gehören zur Familie der kleinen Muskelgruppen. In der Tat neigen sie dazu, schneller zu ermüden. Sie können Abhilfe schaffen, wenn Sie sich Haken oder Spanngurte besorgen, mit denen Sie die oberen Gliedmaßen entlasten, um sich mehr auf den großen Rückenmuskel konzentrieren zu können. Von Zeit zu Zeit sollten Sie eine Sitzung ohne diese Hilfsmittel durchführen, um keine zu große Kraftdiskrepanz zwischen den einzelnen Muskeln aufkommen zu lassen.

Sie sagen, dass die Langhantel beim vertikalen Latziehen in der abgesenkten Position bis auf den Nacken gezogen werden muss. Trotzdem halten viele Athleten bereits auf der Höhe der Haare an.

In der Regel haben die Athleten, die im oberen Kopfbereich anhalten, zu schwere Gewichte aufgelegt oder sind am Ende ihrer Sitzung angekommen und erschöpft. Alle Wiederholungen müssen mit maximaler physiologischer Spannweite ausgeführt werden. Hier bedeutet das, die Arme müssen nach oben gestreckt werden und die Langhantel muss abgesenkt mit dem Nacken in Kontakt kommen. Es ist besser, weniger Gewicht aufzulegen oder die Anzahl der Wiederholungen zu reduzieren, als Bewegung zu erzwingen.

Soll die Retroversion mit gestreckten Armen aufrecht oder mit vorgeneigtem Oberkörper ausgeführt werden? Welche Position ist für diese Übung besser geeignet?

Beide Positionen haben sich bewährt. Indem Sie sich nach vorne neigen, ist die Spannweite Ihrer Bewegung größer. Wenn Sie also die Arme heben, ist die Streckung intensiver. Ideal ist, die Übung in beiden Positionen auszuführen und dann zu entscheiden, welche für Sie die bessere ist.

Ist es sinnvoll, das Lendenstrecken mit zusätzlichen Gewichten auszuführen?

Normalerweise ist das unnötig. Während dieser Übung stärken Sie die Wirbelsäulenaufrichter. Das Ziel liegt nicht darin, sie zu entwickeln, sondern für den Alltag zu stärken. Sie sollen Ihnen Ihr Muskeltraining ermöglichen und Gefahren verringern. Wenn Sie Gewichte einsetzen möchten, denken Sie daran, sich am Ende der Sitzung zu strecken, um die Spannungen, insbesondere im Lendenbereich, zu reduzieren.

Wenn ich das Schulternheben trainiere, habe ich manchmal leichte Schmerzen im Lendenbereich ...

Wenn Sie große Gewichte in den Händen halten, erhöhen Sie den Druck auf die Bandscheiben. Schulternheben löst Erschütterungen im Bereich der Bandscheiben aus. Es reicht aus, leicht die Beine zu beugen, um sie zu lindern.

Das Rudern mit vorgebeugtem Oberkörper und einem Arm ermüdet meine Arme mehr als meinen Rücken.

Alle Ziehübungen müssen mit ein wenig Phantasie ausgeführt werden. Stellen Sie sich vor, Ihre Hände wären Haken, die eine Kurzhantel, eine Langhantel oder einen Griff halten. Die Ziehbewegung kommt aus den Ellbogen, nicht aus den Händen. Wenn Sie auf diese Weise trainieren, werden Sie den großen Rückenmuskel sowie den Rautenmuskel stärker spüren.

Ist es wirklich sinnvoll, die Rotatorenmanschette zu trainieren?

Keine der Übungen ist Pflicht! Nur wenige Athleten stärken diese Muskelgruppe. Wenn Sie sie jedoch einmal pro Woche trainieren, verbessern Sie Ihre Haltung. Der große Brustmuskel hat die Tendenz, die Schultern nach vorne zu ziehen, während die Rotatorenmanschette sie hinten hält ...

Meine Gewichte beim Rudern mit vorgebeugtem Oberkörper werden immer schwerer. Muss ich einen Gürtel tragen?

Bei intensiven Kraftanstrengungen wird die Wirbelsäule stark beansprucht. Es reicht aus, einen Kraftgürtel zu tragen, um sie zu entlasten. Lösen Sie den Gürtel zwischen den Sitzungen, damit Ihr Bauch sich ein wenig entspannen kann. Er ist nicht zwingend vorgeschrieben, aber wenn Sie beginnen, schwere Gewichte zu heben, dringend empfohlen.

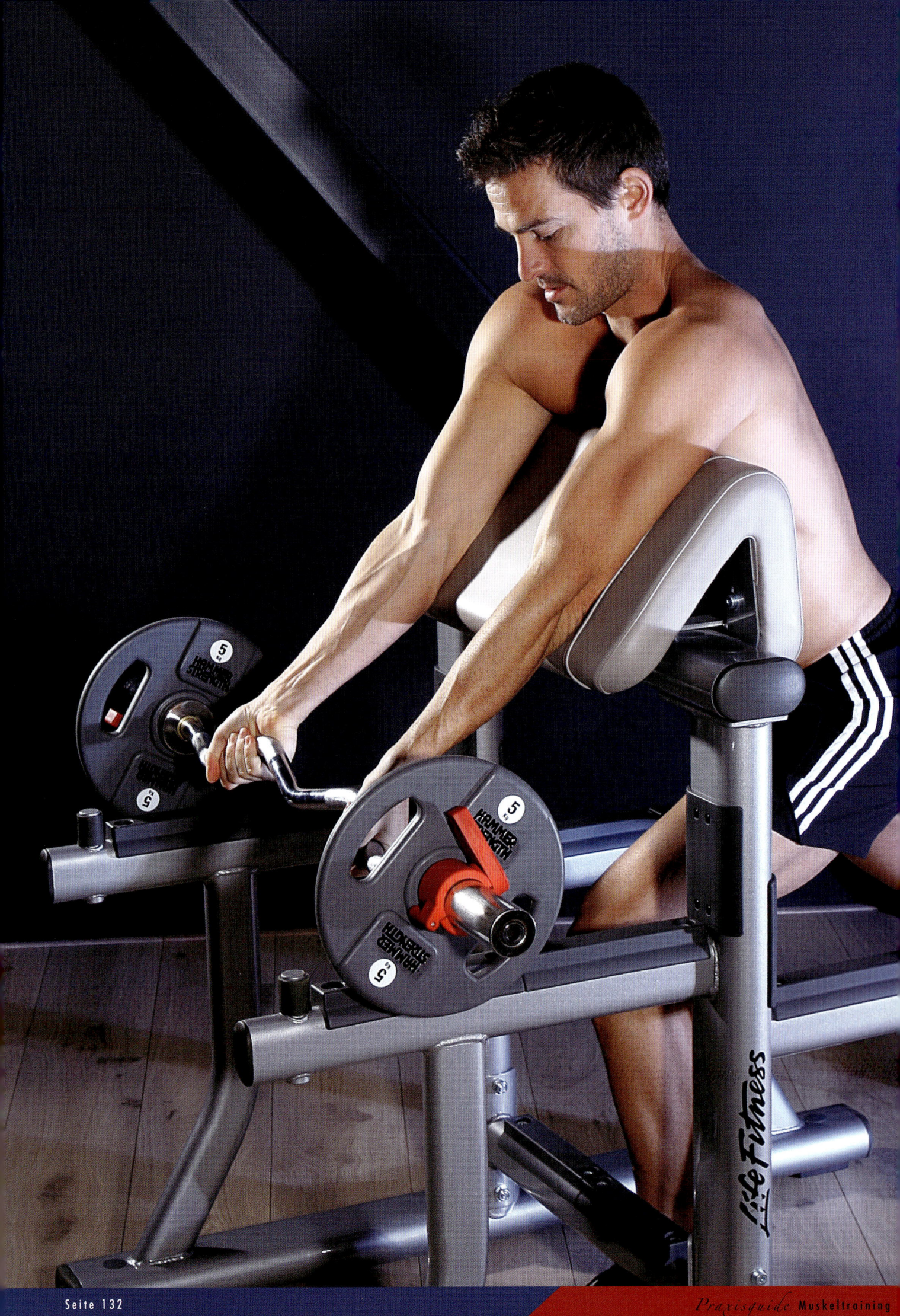

BIZEPS

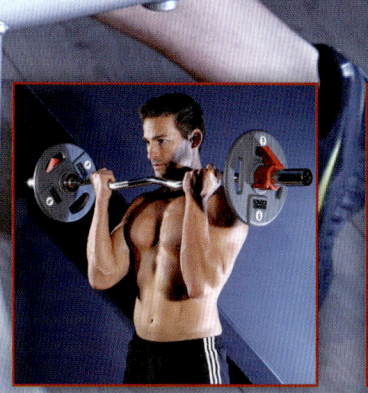
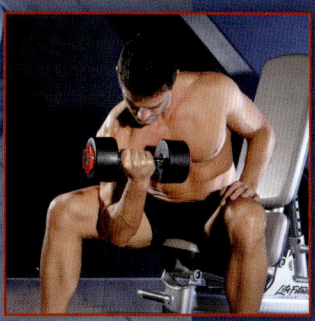
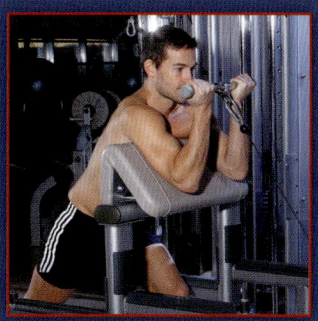
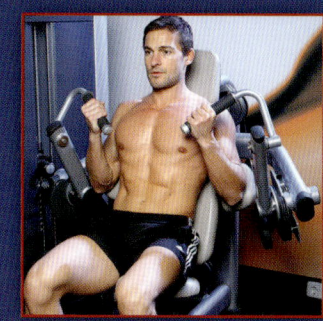

BIZEPS

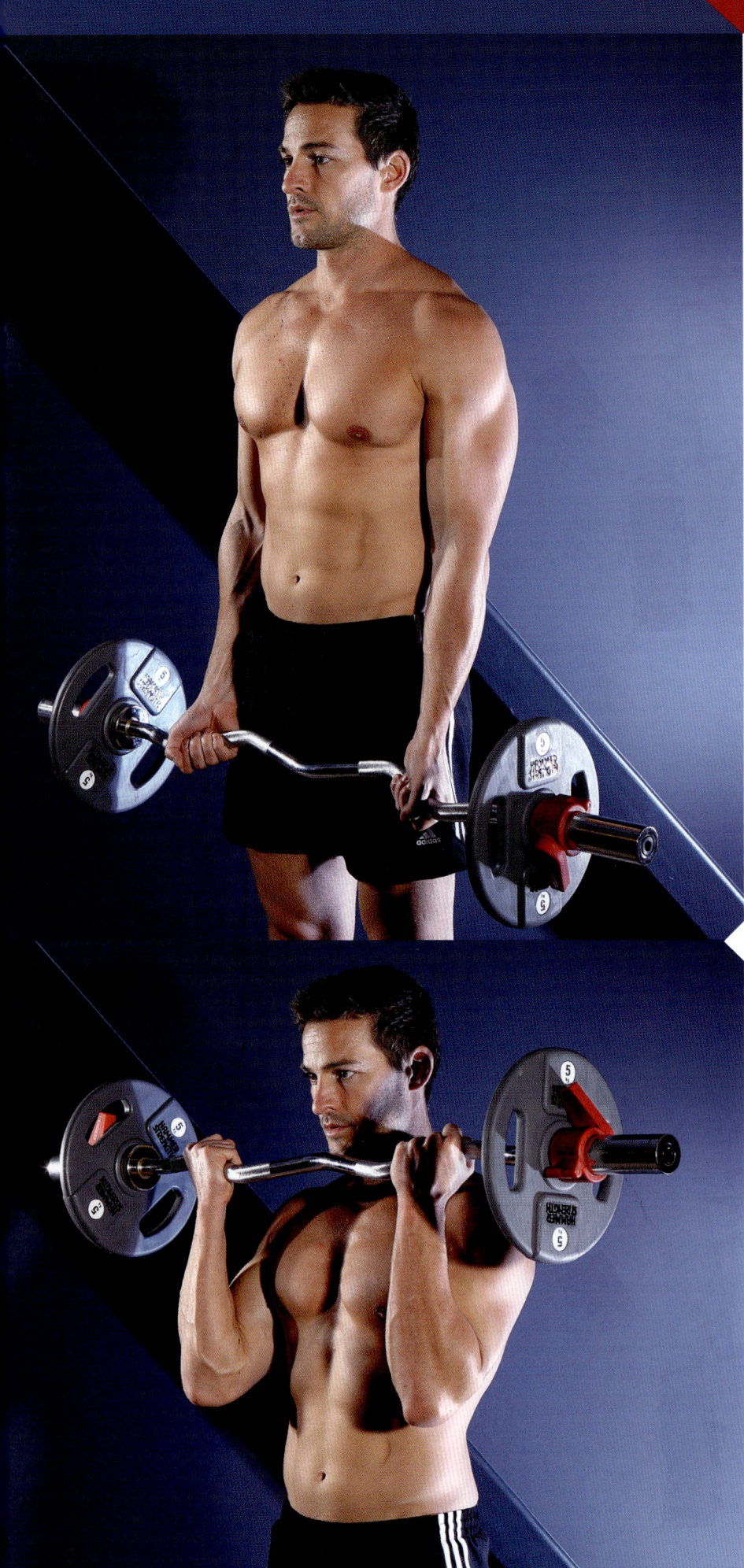

Ausgangsposition

- Im Stehen, die Füße schulterbreit aufgestellt, die Knie sind leicht gebeugt.
- Halten Sie eine SZ-Langhantel im Untergriff, die Arme sind gestreckt.
- Die Hände sind schulterbreit auseinander.

Ausführung

- Beugen der Unterarme.
- Strecken der Unterarme.

Atmung

- Während der Beugung einatmen.
- Während der Streckung ausatmen.

Primär beanspruchte Muskeln
- Bizeps
- Oberarmmuskel

Sekundär beanspruchte Muskeln
- Vorderer, mittlerer und hinterer Deltamuskel
- Trapezmuskel
- Großer Brustmuskel
- Großer Rückenmuskel
- Kleiner und großer Rundmuskel
- Untergrätenmuskel
- Trizeps: langer, innerer und seitlicher Kopf
- Oberarmspeichenmuskel
- Runder Einwärtsdreher
- Langer Hohlhandmuskel
- Kurzer und langer speichenseitiger
  Handstrecker
- Ellenseitiger Handbeuger
- Speichenseitiger Handbeuger
- Innerer und äußerer schräger Bauchmuskel
- Gerader Bauchmuskel

Beanspruchte Gelenke
- Ellbogen

- Die SZ-Stange ermöglicht einen leicht nach außen gedrehten Griff. Im Gegensatz dazu werden die Hände an der geraden Stange vollständig nach außen gedreht und die Handgelenke somit stark belastet.
- Die maximale Anspannung erfolgt bei einem
Ellbogenwinkel von 100 Grad.
- Lehnen Sie sich gegen eine Wand, um zu verhindern, dass Ihr Rücken sich nach hinten neigt.

- Ist das Gewicht zu schwer, können Sie nur in
einem Bereich von maximal 0 bis 90 Grad arbeiten.
- Vermeiden Sie, vor und zurück zu schwingen,
wenn Sie erschöpft sind (oder bei zu schweren
Gewichten), um einen guten Bewegungsablauf
beizubehalten.

⬈ Curl im Stehen mit Langhantel im Obergriff

■ Ausgangsposition
- Im Stehen, die Füße sind schulterbreit aufgestellt, die Knie sind leicht gebeugt.
- Halten Sie eine gerade Langhantel im Obergriff, die Hände sind schulterbreit auseinander.
- Die Arme sind entlang des Körpers gestreckt, die Ellbogen leicht gebeugt.

■ Ausführung
- Beugung der Unterarme.
- Streckung der Unterarme.

■ Atmung
- Während der Beugung einatmen.
- Während der Streckung ausatmen.

Primär beanspruchte Muskeln
- Bizeps
- Oberarmspeichenmuskel
- Kurzer und langer speichenseitiger Handstrecker
- Ellenseitiger Handstrecker
- Oberarmmuskel
- Knorrenmuskel

Sekundär beanspruchte Muskeln
- Großer Rückenmuskel
- Vorderer, mittlerer und hinterer Deltamuskel
- Kleiner und großer Rundmuskel
- Trizeps: langer, innerer und seitlicher Kopf
- Runder Einwärtsdreher
- Langer Hohlhandmuskel
- Ellenseitiger Handbeuger
- Speichenseitiger Handbeuger
- Langer Daumenspreizer und kurzer Daumenstrecker
- Gerader Bauchmuskel
- Innerer und äußerer schräger Bauchmuskel
- Großer Brustmuskel
- Untergrätenmuskel

Beanspruchte Gelenke
- Ellbogen

TIPPS
- Die Übung im Obergriff beansprucht vor allem den Oberarmspeichenmuskel.
- Sie können für diese Übung auch die SZ-Stange verwenden, um die Belastung der Hangelenke zu reduzieren.

ACHTUNG
- Achten Sie darauf, nicht nach hinten auszuweichen, indem Sie mit der Hüfte nachhelfen. Das würde bedeuten, dass das Gewicht zu schwer ist.

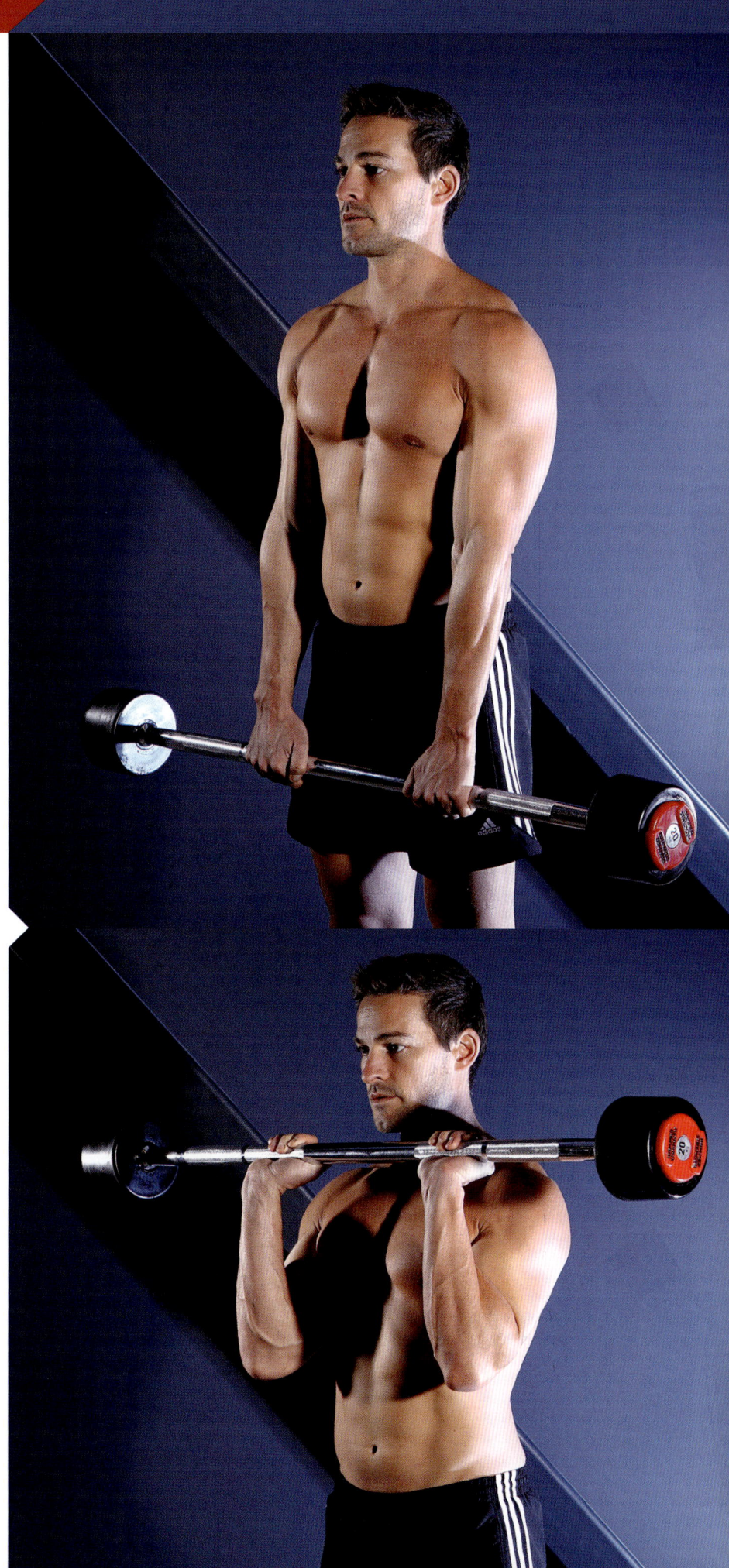

BIZEPS

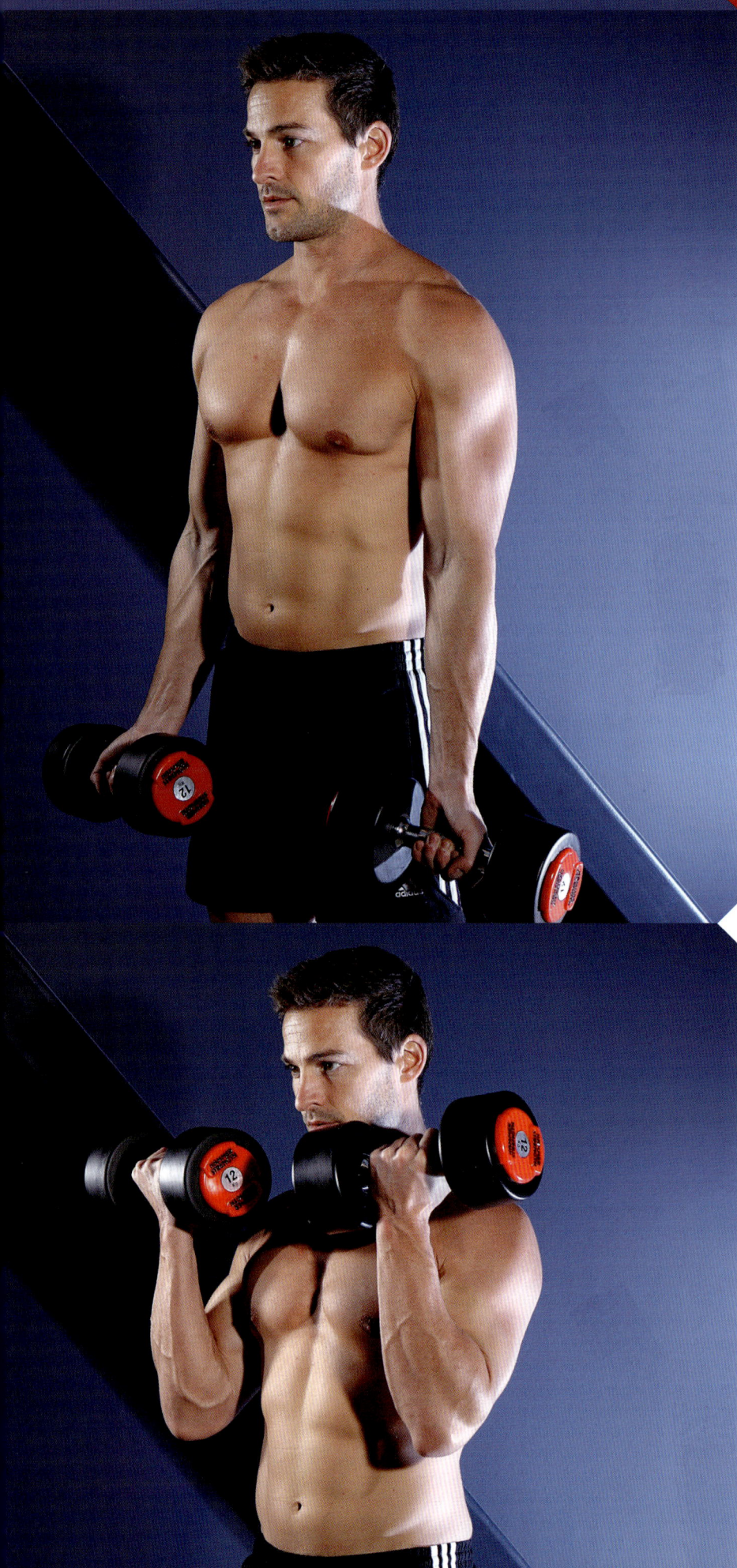

■ Ausgangsposition

- Im Stehen, die Füße sind schulterbreit aufgestellt, die Knie leicht gebeugt.
- Halten Sie mit jeder Hand eine Kurzhantel im Untergriff.
- Die Arme sind entlang des Körpers gestreckt, die Ellbogen leicht gebeugt.

■ Ausführung

- Beugung der Unterarme.
- Streckung der Unterarme.

■ Atmung

- Während der Beugung einatmen.
- Während der Streckung ausatmen.

Primär beanspruchte Muskeln
- Bizeps
- Oberarmmuskel

Sekundär beanspruchte Muskeln
- Sekundär beanspruchte Muskeln
- Vorderer, mittlerer und hinterer Deltamuskel
- Trapezmuskel
- Großer Brustmuskel
- Großer Rückenmuskel
- Kleiner und großer Rundmuskel
- Untergrätenmuskel
- Trizeps: langer, innerer und seitlicher Kopf
- Oberarmspeichenmuskel
- Runder Einwärtsdreher
- Langer Hohlhandmuskel
- Kurzer und langer speichenseitiger Handstrecker
- Ellenseitiger Handbeuger
- Speichenseitiger Handbeuger
- Innerer und äußerer schräger Bauchmuskel
- Gerader Bauchmuskel

Beanspruchte Gelenke
- Ellbogen

- Da die Kurzhanteln eine flüssige Bewegung der Handgelenke ermöglichen, werden Belastungen vermieden.
- Sie können die Gewichte abwechselnd heben, müssen aber dabei darauf achten, den Rücken nicht zu bewegen.

- Stellen Sie sich mit dem Rücken gegen eine Wand gelehnt auf, um ein eventuelles Hin- und Herschwingen zu verringern.

TIPPS

ACHTUNG

↗ Curl im Stehen am tiefen Seilzug im Untergriff

Ausgangsposition

- Im Stehen, mit dem Gesicht zum tiefen Seilzug.
- Ersetzen Sie den Griff durch eine Kurzstange.
- Die Füße sind schulterbreit aufgestellt, die Knie leicht gebeugt.
- Halten Sie die Kurzstange im Untergriff, die Hände in Schulterbreite.
- Die Arme sind entlang des Körpers gestreckt, die Ellbogen leicht gebeugt.

Ausführung

- Beugung der Unterarme.
- Streckung der Unterarme.

Atmung

- Während der Beugung einatmen.
- Während der Streckung ausatmen.

Primär beanspruchte Muskeln
- Bizeps
- Oberarmmuskel

Sekundär beanspruchte Muskeln
- Trapezmuskel
- Kleiner und großer Rundmuskel
- Untergrätenmuskel
- Runder Einwärtsdreher
- Vorderer, mittlerer und hinterer Deltamuskel
- Trizeps: langer, innerer und seitlicher Kopf
- Kurzer und langer speichenseitiger Handstrecker
- Ellenseitiger Handbeuger
- Speichenseitiger Handbeuger
- Innerer und äußerer schräger Bauchmuskel
- Gerader Bauchmuskel
- Großer Brustmuskel
- Großer Rückenmuskel
- Oberarmspeichenmuskel
- Langer Hohlhandmuskel

Beanspruchte Gelenke
- Ellbogen

TIPPS

- Verglichen mit der Ausführung der Bewegung mit Kurzhanteln oder Langhantel wird durch die Verwendung des tiefen Seilzugs eine permanente Spannung erzeugt.
- Wenn vorhanden, können Sie eine kurze SZ-Stange verwenden, um die Handgelenke weniger zu belasten.
- Variieren Sie den Abstand der Hände, um alle Muskelfasern des Bizeps zu aktivieren. Im engen Griff wird vor allem der lange Kopf des Bizeps stimuliert, im eher weiten Griff ist es hingegen der kurze Kopf.

ACHTUNG

- Ist das Gewicht zu schwer, gelingt es Ihnen nicht, die komplette Streckung auszuführen.

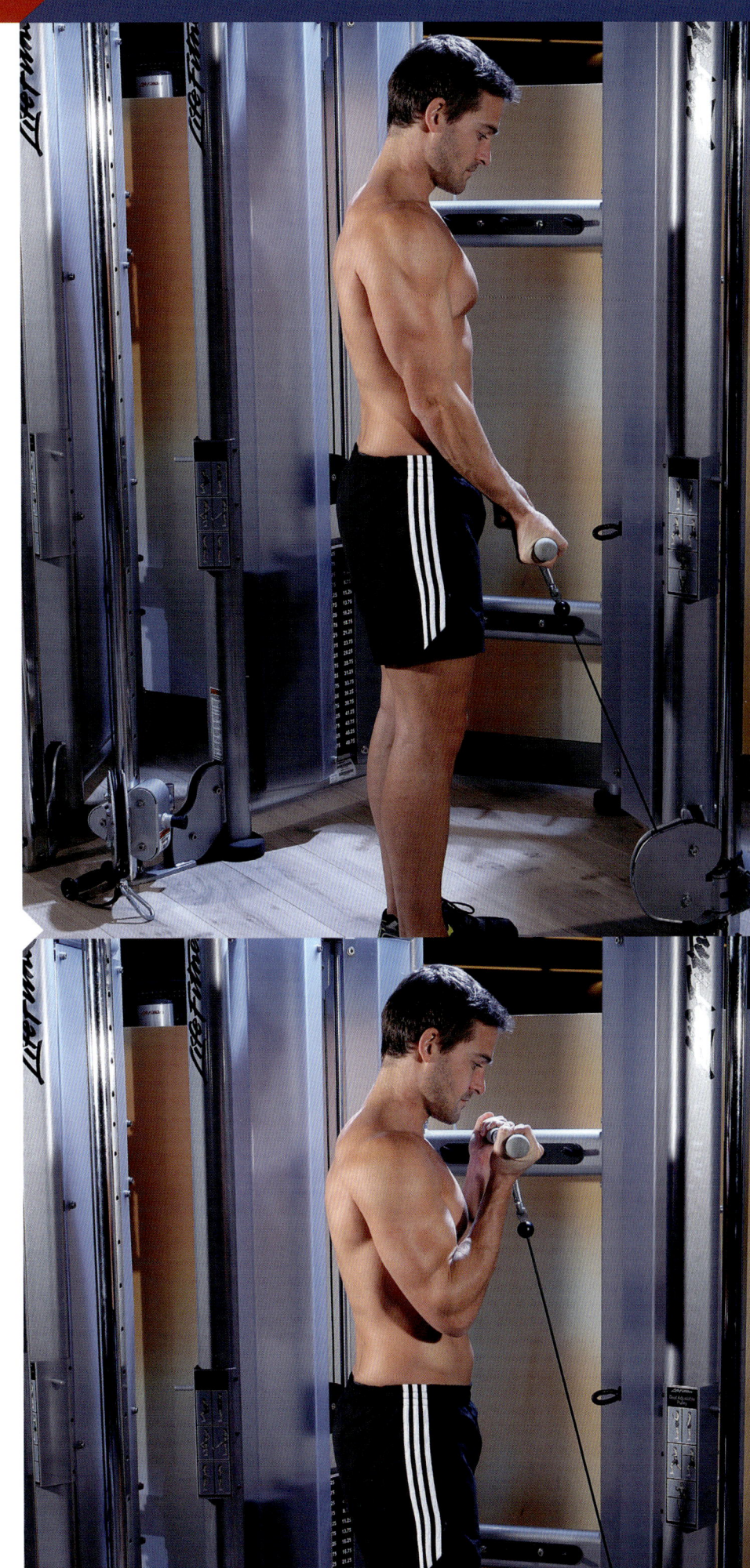

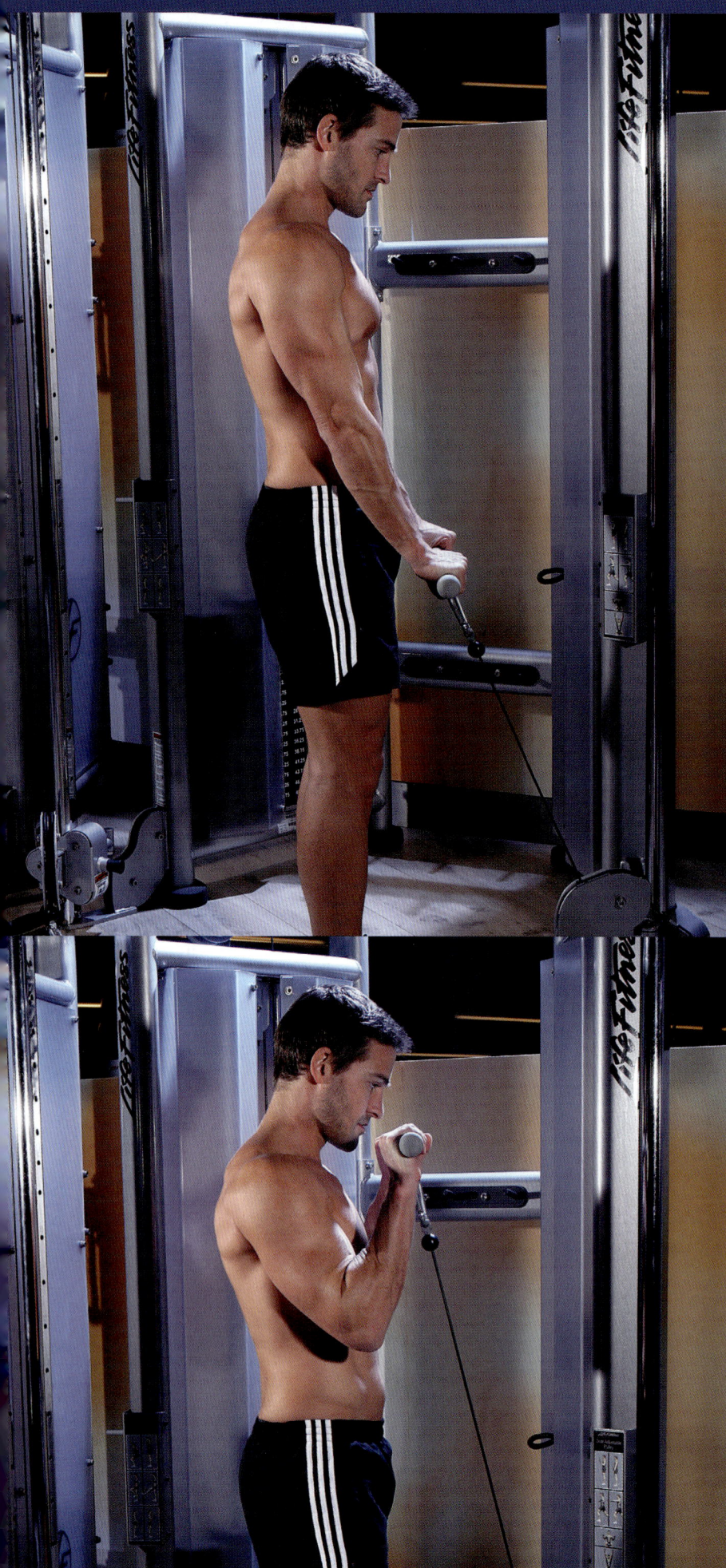

■ Ausgangsposition

- Im Stehen, mit dem Gesicht zum tiefen Seilzug.
- Verwenden Sie eine Kurzstange.
- Die Füße sind schulterbreit aufgestellt, die Knie leicht gebeugt.
- Halten Sie die Kurzstange im Obergriff, die Hände sind schulterbreit auseinander.
- Die Arme sind entlang des Körpers gestreckt, die Ellbogen leicht gebeugt.

■ Ausführung

- Beugung der Unterarme.
- Streckung der Unterarme.

■ Atmung

- Während der Beugung einatmen.
- Während der Streckung ausatmen.

Primär beanspruchte Muskeln
- Oberarmmuskel   • Bizeps
- Oberarmspeichenmuskel
- Kurzer und langer speichenseitiger Handstrecker
- Ellenseitiger Handstrecker

Sekundär beanspruchte Muskeln
- Trapezmuskel
- Kleiner und großer Rundmuskel
- Runder Einwärtsdreher
- Untergrätenmuskel
- Vorderer, mittlerer und hinterer Deltamuskel
- Trizeps: langer, innerer und seitlicher Kopf
- Ellenseitiger Handbeuger
- Speichenseitiger Handbeuger
- Langer Daumenspreizer und kurzer Daumenstrecker
- Gerader Bauchmuskel
- Innerer und äußerer schräger Bauchmuskel
- Großer Brustmuskel
- Großer Rückenmuskel
- Langer Hohlhandmuskel

Beanspruchte Gelenke
- Ellbogen

TIPPS

- Da der Seilzug eine permanente Spannung erzeugt, ist die Intensität höher als mit Kurzhanteln oder einer Langhantel.
- Der Obergriff stimuliert insbesondere den Oberarmspeichenmuskel.

ACHTUNG

- Die Ellbogen müssen nah am Körper bleiben. Entfernen sie sich, ist das Gewicht zu schwer oder Sie sind erschöpft.

↗ Curl im Stehen mit Kurzhanteln im neutralen Griff

■ Ausgangsposition
- Im Stehen, die Füße sind schulter-breit aufgestellt, die Knie leicht ge-beugt.
- Halten Sie in jeder Hand eine Kurz-hantel.
- Die Hände sind im neutralen Griff.
- Die Arme sind entlang des Körpers gestreckt, der Rücken ist gerade.

■ Ausführung
- Beugung der Unterarme.
- Streckung der Unterarme.

■ Atmung
- Während der Beugung einatmen.
- Während der Streckung ausatmen.

Primär beanspruchte Muskeln
- Oberarmmuskel
- Bizeps
- Oberarmspeichenmuskel

Sekundär beanspruchte Muskeln
- Vorderer, mittlerer und hinterer Deltamuskel
- Trapezmuskel
- Großer Brustmuskel
- Großer Rückenmuskel
- Kleiner und großer Rundmuskel
- Trizeps: langer, innerer und seitlicher Kopf
- Runder Einwärtsdreher
- Langer Hohlhandmuskel
- Kurzer und langer speichenseitiger Handstrecker
- Ellenseitiger Handbeuger
- Speichenseitiger Handbeuger
- Gerader Bauchmuskel
- Innerer und äußerer schräger Bauchmuskel

Beanspruchte Gelenke
- Ellbogen

TIPPS
- Diese Übung eignet sich hervorragend zum Training des Oberarmspeichenmuskels.
- Sie können die Gewichte auch abwechselnd heben.
- Die Ellbogen müssen stets nah am Körper bleiben.

ACHTUNG
- Sie können die Übung auch im Sitzen auf einer Bank ausführen, um ein ungünstiges Schwanken zu vermeiden.

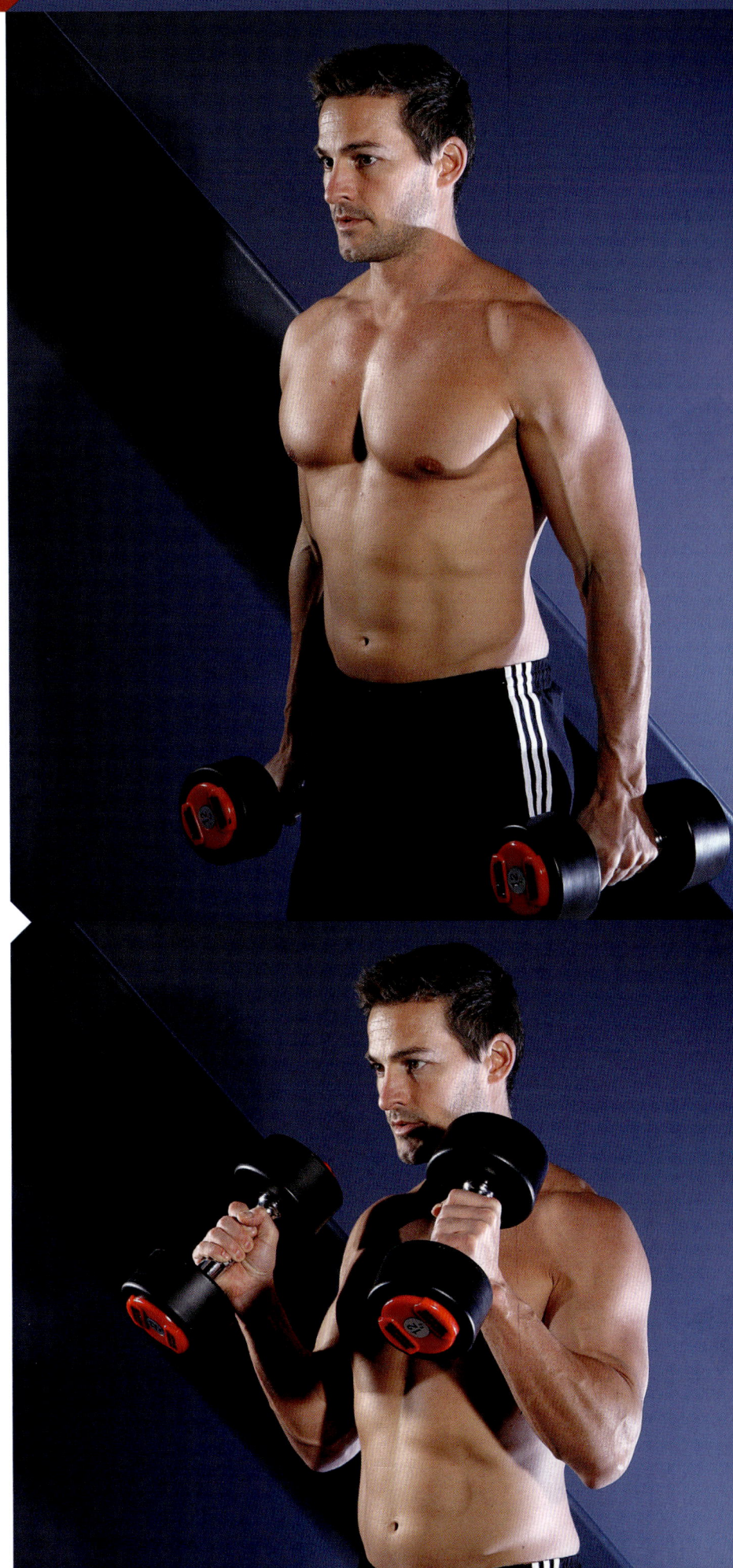

BIZEPS

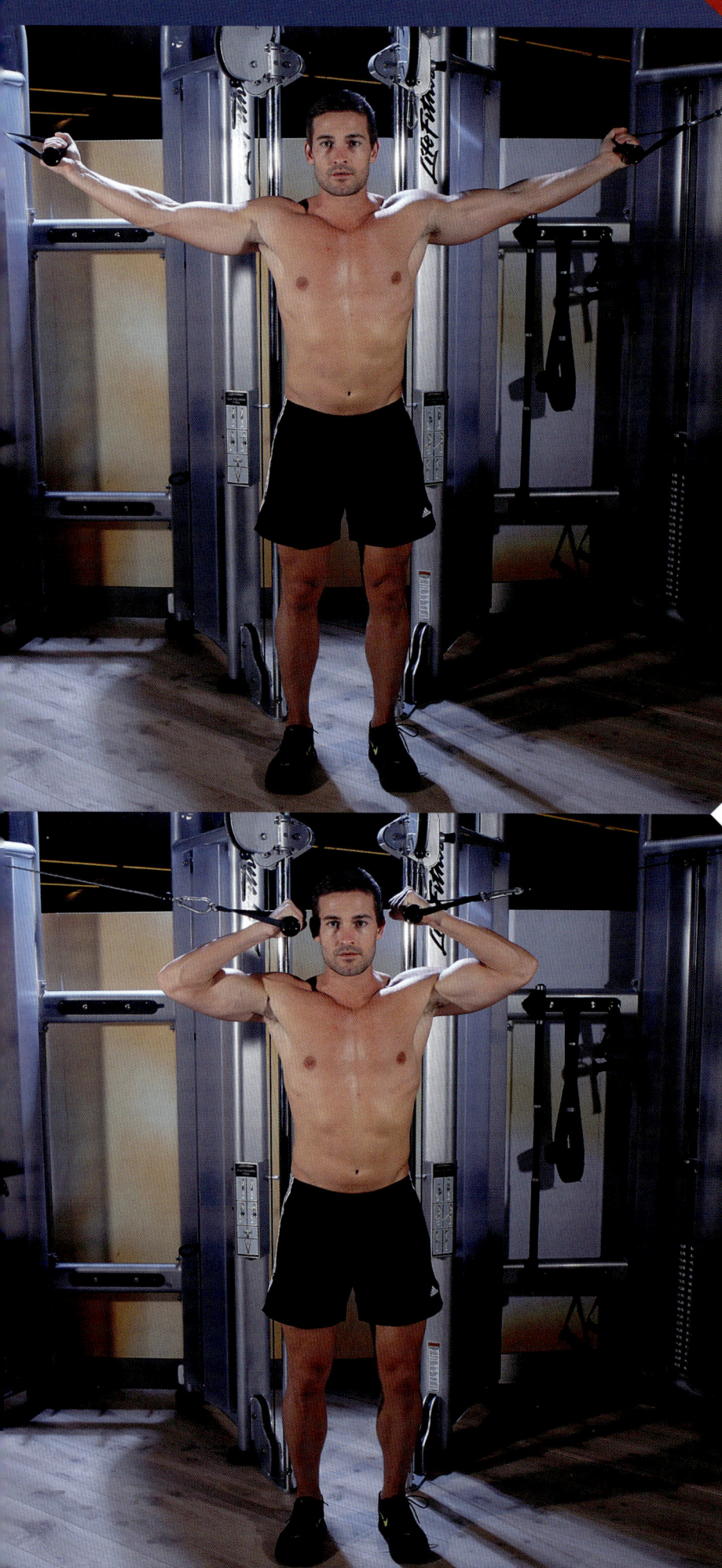

Ausgangsposition

- Stellen Sie sich in die Mitte eines Rahmens mit gegenüberliegenden Seilzügen.
- Die Füße sind schulterbreit aufgestellt, die Knie leicht gebeugt.
- Halten Sie in jeder Hand den Griff eines hohen Seilzugs.
- Die Arme sind gestreckt, die Hände im Untergriff.
- Arme und Schultern bilden eine gerade Linie.

Ausführung

- Beugung der Unterarme.
- Streckung der Unterarme.

Atmung

- Während der Beugung einatmen.
- Während der Streckung ausatmen.

Primär beanspruchte Muskeln
- Bizeps
- Oberarmmuskel

Sekundär beanspruchte Muskeln
- Vorderer und mittlerer Deltamuskel
- Trapezmuskel
- Großer Brustmuskel
- Großer Rückenmuskel
- Vorderer Sägemuskel
- Hakenarmmuskel
- Kleiner und großer Rundmuskel
- Trizeps: innerer und seitlicher Kopf
- Oberarmspeichenmuskel
- Runder Einwärtsdreher
- Langer Hohlhandmuskel
- Kurzer und langer speichenseitiger Handstrecker
- Ellenseitiger Handbeuger
- Speichenseitiger Handbeuger
- Gerader Bauchmuskel
- Innerer und äußerer schräger Bauchmuskel

Beanspruchte Gelenke
- Ellbogen

TIPPS

- Arme und Oberkörper bilden eine gerade Linie. Vermeiden Sie es, die Ellbogen gegen Ende der Übung nach vorne zu schieben.
- Drehen Sie die Hände gegen Ende der Beugung nach außen.
- Sie können die Arme auch abwechselnd trainieren.

ACHTUNG

- Da diese Bewegung in dieser Position von Natur aus schwierig ist und zudem noch am Seilzug ausgeführt wird, macht es keinen Sinn, zu schwere Gewichte aufzulegen.

↗ Curl im Stehen mit Kurzhanteln vom neutralen Griff in den Untergriff

■ Ausgangsposition
- Im Stehen, die Füße sind schulterbreit aufgestellt, die Knie leicht gebeugt.
- Halten Sie in jeder Hand eine Kurzhantel.
- Die Hände sind im neutralen Griff.
- Die Arme sind entlang des Körpers gestreckt, der Rücken ist gerade.

■ Ausführung
- Beugung und Außenrotation der Unterarme.
- Streckung und Innenrotation der Unterarme.

■ Atmung
- Während der Beugung einatmen.
- Während der Streckung ausatmen.

Primär beanspruchte Muskeln
- Bizeps
- Oberarmmuskel
- Oberarmspeichenmuskel

Sekundär beanspruchte Muskeln
- Vorderer, mittlerer und hinterer Deltamuskel
- Trapezmuskel
- Großer Brustmuskel
- Großer Rückenmuskel
- Kleiner und großer Rundmuskel
- Trizeps: langer, innerer und seitlicher Kopf
- Runder Einwärtsdreher
- Langer Hohlhandmuskel
- Kurzer und langer speichenseitiger Handstrecker
- Ellenseitiger Handbeuger
- Speichenseitiger Handbeuger
- Gerader Bauchmuskel
- Innerer und äußerer schräger Bauchmuskel

Beanspruchte Gelenke
- Ellbogen

TIPPS
- Die Drehung gegen Ende der Bewegung führt zu einer intensiveren Kontraktion des Bizeps.
- Sie können die Übung auch ausführen, indem Sie die Gewichte abwechselnd heben.

ACHTUNG
- Wie bei den übrigen Übungen dieser Art, achten Sie darauf, nicht mit dem Rücken vor und zurück zu schwingen.

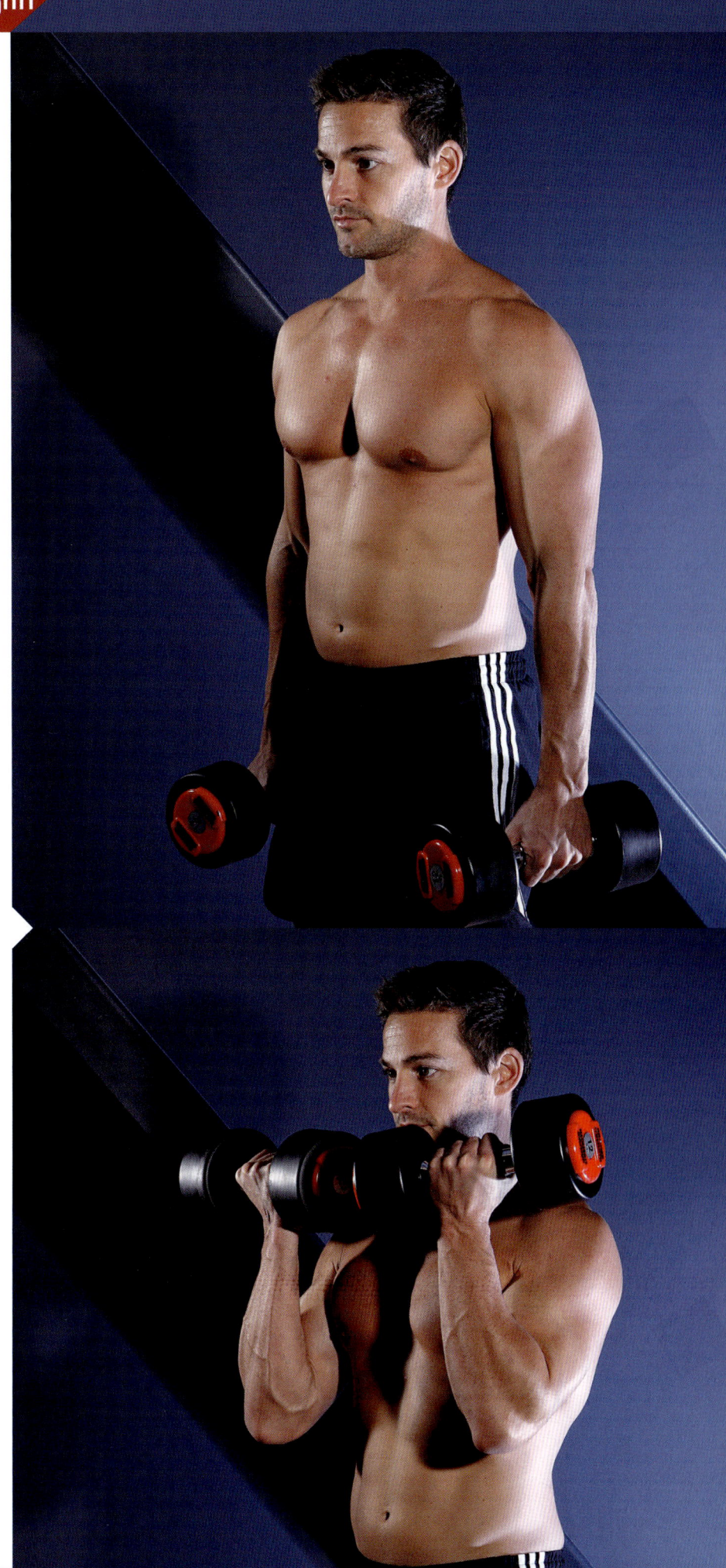

BIZEPS

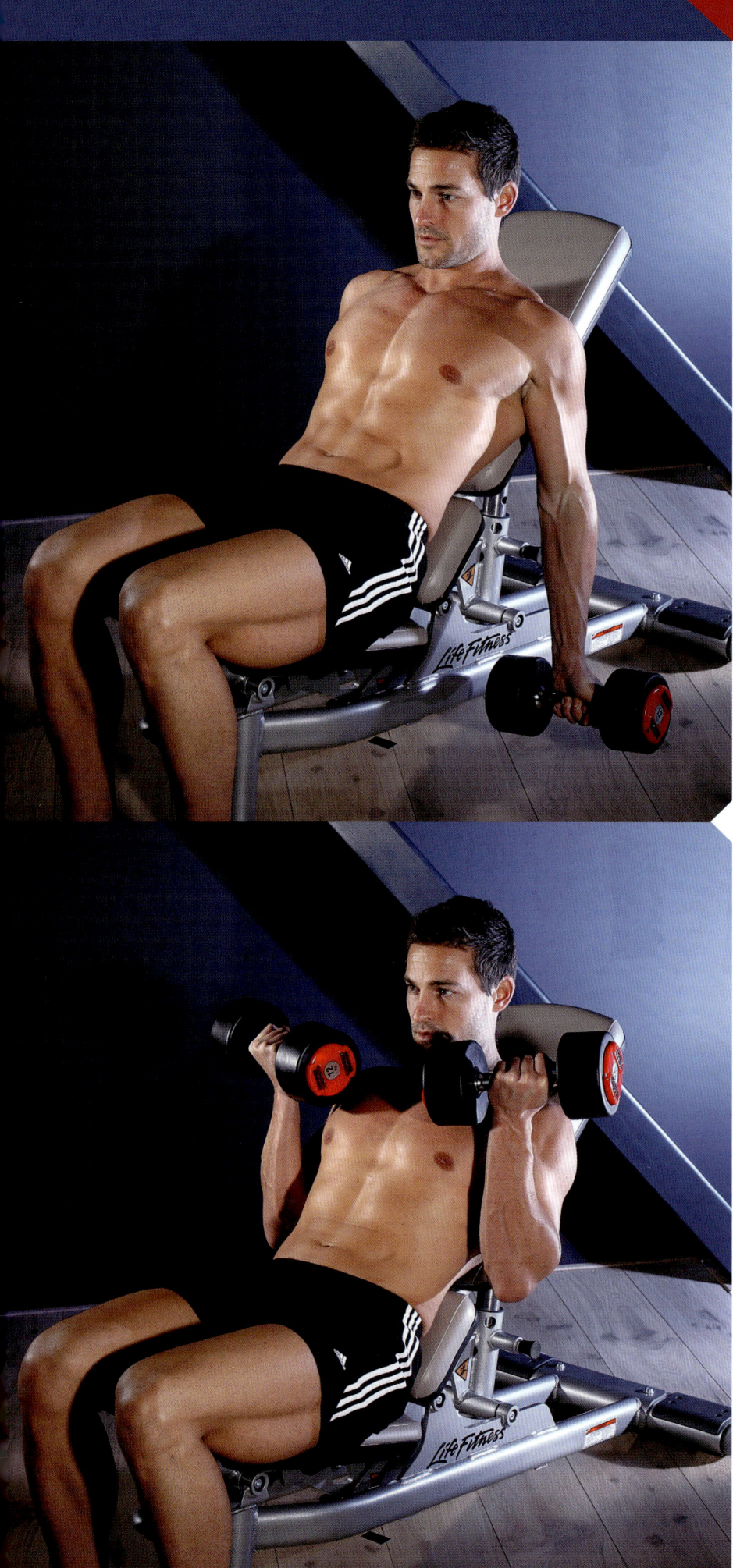

■ Ausgangsposition

- Neigen Sie die Schrägbank um ca. 30 bis 45 Grad.
- Setzen Sie sich und halten Sie in jeder Hand eine Kurzhantel im Untergriff.
- Pressen Sie Ihren Rücken gegen die Rückenlehne.
- Die Füße sind schulterbreit aufgestellt, die Knie rechtwinklig gebeugt.
- Die Arme sind nach unten gestreckt.

■ Ausführung

- Beugung der Unterarme.
- Streckung der Unterarme.

■ Atmung

- Während der Beugung einatmen.
- Während der Streckung ausatmen.

Primär beanspruchte Muskeln
- Bizeps
- Oberarmmuskel

Sekundär beanspruchte Muskeln
- Vorderer, mittlerer und hinterer Deltamuskel
- Trapezmuskel
- Großer Brustmuskel
- Großer Rückenmuskel
- Kleiner und großer Rundmuskel
- Untergrätenmuskel
- Trizeps: langer, innerer und seitlicher Kopf
- Oberarmspeichenmuskel
- Runder Einwärtsdreher
- Langer Hohlhandmuskel
- Kurzer und langer speichenseitiger Handstrecker
- Ellenseitiger Handbeuger
- Speichenseitiger Handbeuger
- Innerer und äußerer schräger Bauchmuskel
- Gerader Bauchmuskel

Beanspruchte Gelenke
- Ellbogen

TIPPS

- Diese Übung beansprucht stark den unteren Teil des Bizeps und formt so vor allem die Rundung des Muskels.
- Die Ausführung der Übung auf einer Schrägbank erzeugt eine zusätzliche Spannung im Bereich des Bizeps.
- Die Oberarme bleiben während der gesamten Bewegung im rechten Winkel zum Boden.
- Sie können die Arme auch abwechselnd beugen.

ACHTUNG

- Im Sitzen wird der Bizeps während der Streckung stärker gedehnt als im Stehen. Es ist daher wichtig, kein zu schweres Gewicht zu verwenden.

↗ Curl auf der Schrägbank mit Kurzhanteln im neutralen Griff

■ Ausgangsposition
- Neigen Sie die Schrägbank um ca. 30 bis 45 Grad.
- Pressen Sie den Rücken gegen die Lehne, die Füße sind schulterbreit aufgestellt, die Knie rechtwinklig gebeugt.
- Halten Sie in jeder Hand eine Kurzhantel im neutralen Griff.
- Die Arme sind nach unten gestreckt.

■ Ausführung
- Beugung der Unterarme.
- Streckung der Unterarme.

■ Atmung
- Während der Beugung einatmen.
- Während der Streckung ausatmen.

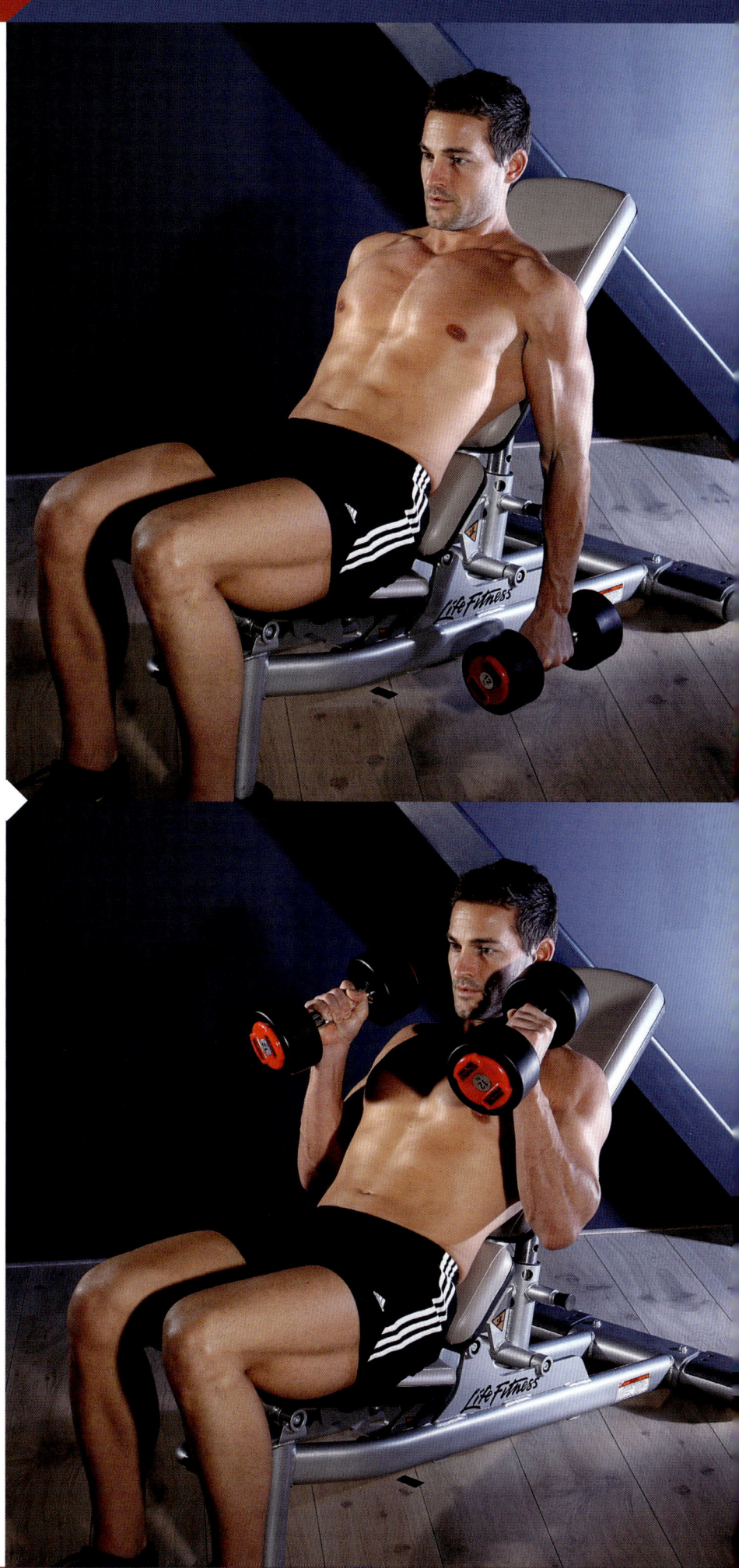

Primär beanspruchte Muskeln
- Bizeps
- Oberarmmuskel
- Oberarmspeichenmuskel

Sekundär beanspruchte Muskeln
- Vorderer, mittlerer und hinterer Deltamuskel
- Trapezmuskel
- Großer Brustmuskel
- Großer Rückenmuskel
- Kleiner und großer Rundmuskel
- Trizeps: langer, innerer und seitlicher Kopf
- Runder Einwärtsdreher
- Langer Hohlhandmuskel
- Kurzer und langer speichenseitiger Handstrecker
- Ellenseitiger Handbeuger
- Speichenseitiger Handbeuger
- Innerer und äußerer schräger Bauchmuskel
- Gerader Bauchmuskel

Beanspruchte Gelenke
- Ellbogen

TIPPS
- In dieser Position wird vor allem der untere Teil des Bizeps beansprucht.
- Sie können gegen Ende der Bewegung die Hände nach außen drehen, um eine maximale Kontraktion des Bizeps zu erreichen.

ACHTUNG
- Führen Sie die Übung langsam und nicht ruckartig aus, um Verletzungen zu vermeiden.

BIZEPS

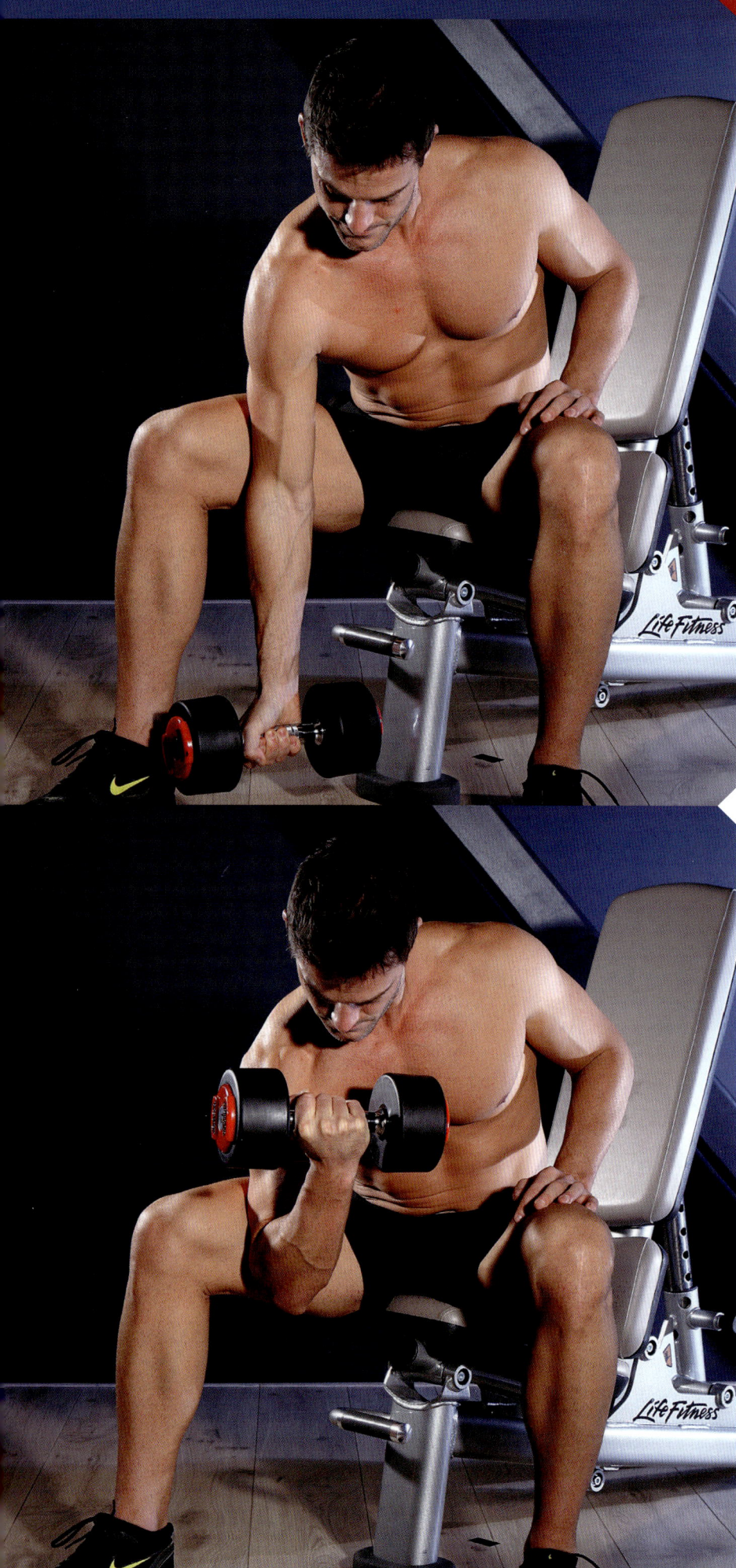

■ Ausgangsposition
- Setzen Sie sich auf eine Bank.
- Die Füße sind etwas weiter als schulterbreit aufgestellt.
- Legen Sie die linke Hand auf den linken Oberschenkel.
- Halten Sie mit der rechten Hand eine Kurzhantel im Untergriff.
- Pressen Sie den rechten Trizeps gegen den rechten Oberschenkel, der Arm ist gestreckt.

■ Ausführung
- Beugung des Unterarms.
- Streckung des Unterarms.

■ Atmung
- Während der Beugung einatmen.
- Während der Streckung ausatmen.

Primär beanspruchte Muskeln
- Bizeps
- Oberarmmuskel

Sekundär beanspruchte Muskeln
- Vorderer, mittlerer und hinterer Deltamuskel
- Trapezmuskel
- Großer Brustmuskel
- Großer Rückenmuskel
- Kleiner und großer Rundmuskel
- Trizeps: innerer und seitlicher Kopf
- Oberarmspeichenmuskel
- Runder Einwärtsdreher
- Langer Hohlhandmuskel
- Kurzer und langer speichenseitiger Handstrecker
- Ellenseitiger Handbeuger
- Speichenseitiger Handbeuger
- Gerader Bauchmuskel
- Innerer und äußerer schräger Bauchmuskel

Beanspruchte Gelenke
- Ellbogen

■ Diese Übung heißt „Konzentrationscurl", weil ausschließlich der Bizeps beansprucht wird.
■ Sie können im Untergriff beginnen und dann die Hand nach außen drehen, um die Kontraktion des Bizeps gegen Ende der Übung zu verstärken.
■ Der Körper darf nicht bewegt werden, nur der Unterarm ist in Bewegung.

■ Da die Übung sehr zielgerichtet ist, führen Sie sie langsam und mit mittelschweren Gewichten aus. Sind die Gewichte zu schwer, bewegt man schnell den oberen Rückenbereich.

TIPPS

ACHTUNG

↗ Curl im Sitzen mit Kurzhanteln im Untergriff

■ Ausgangsposition
- Setzen Sie sich auf eine Bank, die Füße sind schulterbreit aufgestellt, die Knie rechtwinklig gebeugt.
- Halten Sie in jeder Hand eine Kurzhantel im Untergriff.
- Die Arme sind entlang des Körpers gestreckt, der Rücken ist gerade.

■ Ausführung
- Beugung der Unterarme.
- Streckung der Unterarme.

■ Atmung
- Während der Beugung einatmen.
- Während der Streckung ausatmen.

Primär beanspruchte Muskeln
- Bizeps
- Oberarmmuskel

Sekundär beanspruchte Muskeln
- Vorderer, mittlerer und hinterer Deltamuskel
- Trapezmuskel
- Großer Brustmuskel
- Großer Rückenmuskel
- Kleiner und großer Rundmuskel
- Untergrätenmuskel
- Trizeps: langer, innerer und seitlicher Kopf
- Oberarmspeichenmuskel
- Runder Einwärtsdreher
- Langer Hohlhandmuskel
- Kurzer und langer speichenseitiger Handstrecker
- Ellenseitiger Handbeuger
- Speichenseitiger Handbeuger
- Gerader Bauchmuskel
- Innerer und äußerer schräger Bauchmuskel

Beanspruchte Gelenke
- Ellbogen

TIPPS
- Im Sitzen schwingen Sie weniger mit den Armen vor und zurück als im Stehen.
- Der Rücken bleibt in Kontakt mit der Lehne und wird nicht bewegt.

ACHTUNG
- Beugen Sie den oberen Rückenbereich nicht ruckartig vor, während Sie die Beugung ausführen.

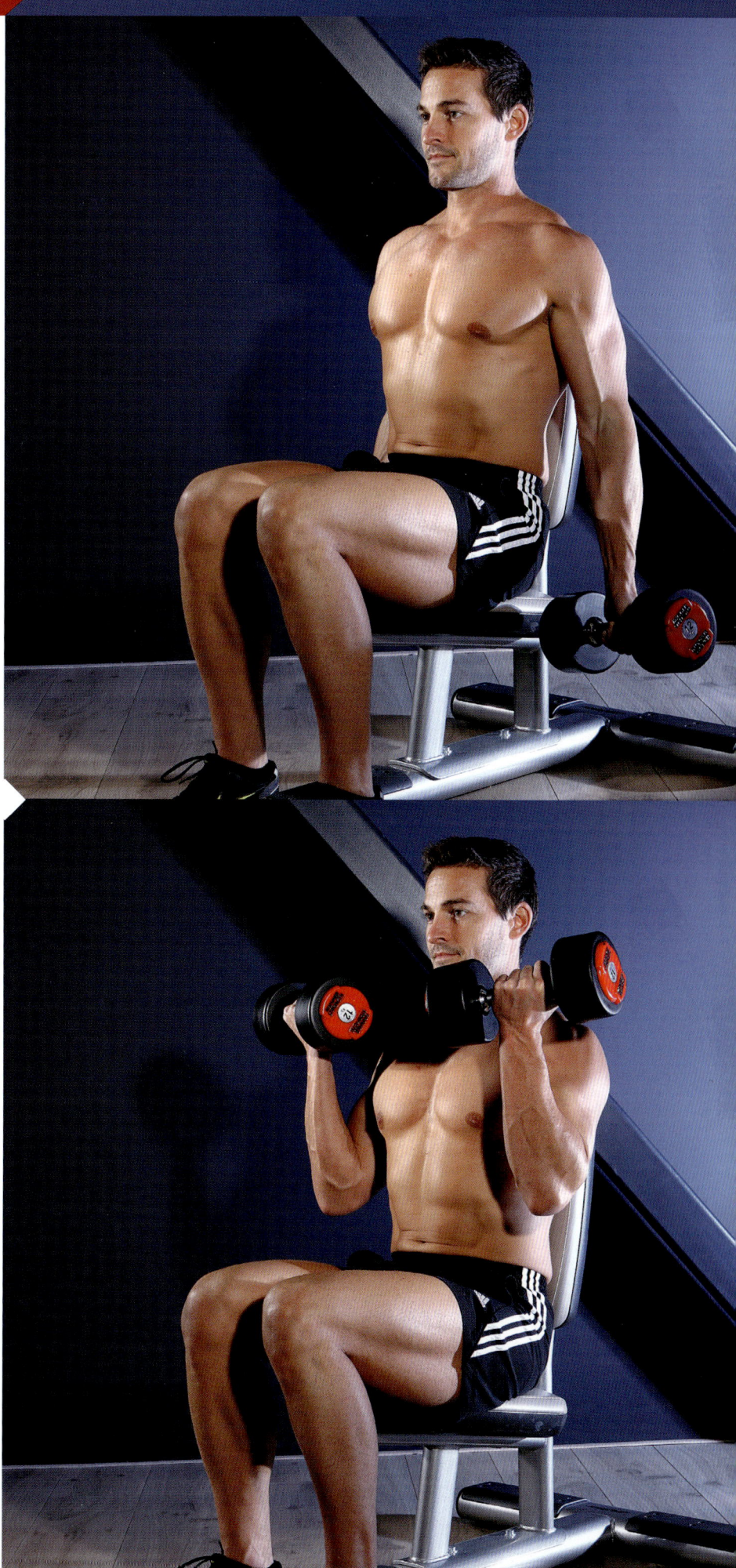

BIZEPS

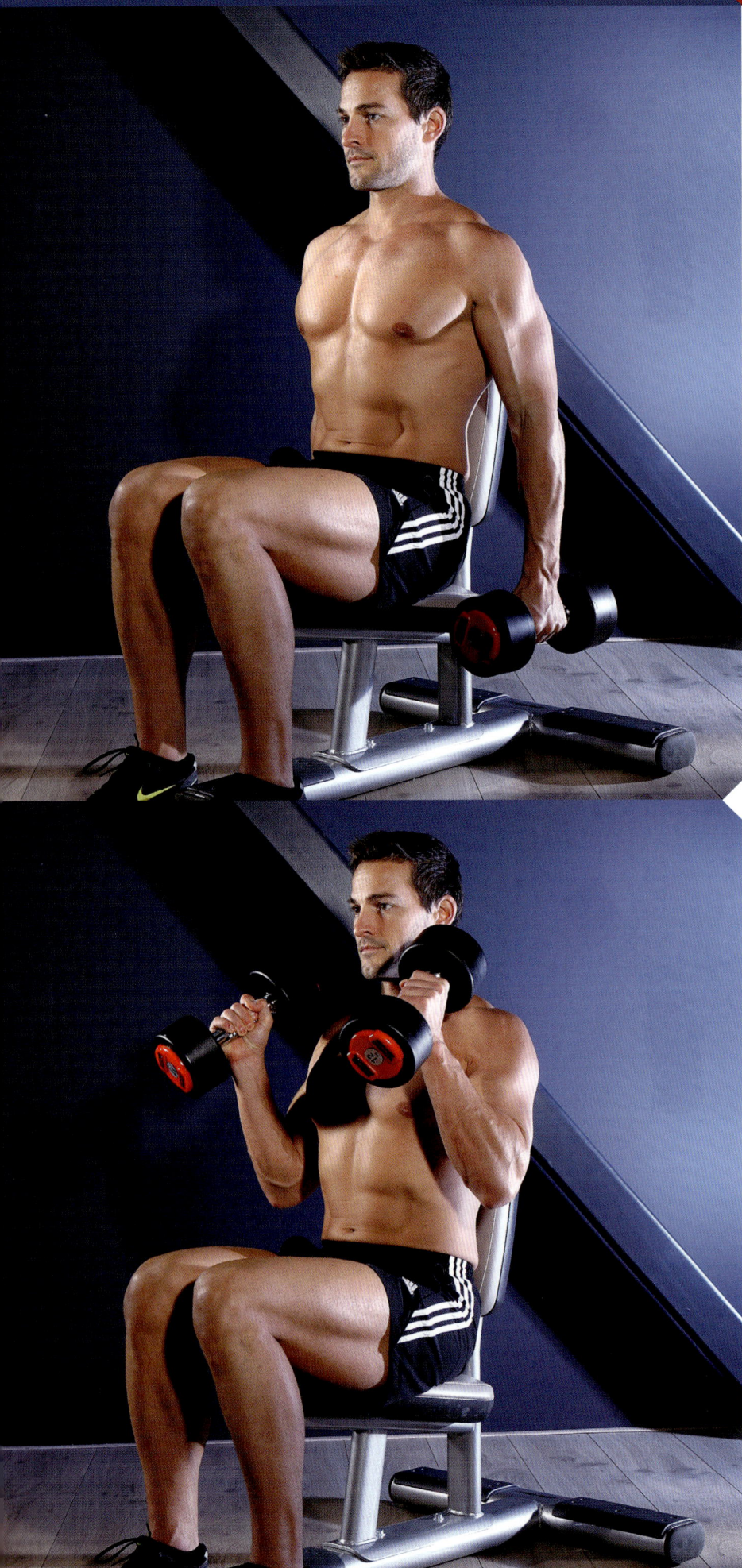

■ Ausgangsposition
- Setzen Sie sich mit geradem Rücken auf eine Bank.
- Die Füße sind schulterbreit aufgestellt, die Knie rechtwinklig gebeugt.
- Halten Sie in jeder Hand eine Kurzhantel im neutralen Griff.
- Die Arme sind nach unten gestreckt.

■ Ausführung
- Beugung der Unterarme.
- Streckung der Unterarme.

■ Atmung
- Während der Beugung einatmen.
- Während der Streckung ausatmen.

Primär beanspruchte Muskeln
- Bizeps
- Oberarmmuskel
- Oberarmspeichenmuskel

Sekundär beanspruchte Muskeln
- Vorderer, mittlerer und hinterer Deltamuskel
- Trapezmuskel
- Großer Brustmuskel
- Großer Rückenmuskel
- Kleiner und großer Rundmuskel
- Trizeps: langer, innerer und seitlicher Kopf
- Runder Einwärtsdreher
- Langer Hohlhandmuskel
- Kurzer und langer speichenseitiger Handstrecker
- Ellenseitiger Handbeuger
- Speichenseitiger Handbeuger
- Gerader Bauchmuskel
- Innerer und äußerer schräger Bauchmuskel

Beanspruchte Gelenke
- Ellbogen

TIPPS

- Die sitzende Position begünstigt die Lokalisierung der Bewegung und verringert im Vergleich zur stehenden Position das Hin- und Herschwanken des Rückens.
- Heben Sie die Kurzhanteln abwechselnd, um eine stärkere Konzentration zu erzielen.

- Führen Sie die Bewegung langsam und nicht ruckartig aus, um Verletzungen zu vermeiden.

ACHTUNG

⬈ Curl im Sitzen mit Kurzhanteln im neutralen Griff und Drehung in den Untergriff

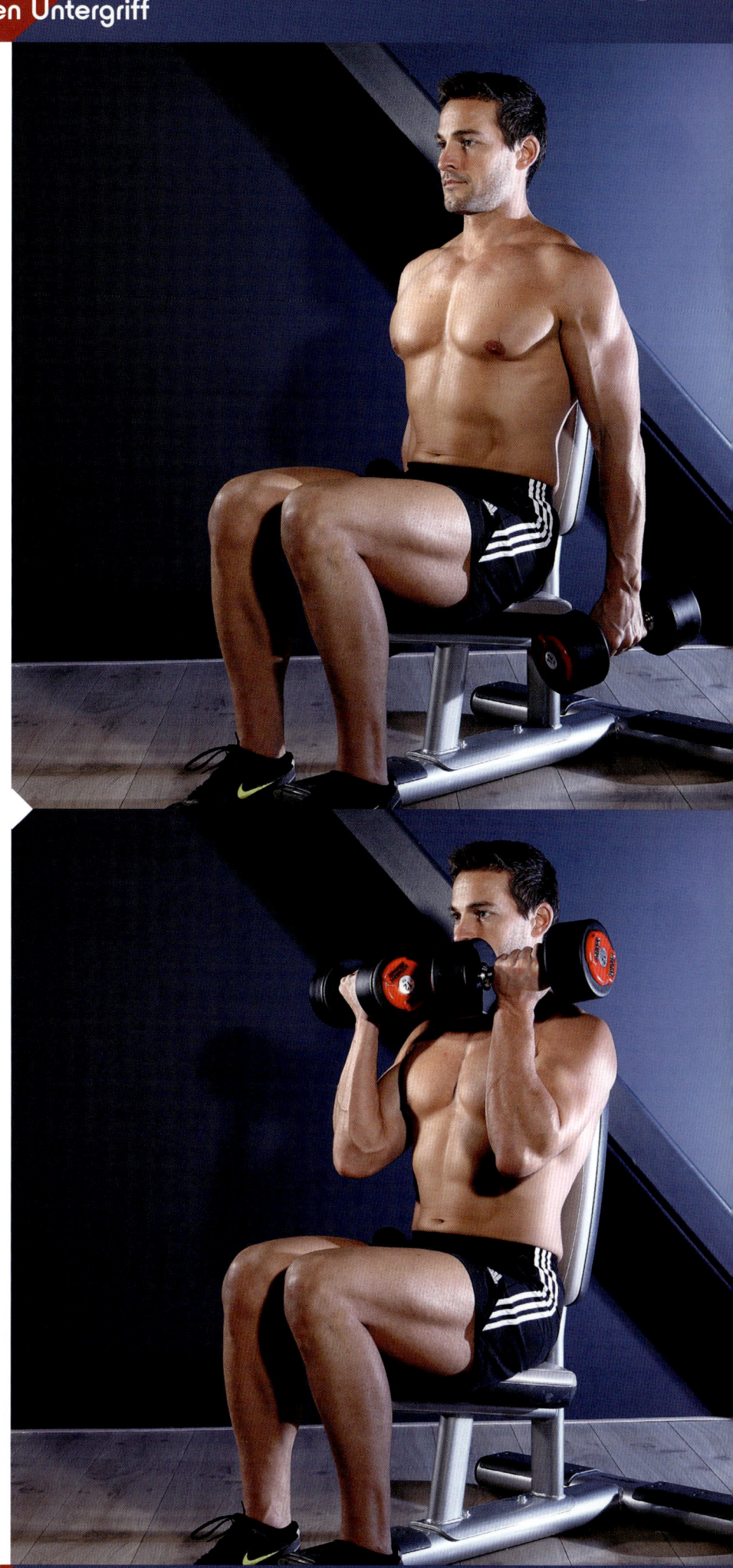

◾ Ausgangsposition
- Setzen Sie sich mit geradem Rücken auf eine Bank.
- Die Füße sind schulterbreit aufgestellt, die Knie rechtwinklig gebeugt.
- Halten Sie in jeder Hand eine Kurzhantel im neutralen Griff.
- Die Arme sind entlang des Körpers gestreckt.

◾ Ausführung
- Beugung und Außenrotation der Unterarme.
- Streckung und Innenrotation der Unterarme.

◾ Atmung
- Während der Beugung einatmen.
- Während der Streckung ausatmen.

Primär beanspruchte Muskeln
- Bizeps
- Oberarmmuskel
- Oberarmspeichenmuskel

Sekundär beanspruchte Muskeln
- Vorderer, mittlerer und hinterer Deltamuskel
- Trapezmuskel
- Großer Brustmuskel
- Großer Rückenmuskel
- Kleiner und großer Rundmuskel
- Trizeps: langer, innerer und seitlicher Kopf
- Runder Einwärtsdreher
- Langer Hohlhandmuskel
- Kurzer und langer speichenseitiger Handstrecker
- Ellenseitiger Handbeuger
- Speichenseitiger Handbeuger
- Gerader Bauchmuskel
- Innerer und äußerer schräger Bauchmuskel

Beanspruchte Gelenke
- Ellbogen

TIPPS

- Die Auswärtsdrehung gegen Ende der Bewegung ermöglicht eine intensivere Kontraktion des Bizeps.
- Sie können die Kurzhanteln auch abwechselnd heben.

ACHTUNG

- Im Sitzen ist der Bewegungsablauf strikter vorgegeben als im Stehen. Achten Sie darauf, nicht mit dem Rücken hin- und herzuschwingen, um die Arme leichter beugen zu können.

BIZEPS

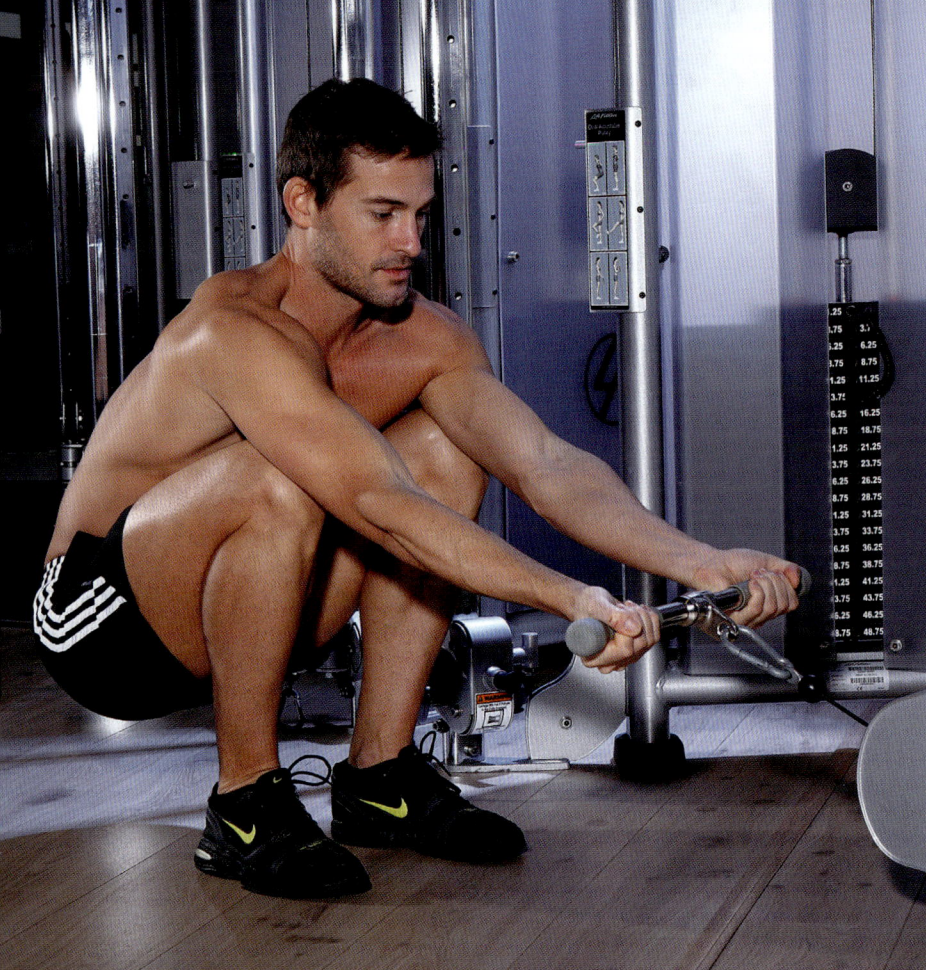

Ausgangsposition

- Befestigen Sie eine Kurzstange am tiefen Seilzug.
- Stellen Sie sich mit dem Gesicht zum Seilzug auf.
- Gehen Sie vor dem tiefen Seilzug in die Hocke, die Füße sind beckenbreit aufgestellt.
- Halten Sie die Stange im Untergriff, die Hände in schulterbreitem Abstand.
- Stützen Sie die Arme genau oberhalb der Kniescheiben auf.
- Die Arme sind nach vorne gestreckt, die Gewichte in der Schwebe.

Ausführung

- Beugung der Unterarme.
- Streckung der Unterarme.

Atmung

- Während der Beugung einatmen.
- Während der Streckung ausatmen.

Primär beanspruchte Muskeln
- Bizeps
- Oberarmmuskel

Sekundär beanspruchte Muskeln
- Sekundär beanspruchte Muskeln
- Vorderer und mittlerer Deltamuskel
- Trapezmuskel
- Großer Brustmuskel
- Großer Rückenmuskel
- Kleiner und großer Rundmuskel
- Trizeps: innerer und seitlicher Kopf
- Oberarmspeichenmuskel
- Runder Einwärtsdreher
- Langer Hohlhandmuskel
- Kurzer und langer speichenseitiger Handstrecker
- Ellenseitiger Handbeuger
- Speichenseitiger Handbeuger
- Innerer und äußerer schräger Bauchmuskel
- Gerader Bauchmuskel

Beanspruchte Gelenke
- Ellbogen

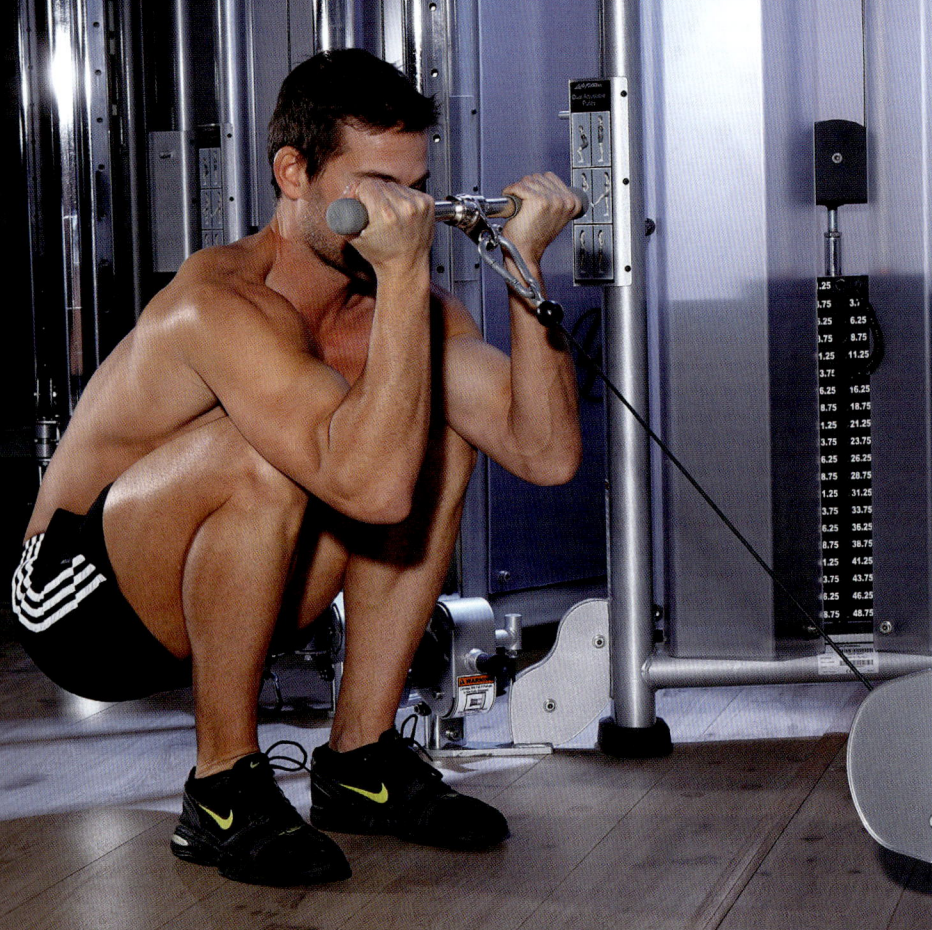

- Da der Seilzug eine permanente Spannung erzeugt, ist es nicht förderlich, zu schwere Gewichte aufzulegen.
- Die Gewichte bleiben bei gestreckten Armen in der Schwebe, um die Intensität der Bewegung aufrechtzuerhalten.
- Setzen Sie sich auf den Boden, um die Intensität noch zu erhöhen und jedes Schwingen des Körpers zu vermeiden.

- Vermeiden Sie das Schwingen des Körpers von vorne nach hinten; da es ein Zeichen dafür ist, dass die Übung zu intensiv ist, sollten Sie das Gewicht verringern.

⬀ Curl an der Scottbank mit tiefem Seilzug im Untergriff

■ Ausgangsposition

- Stellen Sie eine Scottbank vor einem tiefen Seilzug auf.
- Stellen Sie die Höhe der Stützbank so ein, dass Ihre Achseln fest auf der Bank aufliegen.
- Halten Sie die Stange im Untergriff, die Hände sind schulterbreit auseinander.
- Der Oberkörper ist gegen das Polster gedrückt.
- Die Arme sind gestreckt, der Rücken ist gerade.
- Stellen Sie ein Bein gestreckt nach hinten.

■ Ausführung

- Beugung der Unterarme.
- Streckung der Unterarme.

■ Atmung

- Während der Beugung einatmen.
- Während der Streckung ausatmen.

Primär beanspruchte Muskeln
- Bizeps
- Oberarmmuskel
- Oberarmspeichenmuskel

Sekundär beanspruchte Muskeln
- Trapezmuskel
- Großer Rückenmuskel
- Runder Einwärtsdreher
- Kleiner und großer Rundmuskel
- Vorderer und mittlerer Deltamuskel
- Trizeps: innerer und seitlicher Kopf
- Kurzer und langer speichenseitiger Handstrecker
- Ellenseitiger Handbeuger
- Speichenseitiger Handbeuger
- Innerer und äußerer schräger Bauchmuskel
- Gerader Bauchmuskel
- Großer Brustmuskel
- Oberarmspeichenmuskel
- Langer Hohlhandmuskel

Beanspruchte Gelenke
- Ellbogen

TIPPS

- Diese Übung ist aufgrund des Winkels der Lehne und der speziellen Arbeit am Seilzug besonders intensiv.
- Der Rücken kann nicht hin- und herschwingen, da der Oberkörper dank der Bank blockiert ist.
- Das Becken muss mit der Bank in Kontakt bleiben. Strecken Sie die Arme, kann es sich leicht von der Bank lösen.
- Pressen Sie den Oberkörper gegen die Bank, um die Wirksamkeit der Übung nicht durch Hin- und Herschwingen zu gefährden.

ACHTUNG

- Nehmen Sie beim Beugen nicht die Ellbogen auseinander, um eine stetige Spannung aufrechtzuerhalten.

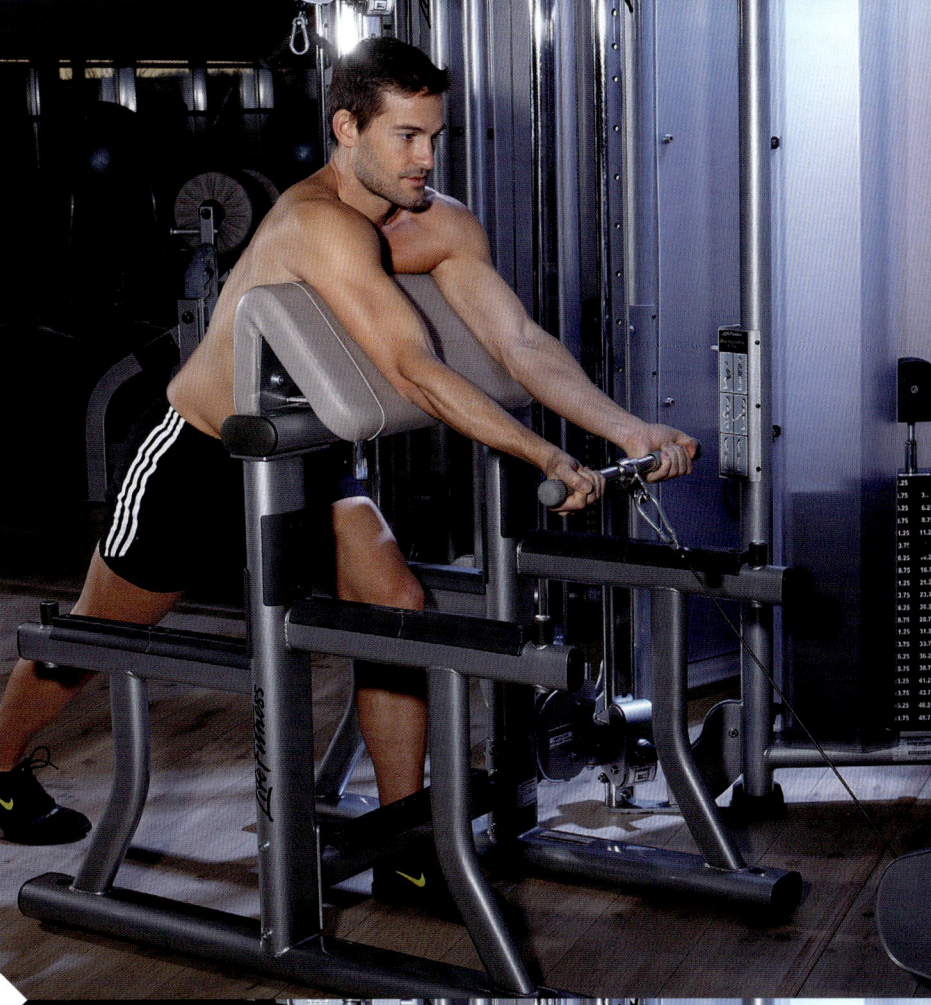

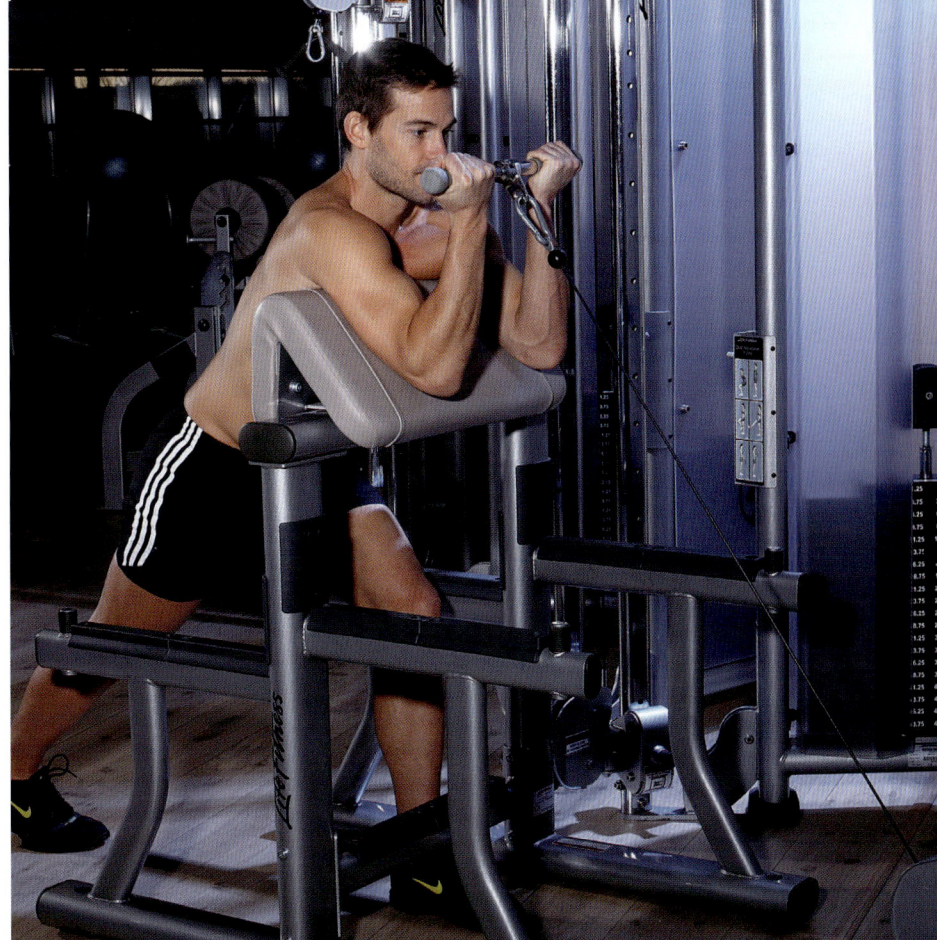

BIZEPS

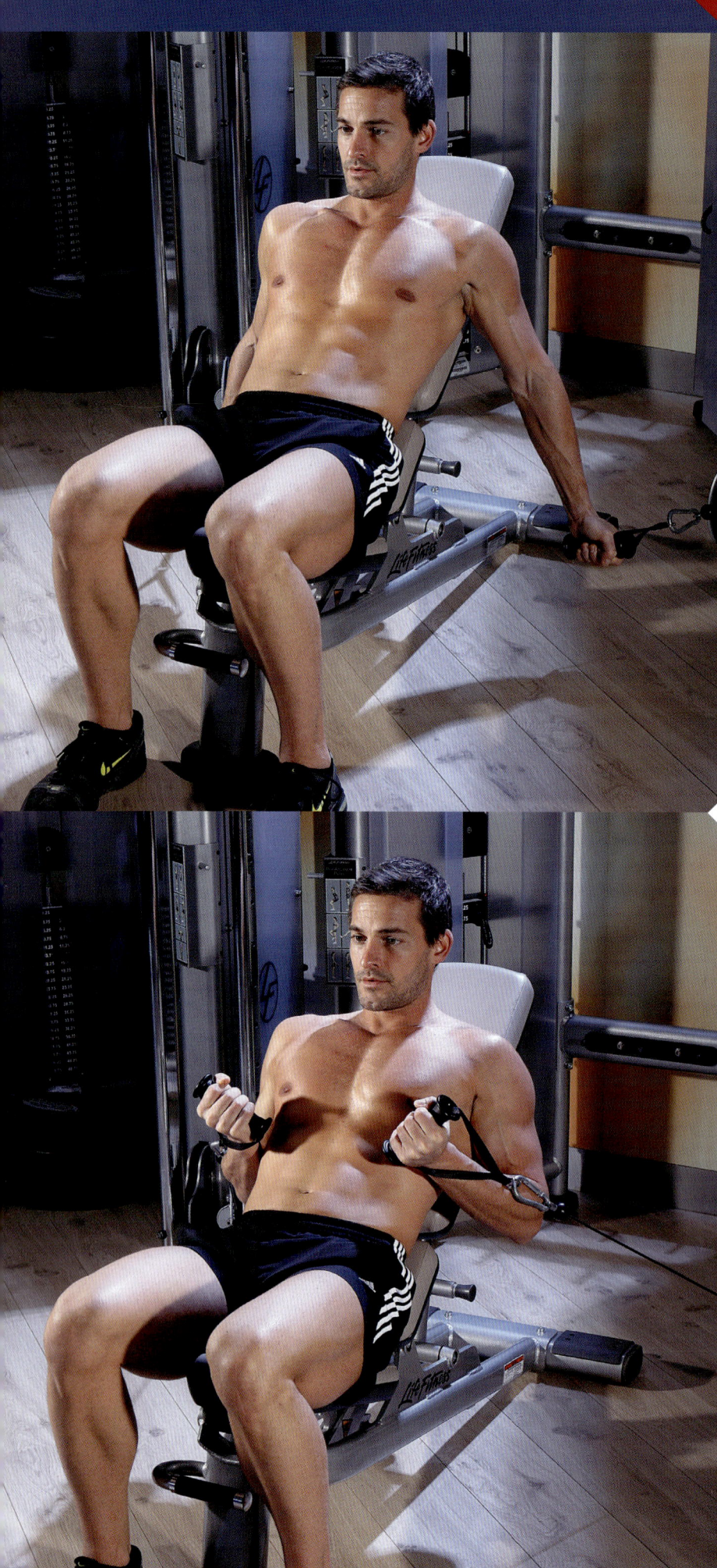

■ Ausgangsposition

- Stellen Sie die Schrägbank nach vorne versetzt in die Mitte eines Rahmens mit gegenüberliegenden Seilzügen.
- Neigen Sie die Bank um ca. 30 bis 45 Grad.
- Setzen Sie sich und halten Sie in jeder Hand einen Griff im Untergriff.
- Der ganze Rücken ist in Kontakt mit der Rückenlehne.
- Die Füße sind schulterbreit aufgestellt, die Knie rechtwinklig gebeugt.
- Die Arme sind leicht nach hinten gestreckt.

■ Ausführung

- Beugung der Unterarme.
- Streckung der Unterarme.

■ Atmung

- Während der Beugung einatmen.
- Während der Streckung ausatmen.

Primär beanspruchte Muskeln
- Bizeps
- Oberarmmuskel

Sekundär beanspruchte Muskeln
- Vorderer, mittlerer und hinterer Deltamuskel
- Trapezmuskel
- Großer Brustmuskel
- Großer Rückenmuskel
- Kleiner und großer Rundmuskel
- Untergrätenmuskel
- Trizeps: langer und innerer und seitlicher Kopf
- Oberarmspeichenmuskel
- Runder Einwärtsdreher
- Langer Hohlhandmuskel
- Kurzer und langer speichenseitiger Handstrecker
- Ellenseitiger Handbeuger
- Speichenseitiger Handbeuger
- Gerader Bauchmuskel
- Innerer und äußerer schräger Bauchmuskel

Beanspruchte Gelenke
- Ellbogen

- Die geneigte Haltung erhöht in Kombination mit der Arbeit am Seilzug die Beanspruchung des unteren Teils des Bizeps beträchtlich.
- Der Rücken wird gegen die Lehne gedrückt, damit er sich nicht bewegen kann.
- Ist die Spannung im Bizeps zu groß, schieben Sie die Bank etwas nach hinten.

↗ Legen Sie vor allem als Anfänger nicht zu hohe Gewichte auf, da diese Übung bei kompletter Streckung den unteren Teil des Bizeps stark dehnt.

TIPPS

ACHTUNG

Praxisguide Muskeltraining

↗ Curl an der Scottbank mit Kurzhantel und einem Arm im Untergriff

■ Ausgangsposition
- Halten Sie mit der linken Hand eine Kurzhantel im Untergriff.
- Der Arm muss auf der Lehne ruhen, um den Oberkörper zu fixieren.
- Stellen Sie das eine Bein gestreckt nach hinten, das andere gebeugt nach vorne.
- Der Arm ist gestreckt, der Rücken gerade.

■ Ausführung
- Beugung des Unterarms.
- Streckung des Unterarms.

■ Atmung
- Während der Beugung einatmen.
- Während der Streckung ausatmen.

Primär beanspruchte Muskeln
- Bizeps
- Oberarmmuskel

Sekundär beanspruchte Muskeln
- Vorderer und mittlerer Deltamuskel
- Trapezmuskel
- Großer Brustmuskel
- Großer Rückenmuskel
- Kleiner und großer Rundmuskel
- Trizeps: innerer und seitlicher Kopf
- Oberarmspeichenmuskel
- Runder Einwärtsdreher
- Langer Hohlhandmuskel
- Kurzer und langer speichenseitiger Handstrecker
- Ellenseitiger Handbeuger
- Speichenseitiger Handbeuger
- Gerader Bauchmuskel
- Innerer und äußerer schräger Bauchmuskel

Beanspruchte Gelenke
- Ellbogen

- Diese Übung mit einseitiger Ausführung erhöht die Intensität, weil Sie konzentrierter arbeiten.
- Die Achseln müssen fest an die Lehne gepresst blieben, damit der Rücken nicht bewegt werden kann.

- Das Gewicht muss für beide Arme unbedingt dasselbe sein, auch wenn ein Arm größere Schwierigkeiten haben sollte als der andere.

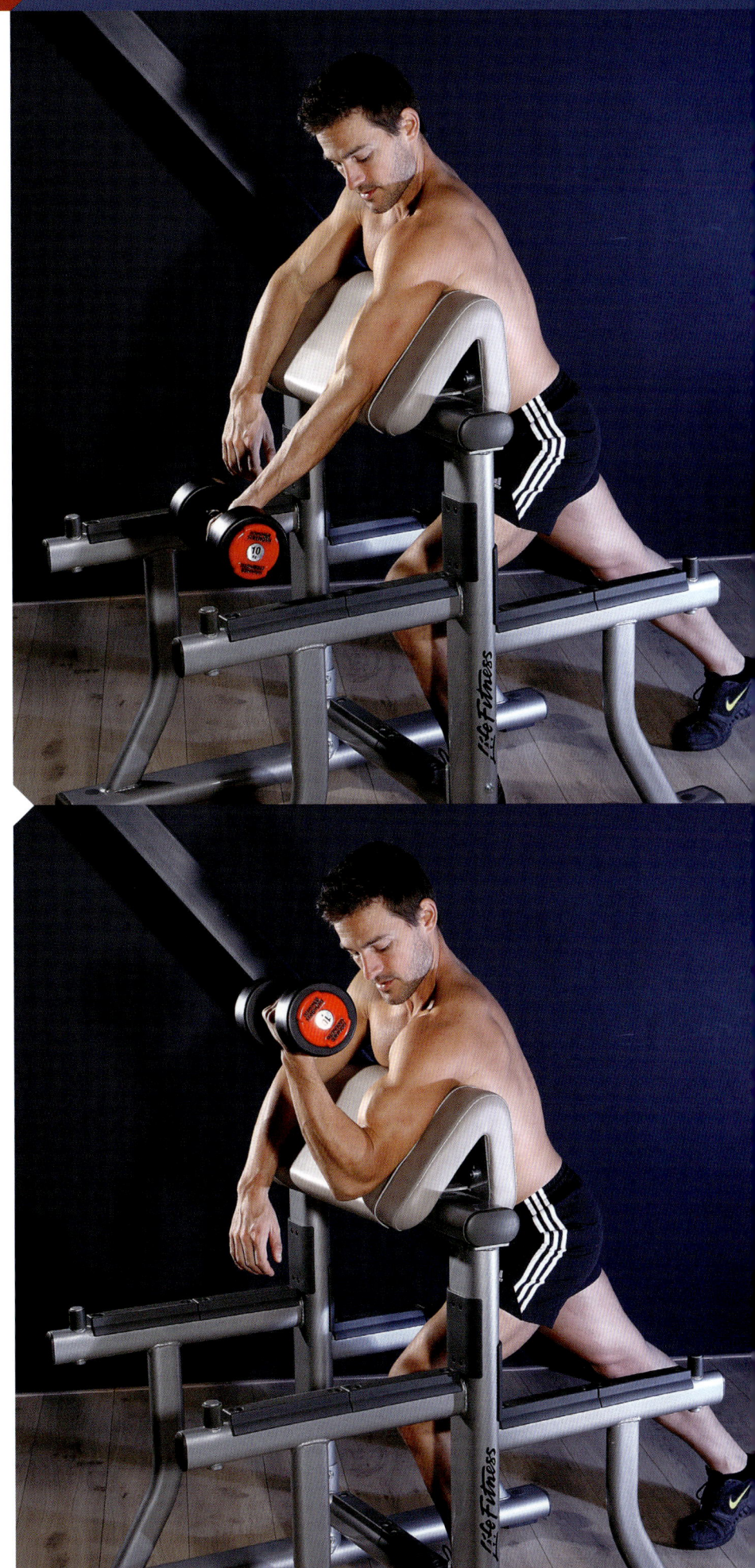

↗ **Curl an der Scottbank mit Kurzhantel und einem Arm im neutralen Griff**

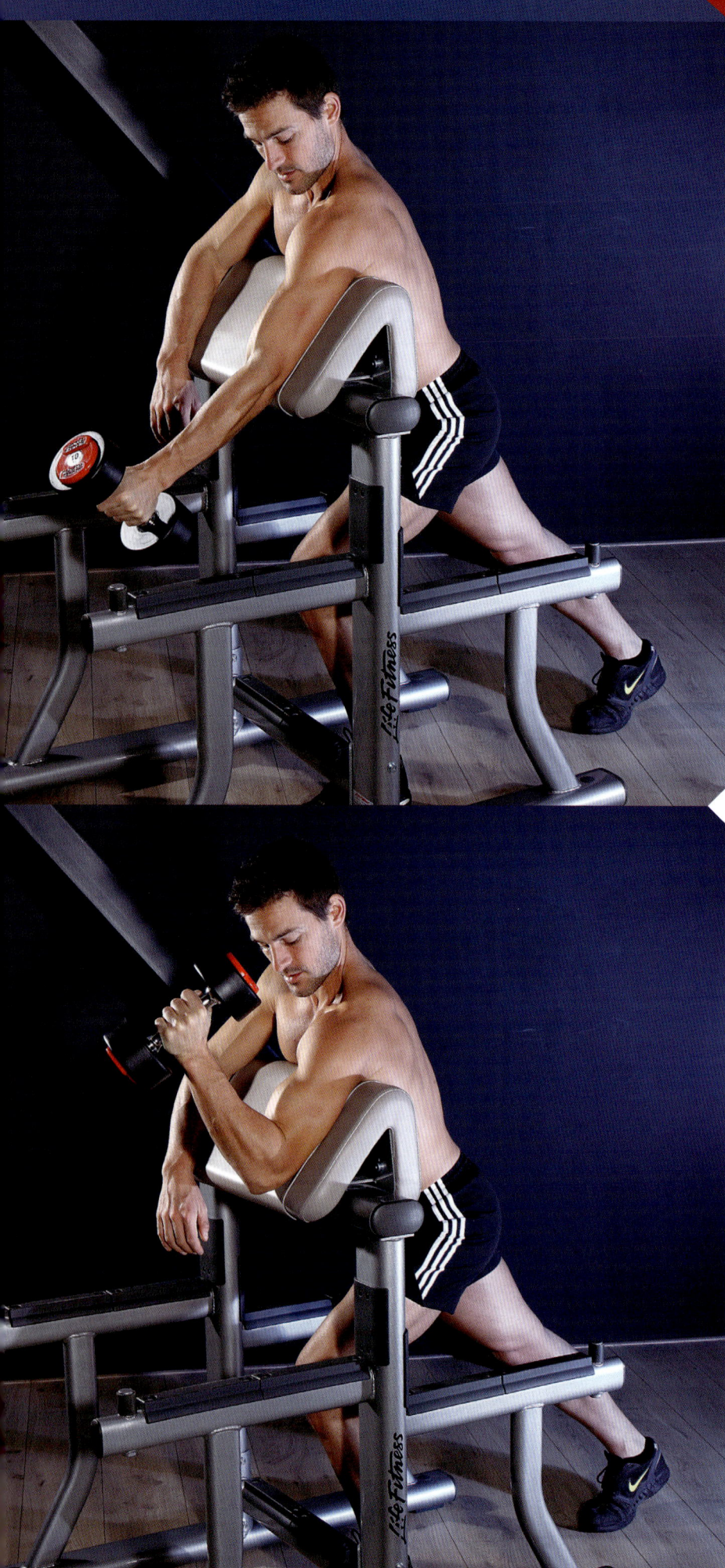

Ausgangsposition

- Stellen Sie sich an der Bank auf, ein Bein ist nach hinten gestreckt, auf die Zehen gestützt, das andere wird gebeugt nach vorne gestellt.
- Halten Sie in der linken Hand eine Kurzhantel im neutralen Griff. Der rechte Arm ruht auf der Lehne, damit die Schultern sich nicht bewegen können.
- Der Arm ist gestreckt, der Rücken gerade.

Ausführung

- Beugung des Unterarms.
- Streckung des Unterarms.

Atmung

- Während der Beugung einatmen.
- Während der Streckung ausatmen.

Primär beanspruchte Muskeln
- Bizeps
- Oberarmmuskel
- Oberarmspeichenmuskel

Sekundär beanspruchte Muskeln
- Vorderer und mittlerer Deltamuskel
- Trapezmuskel
- Großer Brustmuskel
- Großer Rückenmuskel
- Kleiner und großer Rundmuskel
- Trizeps: innerer und seitlicher Kopf
- Runder Einwärtsdreher
- Langer Hohlhandmuskel
- Kurzer und langer speichenseitiger Handstrecker
- Ellenseitiger Handbeuger
- Speichenseitiger Handbeuger
- Gerader Bauchmuskel
- Innerer und äußerer schräger Bauchmuskel

Beanspruchte Gelenke
- Ellbogen

- Der neutrale Griff erhöht die Intensität der Arbeit des Oberarmspeichenmuskels.
- Der Rücken wird während der gesamten Übung nicht bewegt.

- Da die Bewegung konzentriert ausgeführt wird, kann man auf ein zu schweres Gewicht verzichten.

ACHTUNG   TIPPS

↗ Curl an der Scottbank mit SZ-Langhantel im Untergriff

■ Ausgangsposition
- Stellen Sie die Höhe der Bank so ein, dass die Achseln fest aufliegen.
- Halten Sie eine SZ-Langhantel im Untergriff, die Hände schulterbreit auseinander.
- Der Oberkörper wird gegen die Lehne gedrückt, die Arme sind gestreckt, der Rücken ist gerade.
- Stellen Sie ein Bein gestreckt nach hinten, das andere gebeugt nach vorne.

■ Ausführung
- Beugung der Unterarme.
- Streckung der Unterarme.

■ Atmung
- Während der Beugung einatmen.
- Während der Streckung ausatmen.

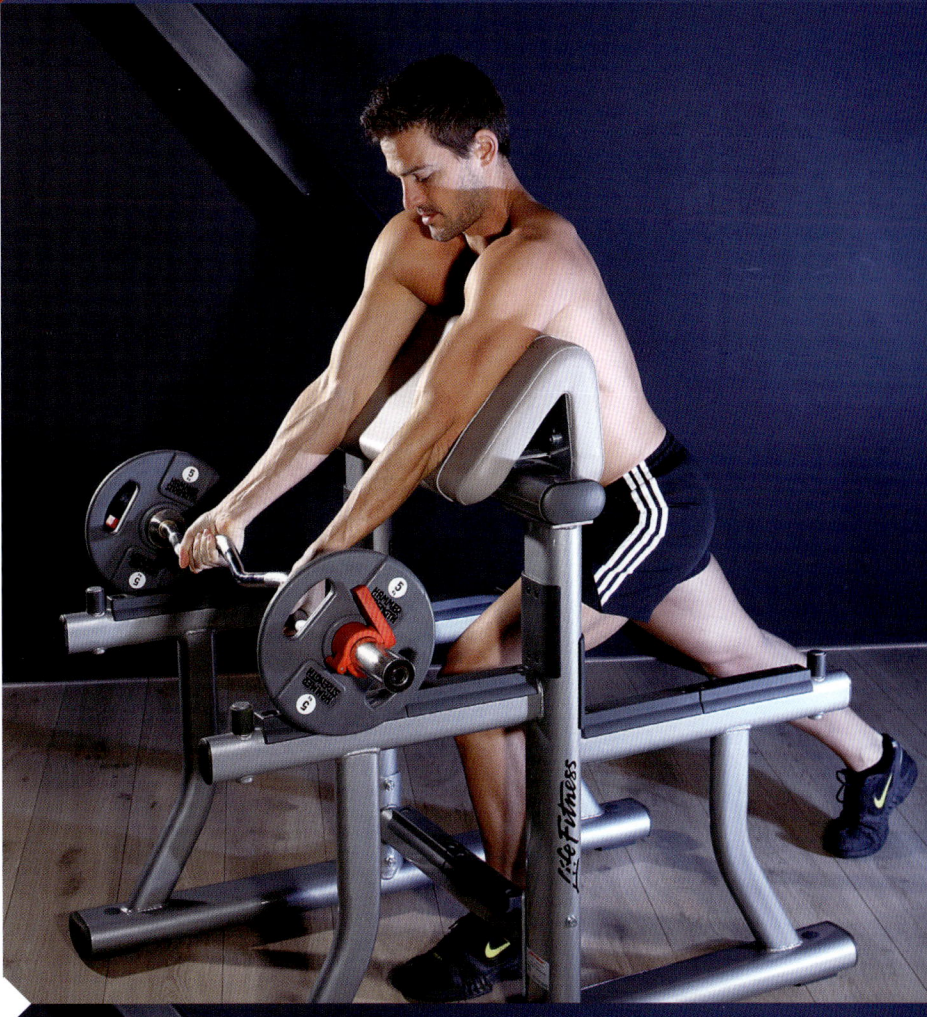

Primär beanspruchte Muskeln
- Bizeps
- Oberarmmuskel

Sekundär beanspruchte Muskeln
- Vorderer und mittlerer Deltamuskel
- Trapezmuskel
- Großer Brustmuskel
- Großer Rückenmuskel
- Kleiner und großer Rundmuskel
- Trizeps: innerer und seitlicher Kopf
- Oberarmspeichenmuskel
- Runder Einwärtsdreher
- Langer Hohlhandmuskel
- Kurzer und langer speichenseitiger Handstrecker
- Ellenseitiger Handbeuger
- Speichenseitiger Handbeuger
- Gerader Bauchmuskel
- Innerer und äußerer schräger Bauchmuskel

Beanspruchte Gelenke
- Ellbogen

TIPPS
- Diese Übung ist in der tiefen Position aufgrund des Winkels der Lehne sehr intensiv.
- Da der Oberkörper an die Lehne gedrückt wird, kann der Rücken nicht hin- und herschwingen.
- Das Becken muss in Kontakt mit der Bank bleiben. Es kann sich leicht von der Bank lösen, wenn Sie die Arme strecken.
- Drücken Sie den Oberkörper gegen die Bank, um nicht Schwung holen zu können.

ACHTUNG
- Achten Sie darauf, dass der Abstand zwischen Ihren Ellbogen sich nicht vergrößert, um kontinuierlich die Spannung zu halten.

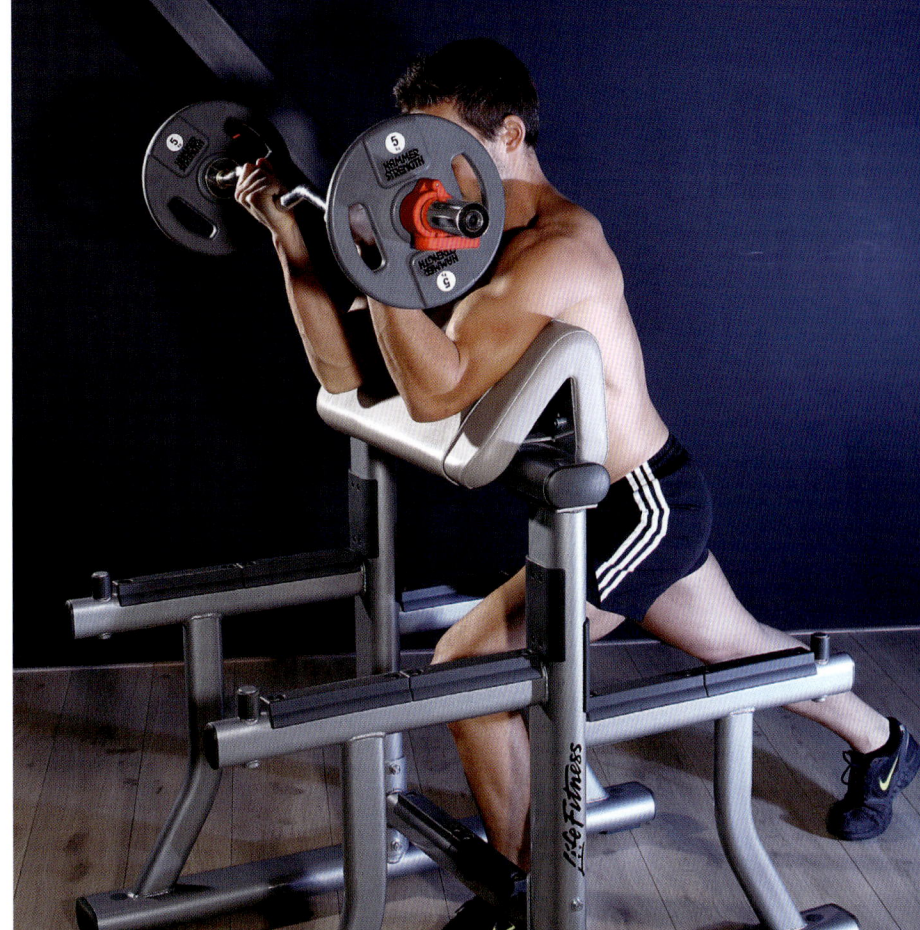

BIZEPS

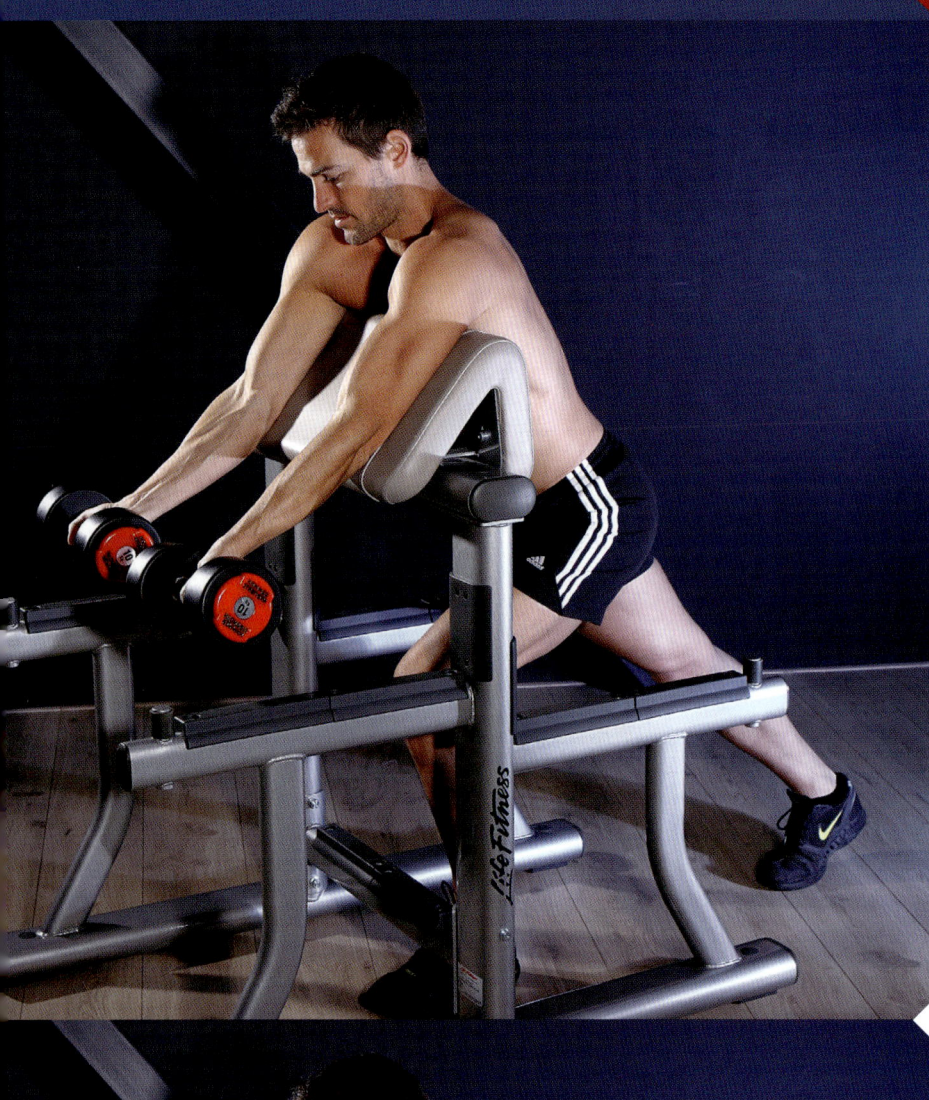

◼ Ausgangsposition
- Stellen Sie die Bank so ein, dass die Achseln fest aufliegen.
- Positionieren Sie sich an der Bank so, dass die Achseln fest eingekeilt sind.
- Stellen Sie ein Bein gestreckt nach hinten, das andere gebeugt nach vorne.
- Halten Sie in jeder Hand eine Kurzhantel im Untergriff.
- Die Arme sind gestreckt, die Ellbogen schulterbreit auseinander.

◼ Ausführung
- Beugung der Unterarme.
- Streckung der Unterarme.

◼ Atmung
- Während der Beugung einatmen.
- Während der Streckung ausatmen.

Primär beanspruchte Muskeln
- Bizeps
- Oberarmmuskel

Sekundär beanspruchte Muskeln
- Vorderer und mittlerer Deltamuskel
- Trapezmuskel
- Großer Brustmuskel
- Großer Rückenmuskel
- Kleiner und großer Rundmuskel
- Trizeps: innerer und seitlicher Kopf
- Oberarmspeichenmuskel
- Runder Einwärtsdreher
- Langer Hohlhandmuskel
- Kurzer und langer speichenseitiger Handstrecker
- Ellenseitiger Handbeuger
- Speichenseitiger Handbeuger
- Gerader Bauchmuskel
- Innerer und äußerer schräger Bauchmuskel

Beanspruchte Gelenke
- Ellbogen

◼ Das Becken muss mit der Bank in Kontakt bleiben, während Sie die Arme strecken.
◼ Die Schultern bleiben während der Ausführung der Bewegung unten.
◼ Heben Sie die Kurzhanteln abwechselnd, um die Übung noch konzentrierter auszuführen.

◼ Sie können die Beine weiter nach hinten stellen, um das Gewicht Ihres Körpers nach vorne zu verlagern und so jede unwillkommene Bewegung des Rückens zur Unterstützung der Arme zu verhindern.

TIPPS

ACHTUNG

↗ Curl an der Scottbank mit Kurzhanteln im neutralen Griff

■ Ausgangsposition
- Stellen Sie sich so an die Bank, dass Ihre Achseln fest aufliegen.
- Stellen Sie ein Bein gestreckt nach hinten, das andere gebeugt nach vorne.
- Halten Sie in jeder Hand eine Kurzhantel im neutralen Griff.
- Die Arme sind gestreckt, die Ellbogen schulterbreit auseinander, der Rücken ist gerade.

■ Ausführung
- Beugung der Unterarme.
- Streckung der Unterarme.

■ Atmung
- Während der Beugung einatmen.
- Während der Streckung ausatmen.

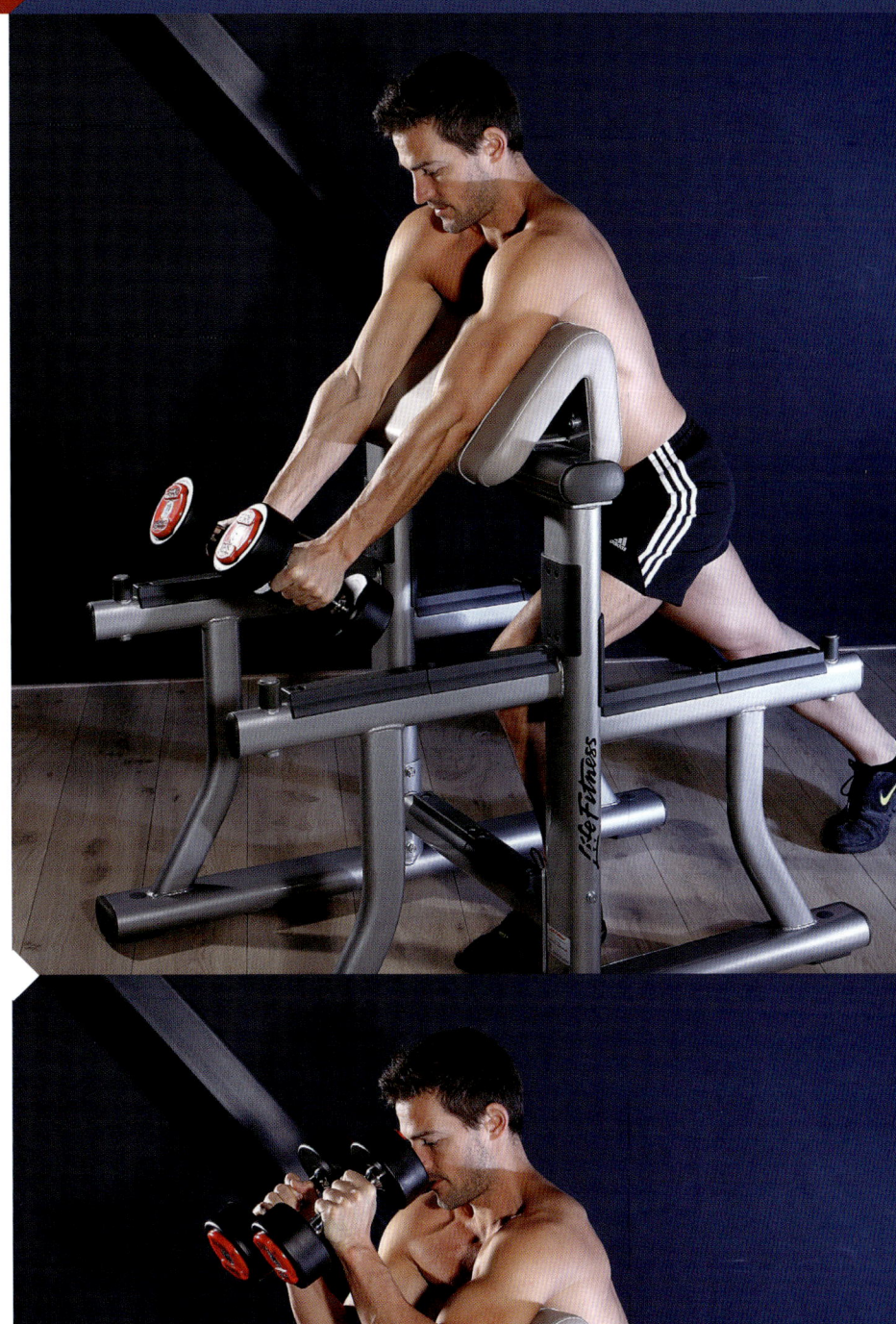

Primär beanspruchte Muskeln
- Bizeps
- Oberarmmuskel
- Oberarmspeichenmuskel

Sekundär beanspruchte Muskeln
- Vorderer und mittlerer Deltamuskel
- Trapezmuskel
- Großer Brustmuskel
- Großer Rückenmuskel
- Kleiner und großer Rundmuskel
- Trizeps: innerer und seitlicher Kopf
- Runder Einwärtsdreher
- Langer Hohlhandmuskel
- Kurzer und langer speichenseitiger Handstrecker
- Ellenseitiger Handbeuger
- Speichenseitiger Handbeuger
- Gerader Bauchmuskel
- Innerer und äußerer schräger Bauchmuskel

Beanspruchte Gelenke
- Ellbogen

TIPPS

- Durch den neutralen Griff wird der Oberarm-speichenmuskel etwas stärker trainiert.
- Heben Sie die Kurzhanteln abwechselnd, um die Intensität der Kontraktion zu erhöhen.
- Sie können auch, nachdem Sie die Übung mit ausgestreckten Armen im neutralen Griff begonnen haben, im weiteren Verlauf die Unterarme auswärts drehen und so die Intensität weiter steigern.
- Der Rücken wird während der Ausführung nicht bewegt und bleibt gerade.

ACHTUNG

- Führen Sie die Bewegung ruhig und nicht ruckartig aus. Ist dies der Fall, sind die Gewichte zu schwer oder Sie sind erschöpft.

BIZEPS

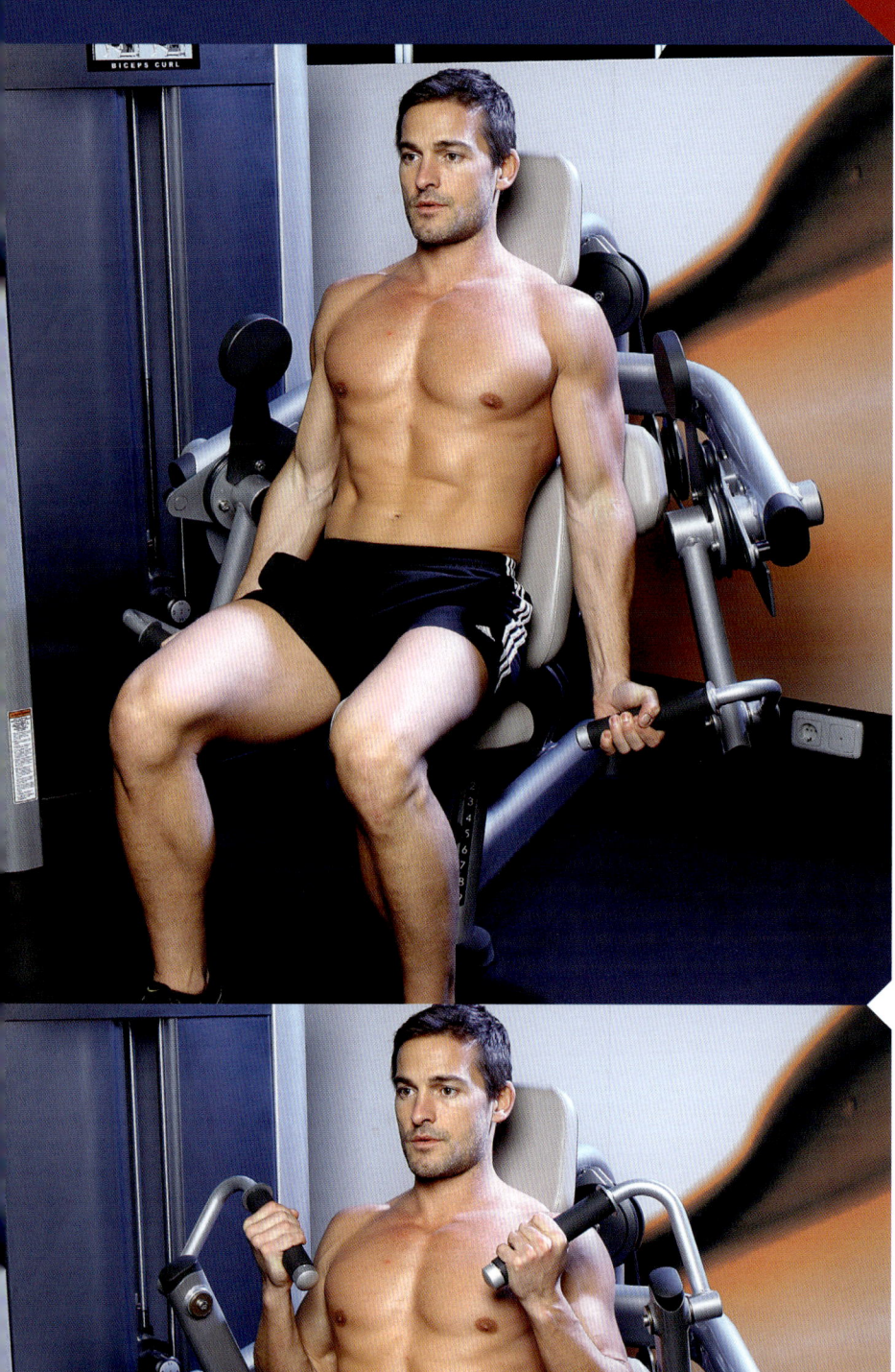

■ Ausgangsposition
- Stellen Sie die Höhe des Sitzes so ein, dass die Arme auf den Stützkissen aufliegen.
- Die Füße sind schulterbreit auseinander, die Knie rechtwinklig gebeugt.
- Halten Sie in jeder Hand einen Griff im Untergriff.

■ Ausführung
- Beugung der Unterarme.
- Streckung der Unterarme.

■ Atmung
- Während der Beugung einatmen.
- Während der Streckung ausatmen.

Primär beanspruchte Muskeln
- Bizeps
- Oberarmmuskel

Sekundär beanspruchte Muskeln
- Vorderer und mittlerer Deltamuskel
- Trapezmuskel
- Großer Brustmuskel
- Großer Rückenmuskel
- Kleiner und großer Rundmuskel
- Trizeps: innerer und seitlicher Kopf
- Oberarmspeichenmuskel
- Runder Einwärtsdreher
- Langer Hohlhandmuskel
- Kurzer und langer speichenseitiger Handstrecker
- Ellenseitiger Handbeuger
- Speichenseitiger Handbeuger
- Gerader Bauchmuskel
- Innerer und äußerer schräger Bauchmuskel

Beanspruchte Gelenke
- Ellbogen

- Die Übung am Gerät verhindert jede Möglichkeit, ins Schwingen zu geraten, der Bewegungsablauf ist genau vorgegeben.
- Wenn das Gerät es zulässt, können Sie die Gewichte auch abwechselnd heben.
- Es werden ausschließlich die Unterarme bewegt.
- Es gibt mehr als einen Gerätetyp zum Training der Bizepse. Ziel ist es, ausschließlich die Unterarme zu bewegen.

- Bei der Bewegung kommt es stärker auf die Qualität als auf die Menge an. Legen Sie nicht mehr Gewicht auf, als Sie wirklich bewältigen können.

TIPPS

ACHTUNG

Praxisguide Muskeltraining

Muss ich während eines Curls mit Kurzhanteln die Hände drehen? →

Bei einer Außenrotation der Hände nähern Sie die Muskelansätze des Bizeps einander an. Die Kontraktion wird also intensiver. Diese Bewegung ist eine denkbare Ergänzung für alle Bizepsübungen mit Kurzhanteln. Führen Sie sie dann als eigenständige Übung aus.

Warum ist es so wichtig, sich am Bizepstrainer nicht hinzusetzen? →

Die quasi aufrechte Position im Ausfallschritt verhindert, dass Sie das Eigengewicht Ihres Körpers bei der Ausführung der Bewegung zu Hilfe nehmen. Verwenden Sie schwere Gewichte, verringern Sie den Arbeitswinkel im Bereich der Ellbogen und das Becken löst sich von der Bank. Während der Kontraktionsphase unterstützt Ihr Eigengewicht Sie also dabei, die Arme zu senken, aber nicht diese zu beugen. In der quasi aufrechten Position steht Ihnen diese ausgleichende Bewegung nicht zur Verfügung.

Ich habe beim Curl in der Hocke am tiefen Seilzug Probleme, das Gleichgewicht zu halten. →

Diese Haltung erfordert ein gewisses Gleichgewicht. Sollte jedoch die Qualität des Bewegungsablaufs unter mangelndem Gleichgewicht leiden, führen Sie die Übung im Sitzen aus. Die Anweisungen bleiben die gleichen. Sie werden allerdings bemerken, dass die Übung etwas schwieriger wird, da das Becken am Boden fixiert ist.

Bei den Curls mit der Langhantel schmerzen oft meine Handgelenke. →

Bei Verwendung einer geraden Langhantel müssen Sie eine deutlich wahrnehmbare Außenrotation der Handgelenke vornehmen. Somit lastet ein beträchtliches Gewicht auf ihnen. Verwenden Sie eine SZ-Stange, um dem entgegenzuwirken. Wählen Sie eine Position zwischen neutralem Griff und vollständigem Untergriff. Auf diese Weise können Sie die Spannung spürbar lindern.

Beim Strecken während des Curls auf der Schrägbank spüre ich eine starke Spannung in den Ellbogen. →

In dieser Haltung befinden sich die Ellbogen hinter dem Körper und der Muskelansatz des langen und kurzen Bizepskopfes ist bereits gestreckt. Durch das Strecken des Unterarms erfolgt eine Dehnung, die deutlich größer ist als unter normalen Umständen. Es ist also enorm wichtig, die Bewegung nicht ruckartig und mit mittelschweren Gewichten auszuführen.

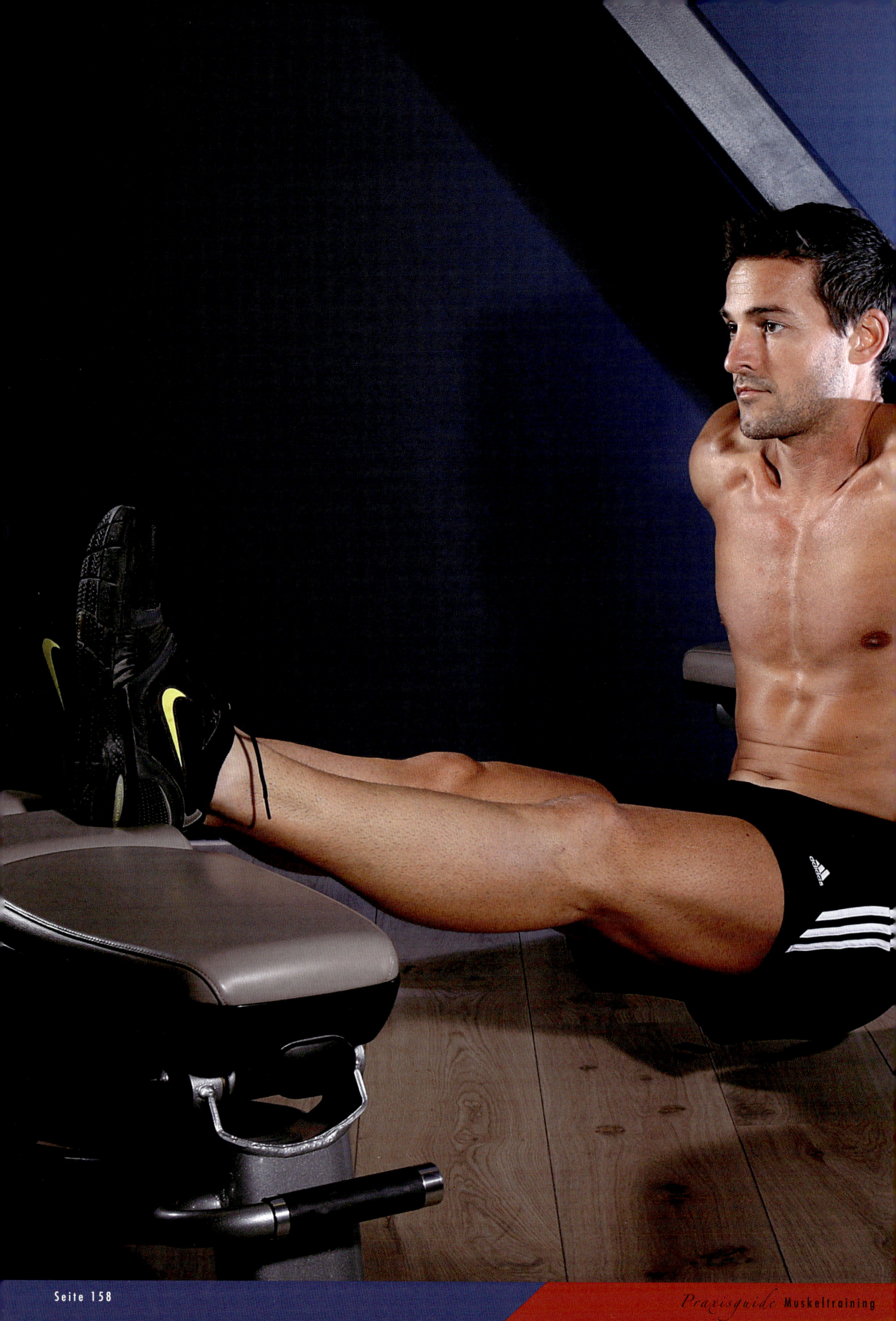

TRIZEPS

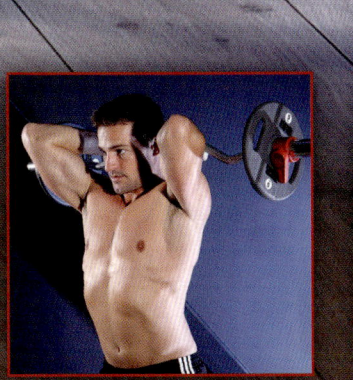
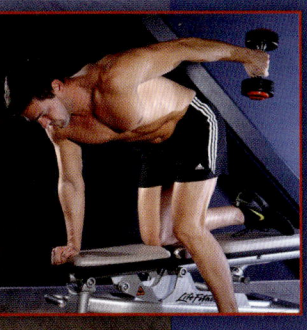
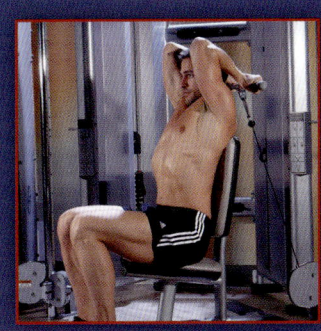
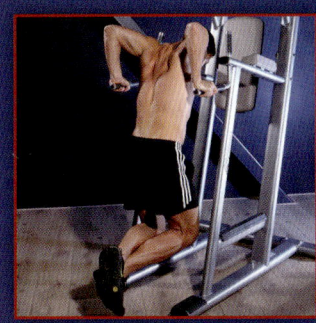

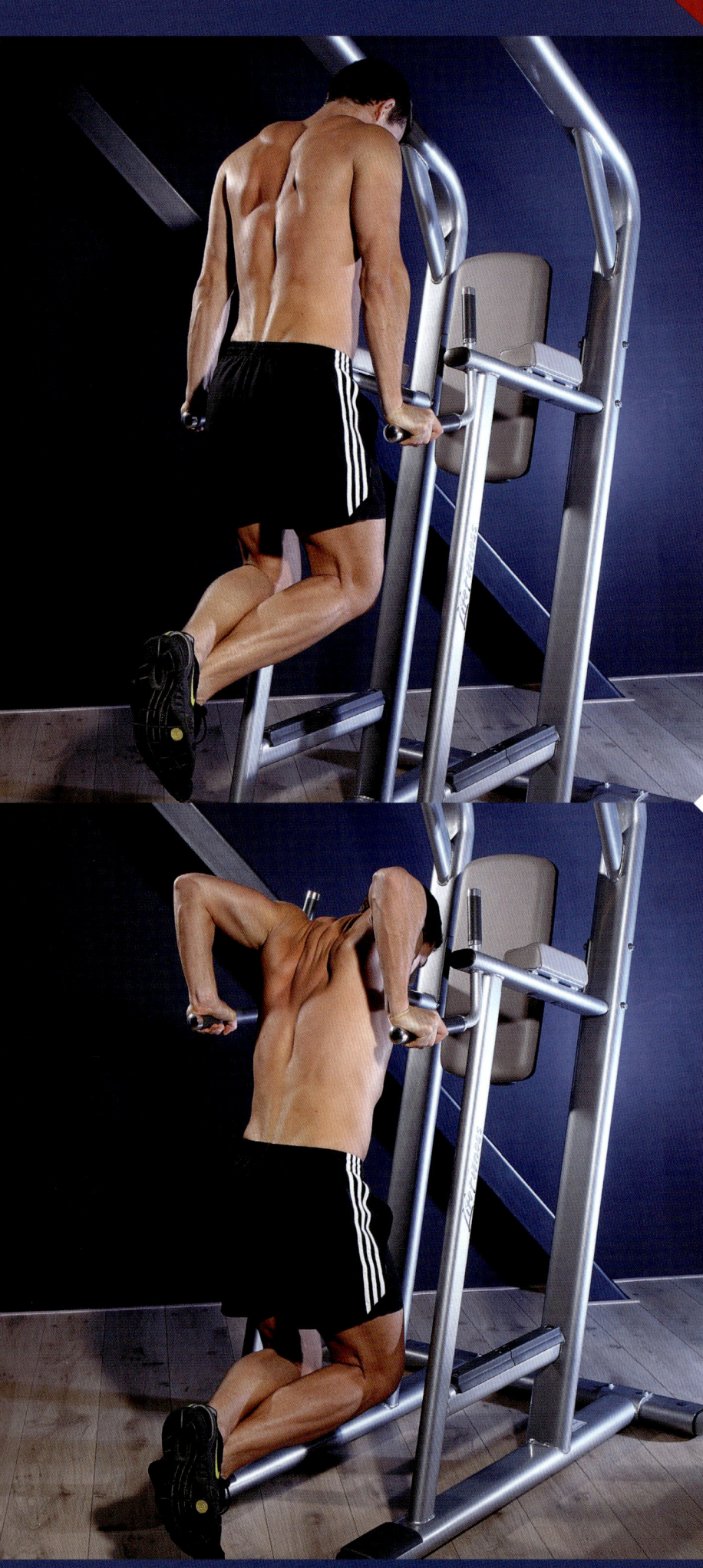

Ausgangsposition

- Stellen Sie sich mit dem Gesicht zu den parallelen Holmen auf.
- Halten Sie mit jeder Hand einen Holm im neutralen Griff.
- Der Oberkörper ist gerade, die Arme sind gestreckt.
- Sollten Sie mit den Füßen noch den Boden berühren, beugen Sie Ihre Knie.

Ausführung

- Retroversion der Arme und Beugung der Unterarme.
- Anteversion der Arme und Streckung der Unterarme.

Atmung

- Während der Retroversion einatmen.
- Während der Anteversion ausatmen.

Primär beanspruchte Muskeln
- Vorderer Deltamuskel
- Knorrenmuskel
- Großer Brustmuskel
- Hakenarmmuskel
- Trizeps: langer und innerer und seitliche Kopf

Sekundär beanspruchte Muskeln
- Trapezmuskel
- Kleiner und großer Rundmuskel
- Untergrätenmuskel
- Bizeps
- Hakenarmmuskel
- Mittlerer und hinterer Deltamuskel
- Kurzer und langer speichenseitiger Handstrecker
- Ellenseitiger Handstrecker und -beuger
- Speichenseitiger Handbeuger
- Gerader Bauchmuskel
- Innerer und äußerer schräger Bauchmuskel
- Großer Rückenmuskel
- Vorderer Sägemuskel
- Rautenmuskel
- Oberarmmuskel
- Langer Hohlhandmuskel

Beanspruchte Gelenke
- Schultereckgelenk
- Ellbogen

TIPPS

- Je nach Neigung Ihres Oberkörpers beanspruchen Sie mehr oder weniger den Trizeps oder den großen Brustmuskel. Diese Übung kann also für beide Muskeln gleichzeitig eingesetzt werden: Halten Sie den Oberkörper nahezu senkrecht, intensivieren Sie die Arbeit des Trizeps, beugen Sie sich jedoch weiter vor, stimulieren Sie ebenfalls den großen Brustmuskel.
- Sie können Ihren Körper mit Gewichten beschweren, um die Intensität zu steigern.

ACHTUNG

- Aufgrund der Anatomie des Schultereckgelenks sollte diese Übung mit großer Achtsamkeit ausgeführt werden, um Verletzungen zu vermeiden. Versuchen Sie nicht, sich zu tief abzusenken, da so Entzündungen entstehen können.
- Blicken Sie in Richtung Boden, um eine Überstreckung der Halswirbel zu vermeiden.

Ausgangsposition

- Stellen Sie zwei Bänke parallel zuein-ander auf.
- Der Abstand zwischen den Bänken muss der Länge Ihrer Beine entsprechen.
- Setzen Sie nur die Fersen auf die Bank, die Beine sind gestreckt.
- Ihre Hände im Obergriff, rechts und links von Ihrem Becken, sind so nah wie möglich am Rand.
- Strecken Sie die Arme, das Becken bleibt jenseits der Bankkante.

Ausführung

- Retroversion der Arme und Beugung der Unterarme.
- Anteversion der Arme und Streckung der Unterarme.

Atmung

- Während der Retroversion einatmen.
- Während der Anteversion ausatmen.

Primär beanspruchte Muskeln
- Vorderer Deltamuskel   • Knorrenmuskel
- Großer Brustmuskel   • Hakenarmmuskel
- Trizeps: langer und innerer und seitliche Kopf

Sekundär beanspruchte Muskeln
- Trapezmuskel   • Bizeps
- Untergrätenmuskel   • Hakenarmmuskel
- Großer Rückenmuskel   • Rautenmuskel
- Gerader Bauchmuskel   • Oberarmmuskel
- Kleiner und großer Rundmuskel
- Mittlerer und hinterer Deltamuskel
- Kurzer und langer speichenseitiger Handstrecker
- Ellenseitiger Handstrecker und -beuger
- Speichenseitiger Handbeuger
- Innerer und äußerer schräger Bauchmuskel
- Vorderer Sägemuskel
- Langer Hohlhandmuskel

Beanspruchte Gelenke
- Schultereckgelenk   • Ellbogen

- Sollten Sie eine Spannung in Ihrem Schulterge-lenk spüren, senken Sie Ihren Körper entweder etwas zu tief ab oder Ihr Gelenk reagiert emp-findlich auf diese Bewegung.
- Sie können Gewichte auf Ihre Schenkel legen, um die Übung intensiver zu gestalten. Vermei-den Sie, die Gewichte auf die Kniescheiben zu legen, da dies unweigerlich zu einer Über-streckung führen würde.

- Achten Sie darauf, während der Übung den Rücken nicht rund zu machen.

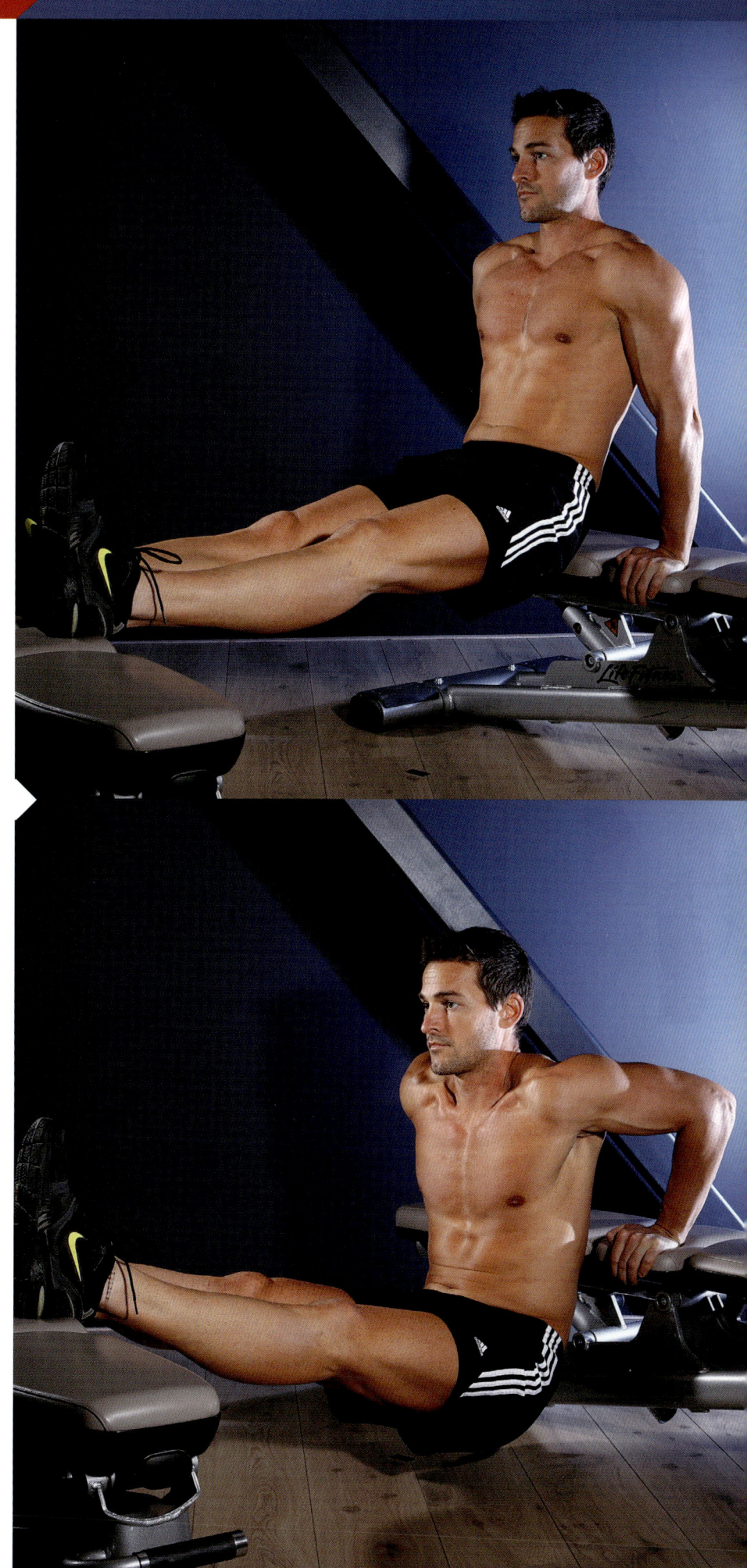

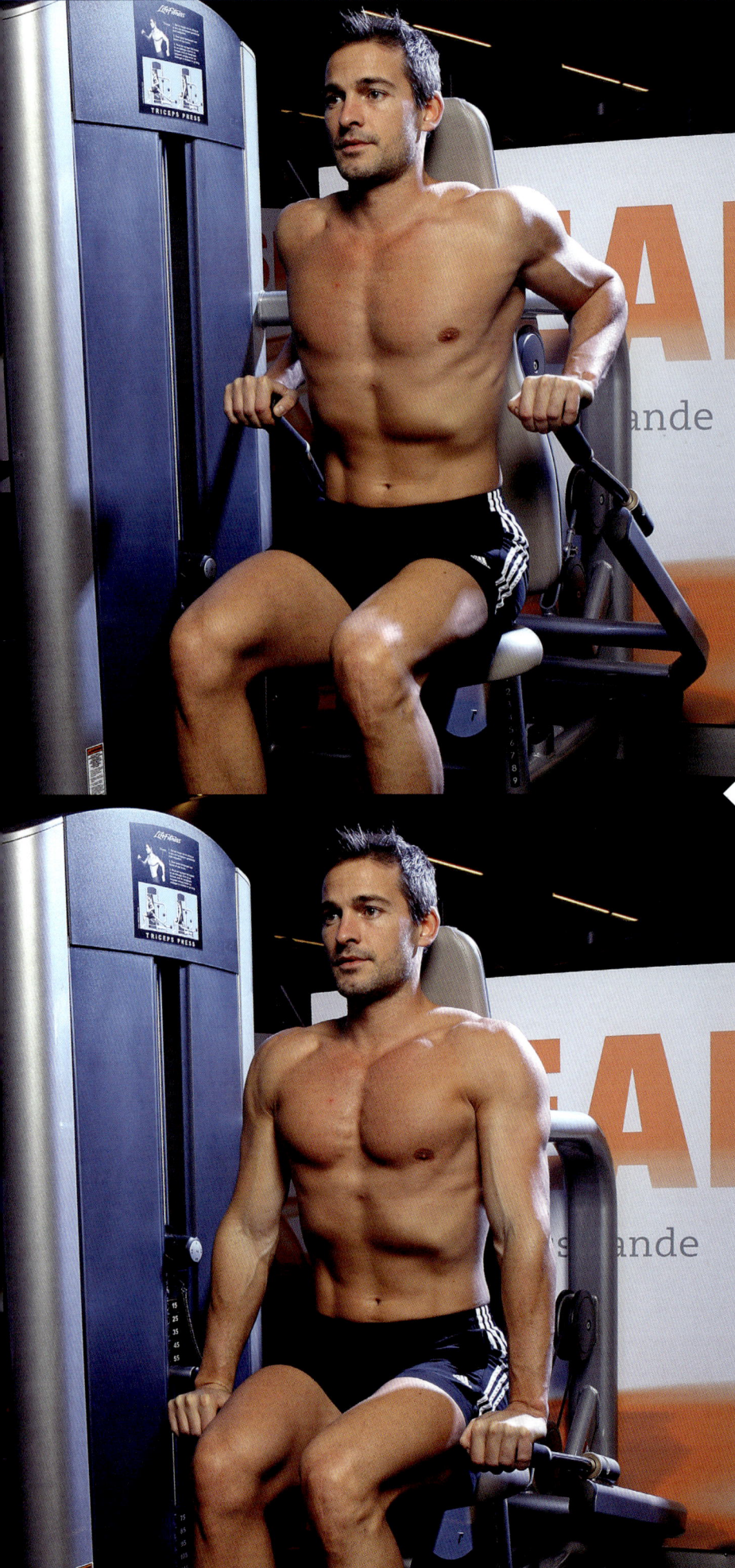

Ausgangsposition
- Stellen Sie die Höhe des Sitzes so ein, dass Sie die Gewichte in der Schwebe halten können, wenn Ihre Arme gebeugt sind.
- Die Füße schulterbreit aufgestellt, die Knie rechtwinklig gebeugt.
- Halten Sie die Griffe im Obergriff, der Rücken ist gerade.

Ausführung
- Anteversion der Arme und Streckung der Unterarme.
- Retroversion der Arme und Beugung der Unterarme.

Atmung
- Während der Anteversion ausatmen.
- Während der Retroversion einatmen.

Primär beanspruchte Muskeln
- Großer Brustmuskel
- Knorrenmuskel
- Vorderer Deltamuskel
- Trizeps: langer und innerer und seitlicher Kopf

Sekundär beanspruchte Muskeln
- Mittlerer und hinterer Deltamuskel
- Trapezmuskel
- Vorderer Sägemuskel
- Kleiner und großer Rundmuskel
- Bizeps
- Oberarmspeichenmuskel
- Kurzer und langer speichenseitiger Handstrecker
- Ellenseitiger Handstrecker und -beuger
- Speichenseitiger Handbeuger
- Gerader Bauchmuskel
- Innerer und äußerer schräger Bauchmuskel
- Großer Rückenmuskel
- Untergrätenmuskel
- Rautenmuskel
- Oberarmmuskel
- Langer Hohlhandmuskel

Beanspruchte Gelenke
- Schultereckgelenk
- Ellbogen

- Die Bewegung beansprucht den Trizeps, ohne zu viel Spannung im Bereich des Schultereckgelenks zu erzeugen.
- Behalten Sie die Ellbogen nah am Körper; wenn sie abgespreizt werden, schaltet sich der große Brustmuskel ein.

- Der Rücken darf nicht bewegt werden. Wenn Sie ein zu schweres Gewicht auflegen, riskieren Sie, den Oberkörper zu beugen, um mit ihren Bauch- und unteren Rückenmuskeln nachzuhelfen.

↗ Strecken im Stehen mit SZ-Langhantel im Obergriff

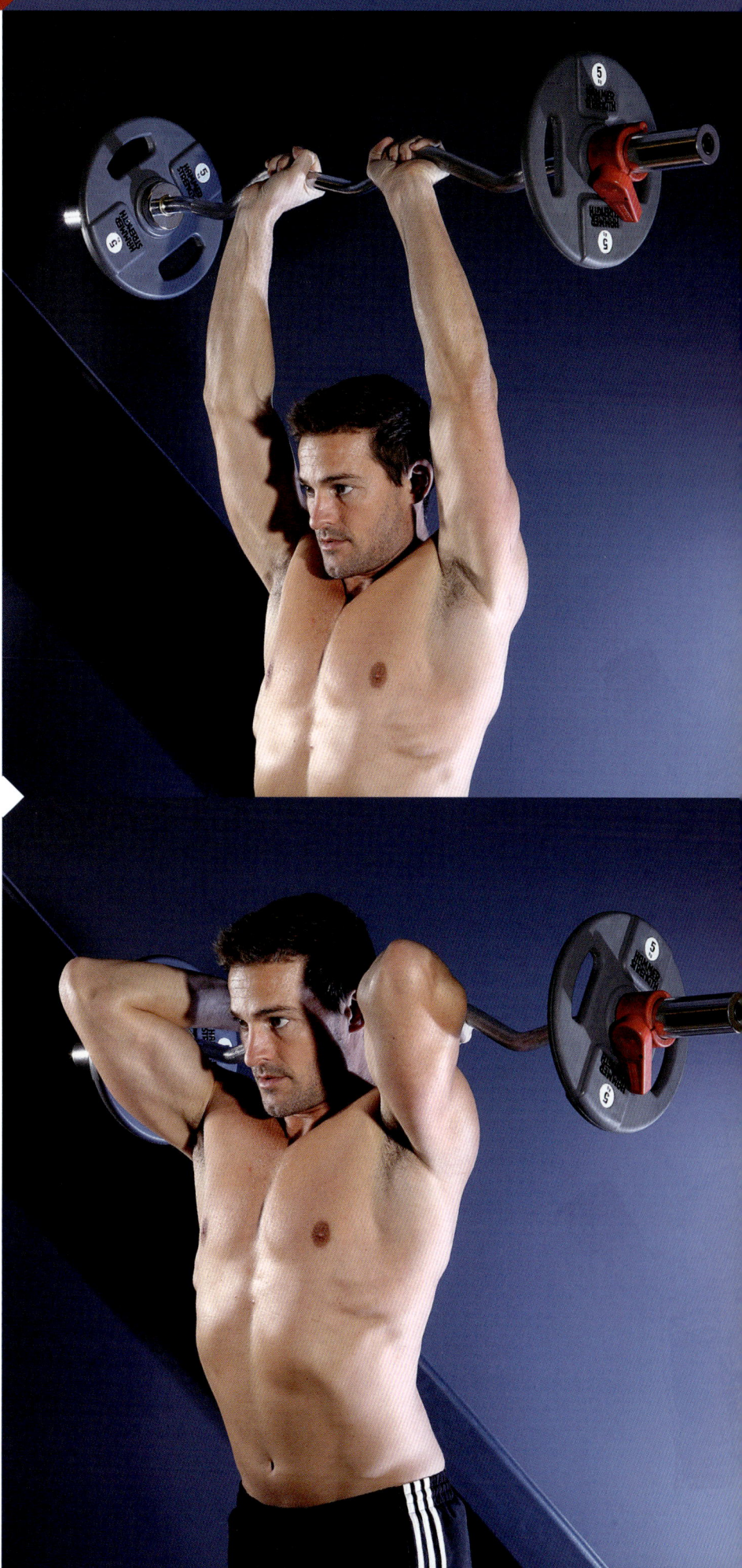

■ Ausgangsposition
- Im Stehen, die Füße sind schulterbreit aufgestellt, die Knie sind leicht gebeugt.
- Halten Sie eine SZ-Stange im Obergriff, die Hände in schulterbreitem Abstand.
- Die Arme sind senkrecht nach oben gestreckt, die Ellbogen nah beieinander.

■ Ausführung
- Beugung der Unterarme.
- Streckung der Unterame.

■ Atmung
- Während der Beugung einatmen.
- Während der Streckung ausatmen.

Primär beanspruchte Muskeln
- Trizeps: langer und innerer und seitlicher Kopf
- Knorrenmuskel

Sekundär beanspruchte Muskeln
- Trapezmuskel
- Vorderer Sägemuskel
- Kleiner und großer Rundmuskel
- Hakenarmmuskel
- Bizeps
- Oberarmspeichenmuskel
- Großer Brustmuskel
- Vorderer, mittlerer und hinterer Deltamuskel
- Kurzer und langer speichenseitiger Handstrecker
- Ellenseitiger Handstrecker und -beuger
- Speichenseitiger Handbeuger
- Innerer und äußerer schräger Bauchmuskel
- Gerader Bauchmuskel
- Großer Rückenmuskel
- Unterschulterblattmuskel
- Untergrätenmuskel
- Runder Einwärtsdreher
- Oberarmmuskel
- Langer Hohlhandmuskel

Beanspruchte Gelenke
- Schultereckgelenk   • Ellbogen

TIPPS
- In Stehen werden vor allem die stabilisierenden Muskeln beansprucht, um den Rücken zu schützen.
- Je enger die Ellbogen zusammengeführt und nach hinten gebracht werden, desto größer ist die Beanspruchung.

ACHTUNG
- Durch einen größeren Abstand zwischen den Ellbogen wird die Übung einfacher und die Schultern übernehmen die Arbeit.
- Achten Sie darauf, kein Hohlkreuz zu bilden.

TRIZEPS

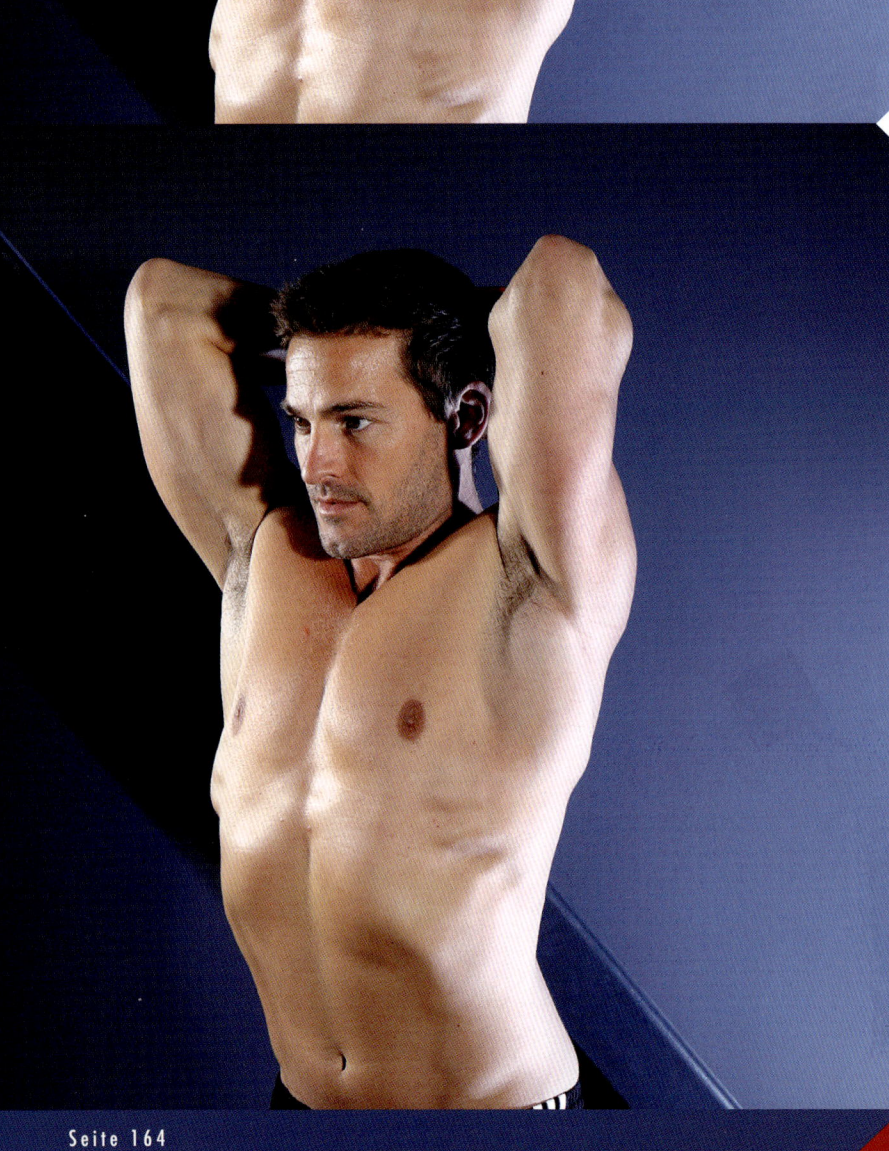

Ausgangsposition
- Im Stehen, die Füße sind schulterbreit aufgestellt.
- Halten Sie eine Kurzhantel mit beiden Händen im neutralen Griff.
- Strecken Sie die Arme so nah wie möglich neben den Ohren senkrecht nach oben.
- Der Rücken ist gerade.

Ausführung
- Beugung der Unterarme.
- Streckung der Unterarme.

Atmung
- Während der Beugung einatmen.
- Während der Streckung ausatmen.

Primär beanspruchte Muskeln
- Trizeps: langer und innerer und seitlicher Kopf
- Knorrenmuskel

Sekundär beanspruchte Muskeln
- Trapezmuskel
- Großer Rückenmuskel
- Kleiner und großer Rundmuskel
- Untergrätenmuskel
- Bizeps
- Oberarmspeichenmuskel
- Vorderer, mittlerer und hinterer Deltamuskel
- Kurzer und langer speichenseitiger Handstrecker
- Ellenseitiger Handstrecker und -beuger
- Speichenseitiger Handbeuger
- Gerader Bauchmuskel
- Innerer und äußerer schräger Bauchmuskel
- Großer Brustmuskel
- Vorderer Sägemuskel
- Unterschulterblattmuskel
- Hakenarmmuskel
- Oberarmmuskel
- Langer Hohlhandmuskel

Beanspruchte Gelenke
- Ellbogen

- Die stehende Haltung trainiert vor allem die stabilisierenden Muskeln.
- Achten Sie während der Ausführung auf einen geringen Abstand zwischen den Ellbogen.
- Die Arme bleiben so nah wie möglich neben den Ohren.

- Im Stehen hat der Rücken die natürliche Tendenz, ein Hohlkreuz zu formen. Achten Sie während der Ausführung auf eine angespannte Bauch- und untere Rückenmuskulatur.

↗ Strecken im Liegen mit SZ-Langhantel vor der Stirn im Obergriff

■ Ausgangsposition
- Legen Sie sich auf eine Flachbank.
- Halten Sie eine SZ-Stange im Obergriff, die Hände sind schulterbreit auseinander und leicht einwärts gedreht.
- Die Füße stehen mit geringem Abstand auf dem Boden, die Knie sind rechtwinklig gebeugt.
- Die Arme sind senkrecht nach oben gestreckt, die Ellbogen nah beieinander.

■ Ausführung
- Beugung der Unterarme.
- Streckung der Unterarme.

■ Atmung
- Während der Beugung ausatmen.
- Während der Streckung einatmen.

Primär beanspruchte Muskeln
- Trizeps: langer und innerer und seitlicher Kopf
- Knorrenmuskel

Sekundär beanspruchte Muskeln
- Vorderer, mittlerer und hinterer Deltamuskel
- Trapezmuskel
- Großer Brustmuskel
- Großer Rückenmuskel
- Vorderer Sägemuskel
- Kleiner und großer Rundmuskel
- Unterschulterblattmuskel
- Untergrätenmuskel
- Hakenarmmuskel
- Bizeps
- Oberarmmuskel
- Oberarmspeichenmuskel
- Kurzer und langer speichenseitiger Handstrecker
- Ellenseitiger Handstrecker und -beuger
- Speichenseitiger Handbeuger
- Innerer und äußerer schräger Bauchmuskel
- Gerader Bauchmuskel

Beanspruchte Gelenke
- Schultereckgelenk
- Ellbogen

TIPPS
- Die SZ-Stange verhindert die erzwungene Innenrotation, wie sie von der geraden Langhantel erzeugt wird.
- Sollten Sie Spannungen im Lendenbereich spüren, stellen Sie Ihre Füße auf die Bank.

ACHTUNG
- Der Abstand der Ellbogen darf während der Übung nicht verändert werden. Bei zu schweren Gewichten werden die Ellbogen auseinandergezogen.

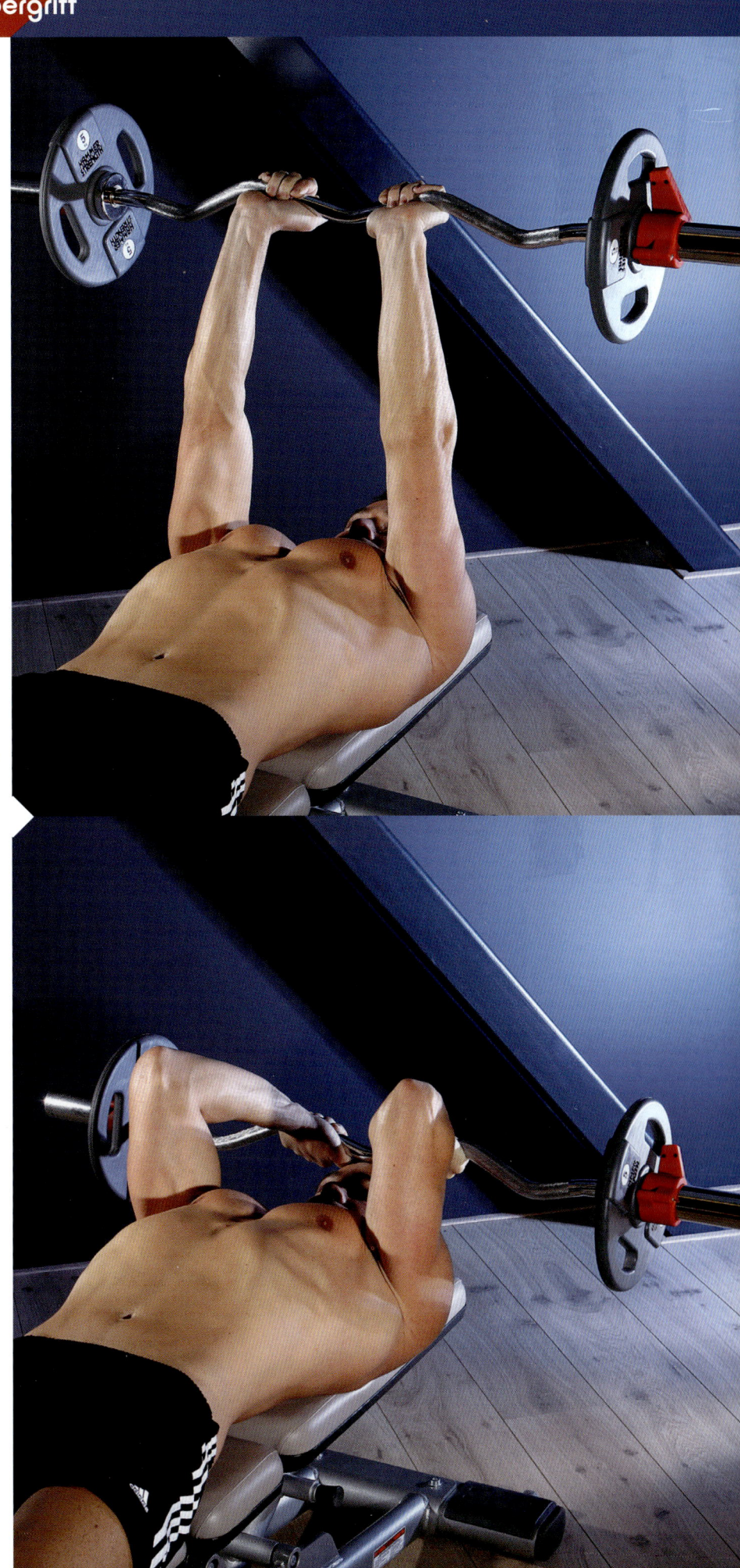

TRIZEPS

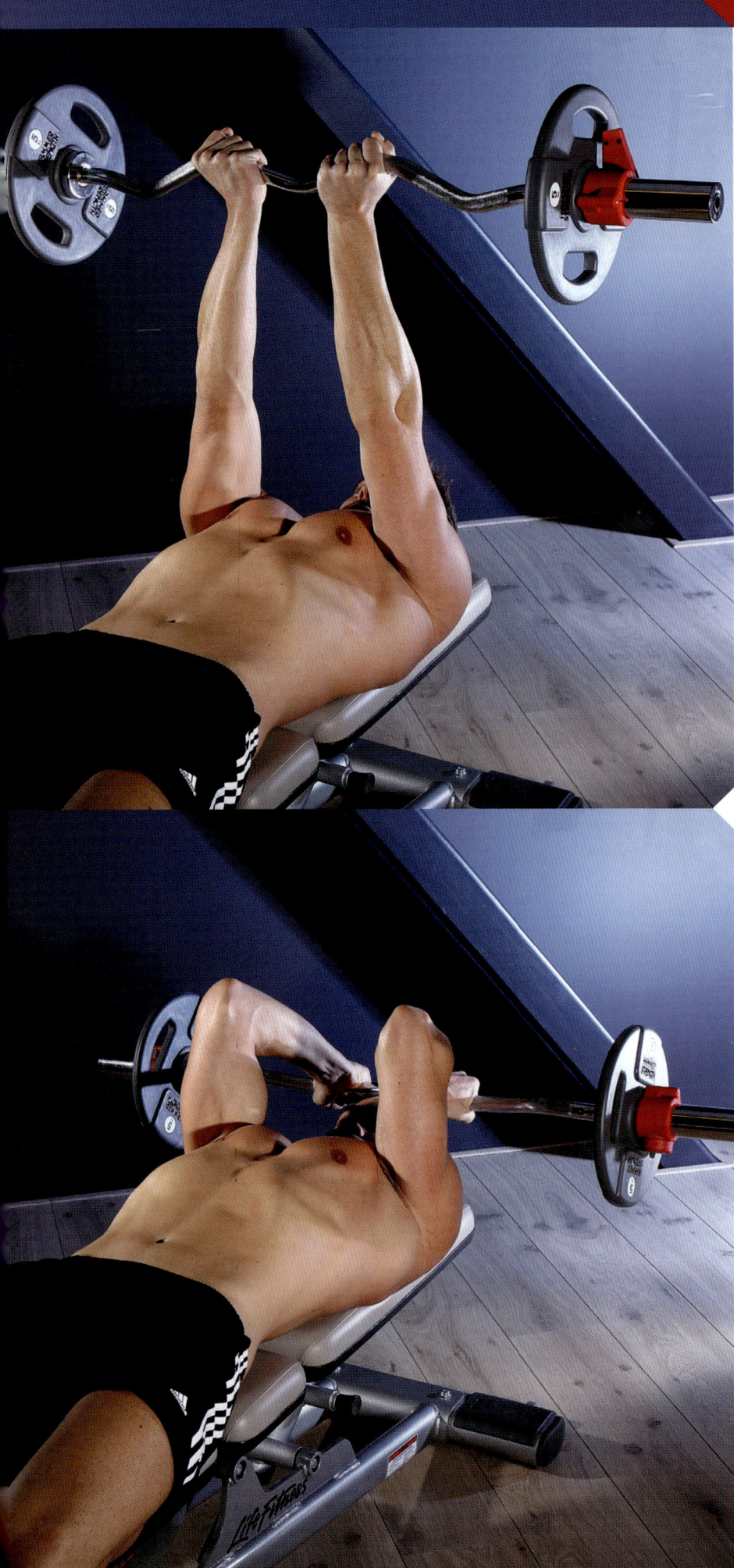

Ausgangsposition
- Legen Sie sich auf eine Flachbank.
- Halten Sie eine SZ-Stange im Untergriff.
- Die Hände und Ellbogen sind schulterbreit auseinander.
- Die Arme sind senkrecht nach oben gestreckt.
- Die Füße sind schulterbreit auf dem Boden aufgestellt, die Knie rechtwinklig gebeugt.

Ausführung
- Beugung der Unterarme.
- Streckung der Unterarme.

Atmung
- Während der Beugung einatmen.
- Während der Streckung ausatmen.

Primär beanspruchte Muskeln
- Trizeps: langer und innerer und seitlicher Kopf
- Knorrenmuskel
- Kurzer und langer speichenseitiger Handstrecker
- Ellenseitiger Handstrecker

Sekundär beanspruchte Muskeln
- Vorderer, mittlerer und hinterer Deltamuskel
- Trapezmuskel
- Großer Brustmuskel
- Großer Rückenmuskel
- Vorderer Sägemuskel
- Kleiner und großer Rundmuskel
- Unterschulterblattmuskel
- Untergrätenmuskel
- Hakenarmmuskel
- Bizeps
- Oberarmmuskel
- Oberarmspeichenmuskel
- Ellenseitiger Handbeuger
- Speichenseitiger Handbeuger
- Innerer und äußerer schräger Bauchmuskel
- Gerader Bauchmuskel

Beanspruchte Gelenke
- Ellbogen

- Am Ende der Beugung kommt die Langhantel mit der Stirn in Kontakt.
- Im Untergriff ist die Übung intensiver als im Obergriff. Halten Sie die Stange deshalb mit festem Griff, um Sie nicht fallenzulassen.

- Stellen Sie sicher, dass Ihre Ellbogen in der tiefen Position nicht auseinandergezogen werden.

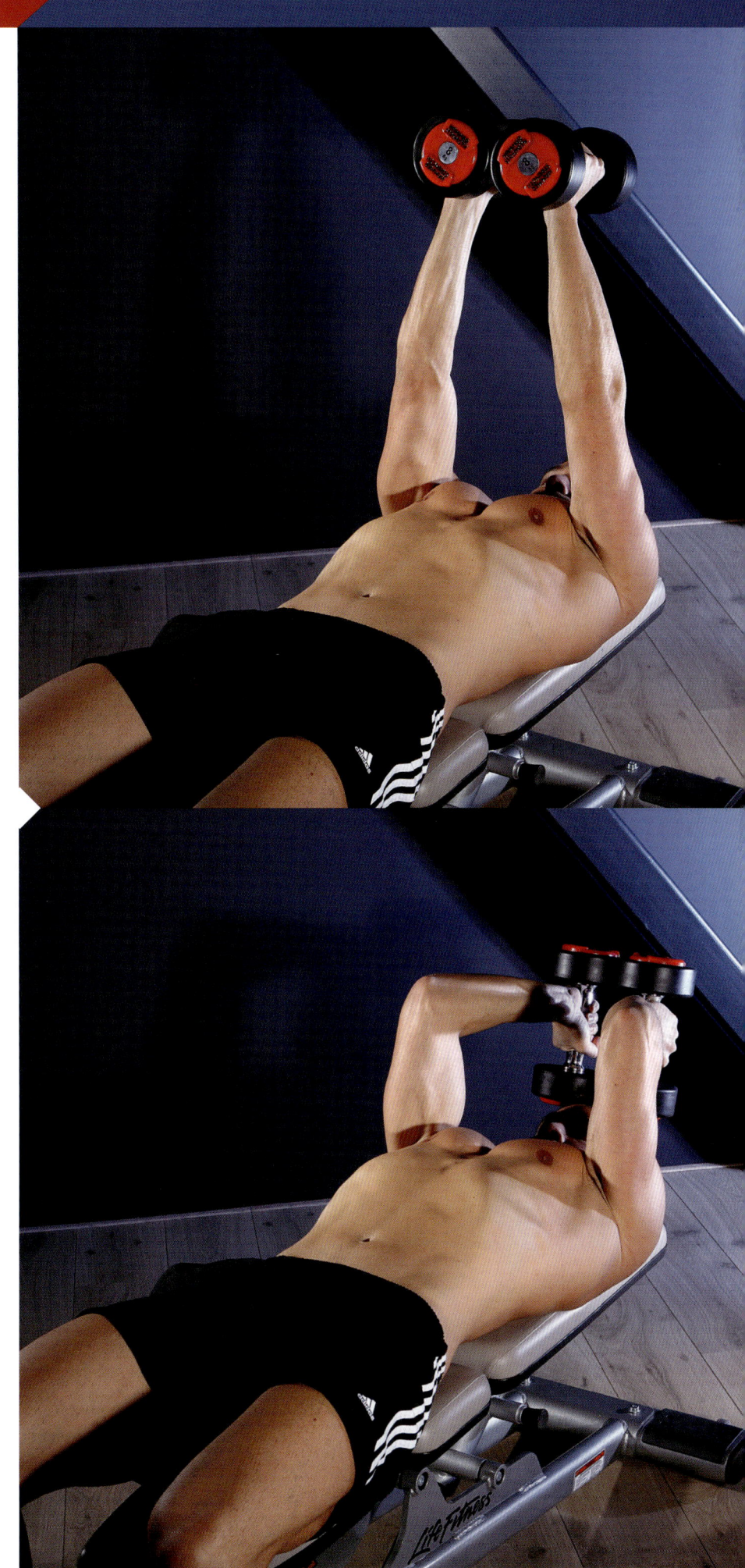

↗ Strecken im Liegen mit Kurzhanteln im neutralen Griff

■ Ausgangsposition
- Legen Sie sich auf eine Flachbank.
- Halten Sie in jeder Hand eine Kurzhantel im neutralen Griff.
- Die Arme sind senkrecht nach oben gestreckt.
- Die Füße stehen mit geringem Abstand auf dem Boden, die Knie sind rechtwinklig gebeugt.

■ Ausführung
- Beugung der Unterarme.
- Streckung der Unterarme.

■ Atmung
- Während der Beugung einatmen.
- Während der Streckung ausatmen.

Primär beanspruchte Muskeln
- Trizeps: langer und innerer und seitlicher Kopf
- Knorrenmuskel

Sekundär beanspruchte Muskeln
- Trapezmuskel
- Großer Brustmuskel
- Großer Rückenmuskel
- Vorderer Sägemuskel
- Kleiner und großer Rundmuskel
- Unterschulterblattmuskel
- Untergrätenmuskel
- Hakenarmmuskel
- Bizeps
- Oberarmmuskel
- Oberarmspeichenmuskel
- Vorderer, mittlerer und hinterer Deltamuskel
- Kurzer und langer speichenseitiger Handstrecker
- Ellenseitiger Handstrecker und -beuger
- Speichenseitiger Handbeuger
- Innerer und äußerer schräger Bauchmuskel
- Gerader Bauchmuskel

Beanspruchte Gelenke
- Ellbogen

- Die in dieser Position ausgeführte Übung stimuliert den kompletten Trizeps.
- Die Ausführung der Bewegung mit Kurzhanteln verstärkt die Intensität beträchtlich, da die Arme unabhängig voneinander sind.
- Während der Ausführung der Bewegung bleiben die Oberarme senkrecht zum Boden und bewegen sich nicht.

- Die Ellbogen behalten, vor allem während der Streckung, ihren Abstand bei. Sind die Gewichte zu schwer, können sie leicht auseinandergezogen werden.

TRIZEPS

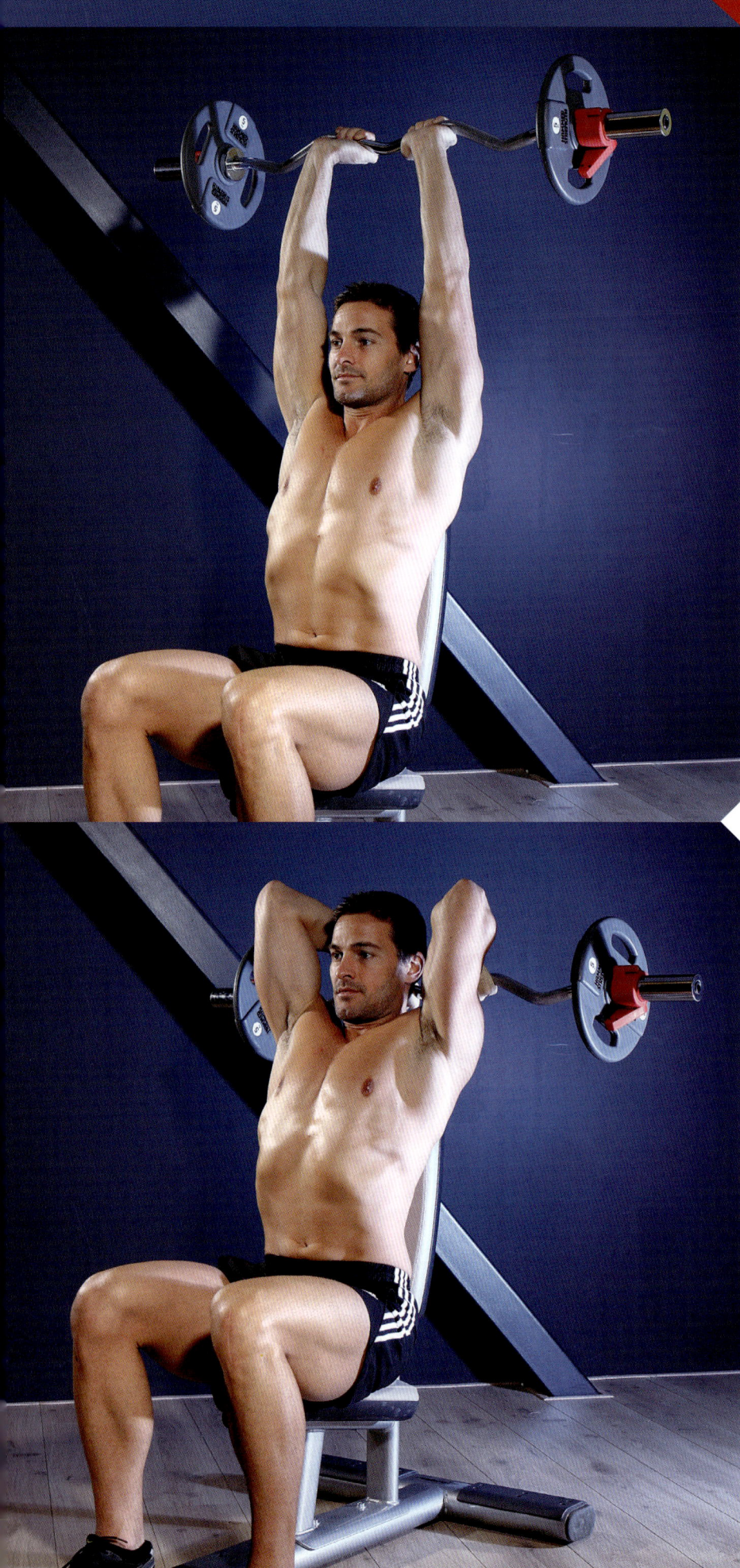

■ Ausgangsposition
- Sie sitzen mit geradem Rücken auf einer Bank.
- Halten Sie eine SZ-Stange im Obergriff, die Hände sind schulterbreit auseinander.
- Die Füße sind mit geringem Abstand auf dem Boden aufgestellt, die Knie rechtwinklig gebeugt.
- Die Arme sind senkrecht nach oben gestreckt.

■ Ausführung
- Beugung der Unterarme.
- Streckung der Unterarme.

■ Atmung
- Während der Beugung einatmen.
- Während der Streckung ausatmen.

Primär beanspruchte Muskeln
- Trizeps: langer und innerer und seitlicher Kopf
- Knorrenmuskel

Sekundär beanspruchte Muskeln
- Trapezmuskel
- Vorderer Sägemuskel
- Kleiner und großer Rundmuskel
- Hakenarmmuskel
- Bizeps
- Oberarmspeichenmuskel
- Großer Brustmuskel
- Vorderer, mittlerer und hinterer Deltamuskel
- Kurzer und langer speichenseitiger Handstrecker
- Ellenseitiger Handstrecker und -beuger
- Speichenseitiger Handbeuger
- Gerader Bauchmuskel
- Innerer und äußerer schräger Bauchmuskel
- Großer Rückenmuskel
- Unterschulterblattmuskel
- Untergrätenmuskel
- Runder Einwärtsdreher
- Oberarmmuskel
- Langer Hohlhandmuskel

Beanspruchte Gelenke
- Schultereckgelenk
- Ellbogen

TIPPS
- In dieser Position wird der lange Kopf des Trizeps etwas stärker beansprucht.
- Die sitzende Position verhindert, dass Sie mit dem Rücken hin- und herschwingen können.
- Sie können die Übung auch im Untergriff ausführen.
- Die Ellbogen behalten während der Beugung der Unterarme ihren Abstand bei.

ACHTUNG
- Vorsicht Hohlkreuzgefahr.

↗ Strecken im Sitzen mit SZ-Langhantel im Untergriff

Ausgangsposition
- Sie sitzen mit geradem Rücken auf einer Bank.
- Halten Sie eine SZ-Stange im Untergriff, die Hände schulterbreit auseinander.
- Die Füße sind schulterbreit auf dem Boden aufgestellt, die Knie rechtwinklig gebeugt.
- Die Arme sind senkrecht nach oben gestreckt.

Ausführung
- Beugung der Unterarme.
- Streckung der Unterarme.

Atmung
- Während der Beugung einatmen.
- Während der Streckung ausatmen.

Primär beanspruchte Muskeln
- Trizeps: langer und innerer und seitlicher Kopf
- Knorrenmuskel

Sekundär beanspruchte Muskeln
- Trapezmuskel
- Vorderer Sägemuskel
- Kleiner und großer Rundmuskel
- Hakenarmmuskel
- Bizeps
- Oberarmspeichenmuskel
- Großer Brustmuskel
- Vorderer, mittlerer und hinterer Deltamuskel
- Kurzer und langer speichenseitiger Handstrecker
- Ellenseitiger Handstrecker und -beuger
- Speichenseitiger Handbeuger
- Gerader Bauchmuskel
- Innerer und äußerer schräger Bauchmuskel
- Großer Rückenmuskel
- Unterschulterblattmuskel
- Untergrätenmuskel
- Runder Einwärtsdreher
- Oberarmmuskel
- Langer Hohlhandmuskel

Beanspruchte Gelenke
- Schultereckgelenk
- Ellbogen

TIPPS
- Im Untergriff ist diese Übung anstrengender, da der Oberarmspeichenmuskel weniger stark beteiligt ist.
- Beugen Sie Ihre Arme maximal weit hinter den Kopf, ohne Ihre Ellbogen zu öffnen.

ACHTUNG
- Halten Sie die Stange mit festem Griff, um sie nicht fallenzulassen.

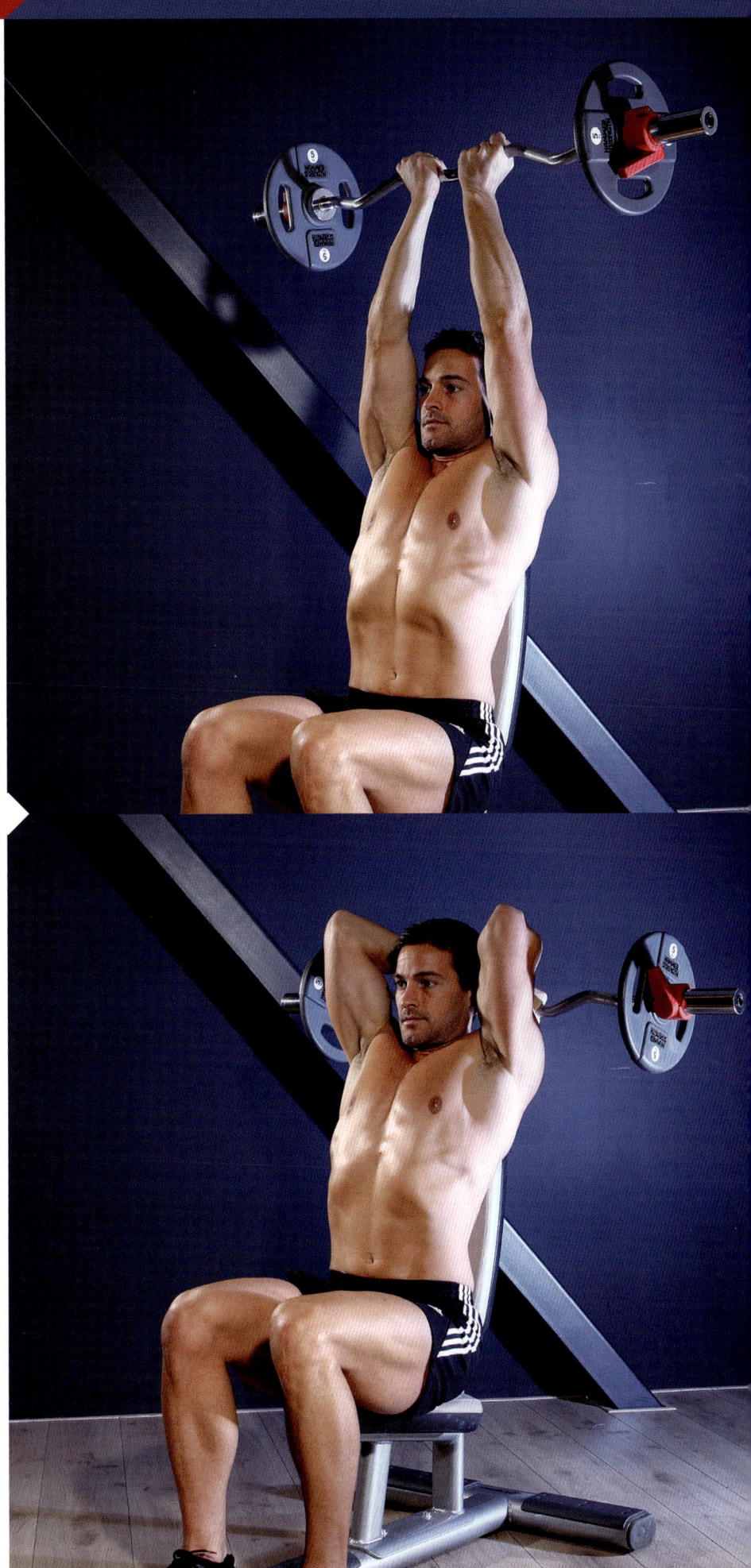

TRIZEPS

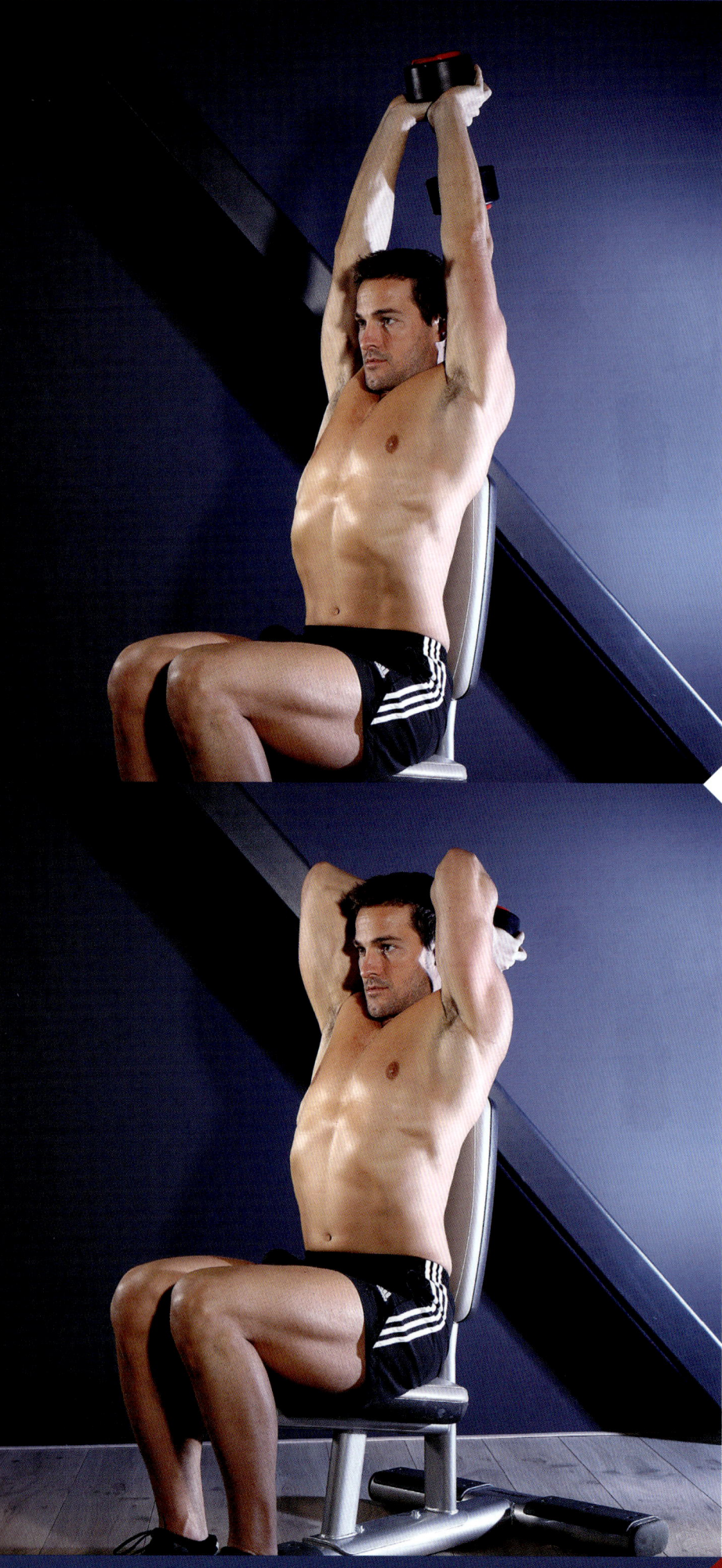

Ausgangsposition

- Sie sitzen auf einer Bank, die Füße sind schulterbreit auf dem Boden aufgestellt, die Knie rechtwinklig gebeugt.
- Halten Sie eine Kurzhantel mit beiden Händen im neutralen Griff.
- Die Arme werden so nah wie möglich neben den Ohren nach oben gestreckt.
- Gerader Rücken.

Ausführung

- Beugung der Unterarme.
- Streckung der Unterarme.

Atmung

- Während der Beugung einatmen.
- Während der Streckung ausatmen.

Primär beanspruchte Muskeln
- Trizeps: langer und innerer und seitlicher Kopf
- Knorrenmuskel

Sekundär beanspruchte Muskeln
- Trapezmuskel
- Großer Rückenmuskel
- Kleiner und großer Rundmuskel
- Untergrätenmuskel
- Bizeps
- Oberarmspeichenmuskel
- Vorderer, mittlerer und hinterer Deltamuskel
- Kurzer und langer speichenseitiger Handstrecker
- Ellenseitiger Handstrecker und -beuger
- Speichenseitiger Handbeuger
- Gerader Bauchmuskel
- Innerer und äußerer schräger Bauchmuskel
- Großer Brustmuskel
- Vorderer Sägemuskel
- Unterschulterblattmuskel
- Hakenarmmuskel
- Oberarmmuskel
- Langer Hohlhandmuskel

Beanspruchte Gelenke
- Ellbogen

TIPPS

- In sitzender Position ist der Bewegungsablauf strenger vorgegeben und schützt die Wirbelsäule.
- Der lange Kopf des Trizeps wird stärker gestreckt als in liegender Position.
- Die Schultern bleiben unten.
- Achten Sie während der Ausführung auf den geringen Abstand der Ellbogen.

ACHTUNG

- Wenn Sie erschöpft sind, gehen Ihre Ellbogen auseinander und aus der Übung wird ein Nackendrücken für die Schultern.

Ausgangsposition

- Verwenden Sie eine Flachbank.
- Legen Sie Ihr rechtes Knie auf die Bank, der linke Fuß steht auf dem Boden, das Bein ist leicht gebeugt.
- Der rechte Arm ist gestreckt, die Hand auf die Bank gestützt.
- Der Rücken ist gerade und parallel zum Boden.
- Halten Sie in der linken Hand eine Kurzhantel im neutralen Griff.
- Halten Sie den Oberarm parallel zum Boden, der Ellbogen ist etwas höher als die Schulter.
- Der Ellbogen ist rechtwinklig gebeugt.

Ausführung

- Beugung des linken Unterarms.
- Streckung des Unterarms.

Atmung

- Während der Streckung einatmen.
- Während der Beugung ausatmen.

Primär beanspruchte Muskeln
- Trizeps: langer und innerer und seitlicher Kopf
- Knorrenmuskel

Sekundär beanspruchte Muskeln
- Untergrätenmuskel
- Großer Brustmuskel
- Großer Rückenmuskel
- Gerader Bauchmuskel
- Kleiner und großer Rundmuskel
- Oberarmspeichenmuskel
- Vorderer, mittlerer und hinterer Deltamuskel
- Kurzer und langer speichenseitiger Handstrecker
- Ellenseitiger Handstrecker und -beuger
- Speichenseitiger Handbeuger
- Innerer und äußerer schräger Bauchmuskel
- Langer Hohlhandmuskel
- Trapezmuskel
- Bizeps
- Hakenarmmuskel
- Oberarmmuskel

Beanspruchte Gelenke
- Ellbogen

- Gegen Ende einer Serie werden Sie die Tendenz verspüren, den linken Oberarm abzusenken. Er muss jedoch seine Position beibehalten, wenn Sie die Spannung aufrechterhalten wollen.
- Bei der Beugung des Arms halten Sie inne, sobald ein rechter Beugungswinkel des Ellbogens erreicht ist. Über diesen Winkel hinaus stellt der Trizeps die Arbeit ein und der Bizeps übernimmt das Ruder. Außerdem würde eine vollständige Beugung Sie dazu verleiten, Schwung zu holen, um die Streckung auszuführen.
- Die Schultern sind auf gleicher Höhe, vor allem während der Streckung des Unterarms.

- Es ist wenig sinnvoll, ein schweres Gewicht zu verwenden, da die Übung langsam und konzentriert ausgeführt werden muss.

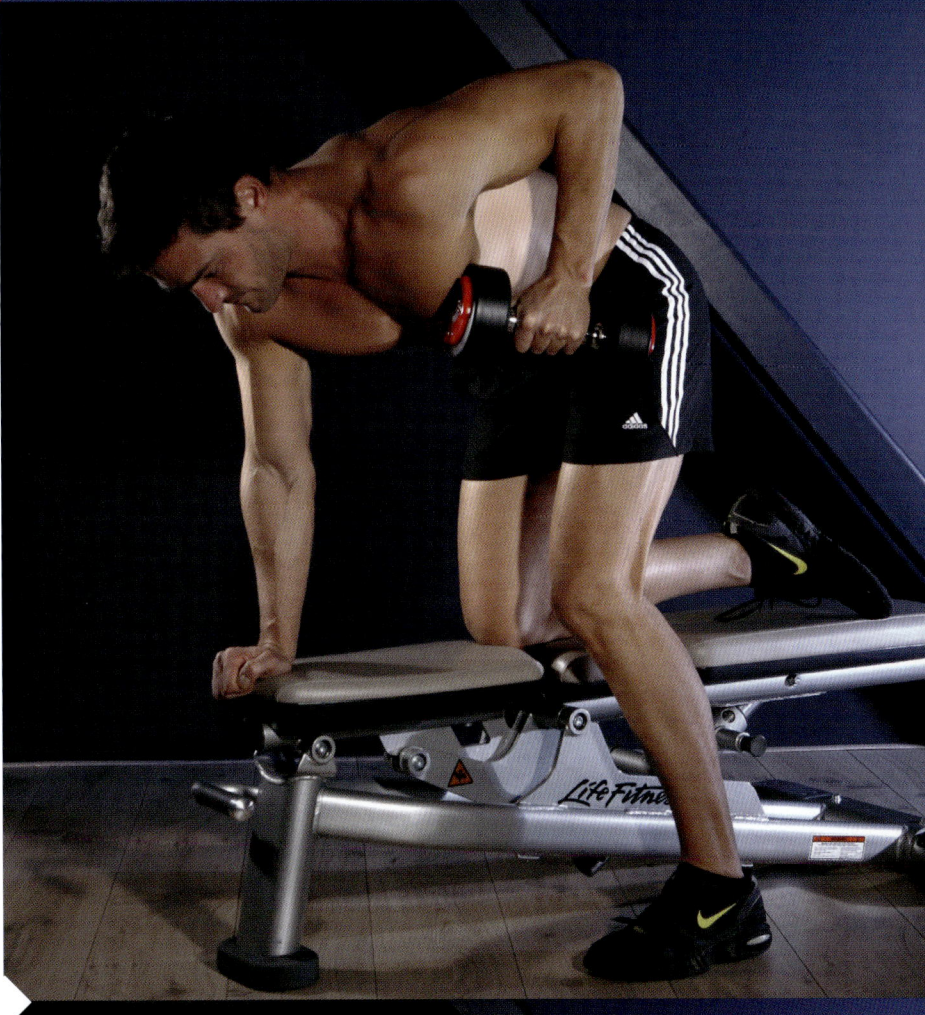
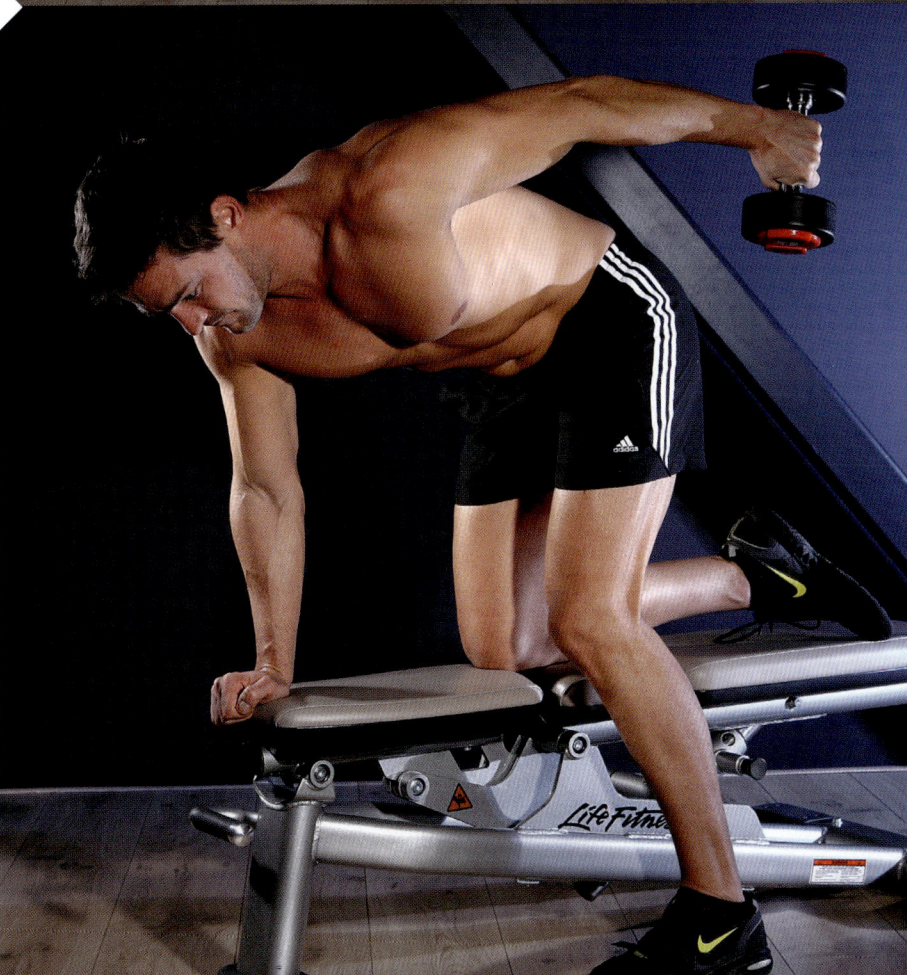

TRIZEPS

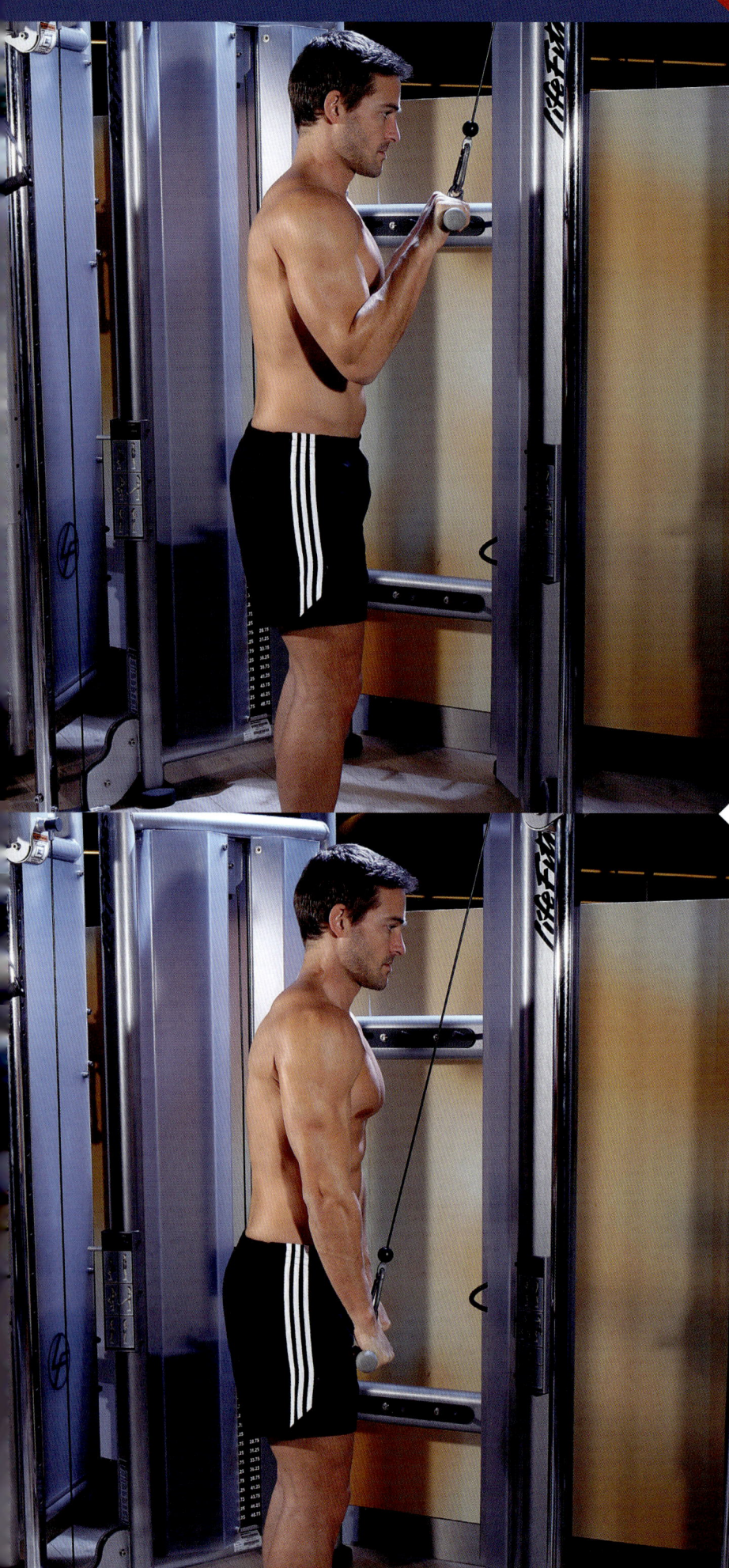

Ausgangsposition
- Befestigen Sie eine Kurzstange am hohen Seilzug.
- Sie stehen mit dem Gesicht zum Seilzug, die Füße sind schulterbreit auseinander, die Knie leicht gebeugt.
- Halten Sie die Kurzstange im Obergriff, die Hände in schulterbreitem Abstand.
- Die Arme sind gebeugt, die Ellbogen liegen am Körper, der Rücken ist gerade.

Ausführung
- Vollständige Streckung der Unterarme.
- Beugung der Unterarme.

Atmung
- Während der Streckung einatmen.
- Während der Beugung ausatmen.

Primär beanspruchte Muskeln
- Trizeps: langer und innerer und seitlicher Kopf
- Knorrenmuskel

Sekundär beanspruchte Muskeln
- Vorderer, mittlerer und hinterer Deltamuskel
- Trapezmuskel
- Großer Brustmuskel
- Großer Rückenmuskel
- Vorderer Sägemuskel
- Kleiner und großer Rundmuskel
- Untergrätenmuskel
- Bizeps
- Oberarmmuskel
- Oberarmspeichenmuskel
- Kurzer und langer speichenseitiger Handstrecker
- Ellenseitiger Handstrecker und -beuger
- Speichenseitiger Handbeuger
- Gerader Bauchmuskel
- Innerer und äußerer schräger Bauchmuskel

Beanspruchte Gelenke
- Ellbogen

TIPPS
- Da der Seilzug eine permanente Spannung erzeugt, beugen Sie in der hohen Position vollständig die Arme, um die Intensität zu erhöhen.
- Zur Stabilisierung des Gleichgewichts können Sie einen Fuß nach vorne und den anderen nach hinten stellen, ohne die Beanspruchung des Trizeps zu verändern.

ACHTUNG
- Diese Übung setzt ausschließlich die Unterarme in Bewegung. Die Oberarme bleiben senkrecht zum Boden und werden nicht bewegt. Ist das Gewicht zu schwer, neigt man dazu, den Rücken rund zu machen oder ganz einfach die Arme nicht mehr zu strecken.

↗ Strecken im Stehen am hohen Seilzug im Untergriff

Ausgangsposition

- Stellen Sie sich mit dem Gesicht zum Seilzug, die Füße sind schulterbreit aufgestellt, die Knie leicht gebeugt.
- Befestigen Sie eine Kurzstange am hohen Seilzug.
- Halten Sie die Kurzstange im Untergriff, die Hände schulterbreit auseinander.
- Die Arme sind gebeugt, die Ellbogen liegen am Körper an, der Rücken ist gerade.

Ausführung

- Streckung der Unterarme.
- Beugung der Unterarme.

Atmung

- Während der Streckung einatmen.
- Während der Beugung ausatmen.

Primär beanspruchte Muskeln
- Trizeps: langer und innerer und seitlicher Kopf
- Knorrenmuskel
- Kurzer und langer speichenseitiger Handstrecker
- Ellenseitiger Handstrecker

Sekundär beanspruchte Muskeln
- Trapezmuskel
- Großer Rückenmuskel
- Kleiner und großer Rundmuskel
- Bizeps
- Oberarmspeichenmuskel
- Vorderer, mittlerer und hinterer Deltamuskel
- Ellenseitiger Handbeuger
- Speichenseitiger Handbeuger
- Gerader Bauchmuskel
- Innerer und äußerer schräger Bauchmuskel
- Großer Brustmuskel
- Vorderer Sägemuskel
- Untergrätenmuskel
- Oberarmmuskel

Beanspruchte Gelenke
- Ellbogen

- Wird die Übung im Untergriff durchgeführt, erhöht sich die Intensität beträchtlich. Nur wenige Muskeln unterstützen den Trizeps hier bei der Streckung.
- Stellen Sie sich während der Streckung der Unterarme vor, Sie würden Ihre Ellbogen nach vorne schieben, um zu vermeiden, dass sie nach hinten ausweichen.
- Sie können diese Übung auch mit nur einem Arm ausführen.

- Vermeiden Sie zu schwere Gewichte, damit der Rücken gerade bleibt.

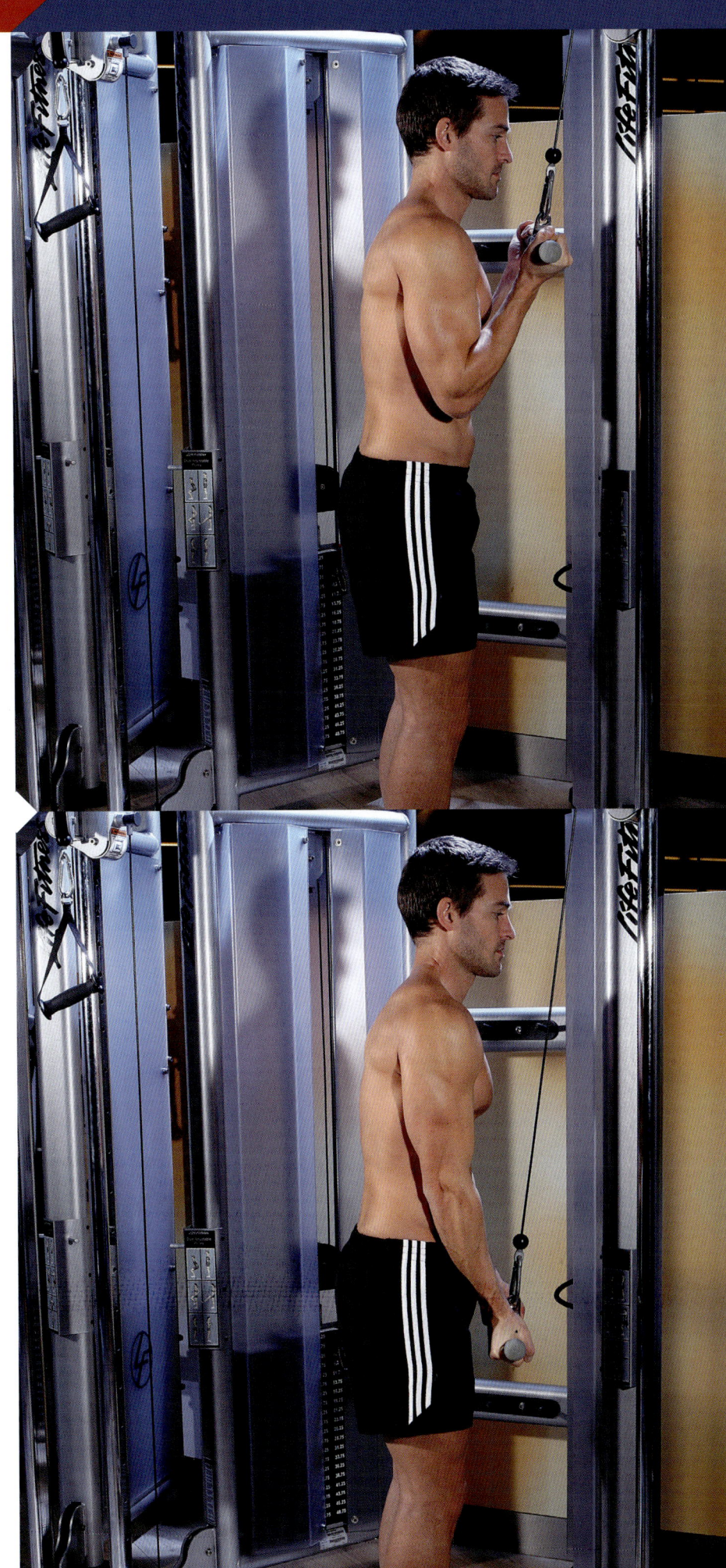

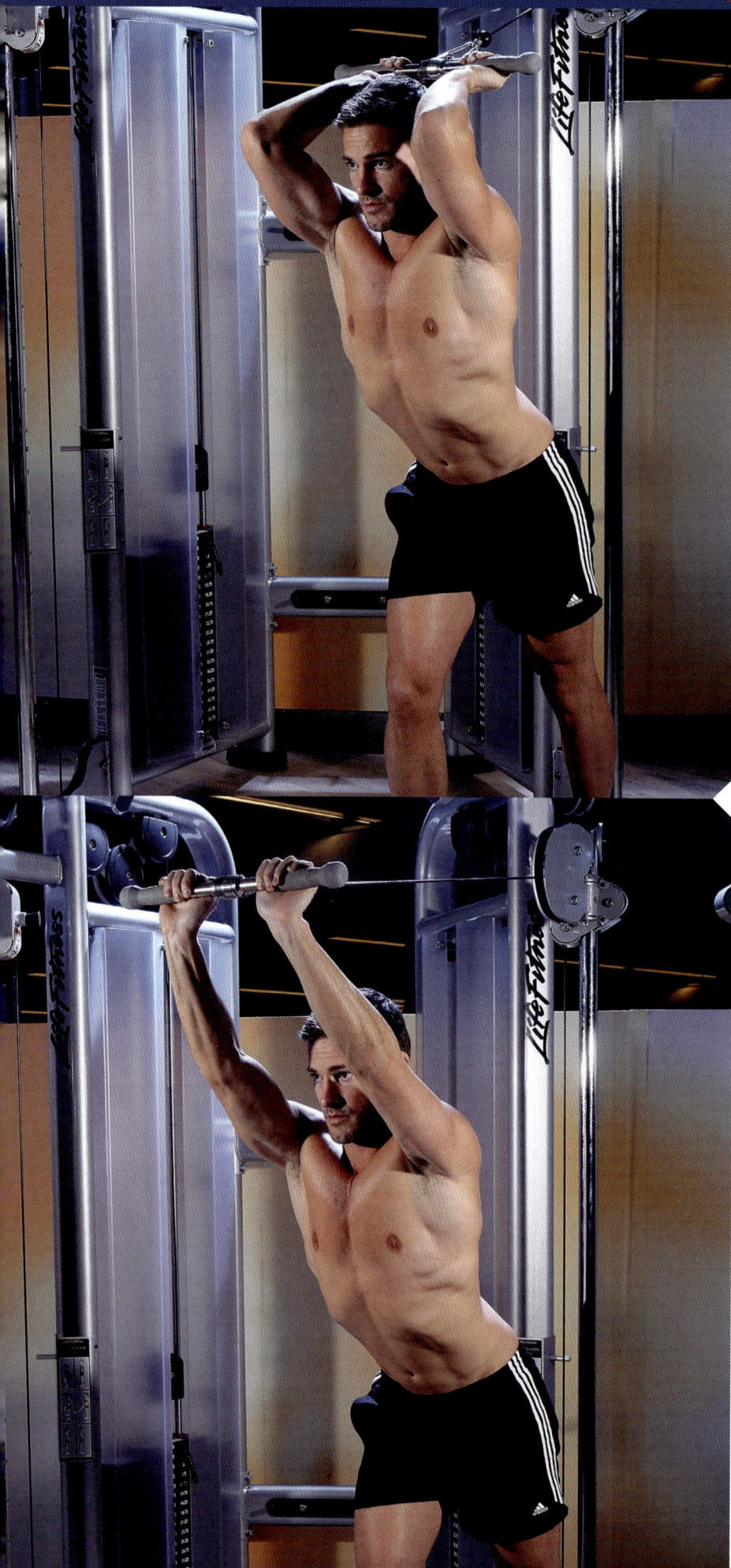

Ausgangsposition

- Befestigen Sie eine Kurzstange am hohen Seilzug.
- Stellen Sie sich mit dem Rücken zum Seilzug auf.
- Neigen Sie den Oberkörper um 45 Grad nach vorne.
- Halten Sie die Kurzstange im Obergriff, die Hände sind schulterbreit auseinander.
- Stellen Sie einen Fuß nach vorne und den anderen nach hinten, um ein gutes Gleichgewicht zu erzielen.
- Die Oberarme bilden die Verlängerung des Rückens, die Unterarme sind gebeugt.

Ausführung

- Streckung der Unterarme.
- Beugung der Unterarme.

Atmung

- Während der Streckung einatmen.
- Während der Beugung ausatmen.

Primär beanspruchte Muskeln
- Trizeps: langer und innerer und seitlicher Kopf
- Knorrenmuskel

Sekundär beanspruchte Muskeln
- Trapezmuskel
- Großer Rückenmuskel
- Kleiner und großer Rundmuskel
- Bizeps
- Oberarmspeichenmuskel
- Vorderer, mittlerer und hinterer Deltamuskel
- Kurzer und langer speichenseitiger Handstrecker
- Ellenseitiger Handstrecker und -beuger
- Speichenseitiger Handbeuger
- Gerader Bauchmuskel
- Innerer und äußerer schräger Bauchmuskel
- Großer Brustmuskel
- Vorderer Sägemuskel
- Untergrätenmuskel
- Oberarmmuskel

Beanspruchte Gelenke
- Ellbogen

- Diese Bewegung intensiviert die Arbeit des langen Trizepskopfes.
- Der Rücken muss aus Gründen der Sicherheit und der optimalen Ausführung permanent gerade bleiben.
- Die Neigung des Oberkörpers ist abhängig von der Bewegung. Ziel ist, dass das Kabel den Kopf nicht berührt.

- Ist das Gewicht zu schwer, gehen die Ellbogen auseinander und der Rücken wird rund.

↗ Strecken im Stehen am hohen Seilzug im Untergriff mit vorgeneigtem Oberkörper

■ Ausgangsposition
- Befestigen Sie eine Kurzstange am hohen Seilzug.
- Stellen Sie sich mit dem Rücken zum Seilzug auf.
- Neigen Sie den Oberkörper um 45 Grad nach vorne.
- Halten Sie die Kurzstange im Untergriff, die Hände schulterbreit auseinander.
- Stellen Sie einen Fuß nach vorne und den anderen nach hinten, um ein gutes Gleichgewicht zu erzielen.
- Die Oberarme bilden die Verlängerung des Rückens, die Unterarme sind gebeugt.

■ Ausführung
- Streckung der Unterarme.
- Beugung der Unterarme.

■ Atmung
- Während der Streckung einatmen.
- Während der Beugung ausatmen.

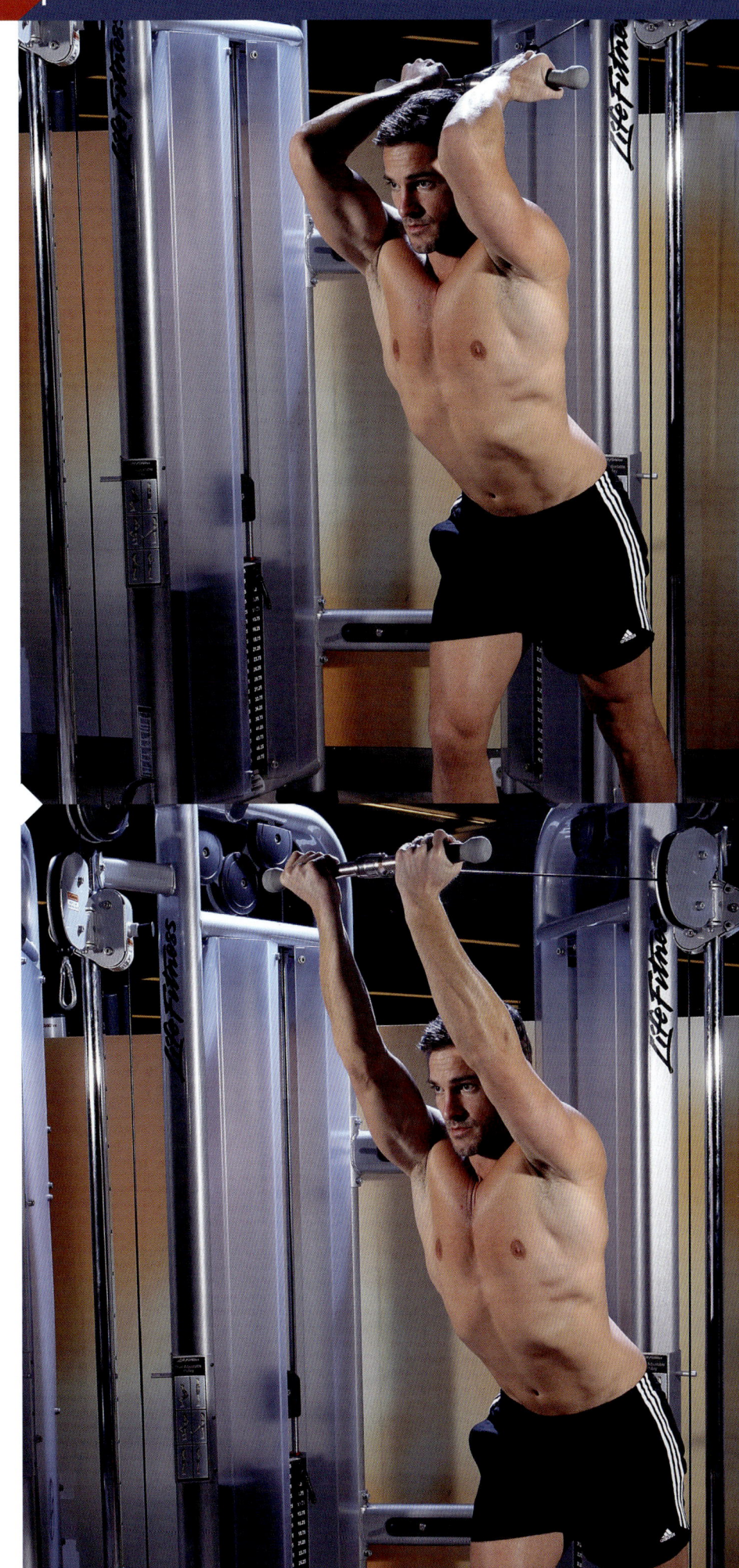

Primär beanspruchte Muskeln
- Trizeps: langer und innerer und seitlicher Kopf
- Knorrenmuskel

Sekundär beanspruchte Muskeln
- Trapezmuskel
- Großer Rückenmuskel
- Kleiner und großer Rundmuskel
- Bizeps
- Oberarmspeichenmuskel
- Vorderer, mittlerer und hinterer Deltamuskel
- Kurzer und langer speichenseitiger Handstrecker
- Ellenseitiger Handstrecker und -beuger
- Speichenseitiger Handbeuger
- Gerader Bauchmuskel
- Innerer und äußerer schräger Bauchmuskel
- Großer Brustmuskel
- Vorderer Sägemuskel
- Untergrätenmuskel
- Oberarmmuskel

Beanspruchte Gelenke
- Ellbogen

TIPPS
- Diese Übung ermöglicht es, die Ellbogen so weit wie möglich nach oben zu schieben und so die Intensität zu erhöhen.
- Der Untergriff fördert vor allem die Arbeit des Trizeps.
- Sie können Ihre Füße, wenn Ihnen das besser liegt, auch nebeneinander stellen, die Wirksamkeit der Übung wird dadurch nicht beeinflusst.

ACHTUNG
- Die Übung besteht aus einem Strecken des Unterarms, nicht aus einem Beugen des Oberkörpers.

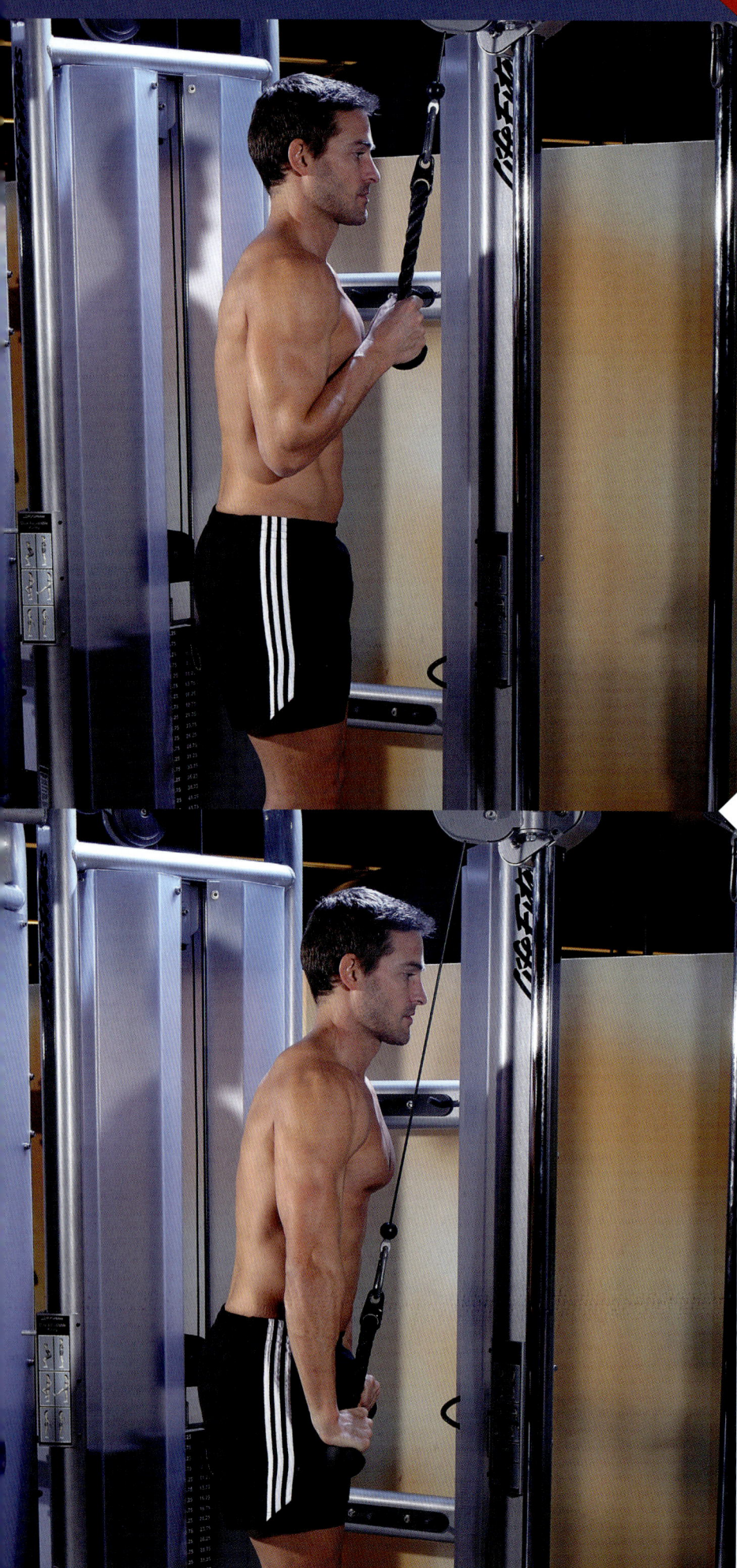

■ Ausgangsposition
- Befestigen Sie ein Seil am hohen Seilzug.
- Stellen Sie sich mit dem Gesicht zum Seilzug auf, die Füße stehen schulterbreit auseinander, die Knie sind leicht gebeugt.
- Halten Sie das Seil im neutralen Griff.
- Die Arme sind gebeugt, die Ellbogen liegen am Körper an.

■ Ausführung
- Streckung der Unterarme mit Innenrotation der Hände.
- Beugung der Unterarme mit Außenrotation der Hände.

■ Atmung
- Während der Streckung einatmen.
- Während der Beugung ausatmen.

Primär beanspruchte Muskeln
- Trizeps: langer und innerer und seitlicher Kopf
- Knorrenmuskel

Sekundär beanspruchte Muskeln
- Mittlerer und hinterer Deltamuskel
- Trapezmuskel
- Großer Brustmuskel
- Großer Rückenmuskel
- Vorderer Sägemuskel
- Kleiner und großer Rundmuskel
- Untergrätenmuskel
- Bizeps
- Oberarmmuskel
- Oberarmspeichenmuskel
- Kurzer und langer speichenseitiger Handstrecker
- Ellenseitiger Handstrecker und -beuger
- Speichenseitiger Handbeuger
- Gerader Bauchmuskel
- Innerer und äußerer schräger Bauchmuskel

Beanspruchte Gelenke
- Ellbogen

TIPPS

- Steht Ihnen kein Tau zur Verfügung, ziehen Sie Ihr Handtuch durch die Griffschlaufe.
- Mit dieser Übung kann man die Arbeit des seitlichen Trizepskopfes intensivieren.
- Bei dieser Übung bleiben die Oberarme senkrecht zum Boden und nur die Unterarme werden bewegt.
- Sie können Ihre Hände während der gesamten Ausführung der Übung auch im neutralen Griff halten, ohne die Innenrotation der Hände in der tiefen Position auszuführen.

ACHTUNG

- Der Rücken wird während des ganzen Bewegungsablaufs nicht bewegt.

⬈ Strecken im Sitzen am hohen Seilzug mit Seil

Ausgangsposition
- Stellen Sie eine Bank mit gerader Rückenlehne mit der Lehne zum Seilzug auf.
- Befestigen Sie ein Seil am hohen Seilzug.
- Halten Sie das Seil im neutralen Griff und setzen Sie sich hin.
- Die Arme sind gebeugt, der Rücken ist gerade, die Ellbogen sind schulterbreit auseinander.
- Die Füße sind schulterbreit aufgestellt, die Knie rechtwinklig gebeugt.

Ausführung
- Streckung der Unterarme mit Innenrotation der Hände.
- Beugung der Unterarme mit Außenrotation der Hände.

Atmung
- Während der Streckung einatmen.
- Während der Beugung ausatmen.

Primär beanspruchte Muskeln
- Trizeps: langer und innerer und seitlicher Kopf
- Knorrenmuskel
- Kurzer und langer speichenseitiger Handstrecker
- Ellenseitiger Handstrecker

Sekundär beanspruchte Muskeln
- Trapezmuskel
- Großer Rückenmuskel
- Kleiner und großer Rundmuskel
- Untergrätenmuskel
- Runder Einwärtsdreher
- Oberarmmuskel
- Gerader Bauchmuskel
- Vorderer, mittlerer und hinterer Deltamuskel
- Ellenseitiger Handbeuger
- Speichenseitiger Handbeuger
- Innerer und äußerer schräger Bauchmuskel
- Großer Brustmuskel
- Vorderer Sägemuskel
- Unterschulterblattmuskel
- Hakenarmmuskel
- Bizeps
- Oberarmspeichenmuskel
- Langer Hohlhandmuskel

Beanspruchte Gelenke
- Ellbogen

TIPPS
- Diese Übung beansprucht den seitlichen Trizepskopf.
- Da der Seilzug eine konstante Spannung ermöglicht, wird die Intensität der Übung im Vergleich zu Kurzhanteln erhöht.

ACHTUNG
- Schieben Sie bei der Streckung nicht die Ellbogen nach vorne, weil dadurch der große Brustmuskel aktiviert würde.

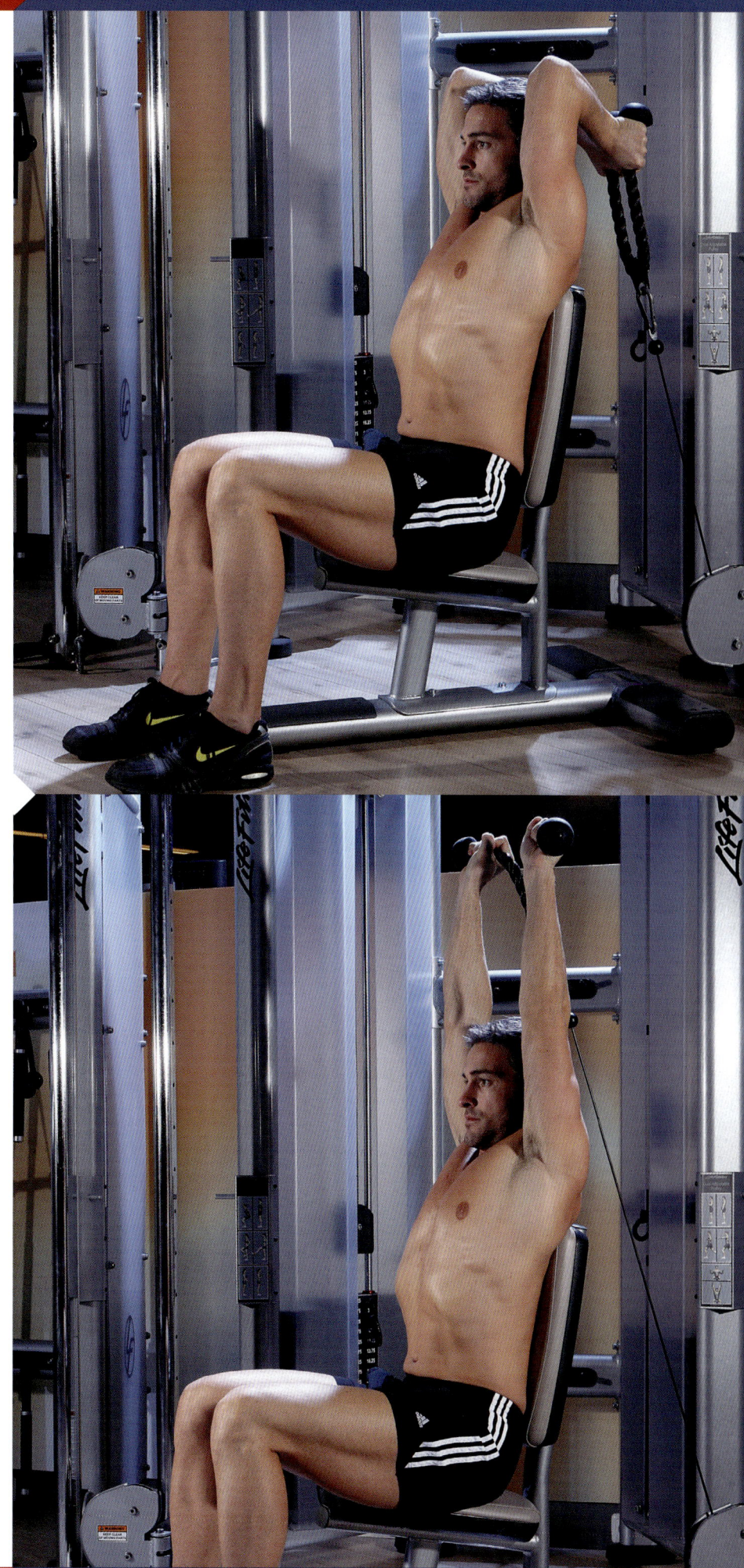

↗ Strecken im Sitzen am tiefen Seilzug mit Kurzstange im Obergriff

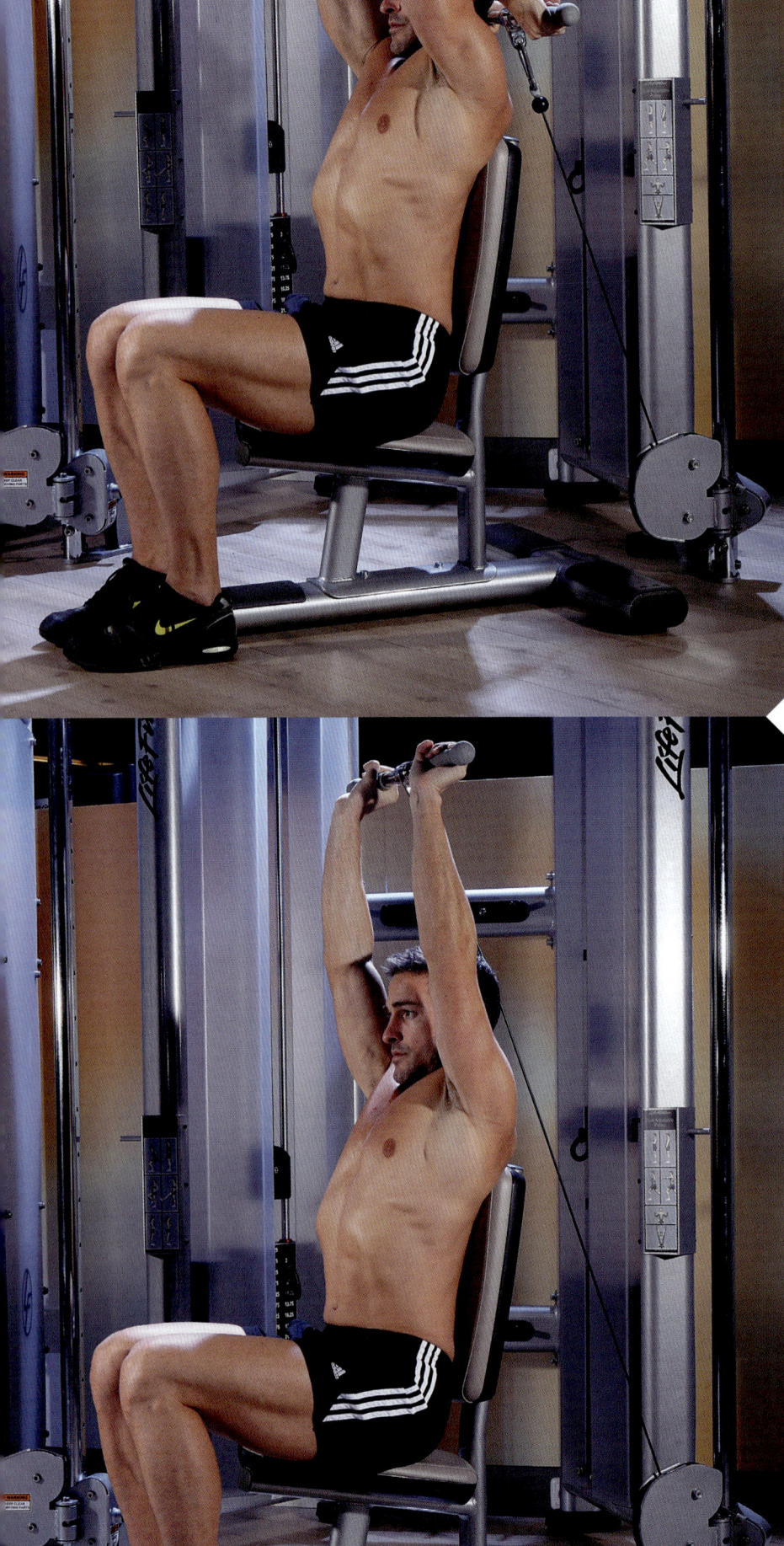

■ Ausgangsposition
- Stellen Sie eine Bank als Verlängerung eines tiefen Seilzugs auf.
- Befestigen Sie eine Kurzstange am Seilzug.
- Setzen Sie sich mit dem Rücken zum Seilzug auf die Bank.
- Halten Sie die Kurzstange im Obergriff, die Hände schulterbreit auseinander.
- Der Rücken ist gerade, die Arme sind hinter den Kopf gebeugt, die Ellbogen befinden sich in der Nähe der Ohren.
- Die Füße sind links und rechts der Bank aufgestellt.

■ Ausführung
- Streckung der Unterarme.
- Beugung der Unterarme.

■ Atmung
- Während der Streckung der Unterarme ausatmen.
- Während der Beugung der Unterarme einatmen.

Primär beanspruchte Muskeln
- Trizeps: langer und innerer und seitlicher Kopf
- Knorrenmuskel

Sekundär beanspruchte Muskeln
- Trapezmuskel
- Großer Rückenmuskel
- Kleiner und großer Rundmuskel
- Bizeps
- Oberarmspeichenmuskel
- Vorderer, mittlerer und hinterer Deltamuskel
- Kurzer und langer speichenseitiger Handstrecker
- Ellenseitiger Handstrecker und -beuger
- Speichenseitiger Handbeuger
- Gerader Bauchmuskel
- Innerer und äußerer schräger Bauchmuskel
- Großer Brustmuskel
- Vorderer Sägemuskel
- Untergrätenmuskel
- Oberarmmuskel

Beanspruchte Gelenke
- Ellbogen

- Die im Sitzen am Seilzug ausgeführte Bewegung erhöht die Intensität.
- Da Sie die Arme nach hinten strecken, müssen Sie darauf achten, kein Hohlkreuz zu bilden.

- Führen Sie die Bewegung ruhig und nicht ruckartig aus, um den Sinn der Übung nicht zu verfehlen.

TIPPS

ACHTUNG

↗ Strecken im Sitzen am tiefen Seilzug mit Kurzstange im Untergriff

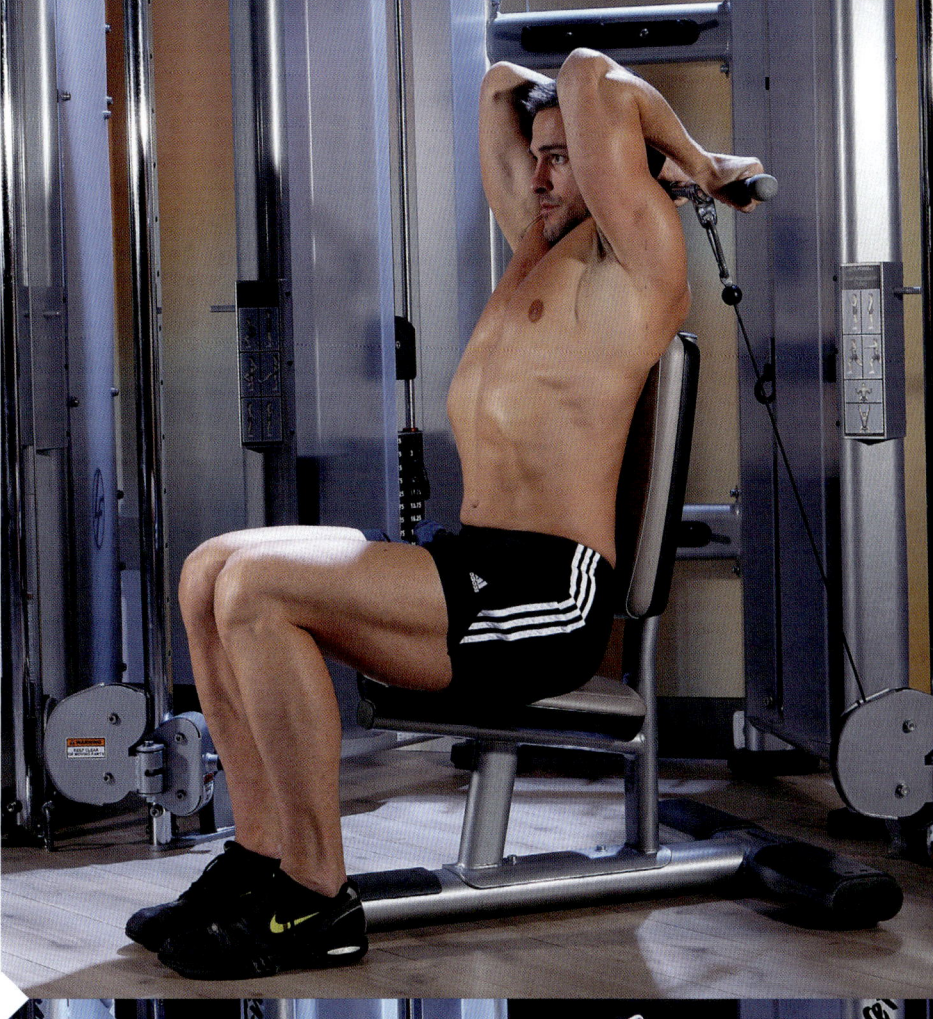

■ Ausgangsposition

- Stellen Sie eine Bank als Verlängerung eines tiefen Seilzugs auf.
- Befestigen Sie eine Kurzstange am Seilzug.
- Setzen Sie sich mit dem Rücken zum Seilzug auf die Bank.
- Halten Sie die Kurzstange im Untergriff, die Hände schulterbreit auseinander.
- Der Rücken ist gerade, die Arme sind hinter den Kopf gebeugt, die Ellbogen befinden sich in der Nähe der Ohren.
- Die Füße sind links und rechts der Bank aufgestellt.

■ Ausführung

Streckung der Unterarme.
Beugung der Unterarme.

■ Atmung

- Während der Streckung der Unterarme ausatmen.
- Während der Beugung der Unterarme einatmen.

Primär beanspruchte Muskeln
- Trizeps: langer und innerer und seitlicher Kopf
- Knorrenmuskel
- Kurzer und langer speichenseitiger Handstrecker
- Ellenseitiger Handstrecker

Sekundär beanspruchte Muskeln
- Trapezmuskel
- Bizeps
- Großer Brustmuskel
- Hakenarmmuskel
- Großer Rückenmuskel
- Oberarmmuskel
- Untergrätenmuskel
- Oberarmspeichenmuskel
- Kleiner und großer Rundmuskel
- Runder Einwärtsdreher
- Gerader Bauchmuskel
- Vorderer, mittlerer und hinterer Deltamuskel
- Ellenseitiger Handbeuger
- Speichenseitiger Handbeuger
- Innerer und äußerer schräger Bauchmuskel
- Vorderer Sägemuskel
- Unterschulterblattmuskel
- Langer Hohlhandmuskel

Beanspruchte Gelenke
- Ellbogen

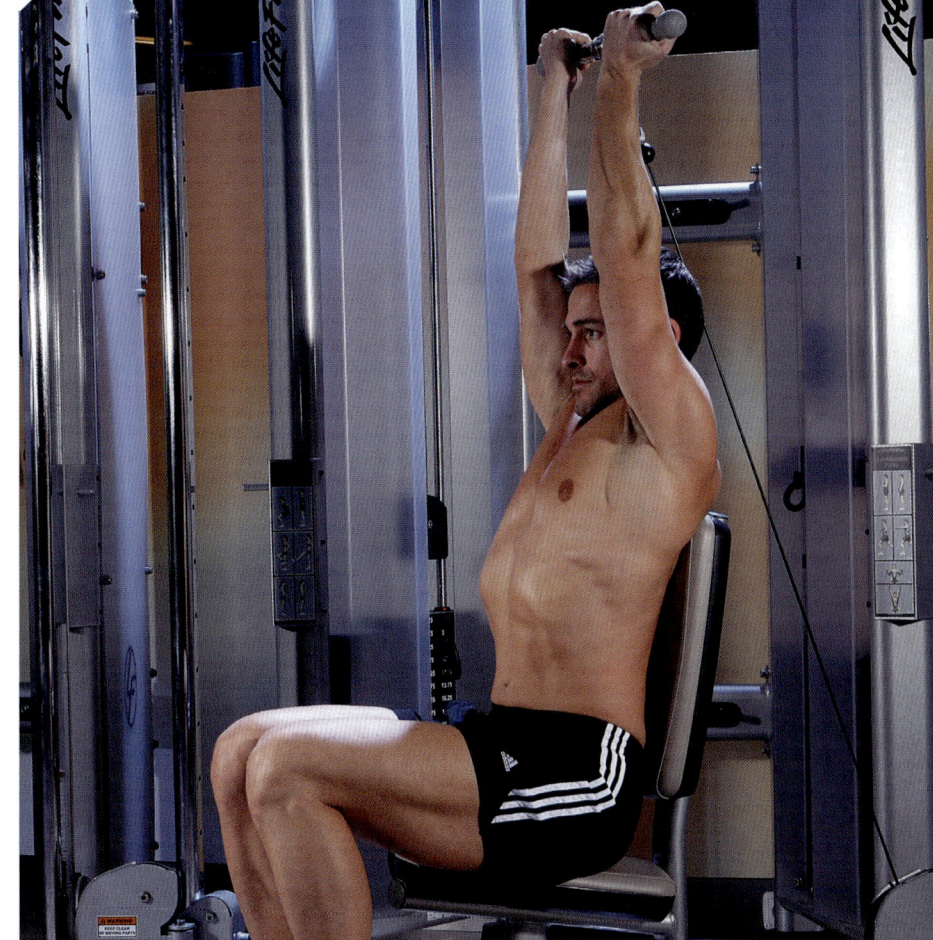

- Da der Seilzug eine konstante Spannung aufrechterhält, ist die Bewegung verglichen mit den Varianten mit Kurzhanteln oder Langhantel sehr intensiv.
- Sie können die Übung auch mit nur einer Hand und einem Griff durchführen.
- Während der gesamten Ausführung der Bewegung werden die Oberarme nicht bewegt und die Ellbogen behalten ihren Abstand bei.

- Vermeiden Sie es, gegen Ende der Bewegung den Rücken rund zu machen.

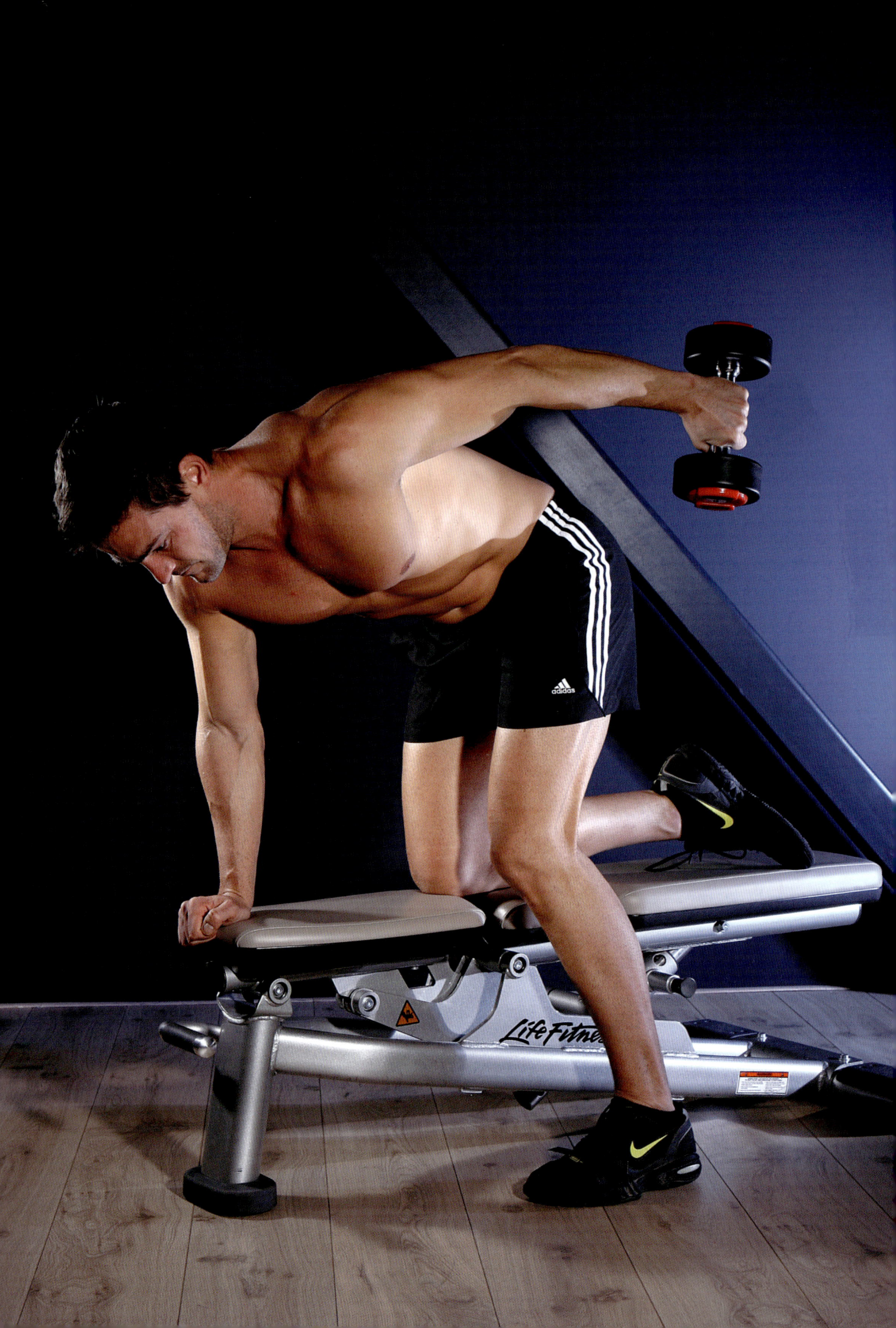

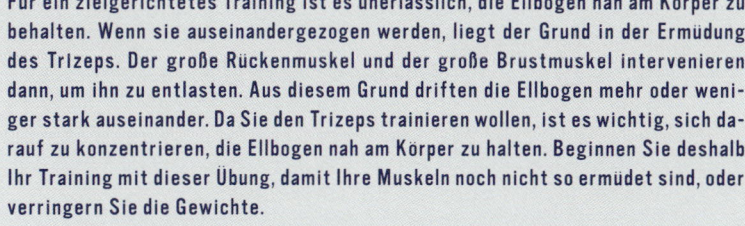

Bei den Dips habe ich gegen Ende der Übung oft Schwierigkeiten, die Ellbogen nah am Körper zu halten.

Für ein zielgerichtetes Training ist es unerlässlich, die Ellbogen nah am Körper zu behalten. Wenn sie auseinandergezogen werden, liegt der Grund in der Ermüdung des Trizeps. Der große Rückenmuskel und der große Brustmuskel intervenieren dann, um ihn zu entlasten. Aus diesem Grund driften die Ellbogen mehr oder weniger stark auseinander. Da Sie den Trizeps trainieren wollen, ist es wichtig, sich darauf zu konzentrieren, die Ellbogen nah am Körper zu halten. Beginnen Sie deshalb Ihr Training mit dieser Übung, damit Ihre Muskeln noch nicht so ermüdet sind, oder verringern Sie die Gewichte.

Warum gelingt es mir nicht, die Streckung mit einem Arm und im Knien korrekt auszuführen?

Da der Arm nach hinten gehoben wird, können Sie die Bewegung nicht sehen, sondern nur mental nachvollziehen. Ich empfehle Ihnen, sie im Profil vor einem Spiegel auszuführen, um sie sich besser zeigen machen zu können. Der Oberarm bleibt stabil, nur der Unterarm ist in Bewegung. Liegt der Grund für Ihr Problem jedoch nicht in einem falschen Bewegungsablauf, ist es ebenfalls möglich, dass das Gewicht zu schwer für Sie ist. Es ist nicht nötig, sehr schwere Gewichte zu verwenden, weil die Übung sehr zielgerichtet ist.

Die Streckübungen im Untergriff fallen mir schwerer als die im Obergriff.

Die Übungen im Obergriff (die Handflächen zeigen zum Boden) werden häufig vom großen Rücken- und großen Brustmuskel unterstützt, die bei einer Schwäche des Trizeps eingreifen. Der große Brustmuskel hingegen hat im Untergriff nur sehr wenig Einfluss auf die Streckung, wodurch die Arbeit für die kaum entlasteten Trizepse intensiver wird.

Welchen Unterschied gibt es zwischen der Übung mit der Kurzstange und der mit dem Seil beim Strecken am hohen Seilzug?

Beide stärken die Trizepse. Da die Stange unbeweglich ist, müssen die Hände strikt entweder im Ober- oder im Untergriff gehalten werden. Da das Seil eine gewisse Bewegungsfreiheit zulässt, können Sie eine Übung im neutralen Griff beginnen (die Handflächen zeigen zueinander) und im Obergriff beenden (Außenrotation der Hände).

Ich spüre meine Trizepse vor allem dann, wenn meine Arme in der Verlängerung des Rückens nach oben gestreckt sind, egal, ob ich sitze oder stehe.

Der lange Trizepskopf hat seinen Ursprung an einem der Knochenhöckerchen des Schulterblatts. Hebt man den Arm als Verlängerung des Oberkörpers senkrecht nach oben, wird der lange Trizepskopf automatisch gestreckt. Wenn Sie dann eine Beugung des Unterarms auf den Oberarm ausführen, spüren Sie eine stärkere Belastung.

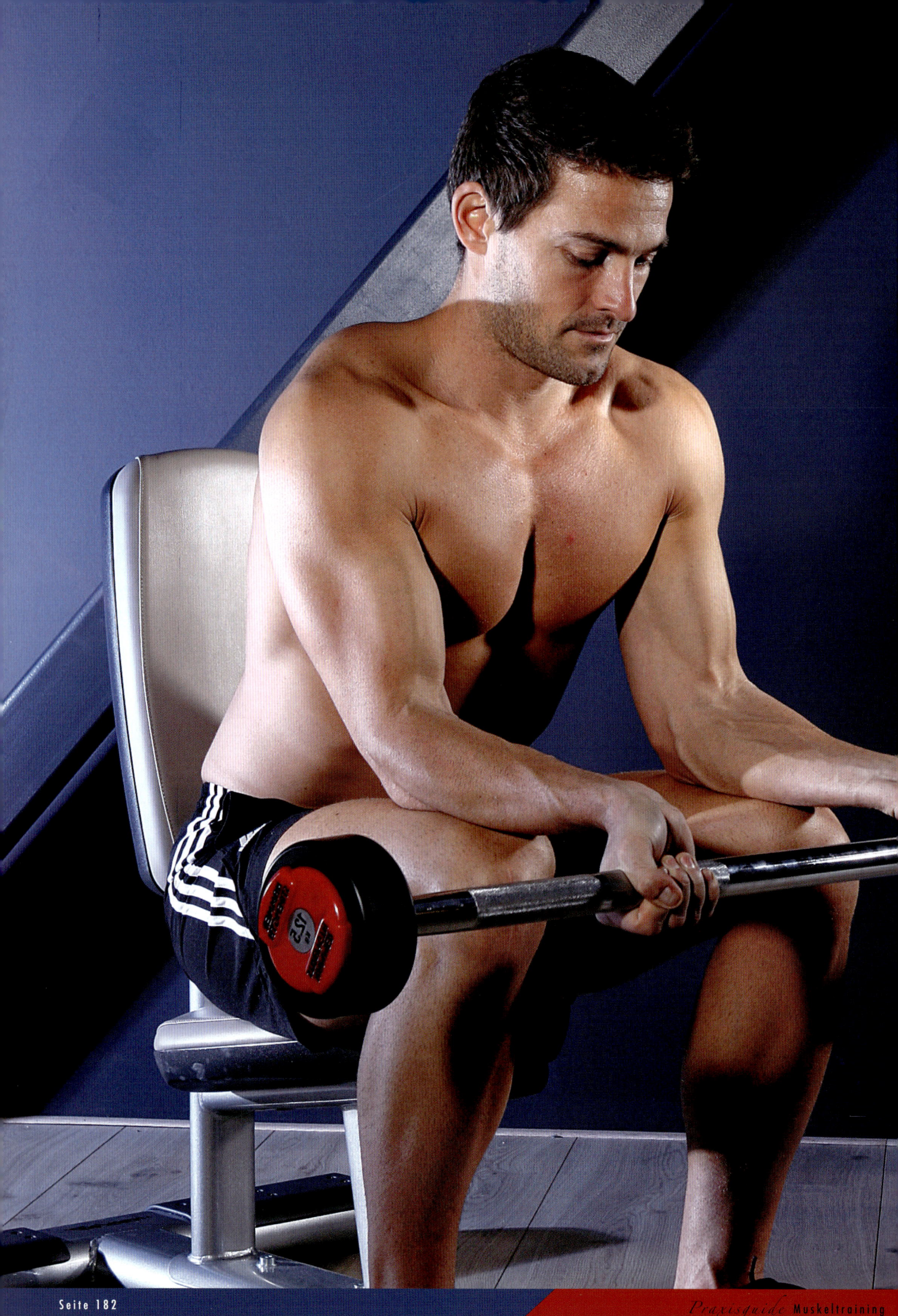

UNTERARME

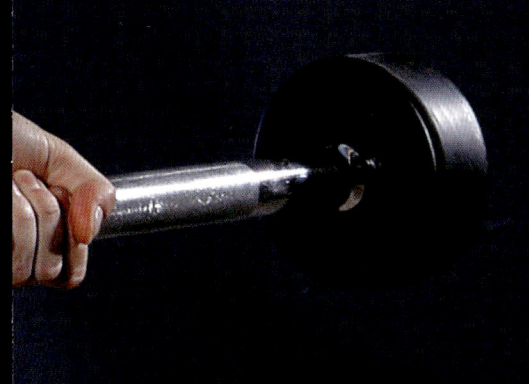

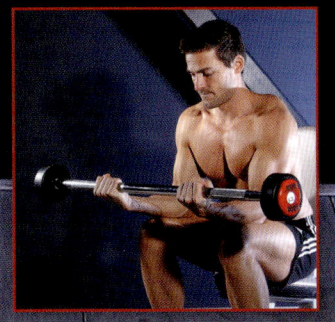
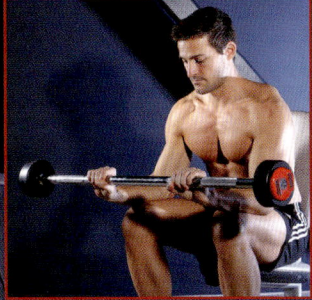
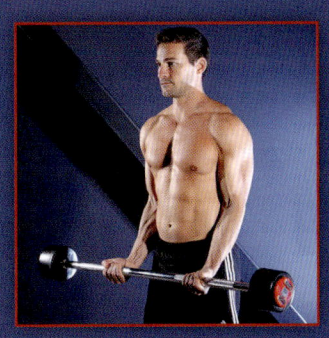
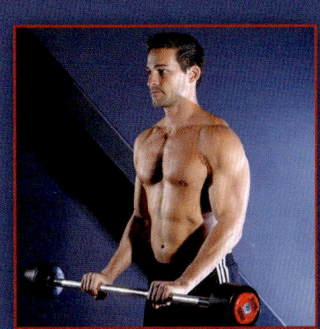

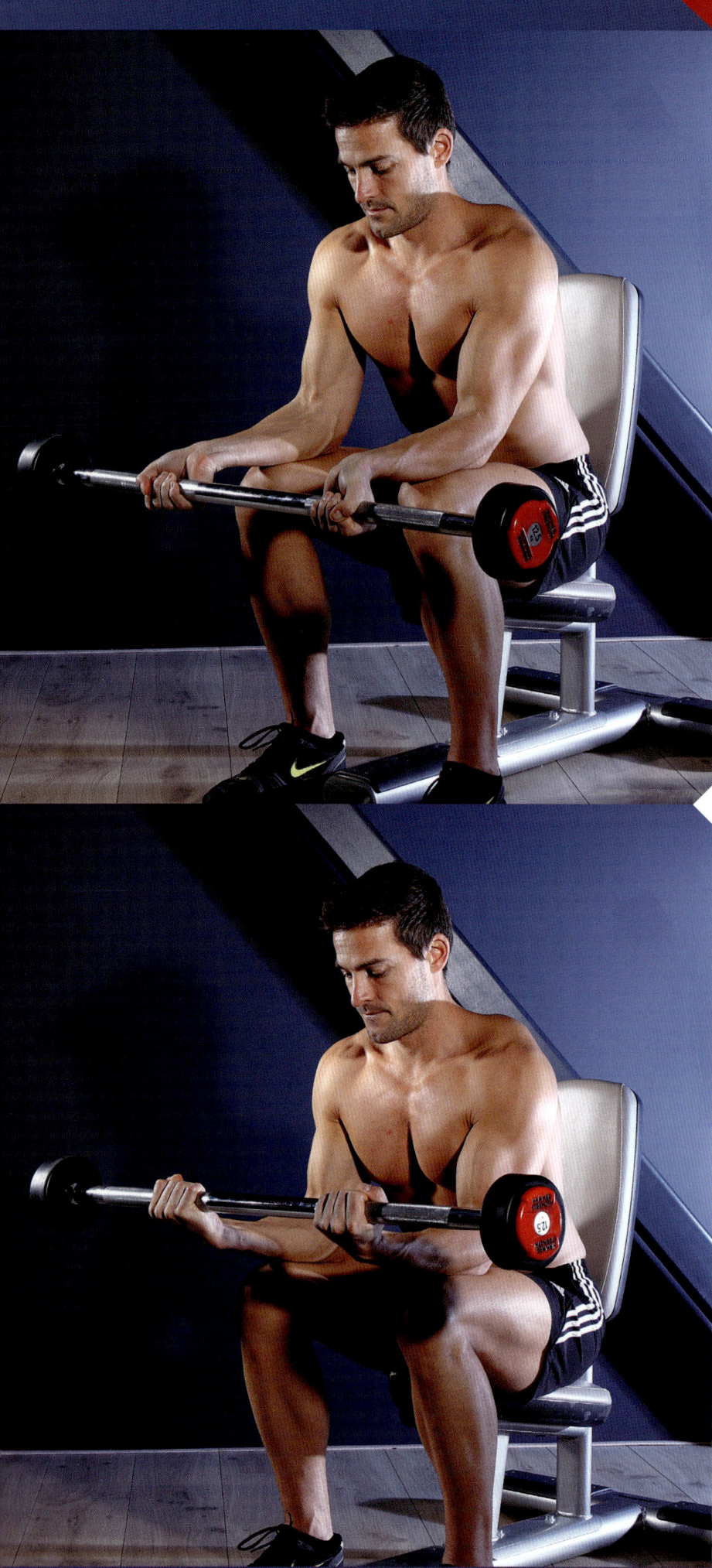

Ausgangsposition

- Setzen Sie sich auf eine Bank.
- Halten Sie eine Langhantel im Untergriff, die Hände schulterbreit auseinander.
- Legen Sie Ihre Unterarme auf Ihre Oberschenkel, die Hände und Handgelenke stehen über.
- Strecken Sie Ihre Hände.
- Die Füße sind schulterbreit aufgestellt, die Knie rechtwinklig gebeugt, der Rücken ist gerade.

Ausführung

- Beugung der Hände.
- Streckung der Hände, Sie spüren die Dehnung.

Atmung

- Während der Beugung einatmen.
- Während der Streckung ausatmen.

Primär beanspruchte Muskeln
- Speichenseitiger Handbeuger
- Tiefer und oberflächlicher Fingerbeuger
- Ellenseitiger Handbeuger
- Langer Hohlhandmuskel

Sekundär beanspruchte Muskeln
- Bizeps
- Oberarmmuskel
- Oberarmspeichenmuskel
- Trizeps: langer, innerer und seitlicher Kopf
- Runder Einwärtsdreher
- Kurzer und langer speichenseitiger Handstrecker

Beanspruchte Gelenke
- Handgelenk

TIPPS

- Diese Bewegung zielt besonders auf die wichtigsten Strecker der Hand ab.
- Die Arme müssen blockiert bleiben, um den Bizeps, den Beugemuskel des Unterarms, nicht zu stark zu stimulieren.
- Führen Sie die Übung auch mit Hanteln aus.
- Variieren Sie den Abstand der Hände, um eine optimale und für die Handgelenke schmerzfreie Position zu finden.

ACHTUNG

- Sie können auch eine SZ-Stange verwenden, um die Handgelenke nicht zu belasten.

↗ Strecken der Hände im Sitzen mit Langhantel

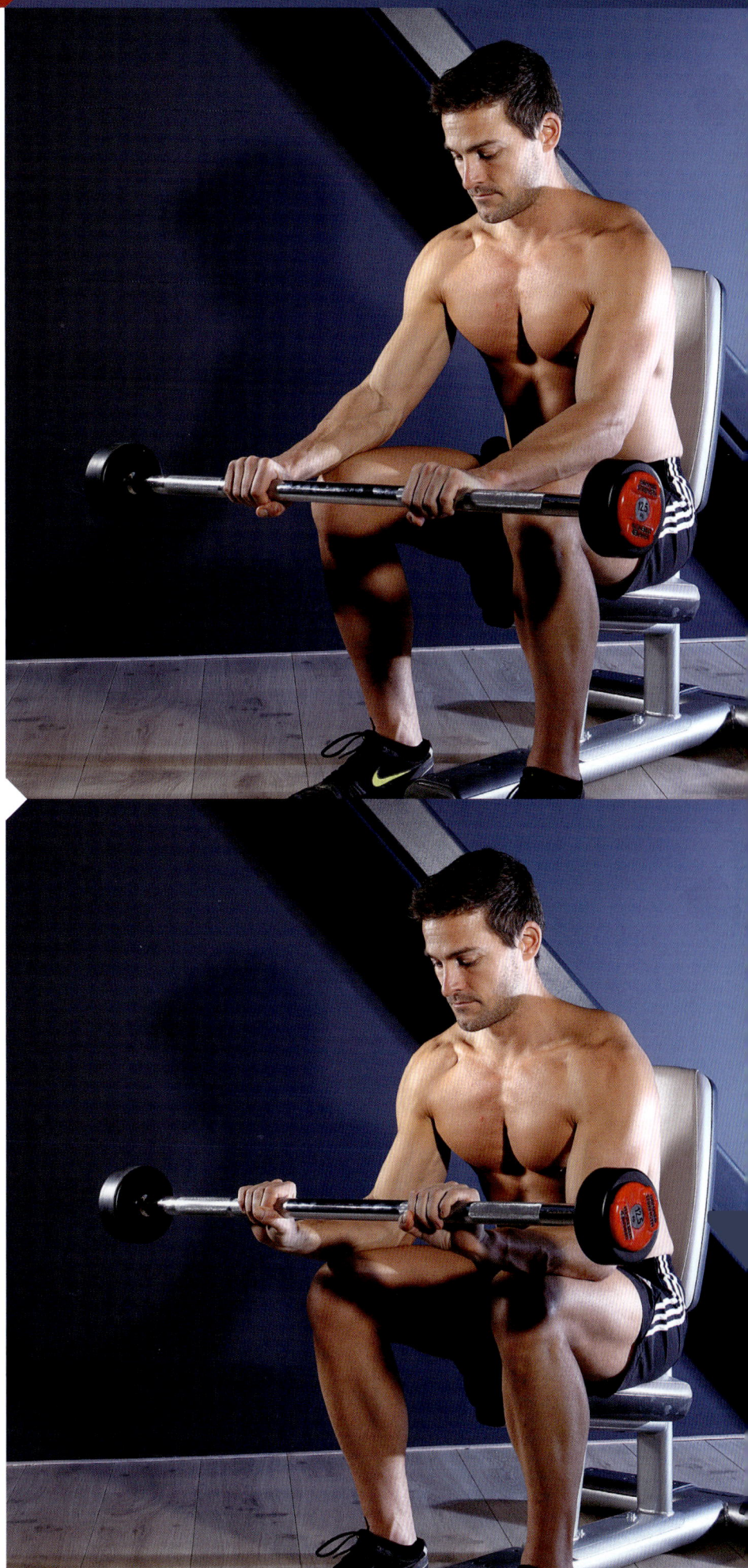

▪ Ausgangsposition
- Setzen Sie sich auf eine Bank.
- Halten Sie eine Langhantel im Obergriff, die Hände schulterbreit auseinander.
- Die Füße sind schulterbreit aufgestellt, die Knie rechtwinklig gebeugt, der Rücken ist gerade.
- Legen Sie Ihre Unterarme auf Ihre Oberschenkel, die Hände und Handgelenke stehen über.
- Beugen Sie Ihre Hände.

▪ Ausführung
- Streckung der Hände.
- Beugung der Hände.

▪ Atmung
- Während der Streckung einatmen.
- Während der Beugung ausatmen.

Primär beanspruchte Muskeln
- Kleinfingerstrecker
- Fingerstrecker
- Kurzer und langer speichenseitiger Handstrecker
- Ellenseitiger Handstrecke

Sekundär beanspruchte Muskeln
- Bizeps
- Oberarmmuskel
- Oberarmspeichenmuskel
- Trizeps: langer, innerer und seitlicher Kopf
- Speichenseitiger Handbeuger
- Langer Daumenspreizer
- Langer Daumenbeuger
- Oberflächlicher Fingerbeuger
- Zeigefingerstrecker
- Langer Hohlhandmuskel
- Ellenseitiger Handbeuge

Beanspruchte Gelenke
- Handgelenk

- Diese Bewegung eignet sich hervorragend, um die Strecker des Unterarms zu stärken. Sie verbessern die Stabilität für die Übungen des Bankdrückens.
- Die Übung kann auch mit der Kurzstange am tiefen Seilzug ausgeführt werden.
- Die Arme dürfen während der Ausführung nicht bewegt werden.

- Der Bewegungsablauf ist stets flüssig und langsam. Bei zu schweren Gewichten riskieren Sie ruckartige Bewegungen.

UNTERARME

Ausgangsposition
- Sie stehen, die Füße sind schulterbreit auseinander, die Knie leicht gebeugt, der Rücken ist gerade.
- Halten Sie eine Langhantel im Untergriff, die Hände schulterbreit auseinander.
- Halten Sie die Langhantel vor Ihre Oberschenkel.
- Strecken Sie Ihre Hände.

Ausführung
- Beugung der Hände.
- Streckung der Hände.

Atmung
- Während der Beugung einatmen.
- Während der Streckung ausatmen

Primär beanspruchte Muskeln
- Speichenseitiger Handbeuger
- Tiefer und oberflächlicher Fingerbeuger
- Ellenseitiger Handbeuger
- Langer Hohlhandmuskel

Sekundär beanspruchte Muskeln
- Bizeps
- Oberarmmuskel
- Oberarmspeichenmuskel
- Trizeps: langer, innerer und seitlicher Kopf
- Runder Einwärtsdreher
- Kurzer und langer speichenseitiger Handstrecker
- Gerader Bauchmuskel
- Innerer und äußerer schräger Bauchmuskel

Beanspruchte Gelenke
- Handgelenk

- Die stehende Haltung ist weniger steif als die sitzende. Der Bizeps wird stärker beansprucht, da er nun die Rolle des Stabilisators spielt.
- Wenn Sie eine Spannung im Handgelenk verspüren, kann die Übung auch mit der SZ-Stange durchgeführt werden.

- Durch zu schwere Gewichte riskieren Sie eine Beugung des Unterarms anstelle einer Beugung der Hand.

TIPPS

ACHTUNG

↗ Strecken der Hände im Stehen mit Langhantel

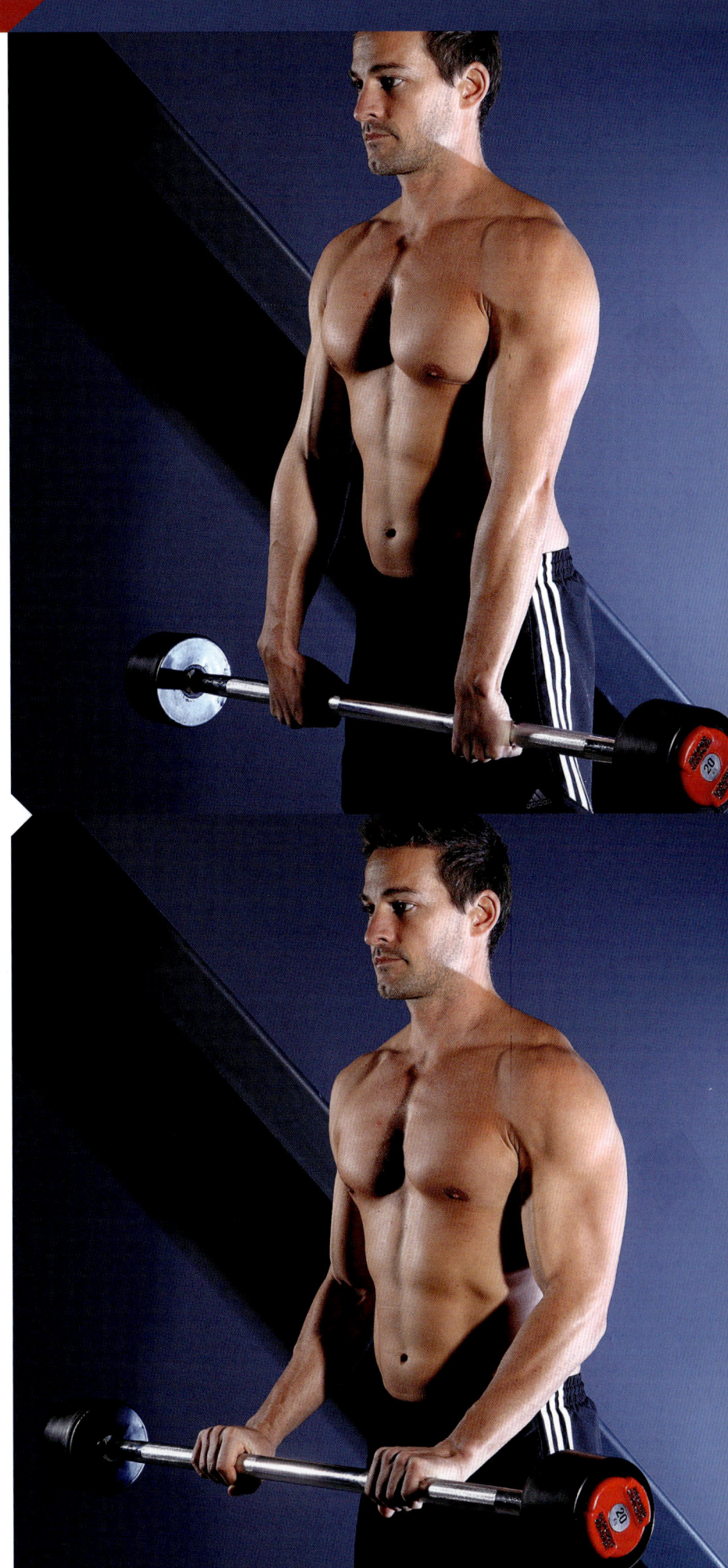

■ Ausgangsposition
- Sie stehen, die Füße sind schulterbreit auseinander, die Knie leicht gebeugt, der Rücken ist gerade.
- Halten Sie eine Langhantel im Obergriff, die Hände schulterbreit auseinander.
- Die Ellbogen liegen nah am Körper.

■ Ausführung
- Streckung der Hände.
- Beugung der Hände.

■ Atmung
- Während der Streckung einatmen.
- Während der Beugung ausatmen.

Primär beanspruchte Muskeln
- Kurzer und langer speichenseitiger Handstrecker
- Fingerstrecker
- Kleinfingerstrecker
- Ellenseitiger Handstrecker

Sekundär beanspruchte Muskeln
- Bizeps
- Oberarmmuskel
- Oberarmspeichenmuskel
- Trizeps: langer, innerer und seitlicher Kopf
- Speichenseitiger Handbeuger
- Langer Daumenspreizer
- Langer Daumenbeuger
- Oberflächlicher Fingerbeuger
- Zeigefinderstrecker
- Langer Hohlhandmuskel
- Ellenseitiger Handbeuger
- Gerader Bauchmuskel
- Innerer und äußerer schräger Bauchmuskel

Beanspruchte Gelenke
- Handgelenk

TIPPS
- In stehender Position dürfen die Gewichte auf der Langhantel etwas höher sein.
- Die Übung kann auch mit Kurzhanteln durchgeführt werden.

ACHTUNG
- Sie können auch eine schwerere Langhantel verwenden, halten Sie aber Ihre Arme unbedingt ruhig.
- Vergessen Sie nicht, dass die Bewegung aus einer Streckung der Hand besteht und nicht aus einem Beugen des Unterarms auf den Oberarm.

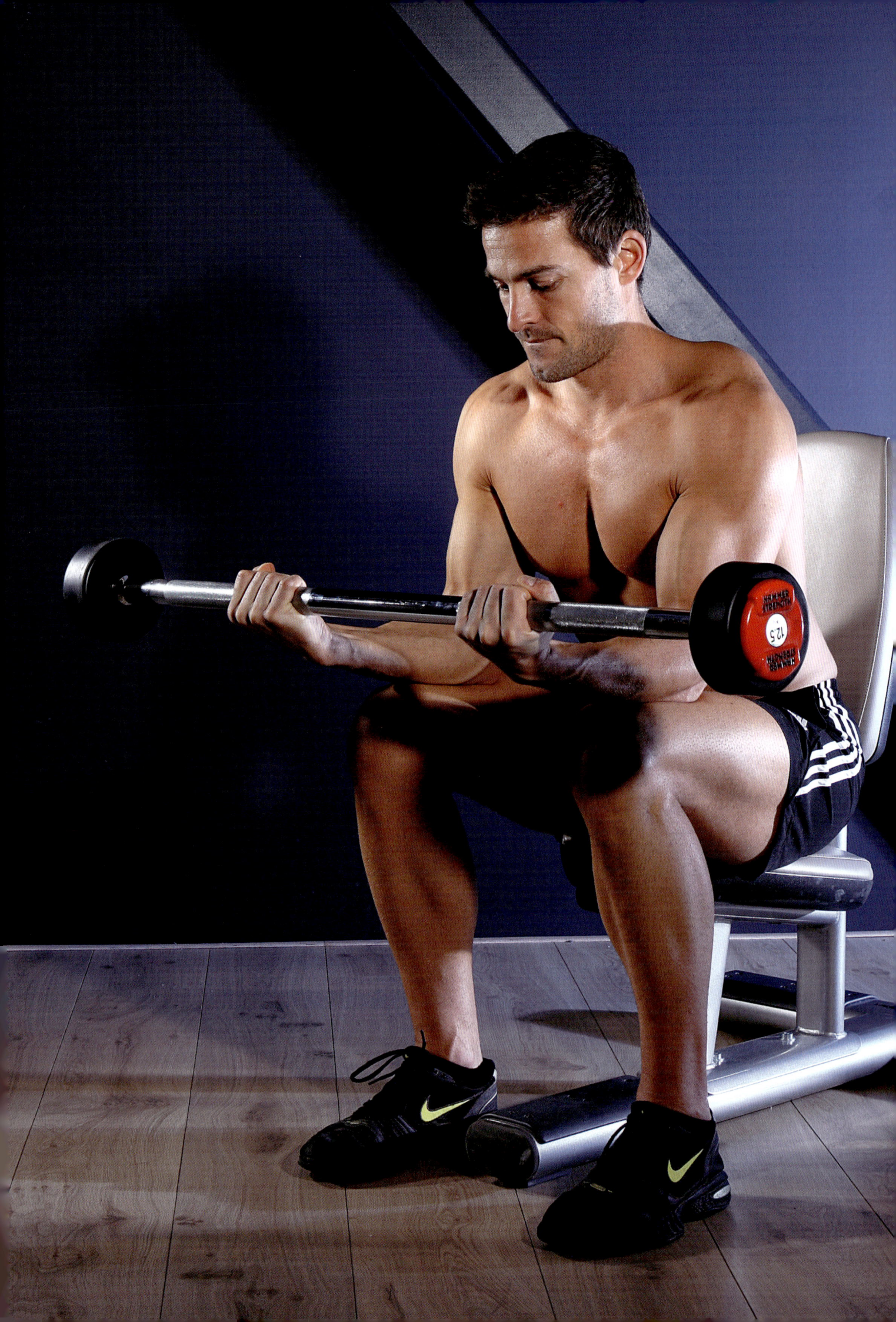

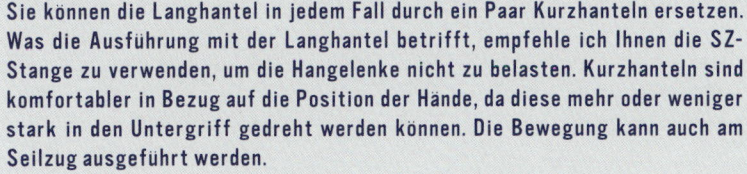

Kann man die Übungen auch mit Kurzhanteln ausführen?

Sie können die Langhantel in jedem Fall durch ein Paar Kurzhanteln ersetzen. Was die Ausführung mit der Langhantel betrifft, empfehle ich Ihnen die SZ-Stange zu verwenden, um die Hangelenke nicht zu belasten. Kurzhanteln sind komfortabler in Bezug auf die Position der Hände, da diese mehr oder weniger stark in den Untergriff gedreht werden können. Die Bewegung kann auch am Seilzug ausgeführt werden.

Im Obergriff gelingt es mir nicht, die Hände vollständig geschlossen zu halten. Im Allgemeinen ende ich mit drei geöffneten Fingern (Mittel- und Ringfinger, sowie kleiner Finger).

Die Streckung im Obergriff darf nicht zu stark ausfallen. Wenn Sie bis zum Maximum strecken, haben die Daumen die Tendenz, sich zu öffnen. Das beeinträchtigt die Übung jedoch nicht im Geringsten

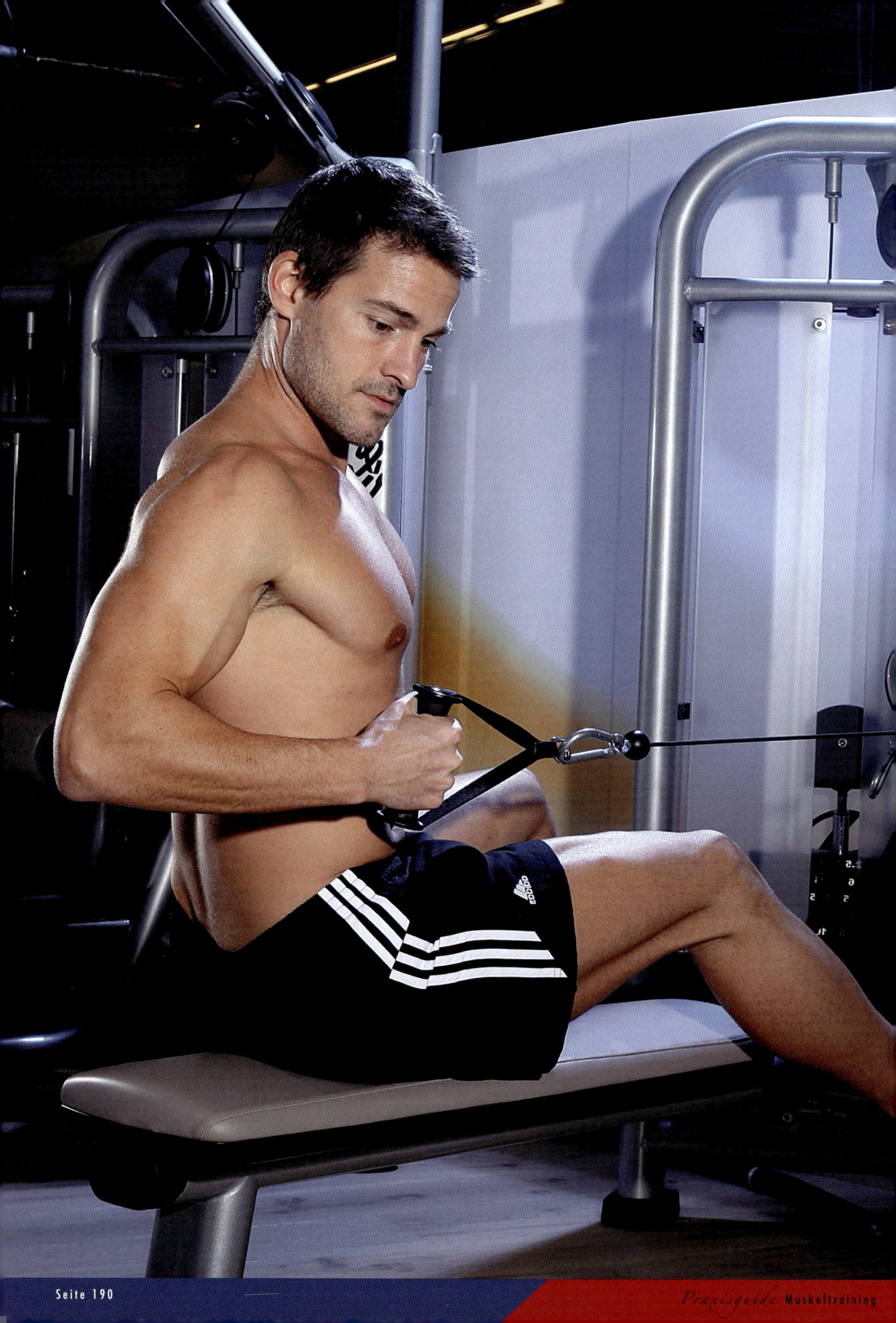

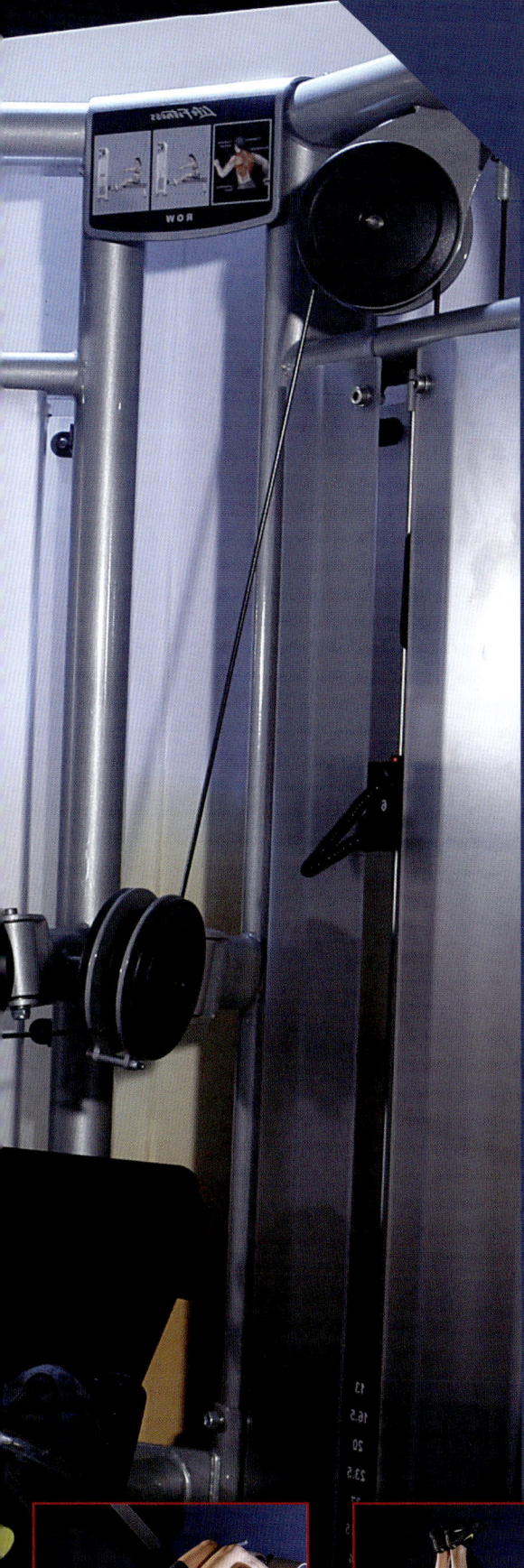

BAUCH

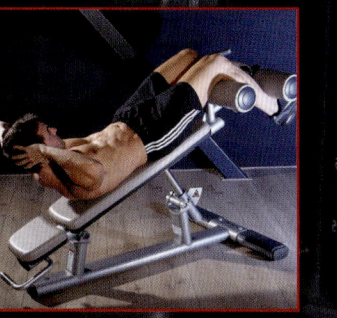 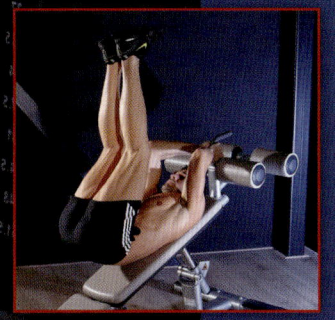 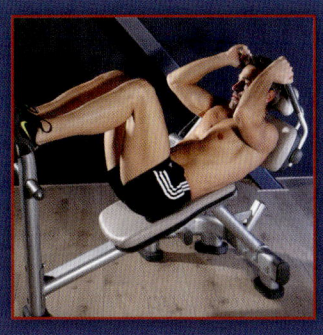 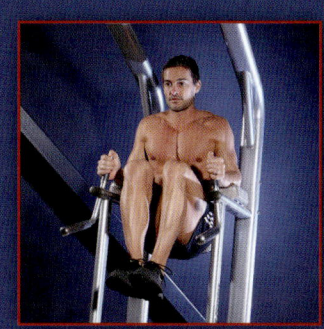

BAUCH

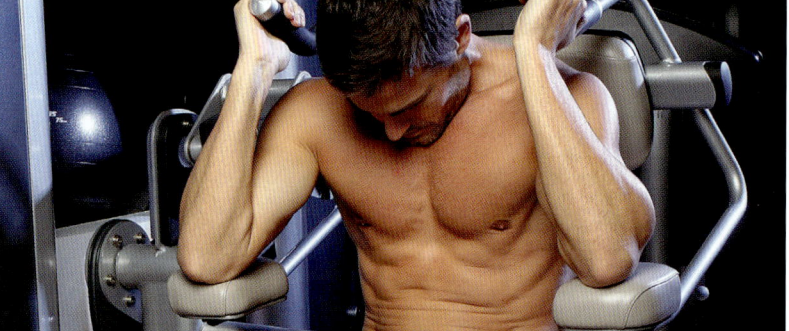

Ausgangsposition
- Stellen Sie die Sitzhöhe so ein, dass Ihr Lendenbereich die Lehne berührt.
- Fassen Sie die Griffe und stützen Sie dabei die Ellbogen auf.
- Das Becken wird gegen die hintere Lehne gedrückt.
- Die Füße sind schulterbreit aufgestellt, die Knie rechtwinklig gebeugt.

Ausführung
- Aufrollen der Wirbelsäule.
- Abrollen der Wirbelsäule, ohne die Gewichte abzusetzen.

Atmung
- Während der Beugung ausatmen.
- Während der Streckung einatmen.

Primär beanspruchte Muskeln
- Gerader Bauchmuskel
- Innerer und äußerer schräger Bauchmuskel

Sekundär beanspruchte Muskeln
- Großer Brustmuskel
- Vorderer Sägemuskel
- Großer Rückenmuskel
- Querverlaufender Bauchmuskel

Beanspruchte Gelenke
- Alle Wirbel

TIPPS
- Die Halswirbelsäule darf sich während dieser Übung nicht bewegen.
- Sollte das Gerät mit Stützrollen für die Füße ausgestattet sein, klemmen Sie ihre Füße nicht darunter. Das würde Sie dazu verleiten, die Gewichte spürbar zu erhöhen und auf Kosten der Bauch- und unteren Rückenmuskulatur in erster Linie mit dem Lenden-Darmbein-Muskel zu arbeiten.
- Das Training am Gerät ermöglicht eine allmähliche Steigerung der Gewichte, ohne mit den Händen an den Halswirbeln zu ziehen.
- Gegen Ende der Bewegung spannen Sie Ihre Gesäßmuskeln an, um eine Retroversion des Beckens auszuführen und so Scham- und Brustbein einander anzunähern. Auf diese Weise wird die Kontraktion des geraden Bauchmuskels erheblich verstärkt.

ACHTUNG
- Diese Übung erfordert große Konzentration. Die Bauchmuskeln, nicht der Brustmuskel, der Bizeps oder der große Rückenmuskel, müssen angespannt werden.
- Die Bewegung erfolgt nur aus der Bauchmuskulatur, nicht aus den Armen heraus.

↗ Beugen von Oberkörper und Oberschenkeln am Gerät

Ausgangsposition
- Stellen Sie die Sitzhöhe so ein, dass die Stützrollen auf der Höhe Ihrer Fußknöchel sind.
- Heben Sie die Hände auf Kopfhöhe.
- Das Becken wird gegen die hintere Lehne gedrückt.
- Der Kopf bildet die Verlängerung des Rückens (der Blick ist in die Ferne gerichtet).

Ausführung
- Aufrollen der Wirbelsäule und Beugung der Oberschenkel.
- Abrollen der Wirbelsäule und Streckung der Oberschenkel.

Atmung
- Während der Beugung ausatmen.
- Während der Streckung einatmen.

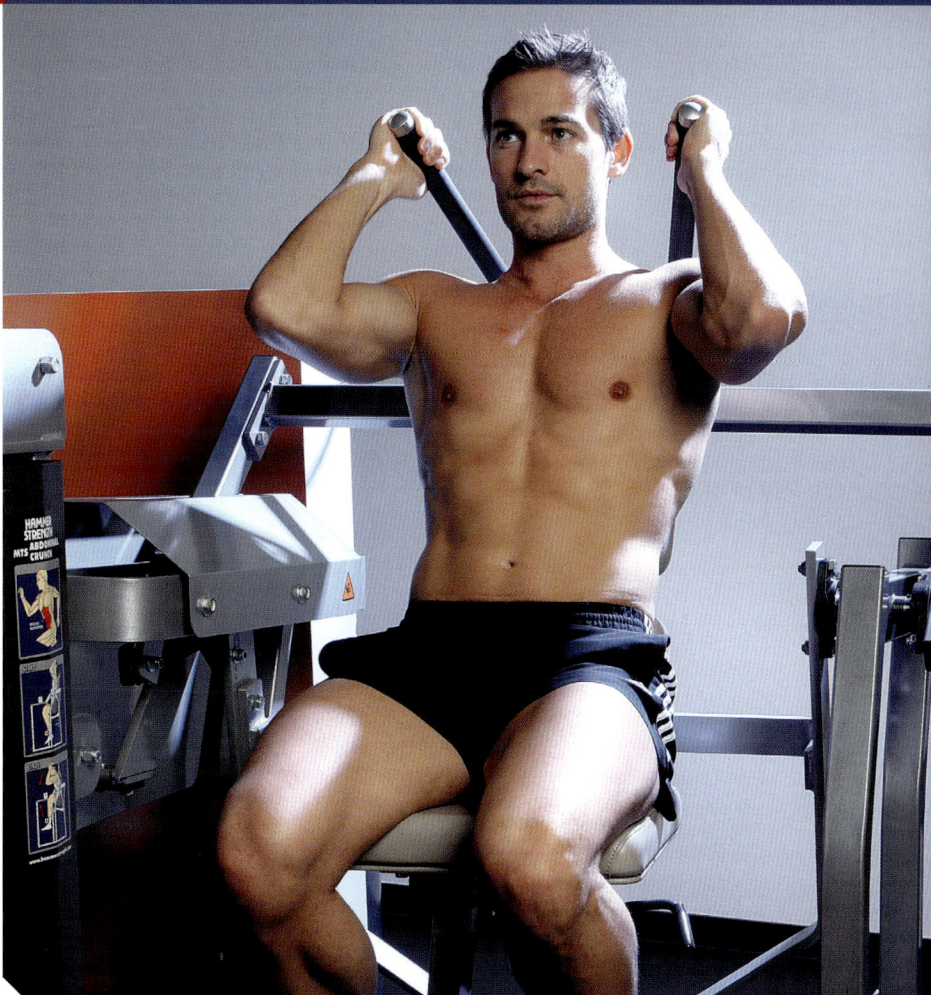

Primär beanspruchte Muskeln
- Gerader Bauchmuskel
- Innerer und äußerer schräger Bauchmuskel
- Querverlaufender Bauchmuskel
- Gerader Oberschenkelmuskel
- Lenden-Darmbein-Muskel

Sekundär beanspruchte Muskeln
- Großer Brustmuskel
- Vorderer Sägemuskel
- Großer Rückenmuskel
- Kammmuskel
- Schneidermuskel
- Schollenmuskel
- Mittlerer und großer Gesäßmuskel
- Spanner der Oberschenkelbinde
- Äußerer breiter und zur Mitte gelegener breiter Muskel des Oberschenkels
- Zweiköpfiger Wadenmuskel
- Vorderer Schienbeinmuskel
- Langer Wadenbeinmuskel

Beanspruchte Gelenke
- Alle Wirbel
- Hüftgelenk

TIPPS

- Diese Übung stärkt den geraden Bauchmuskel in seiner ganzen Länge, da sie sowohl den Oberkörper als auch das Becken in Bewegung setzt.
- Die Bewegung muss während der gesamten Ausführung flüssig bleiben.
- Erhöhen sie allmählich das Gewicht, um die Bewegung perfekt zu beherrschen.

ACHTUNG

- Generell gilt, je schneller Sie das Gewicht erhöhen, desto größer ist die Gefahr, dass die Qualität der Ausführung der Bewegung darunter leidet.

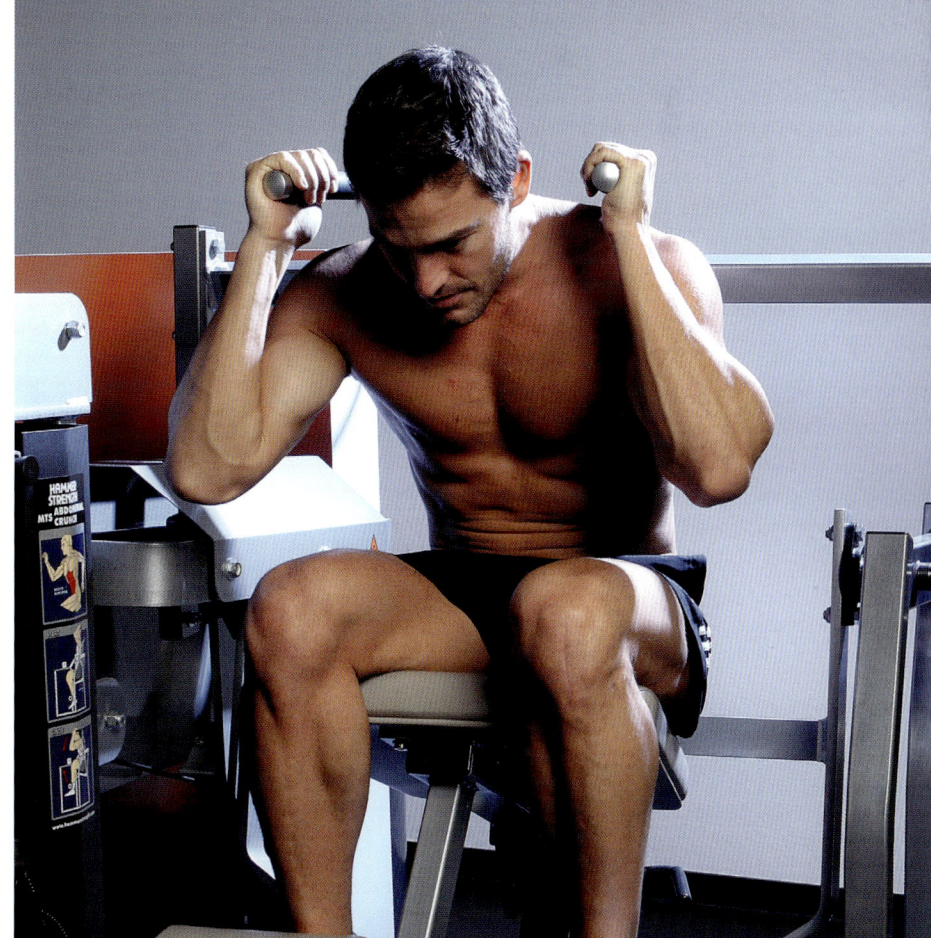

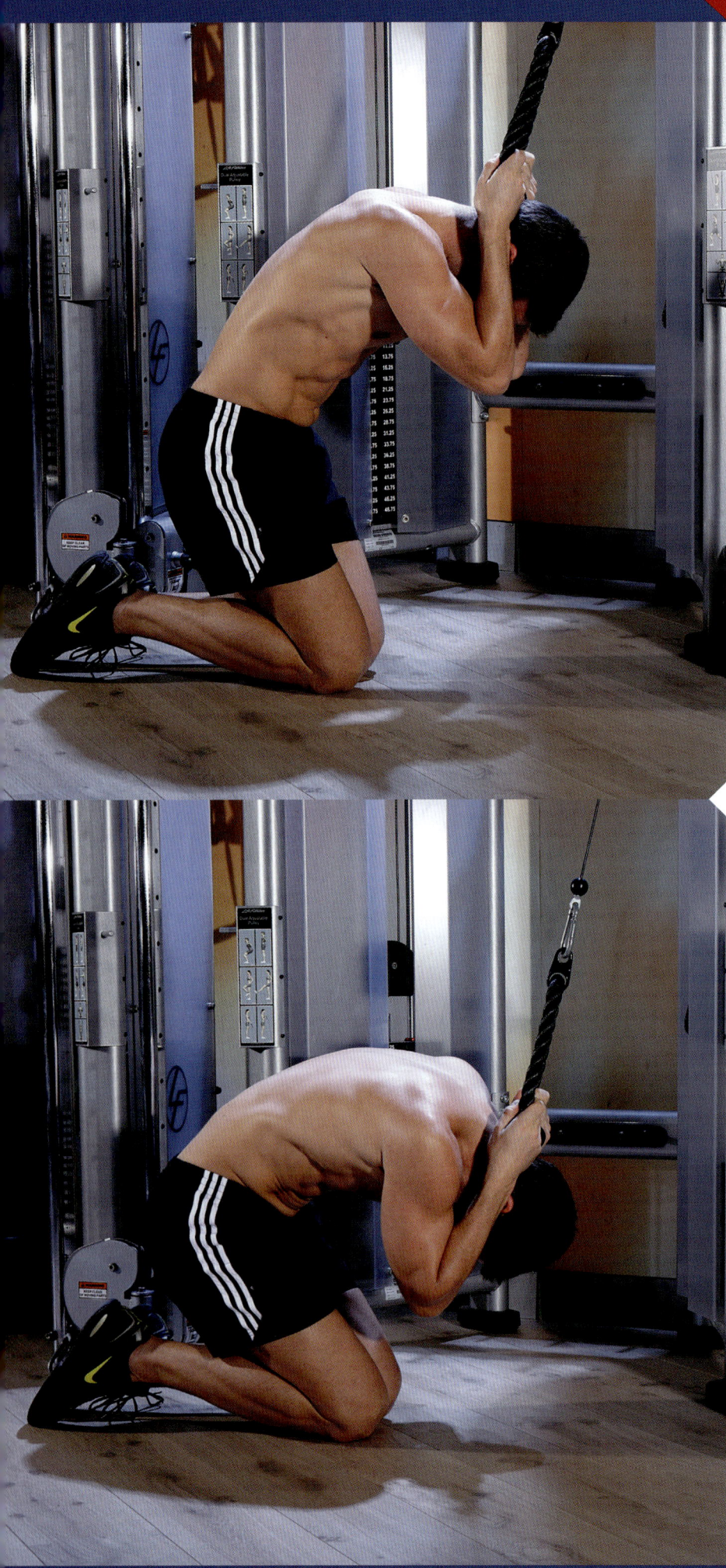

Ausgangsposition

- Befestigen Sie ein Seil am hohen Seilzug (oder ein um den Griff geschlungenes Handtuch).
- Knien Sie sich mit geradem Rücken und dem Gesicht zum Gerät.
- Fassen Sie das Seil oder Handtuch im neutralen Griff.
- Fixieren Sie die Hände in Höhe des Nackens, die Unterarme etwa in Kopfhöhe.

Ausführung

- Aufrollen der Wirbelsäule durch Einnehmen einer Fötalstellung.
- Abrollen der Wirbelsäule, ohne das Gewicht abzusetzen.

Atmung

- Während der Beugung ausatmen.
- Während der Streckung einatmen.

Primär beanspruchte Muskeln
- Gerader Bauchmuskel
- Innerer und äußerer schräger Bauchmuskel
- Pyramidenmuskel

Sekundär beanspruchte Muskeln
- Großer Brustmuskel
- Querverlaufender Bauchmuskel
- Vorderer Sägemuskel
- Großer Rückenmuskel
- Lenden-Darmbein-Muskel
- Mittlerer und großer Gesäßmuskel
- Spanner der Oberschenkelbinde
- Kammmuskel
- Schneidermuskel
- Gerader Oberschenkelmuskel

Beanspruchte Gelenke
- Alle Wirbel

- Diese Übung muss langsam durchgeführt werden, um gut wahrgenommen zu werden.
- Die Bewegung soll zuerst die Halswirbelsäule aktivieren, dann die Brustwirbelsäule und zum Schluss die Lendenwirbelsäule mit einer leichten Retroversion des Beckens.
- Die Arme müssen so nah wie möglich am Körper bleiben. So kann man andere unnötige Bewegungen vermeiden.

- Zu Beginn spüren Sie ihre Muskeln bei dieser Bewegung noch nicht; konzentrieren Sie sich auf Ihren Bewegungsablauf, bevor Sie höhere Gewichte auflegen.

↗ Crunch am hohen Seilzug

Ausgangsposition
- Stellen Sie sich mit dem Gesicht zum hohen Seilzug auf.
- Halten Sie ein Seil mit den Händen rechts und links vom Hals.
- Die Füße sind schulterbreit auseinander, die Knie leicht gebeugt.
- Beugen Sie den Oberkörper nach vorne.
- Der Kopf bildet die Verlängerung des Rückens.

Ausführung
- Aufrollen der Wirbelsäule durch Retroversion des Beckens.
- Abrollen der Wirbelsäule bis zum leichten Hohlkreuz.

Atmung
- Während der Beugung ausatmen.
- Während der Streckung einatmen.

Primär beanspruchte Muskeln
- Gerader Bauchmuskel
- Innerer und äußerer schräger Bauchmuskel
- Pyramidenmuskel

Sekundär beanspruchte Muskeln
- Großer Brustmuskel
- Querverlaufender Bauchmuskel
- Vorderer Sägemuskel
- Großer Rückenmuskel
- Lenden-Darmbein-Muskel
- Mittlerer und großer Gesäßmuskel
- Spanner der Oberschenkelbinde
- Kammmuskel
- Schneidermuskel
- Gerader Oberschenkelmuskel

Beanspruchte Gelenke
- Alle Wirbel

TIPPS
- Diese Übung bietet eine große Spannweite der Bewegung, vor allem im Bereich unterhalb des Bauchnabels.
- Sie ist sehr wirksam und erfordert hohe Konzentration.

ACHTUNG
- Die oberen Gliedmaßen dürfen während der Ausführung nicht bewegt werden.
- Durch ein zu schweres Gewicht riskieren Sie, statt des Oberkörpers vor allem die Arme einzusetzen.

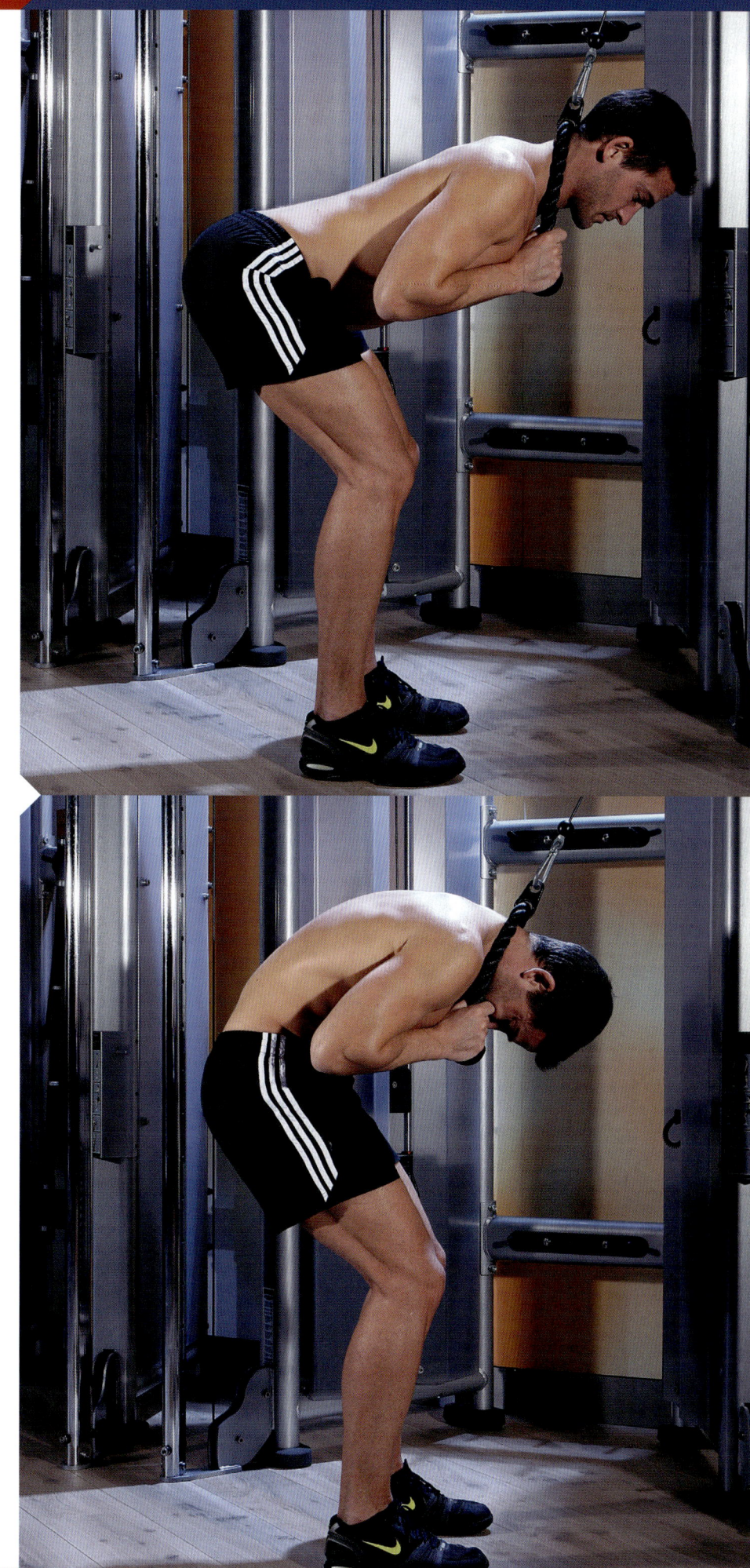

BAUCH

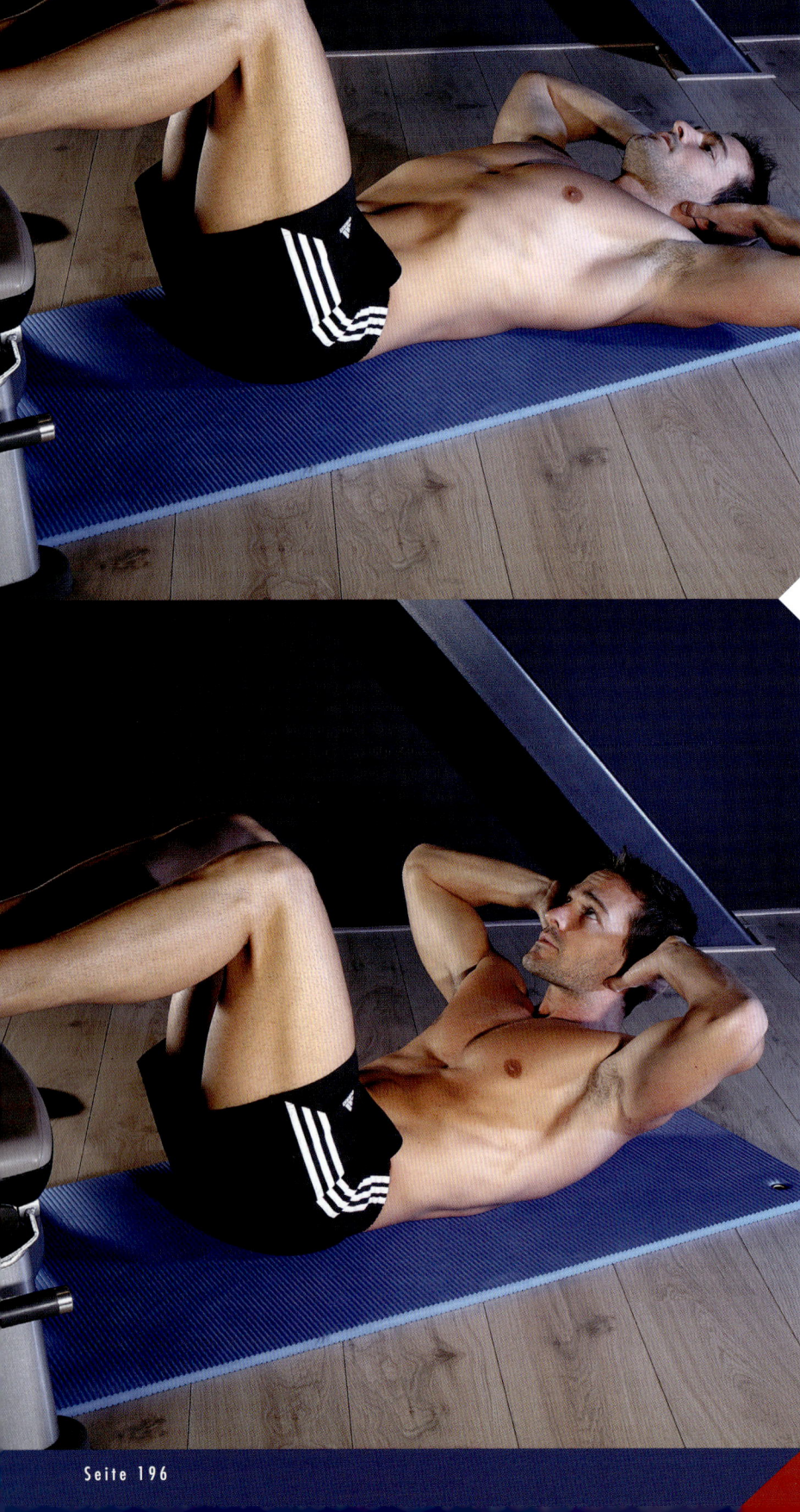

Ausgangsposition
- Legen Sie sich mit dem Rücken auf den Boden.
- Legen Sie die Füße im beckenbreiten Abstand auf eine Bank, die Knie sind rechtwinklig gebeugt.
- Die Hände rechts und links an den Kopf legen, die Arme sind geöffnet.
- Der Blick ist nach vorne und oben gerichtet.
- Der Lendenbereich hat stets Kontakt zum Boden.

Ausführung
- Aufrollen der Hals- und Brustwirbelsäule.
- Abrollen sämtlicher Wirbel, ohne den Kopf oder oberen Rückenbereich abzulegen.

Atmung
- Während der Beugung ausatmen.
- Während der Abwärtsbewegung einatmen.

Primär beanspruchte Muskeln
- Gerader Bauchmuskel
- Innerer und äußerer schräger Bauchmuskel

Sekundär beanspruchte Muskeln
- Großer Brustmuskel
- Querverlaufender Bauchmuskel
- Gerader Oberschenkelmuskel
- Vorderer Sägemuskel
- Großer Rückenmuskel
- Lenden-Darmbein-Muskel
- Mittlerer und großer Gesäßmuskel
- Spanner der Oberschenkelbinde

Beanspruchte Gelenke
- Alle Wirbel

TIPPS
- Indem Sie die Fersen auf der Bank ablegen, schiebt sich Ihr Becken automatisch in die Retroversion und kann so den Lendenbereich besser schützen.
- Spannen Sie gegen Ende der Bewegung Ihre Gesäßmuskeln an, um so das Becken zu kippen und die Intensität zu erhöhen.

ACHTUNG
- Vermeiden Sie, die Hände hinter dem Kopf zu verschränken, um nicht an den Halswirbeln zu ziehen.

↗ Rumpfbeuge auf der Schrägbank

■ Ausgangsposition
- Neigen Sie die Schrägbank um ca. 30 bis 45 Grad.
- Klemmen Sie die Füße unter die Stützrollen, die Knie liegen fest auf den Knierollen auf.
- Strecken Sie sich aus, die Hände rechts und links an die Schläfen legen, die Arme sind geöffnet.

■ Ausführung
- Aufrollen der Hals- und Brustwirbelsäule.
- Abrollen der Wirbelsäule.

■ Atmung
- Während der Beugung ausatmen.
- Während der Abwärtsbewegung einatmen.

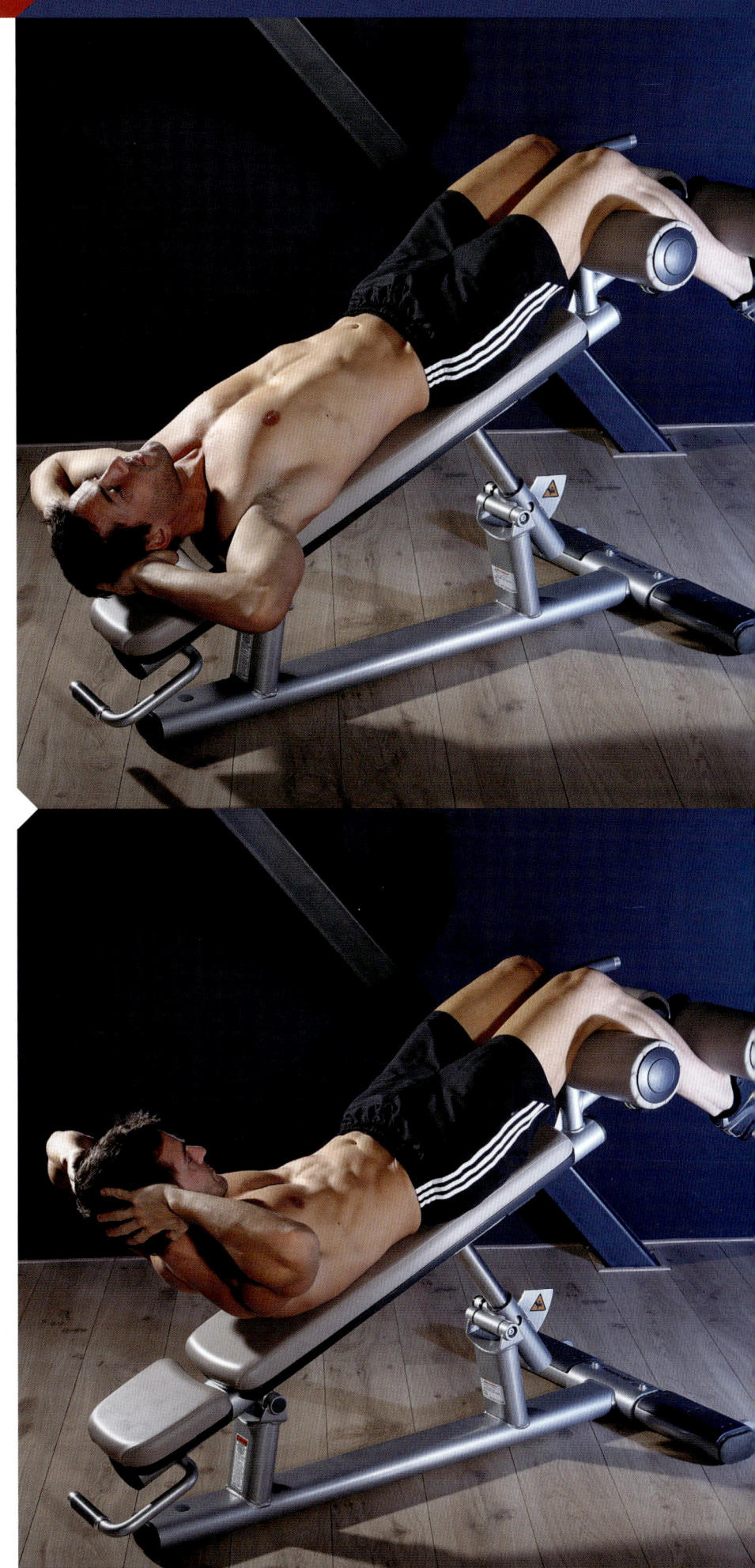

Primär beanspruchte Muskeln
- Gerader Bauchmuskel
- Innerer und äußerer schräger Bauchmuskel
- Gerader Oberschenkelmuskel

Sekundär beanspruchte Muskeln
- Großer Brustmuskel
- Querverlaufender Bauchmuskel
- Vorderer Sägemuskel
- Großer Rückenmuskel
- Lenden-Darmbein-Muskel
- Mittlerer und großer Gesäßmuskel
- Spanner der Oberschenkelbinde
- Zweiköpfiger Wadenmuskel
- Schollenmuskel
- Vorderer Schienbeinmuskel
- Kurzer und langer Wadenbeinmuskel

Beanspruchte Gelenke
- Alle Wirbel
- Hüftgelenk

TIPPS
- In der tiefen Position wird der Lendenbereich fest auf die Bank gedrückt.
- Wenn Sie die Intensität erhöhen möchten, halten Sie mit vor der Brust verschränkten Armen eine Gewichtsscheibe.

ACHTUNG
- Sobald sich die Lendenwirbel von der Bank lösen, entspannt sich Ihre Bauch- und untere Rückenmuskulatur. Es ist also unnötig, eine vollständige Bewegung auszuführen.
- Verschränken Sie nicht die Hände hinter dem Kopf, um eine Überstreckung der Halswirbelsäule zu vermeiden.

BAUCH

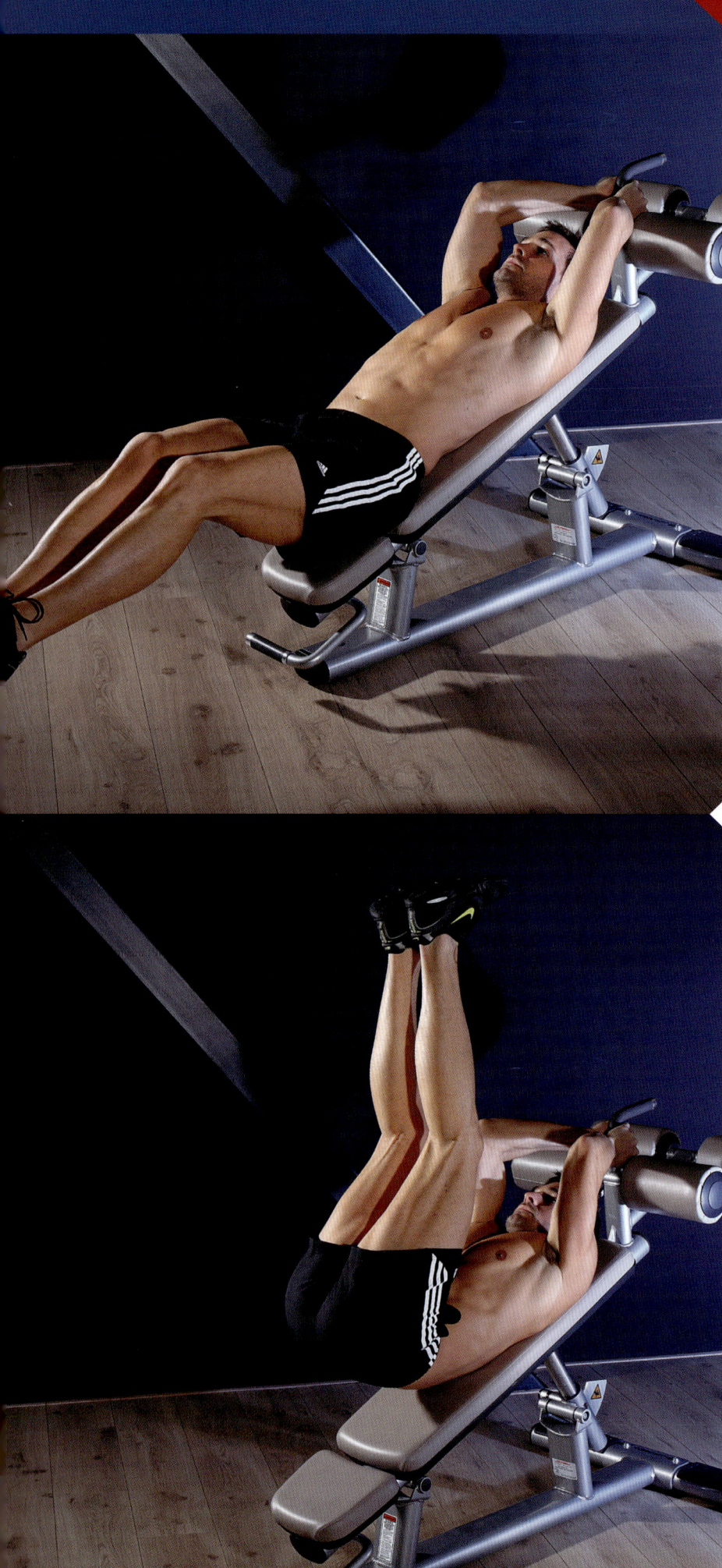

■ Ausgangsposition
- Neigen Sie eine Bank um ca. 30 bis 45 Grad.
- Legen Sie sich mit dem Rücken auf die Bank und ergreifen Sie die Griffe bzw. die Stange.
- Die Knie sind leicht gebeugt, die Oberschenkel dicht nebeneinander.

■ Ausführung
- Aufrollen des Beckens, die Knie werden zur Brust gezogen.
- Abrollen der Wirbelsäule, zum Schluss das Becken ablegen.

■ Atmung
- Während der Beugung ausatmen.
- Während der Abwärtsbewegung einatmen.

Primär beanspruchte Muskeln
- Gerader Bauchmuskel
- Innerer und äußerer schräger Bauchmuskel
- Gerader Oberschenkelmuskel
- Lenden-Darmbein-Muskel

Sekundär beanspruchte Muskeln
- Vorderer Sägemuskel
- Querverlaufender Bauchmuskel
- Großer Rückenmuskel
- Mittlerer und großer Gesäßmuskel
- Spanner der Oberschenkelbinde
- Halb- und Plattsehnenmuskel
- Zweiköpfiger Oberschenkelmuskel

Beanspruchte Gelenke
- Alle Wirbel
- Hüftgelenk

TIPPS
- Diese Übung aktiviert ab einem Winkel von 90 Grad und bis zur kompletten Beugung des Oberschenkels vor allem den Bereich des geraden Bauchmuskels, der unterhalb des Bauchnabels liegt.
- Die Wirbelsäule wird, beginnend mit dem Becken, aufgerollt.

ACHTUNG
- Vermeiden Sie, Ihre Beine senkrecht nach oben zu heben, dadurch wird die Kontraktion des geraden Bauchmuskels reduziert, der in erster Linie für die Beugung des Oberkörpers zuständig ist.
- Die Füße müssen dicht nebeneinander bleiben. Indem Sie sie überkreuzen, beanspruchen Sie ein Bein stärker als das andere.
- Wir raten von dieser Übung ab, da sie die Lendenwirbelsäule zu stark belastet.

■ Ausgangsposition

- Legen Sie sich mit dem Rücken auf den Boden.
- Heben Sie die Füße aneinander gedrückt vom Boden ab.
- Die Oberschenkel sind senkrecht zum Oberkörper, die Knie rechtwinklig gebeugt.
- Die Arme sind in einem Winkel von 45 Grad nach vorne gestreckt, die Hände in neutraler Position.
- Heben Sie den Kopf und die Schultern vom Boden ab.

■ Ausführung

- Aufrollen des Beckens und der Lendenwirbelsäule.
- Schrittweises Abrollen der Lendenwirbelsäule, dann des Beckens.

■ Atmung

- Während der Beugung ausatmen.
- Während der Abwärtsbewegung einatmen.

Primär beanspruchte Muskeln
- Gerader Bauchmuskel
- Innerer und äußerer schräger Bauchmuskel
- Gerader Oberschenkelmuskel
- Lenden-Darmbein-Muskel

Sekundär beanspruchte Muskeln
- Vorderer Sägemuskel
- Querverlaufender Bauchmuskel
- Großer Rückenmuskel
- Mittlerer und großer Gesäßmuskel
- Spanner der Oberschenkelbinde
- Zweiköpfiger Oberschenkelmuskel
- Zweiköpfiger Wadenmuskel
- Schollenmuskel
- Vorderer Schienbeinmuskel
- Langer Wadenbeinmuskel

Beanspruchte Gelenke
- Hüftgelenk

■ Diese Übung aktiviert den Teil des geraden Bauchmuskels, der unterhalb des Bauchnabels liegt.

■ Führen Sie die Bewegung langsam und nicht ruckartig aus.

ACHTUNG | **TIPPS**

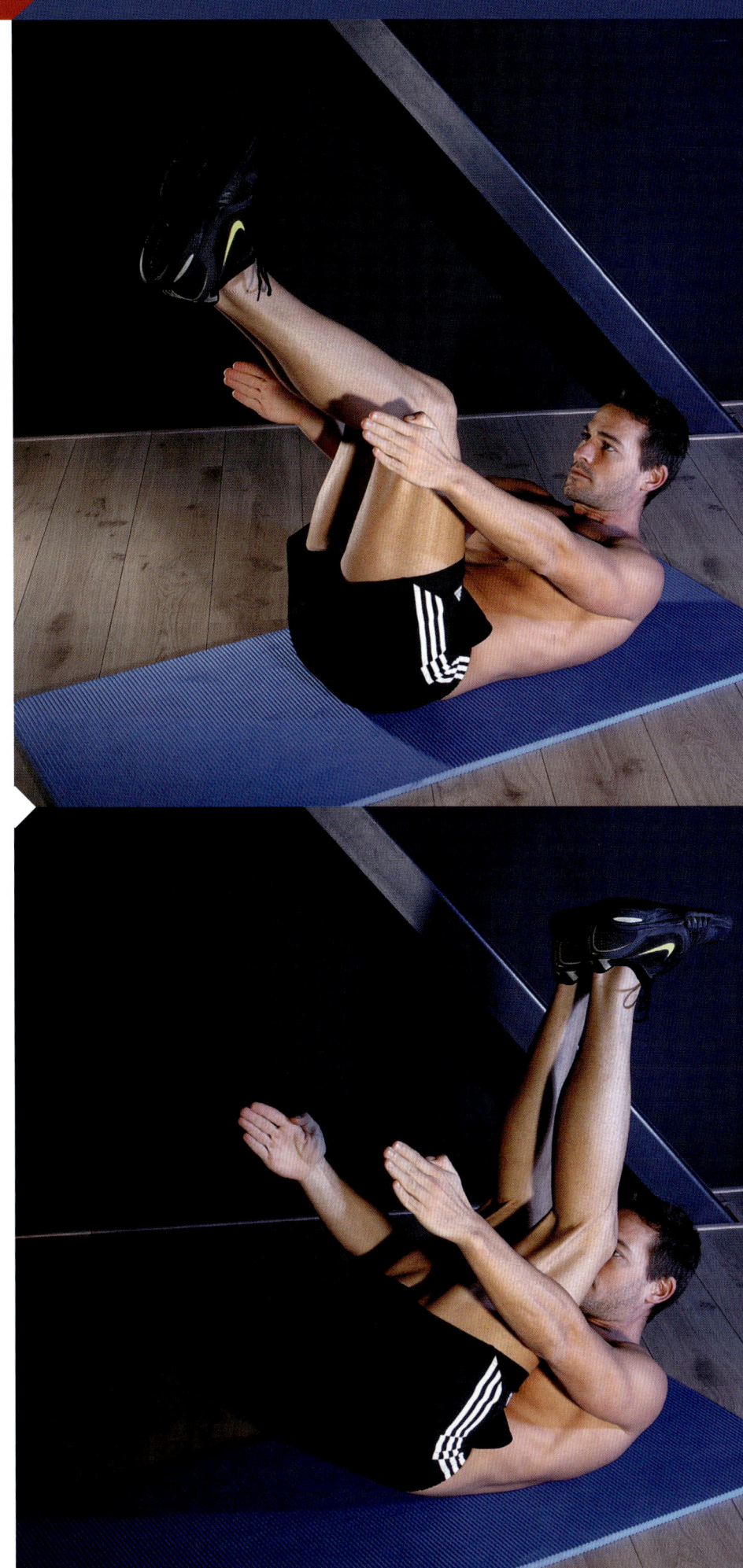

BAUCH

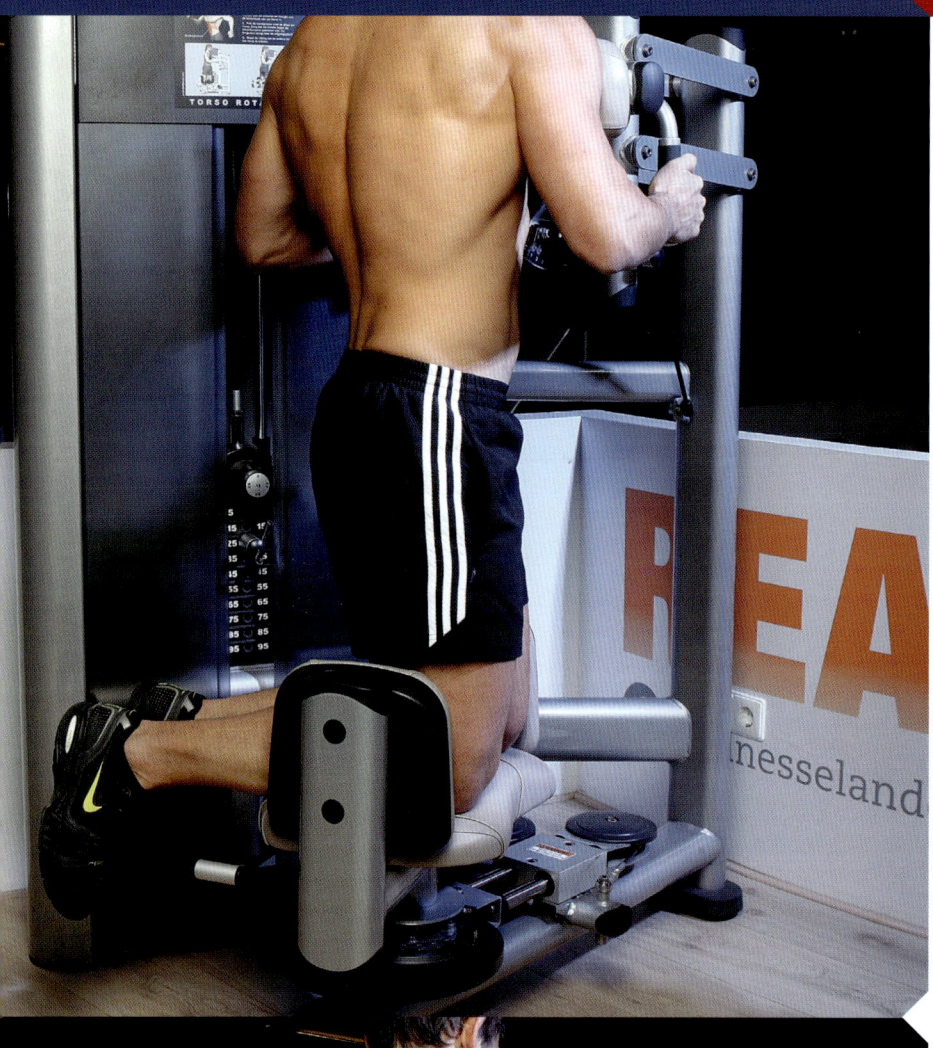

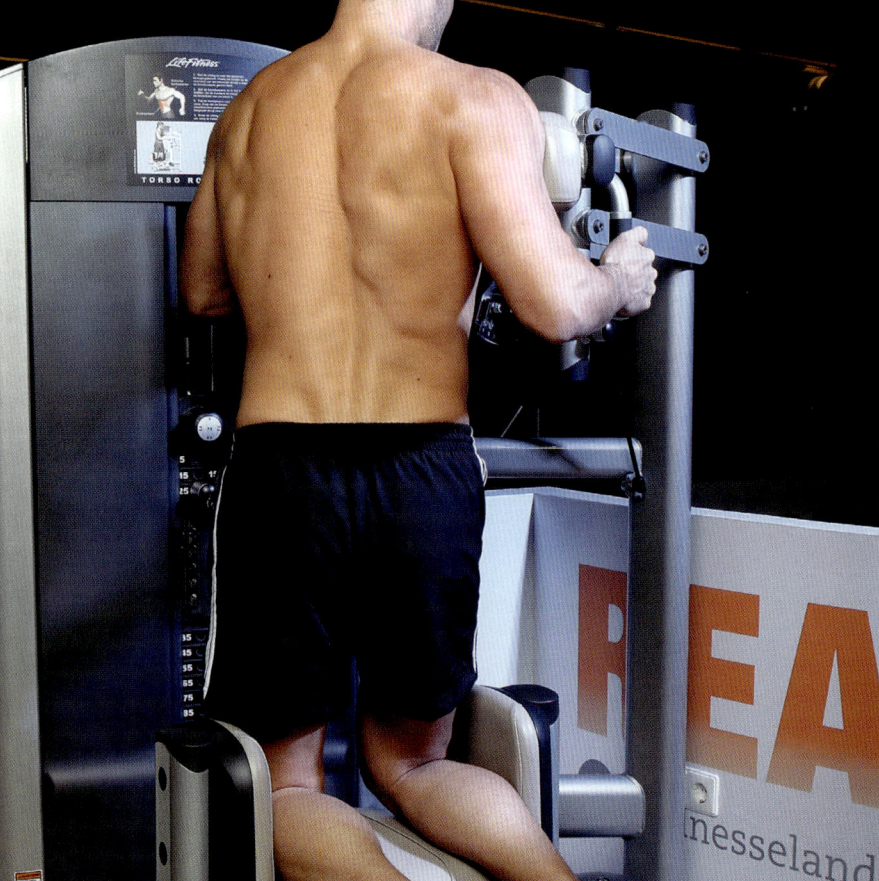

Ausgangsposition

- Stellen Sie sich mit dem Gesicht zum Gerät auf.
- Stellen sie die Stützpolster so ein, dass sie in Schulterhöhe liegen.
- Drücken Sie Ihre Knie gegen die unteren Stützkissen, der Rücken ist gerade.

Ausführung

- Auswärtsdrehung nach rechts, die rechte Schulter nach hinten drücken.
- Einwärtsdrehung nach links, die linke Schulter nach hinten drücken.

Atmung

- Während der Auswärtsdrehung ausatmen.
- Während der Einwärtsdrehung einatmen.

Primär beanspruchte Muskeln
- Innerer und äußerer schräger Bauchmuskel
- Gerader Bauchmuskel

Sekundär beanspruchte Muskeln
- Großer Brustmuskel
- Querverlaufender Bauchmuskel
- Vorderer Sägemuskel
- Großer Rückenmuskel
- Mittlerer Gesäßmuskel
- Kammmuskel
- Kurzer, langer und großer Schenkelanzieher
- Schlanker Muskel
- Schneidermuskel

Beanspruchte Gelenke
- Alle Wirbel

TIPPS
- Diese Übung wirkt auf die schräg verlaufende Bauchmuskulatur ein.
- Lassen Sie die Griffe los, um nicht versucht zu sein, mit dem großen Brustmuskel zu drücken.
- Der Kopf muss in der Verlängerungsachse des Rückens bleiben.

ACHTUNG
- Die schrägen Bauchmuskeln verhalten sich wie alle Muskelgruppen: Wenn Sie sie stark belasten, werden sie sich entwickeln, sie werden größer!

↗ Schrägmuskeltraining am Lendenmuskeltrainer

■ Ausgangsposition
- Stellen Sie das Stützpolster so ein, dass Ihre Hüfte übersteht.
- Legen Sie sich im Profil auf die rechte Hüfte.
- Der rechte Fuß wird nach vorne, der linke nach hinten gestellt.
- Die Hüften liegen in gerader Linie übereinander.
- Legen Sie die rechte Hand auf den Bauch und strecken Sie den linken Arm als Verlängerung des Körpers aus.
- Der Oberkörper bildet die Verlängerung der Oberschenkel.

■ Ausführung
- Neigung des Oberkörpers zum Boden hin.
- Neigung des Oberkörpers zur Decke hin mit leichter Einwärtsdrehung.

■ Atmung
- Während der Streckung einatmen.
- Während der Kontraktion ausatmen.

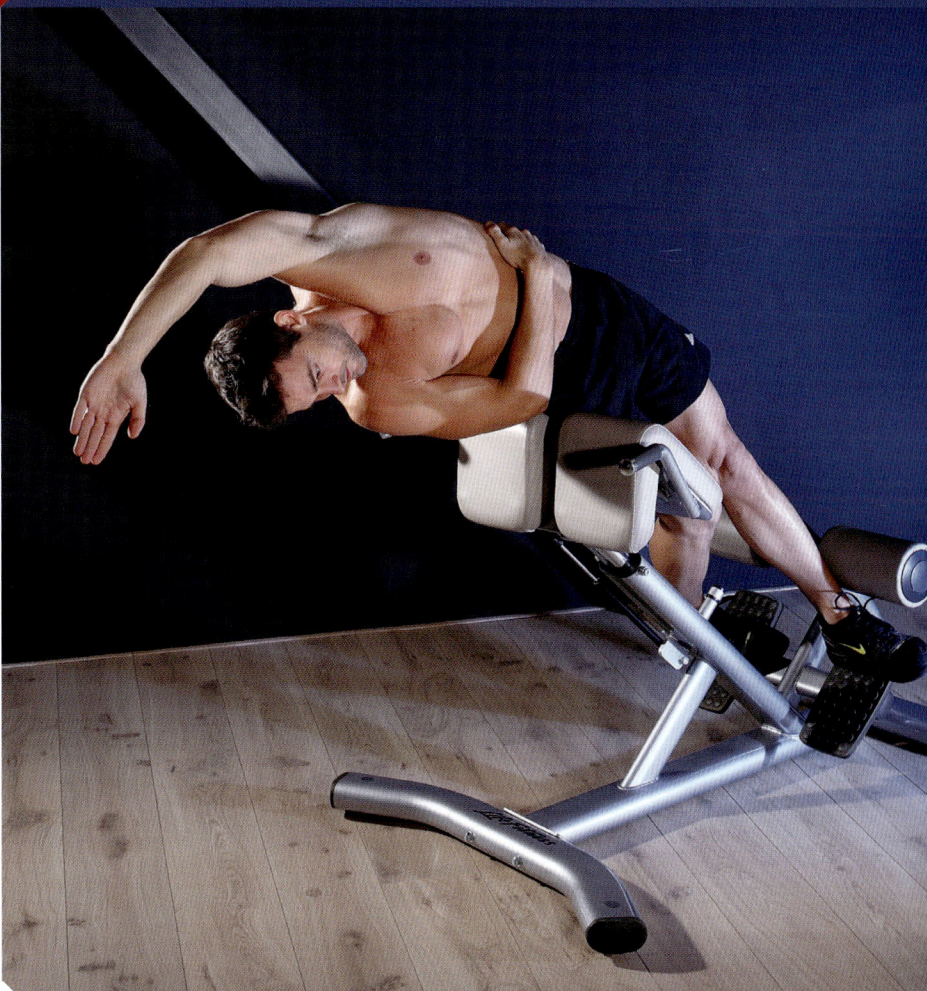

Primär beanspruchte Muskeln
- Innerer und äußerer schräger Bauchmuskel
- Gerader Bauchmuskel

Sekundär beanspruchte Muskeln
- Großer Brustmuskel
- Querverlaufender Bauchmuskel
- Großer Rückenmuskel
- Vorderer Sägemuskel
- Mittlerer Gesäßmuskel
- Spanner der Oberschenkelbinde
- Kammmuskel
- Kurzer und langer Schenkelanzieher
- Schneidermuskel
- Lenden-Darmbein-Muskel
- Gerader Oberschenkelmuskel
- Innerer und äußerer Oberschenkelmuskel

Beanspruchte Gelenke
- Alle Wirbel

TIPPS
- Diese Übung aktiviert stark die schräge Bauchmuskulatur.
- In der hohen Position, wenn Sie die Einwärtsdrehung des Oberkörpers ausführen, müssen die beiden Hüften immer noch genau übereinanderliegen.
- Damit diese Übung Wirkung zeigt, ist es unabdingbar, sie nicht nur über die Hälfte der Strecke, sondern über die gesamte Spannweite von unten nach oben auszuführen.

ACHTUNG
- Es ist sinnlos, diese von vornherein sehr intensive Übung durch zusätzliches Gewicht verbessern zu wollen.

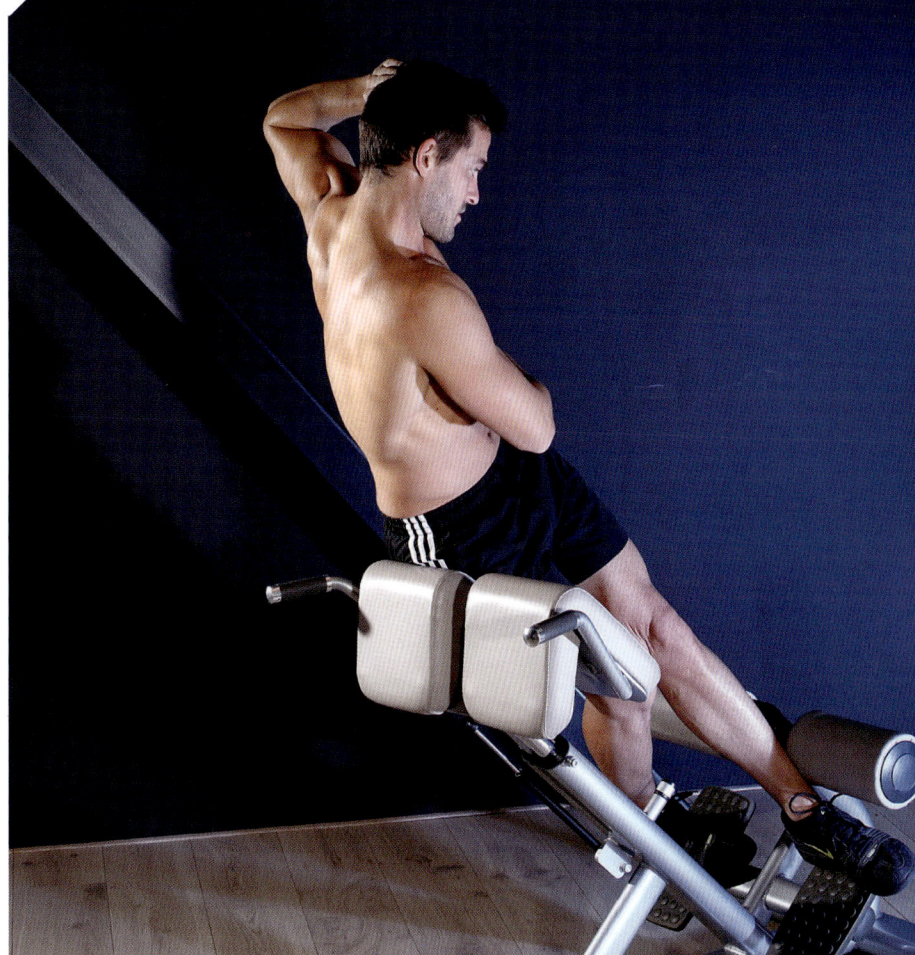

■ Ausgangsposition

- Setzen Sie sich auf die Bank des horizontalen Seilzugs.
- Fassen Sie den Griff mit der linken Hand, der Arm ist nach vorne gestreckt.
- Der rechte Arm ist gebeugt, der Unterarm nah am Körper.
- Die Füße auf die Fußstütze stellen, die Knie sind leicht gebeugt, der Rücken ist gerade.

■ Ausführung

- Auswärtsdrehung nach links durch Beugung des linken Arms.
- Durch eine leichte Auswärtsdrehung nach rechts in die Ausgangsposition zurückkommen.

■ Atmung

- Während der Auswärtsdrehung ausatmen.
- Während der Rücklaufphase einatmen.

Primär beanspruchte Muskeln
- Gerader Bauchmuskel
- Großer Rautenmuskel
- Hinterer Deltamuskel
- Oberarmspeichenmuskel
- Innerer und äußerer schräger Bauchmuskel
- Großer Rückenmuskel
- Trapezmuskel
- Bizeps
- Oberarmmuskel

Sekundär beanspruchte Muskeln
- Untergrätenmuskel
- Großer Brustmuskel
- Vorderer Sägemuskel
- Trizeps
- Großer Rundmuskel
- Querverlaufender Bauchmuskel

Beanspruchte Gelenke
- Alle Wirbel
- Ellbogen
- Schultereckgelenk

TIPPS

- Diese Übung beansprucht die schräge Bauchmuskulatur außerordentlich stark. Als Anfänger ist es besonders wichtig, wenig Gewicht aufzulegen, um den Bewegungsablauf gut zu erlernen. Ist das Gewicht zu hoch, setzen Sie anstelle der schrägen Bauchmuskulatur den Bizeps, den großen Rückenmuskel und den Trapezmuskel ein.
- Ihre Schultern führen die Drehbewegung aus.
- Ihre Wirbelsäule bleibt gerade. Aus der Drehung darf keine Beugung werden. Wie stark die schräge Bauchmuskulatur hier beansprucht wird, hängt von Ihrer Rückenhaltung ab.
- Das Köpergewicht ruht zu gleichen Teilen auf den beiden Ischias (Sitzbeinen).

ACHTUNG

- Ruckartige Bewegungen sind unbedingt zu vermeiden.

↗ **Schrägmuskeltraining im Stehen am tiefen Seilzug**

Ausgangsposition
- Stellen Sie sich mit dem Profil zum tiefen Seilzug auf.
- Fassen Sie den Griff mit der linken Hand.
- Die Füße sind schulterbreit aufgestellt, die Knie leicht gebeugt.
- Der rechte Arm hängt gestreckt entlang des Körpers.

Ausführung
- Neigung des Oberkörpers nach rechts.
- Durch leichte Neigung nach links in die Ausgangsposition zurückkommen.

Atmung
- Während der Kontraktion (Neigung nach rechts) ausatmen.
- Während der Streckung (Neigung nach links) einatmen.

Primär beanspruchte Muskeln
- Innerer und äußerer schräger Bauchmuskel
- Gerader Bauchmuskel
- Zwischenrippenmuskeln
- Viereckiger Lendenmuskel

Sekundär beanspruchte Muskeln
- Mittlerer und großer Gesäßmuskel
- Querverlaufender Bauchmuskel
- Spanner der Oberschenkelbinde
- Äußerer Oberschenkelmuskel
- Langer Schenkelanzieher

Beanspruchte Gelenke
- Alle Wirbel

TIPPS
- Die Arbeit mit dem Seilzug ermöglicht eine kontinuierliche Spannung.
- Sie können diese Bewegung auch mit einer Kurzhantel ausführen.
- Während der Streckung müssen die Gewichte in der Schwebe bleiben.
- Der Oberkörper wird ohne Drehung geneigt, der Kopf bleibt in der Verlängerung des Rückens.

ACHTUNG
- Die Bewegung verläuft flüssig, beide Hüften sind auf gleicher Höhe.
- Bei Verwendung zu hoher Gewichte beugen Sie den Unterarm statt den Oberkörper zu neigen.

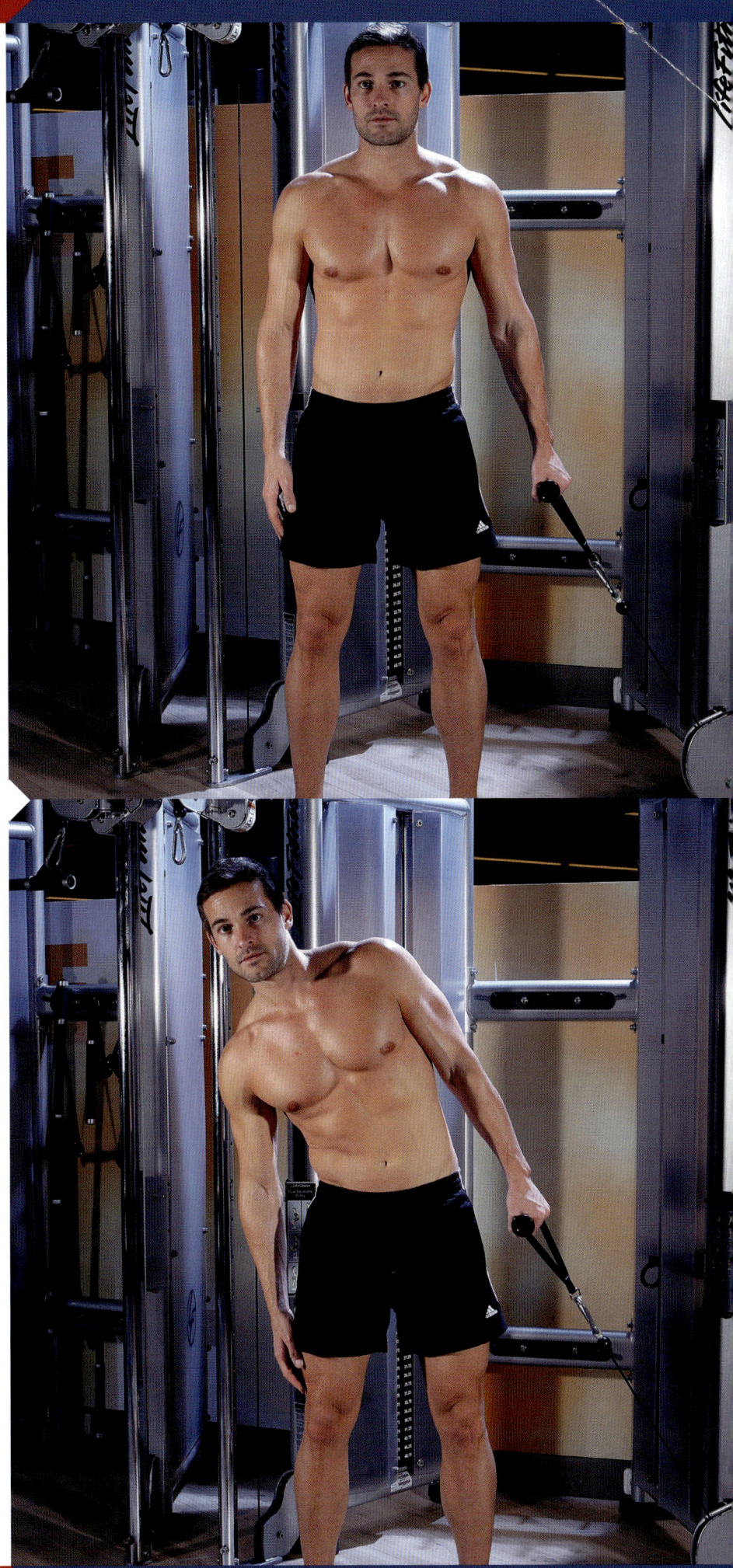

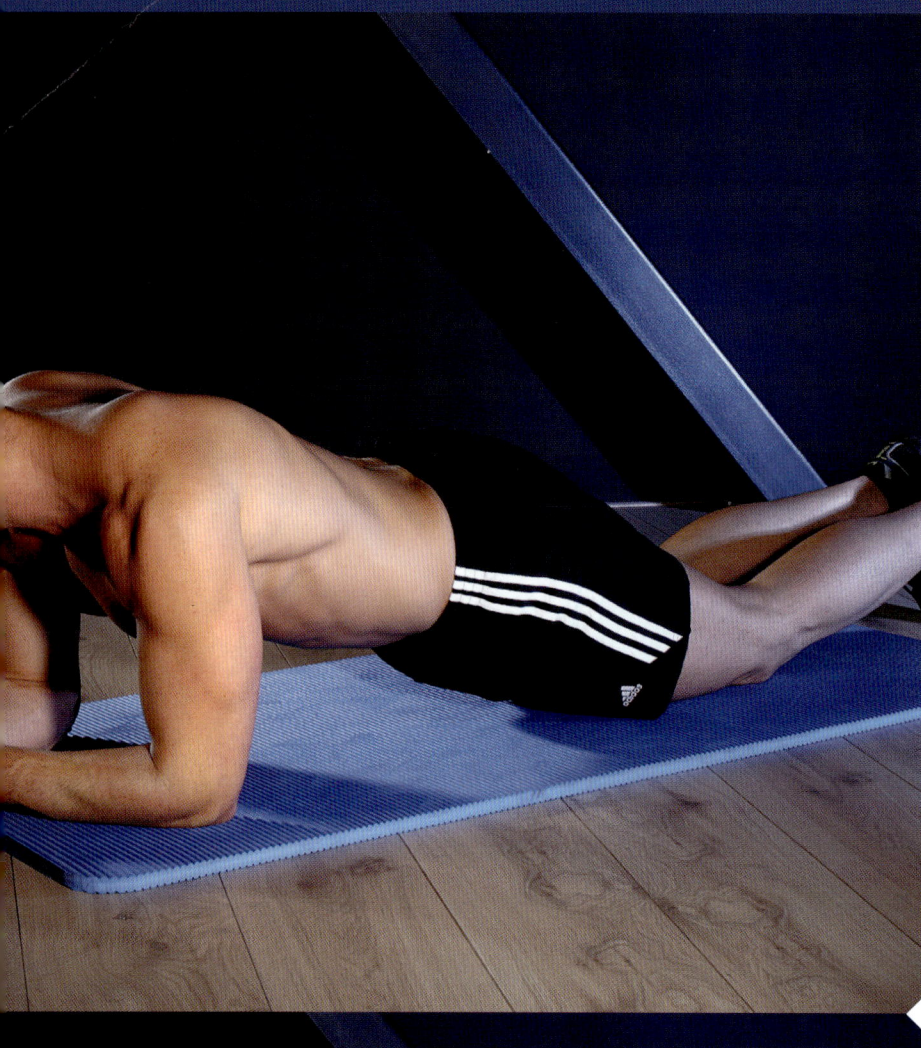

■ Ausgangsposition

- Legen Sie sich mit dem Gesicht nach unten auf den Boden.
- Nehmen Sie eine Position in der Art der „Sphinx" ein.
- Die Unterarme sind parallel und schulterbreit aufgestellt.
- Die Füße und die Knie sind beckenbreit auseinander.
- Der Kopf bildet die Verlängerung des Rückens, der Blick ist zum Boden gerichtet.

■ Ausführung

- Heben Sie das Becken, indem Sie die Beine in die Verlängerung des Rückens strecken.
- Halten Sie die Position für 10 bis 30 Sekunden, dann absenken.

■ Atmung

- In der statischen Phase ruhig ein- und ausatmen.

Primär beanspruchte Muskeln
- Innerer und äußerer schräger Bauchmuskel
- Gerader Bauchmuskel
- Lenden-Darmbein-Muskel

Sekundär beanspruchte Muskeln
- Darmbein-Rippen-Muskel
- Querverlaufender Bauchmuskel
- Mittlerer und großer Gesäßmuskel
- Platt- und Halbsehnenmuskel
- Gerader Oberschenkelmuskel

Beanspruchte Gelenke
- Alle Wirbel in der statischen Phase

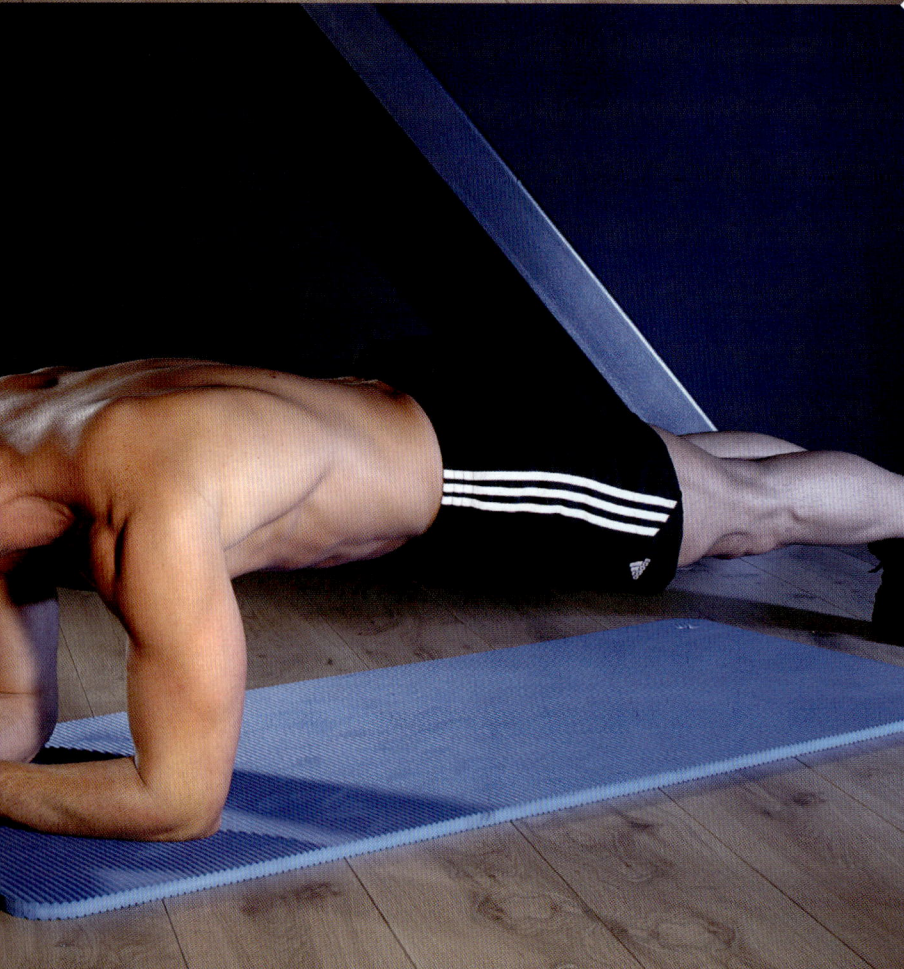

- Diese Übung ermöglicht die schonende Kräftigung des Bauchbereichs, da die Wirbel nur schwach bewegt werden.
- Halten Sie die Position zunächst 10 Sekunden lang, dann allmählich steigern.
- Bei isometrischer Kontraktion ist man schnell erschöpft.
- Denken Sie an die Retroversion des Beckens, um die Lendenwirbel zu schützen.
- Führen Sie die Übung auch auf einem Fuß aus. Die Oberschenkel bilden die Verlängerung des Rückens.

- Sobald die Bauch- und untere Rückenmuskulatur ermüdet, senkt sich das Becken ab und die Spannung im Lendenbereich wird erhöht.

↗ Beckenheben in Seitenlage mit gestreckten Beinen

■ Ausgangsposition

- Legen Sie sich auf die rechte Seite.
- Die Füße sind übereinander, die Beine gestreckt, die Knie leicht gebeugt.
- Die linke Hüfte liegt etwas weiter vorne als die rechte.
- Der rechte Unterarm liegt rechtwinklig zum Oberkörper auf dem Boden
- Die linke Hand ruht auf der Hüfte.
- Der Rücken ist gerade, der Kopf bildet die Verlängerung der Wirbelsäule.

■ Ausführung

- Anhebung des Beckens senkrecht nach oben.
- Absenkung bis auf wenige Zentimeter vom Boden entfernt.

■ Atmung

- Während der Aufwärtsbewegung ausatmen.
- Während der Abwärtsbewegung einatmen.

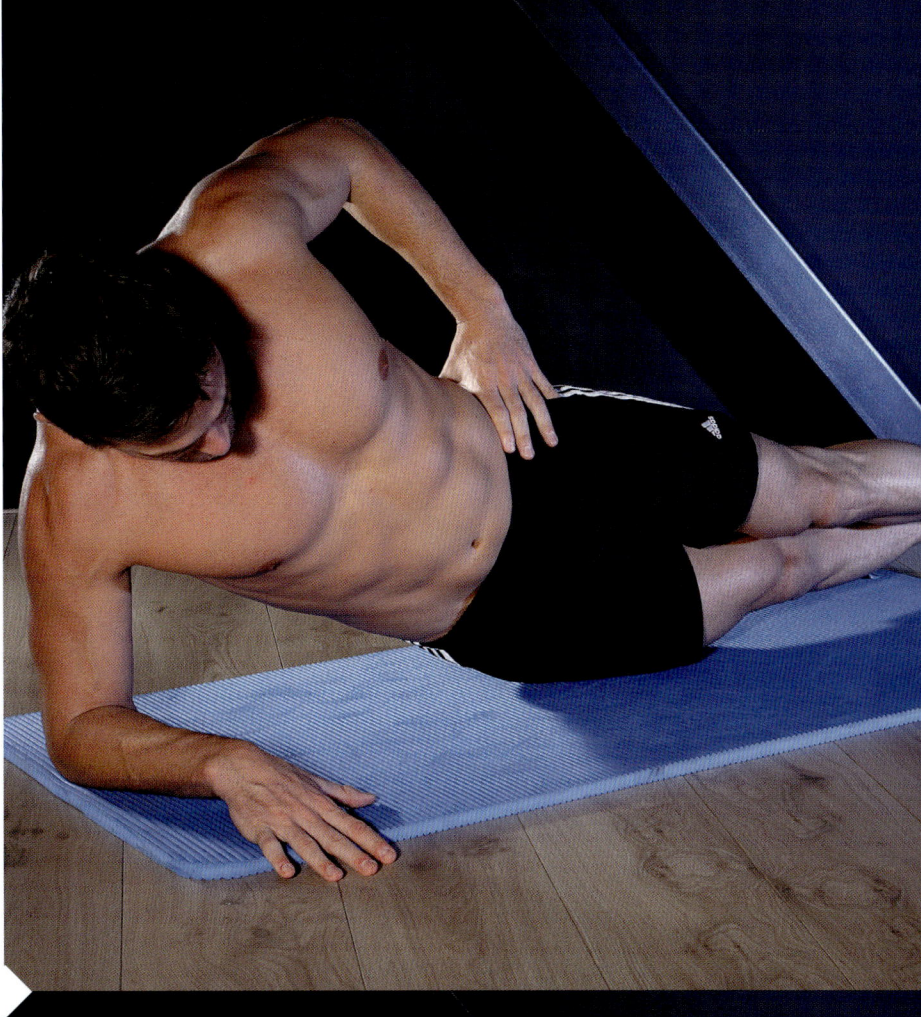

Primär beanspruchte Muskeln
- Innerer und äußerer schräger Bauchmuskel
- Zwischenrippenmuskeln
- Viereckiger Lendenmuskel

Sekundär beanspruchte Muskeln
- Gerader Bauchmuskel
- Querverlaufender Bauchmuskel
- Großer Brustmuskel
- Mittlerer und großer Gesäßmuskel
- Spanner der Oberschenkelbinde
- Äußerer und innerer Oberschenkelmuskel

Beanspruchte Gelenke
- Alle Wirbel

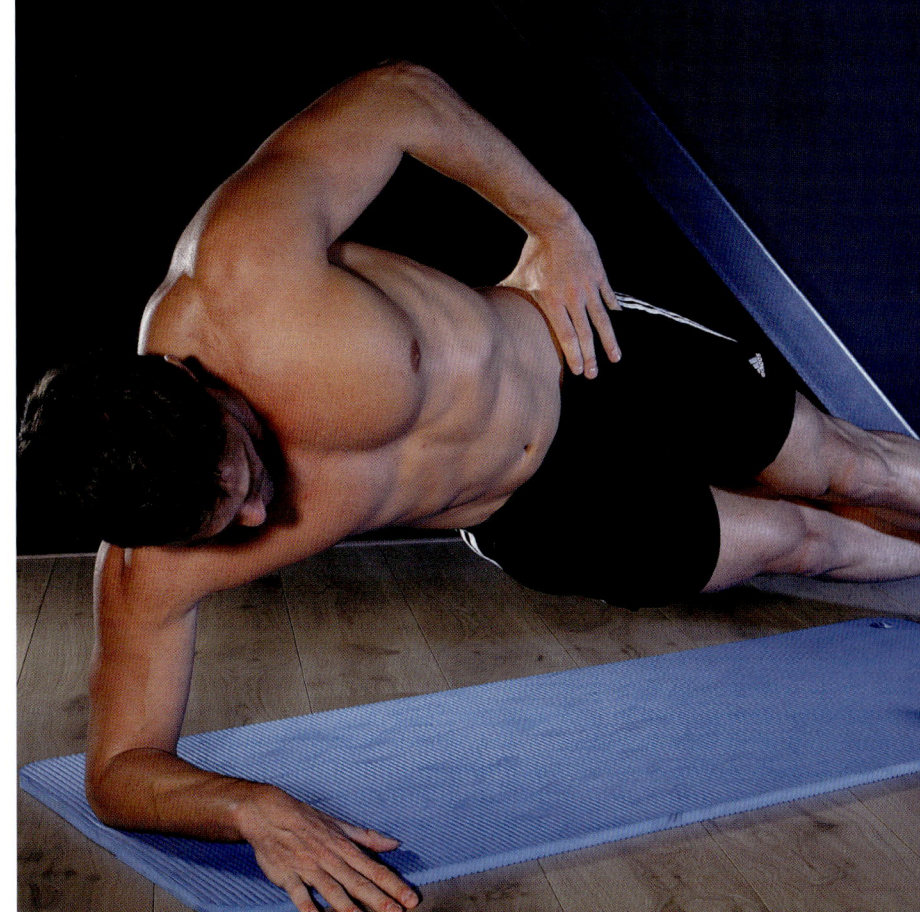

TIPPS

- Bei dieser Übung werden die schräg verlaufenden Bauchmuskeln stark beansprucht.
- Das Becken darf sich nur mithilfe der Anspannung der schrägen Bauchmuskulatur heben: Bei fehlender Kraft oder Ermüdung werden Sie dazu neigen, auf den Unterarm zu drücken und so die Wirksamkeit der Bewegung reduzieren.
- Wenn es mit dem Gleichgewicht hapert, stützen Sie sich vor dem Körper mit der linken Hand am Boden ab. Achten Sie aber darauf, keinen Druck auszuüben, um das Becken zu heben.

ACHTUNG

- Das Becken bleibt stabil und bewegt sich weder nach vorne noch nach hinten.

BAUCH

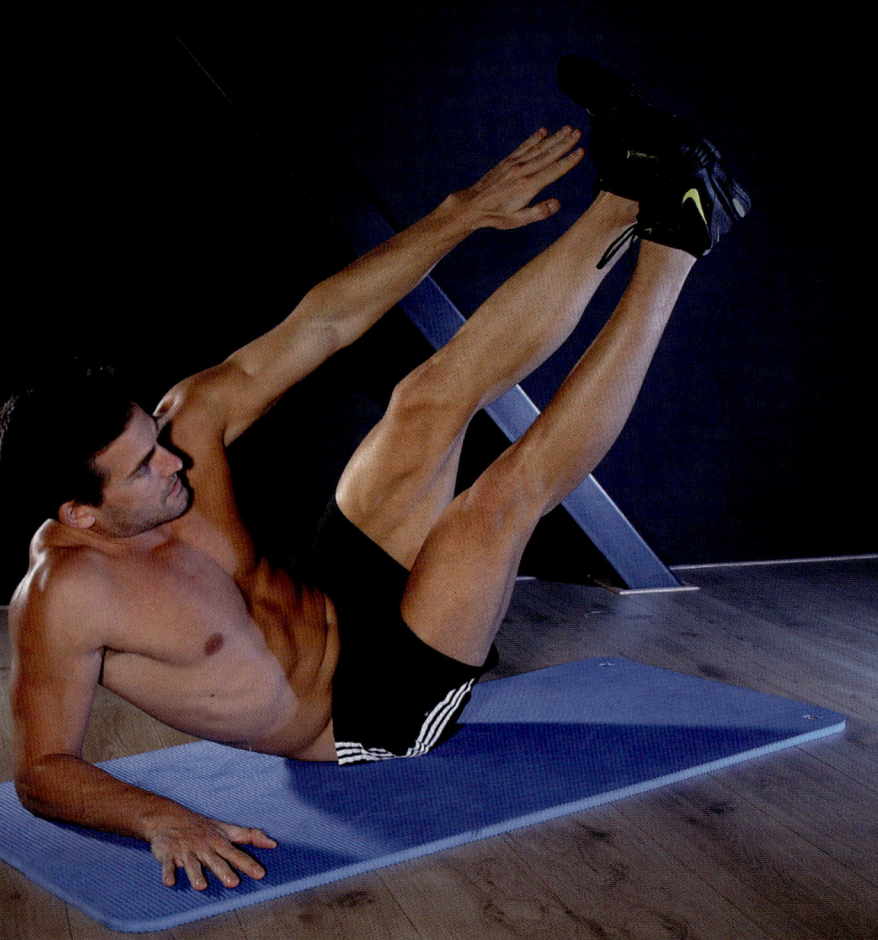

Ausgangsposition
- Legen Sie sich auf die rechte Seite.
- Stützen Sie sich auf dem großen Gesäßmuskel ab, äußerstenfalls noch auf den mittleren.
- Stützen Sie sich auf dem rechten Unterarm ab.
- Die Füße sind einige Zentimeter über dem Boden in der Schwebe.
- Die linke Hüfte liegt etwas weiter hinten als die rechte.
- Strecken Sie den linken Arm nach hinten.

Ausführung
- Anheben beider Beine, des linken Arms und des Oberkörpers.
- Kehren Sie in die Ausgangsposition zurück, die Beine wenige Zentimeter vor dem Boden anhalten.

Atmung
- Während der Beugung ausatmen.
- Während der Öffnung einatmen.

Primär beanspruchte Muskeln
- Gerader Bauchmuskel
- Zwischenrippenmuskeln
- Lenden-Darmbein-Muskel
- Innerer und äußerer schräger Bauchmuskel
- Gerader Oberschenkelmuskel
- Viereckiger Lendenmuskel

Sekundär beanspruchte Muskeln
- Großer Brustmuskel
- Deltamuskel
- Mittlerer Gesäßmuskel
- Kammmuskel
- Schneidermuskel
- Spanner der Oberschenkelbinde
- Äußerer und innerer Oberschenkelmuskel
- Großer Rückenmuskel
- Vorderer Sägemuskel
- Querverlaufender Bauchmuskel
- Langer Schenkelanzieher
- Schlanker Muskel

Beanspruchte Gelenke
- Alle Wirbel
- Hüftgelenk

TIPPS
- Diese Übung gehört zu den intensivsten für die schräge Bauchmuskulatur.
- Sie müssten eine deutliche Kontraktion spüren. Wenn nicht, verändern Sie den Winkel Ihrer Gesäßstütze am Boden.
- Die Bewegung gleicht dem Öffnen und Schließen eines Buches, die Achse dieser Bewegung liegt auf der Höhe Ihres Beckens.
- Beim Öffnen wird der Arm nach hinten bewegt und nimmt den Oberkörper mit.

ACHTUNG
- Da diese Bewegung sehr intensiv ist, beginnen Sie mit einigen wenigen Wiederholungen, bevor Sie sich lange Serien zumuten.

↗ Oberkörperheben mit Beugung der Beine

■ Ausgangsposition
- Legen Sie sich auf den Boden.
- Die Arme sind gebeugt, die Hände an den Schläfen.
- Die Beine sind gestreckt in einem Winkel von 45 Grad vom Boden entfernt.
- Der Lendenbereich ist in Kontakt mit dem Boden.

■ Ausführung
- Beugung des Oberkörpers und der Beine.
- Streckung des Oberkörpers und der Beine.

■ Atmung
- Während der Beugung ausatmen.
- Während der Streckung einatmen.

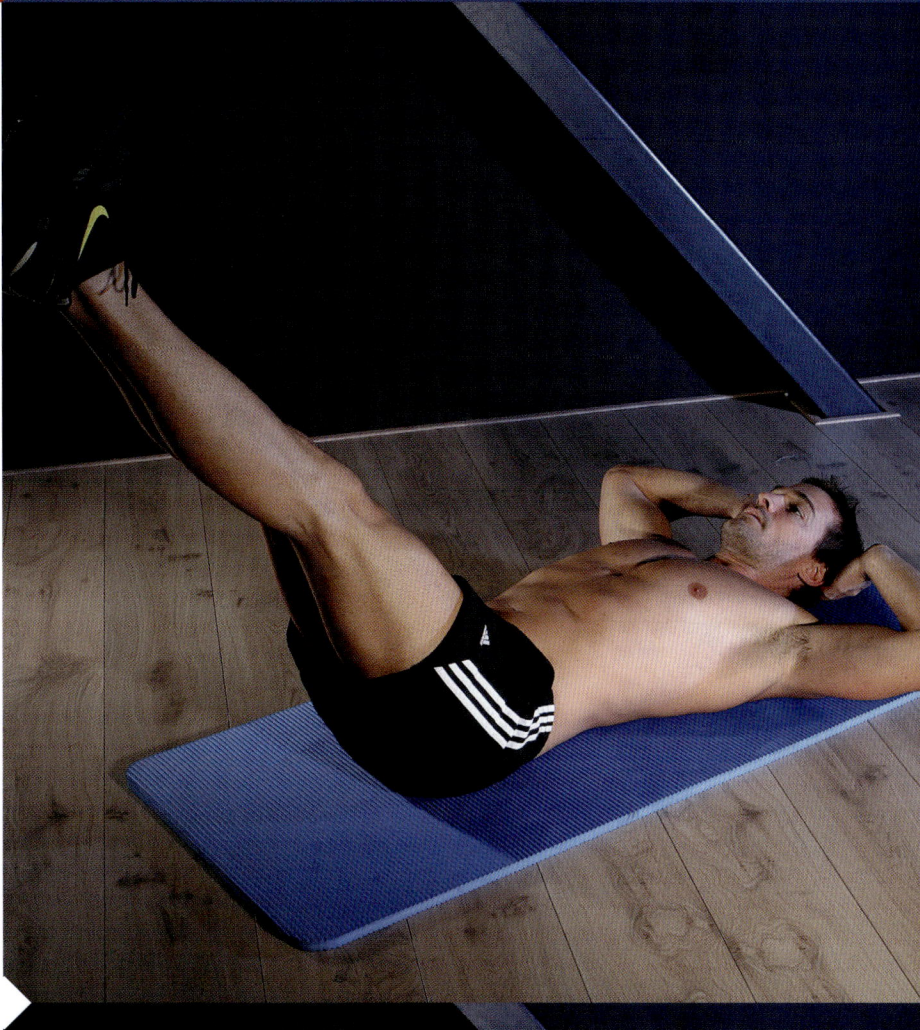

Primär beanspruchte Muskeln
- Gerader Bauchmuskel
- Innerer und äußerer schräger Bauchmuskel
- Zwischenrippenmuskeln
- Lenden-Darmbein-Muskel
- Gerader Oberschenkelmuskel

Sekundär beanspruchte Muskeln
- Großer Brustmuskel
- Querverlaufender Bauchmuskel
- Großer Rückenmuskel
- Vorderer Sägemuskel
- Mittlerer Gesäßmuskel Spanner der Oberschenkelbinde
- Äußerer und innerer Oberschenkelmuskel
- Langer Wadenbeinmuskel
- Vorderer Schienbeinmuskel

Beanspruchte Gelenke
- Alle Wirbel
- Schultereckgelenk
- Hüftgelenk
- Kniegelenk

TIPPS

- Hier wird die gesamte Bauch- und untere Rückenmuskulatur beansprucht.
- Der Lendenbereich hat stets Kontakt zum Boden.
- Heben Sie während der Beugung der Beine leicht das Becken an, um die Intensität der Kontraktion des geraden Bauchmuskels zu erhöhen.

ACHTUNG

- Verschränken Sie die Finger nicht hinter dem Kopf, um nicht an den Halswirbeln zu ziehen, sobald Sie ermüden.
- Während die Beine gestreckt sind, wird der Lenden-Darmbein-Muskel stark angespannt. Da diese Muskelgruppe für das Hohlkreuz verantwortlich ist, vermeiden Sie, die Beine unter die 45-Grad-Marke abzusenken.

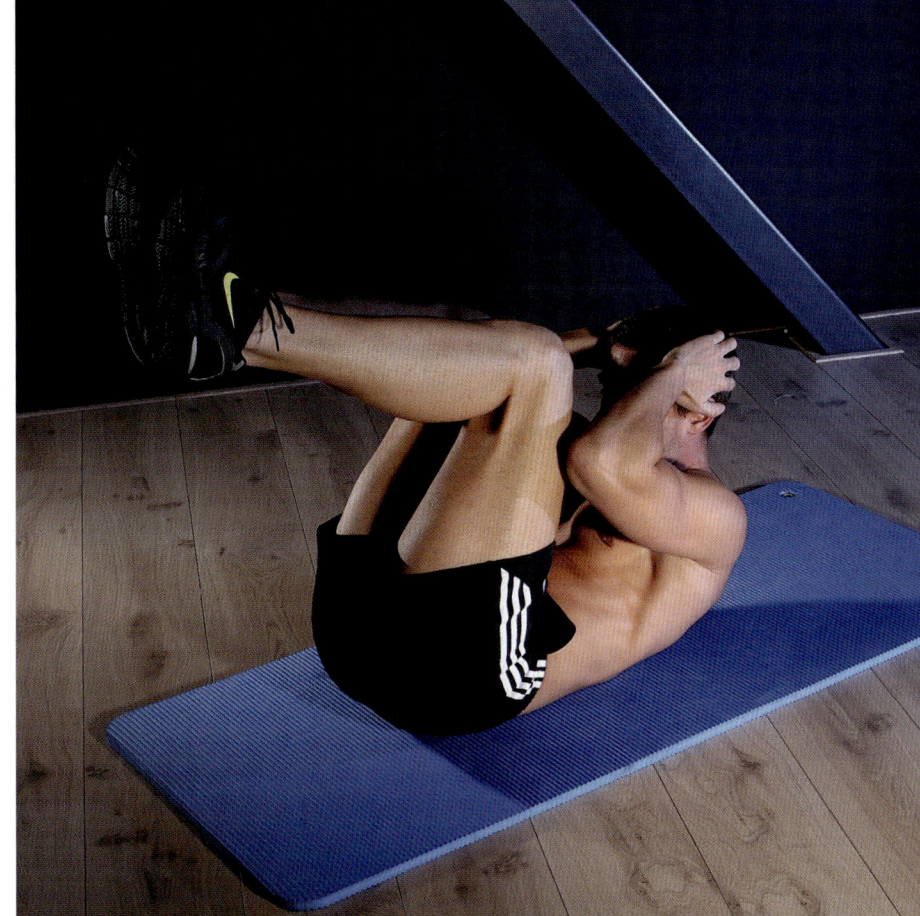

↗ **Oberkörperheben am Gerät**

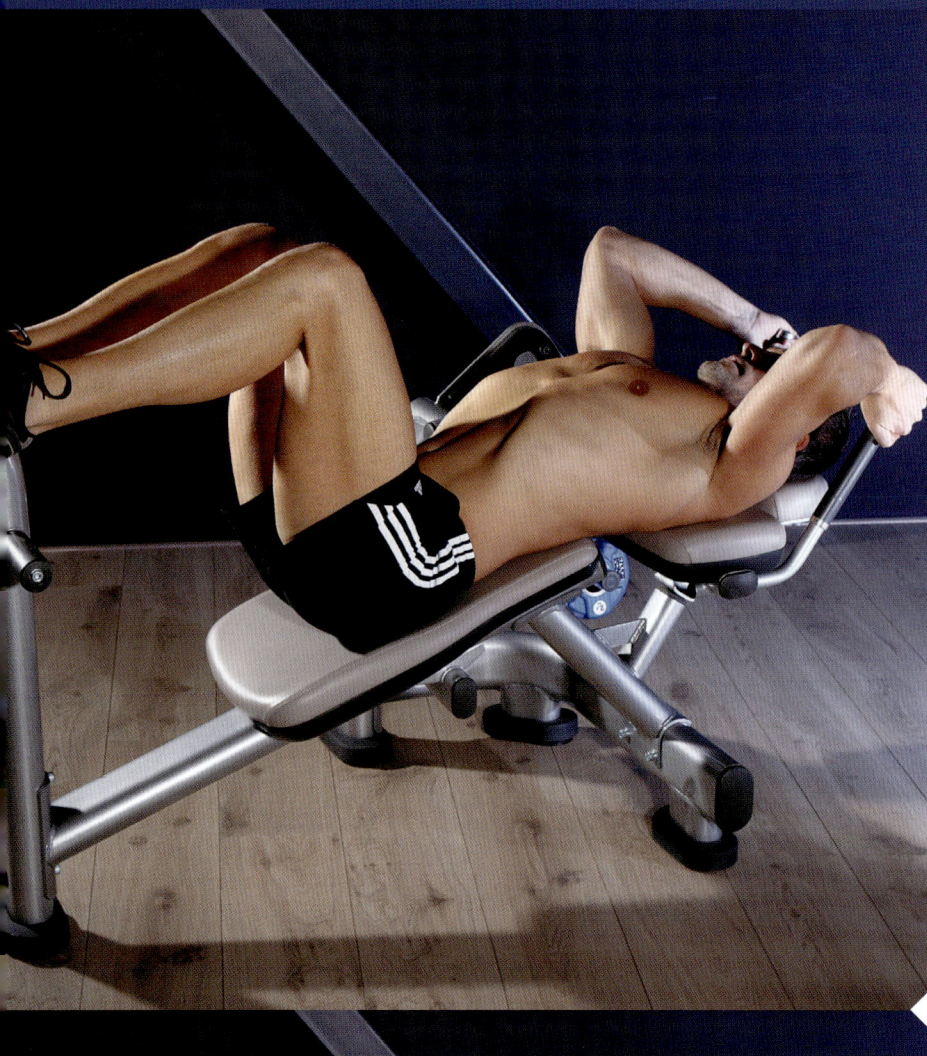

Ausgangsposition
- Legen Sie sich auf die Bank.
- Der Kopf ruht auf dem Stützpolster.
- Stellen Sie die Füße auf die Fußstützen, die Knie sind rechtwinklig gebeugt.
- Fassen Sie die Griffe.

Ausführung
- Beugung des Oberkörpers.
- Streckung des Oberkörpers.

Atmung
- Während der Beugung ausatmen.
- Während der Streckung einatmen.

Primär beanspruchte Muskeln
- Gerader Bauchmuskel
- Innerer und äußerer schräger Bauchmuskel

Sekundär beanspruchte Muskeln
- Großer Brustmuskel
- Querverlaufender Bauchmuskel
- Vorderer Sägemuskel
- Großer Rückenmuskel

Beanspruchte Gelenke
- Alle Wirbel

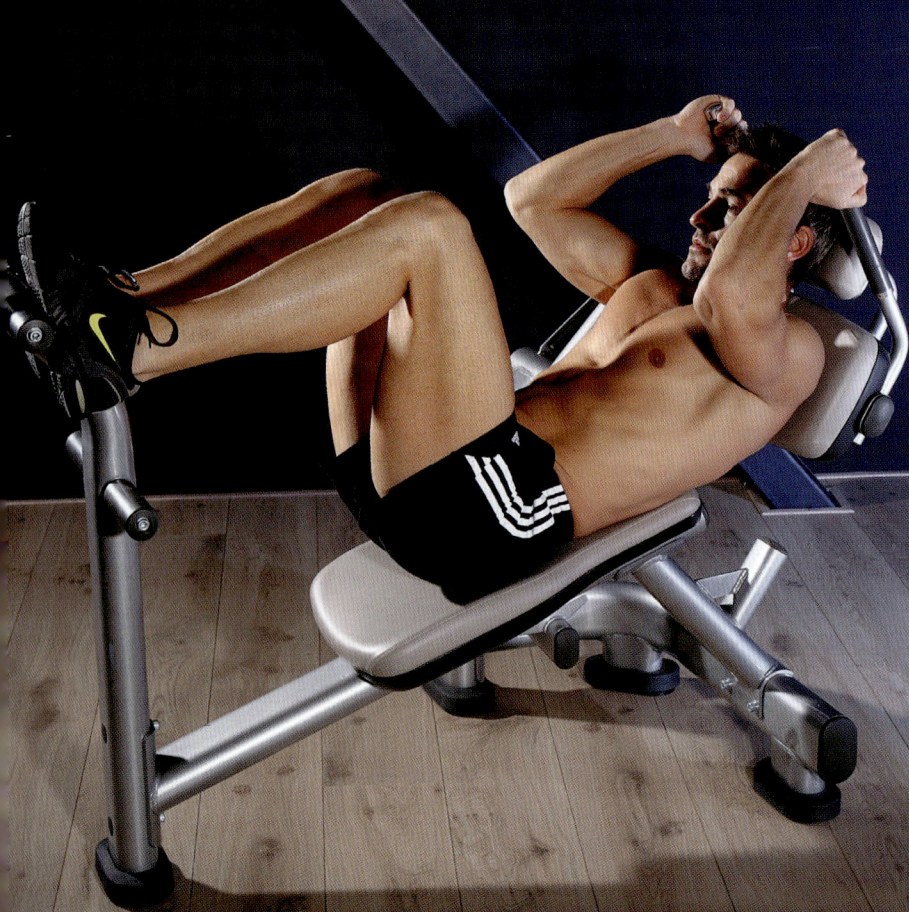

- Die Ausführung der Bewegung am Gerät schont die Halswirbelsäule. Sie wird bei Übungen dieser Art oft belastet, wenn sie am Boden ausgeführt werden.

- Ziehen Sie nicht zu stark an den Griffen, da die Beugung mithilfe der Bauch- und unteren Rückenmuskulatur und nicht mit den Armmuskeln vollzogen werden soll.

TIPPS

ACHTUNG

⬈ Beinheben an festen Stangen

■ Ausgangsposition
- Halten Sie die festen Stangen im neutralen Griff.
- Die Hände sind schulterbreit auseinander.
- Beugen Sie die Oberschenkel rechtwinklig zum Oberkörper.
- Die Knie sind rechtwinklig gebeugt.

■ Ausführung
- Komplette Beugung der Oberschenkel auf die Brust mit Retroversion des Beckens.
- Streckung der Oberschenkel, bis sie mit dem Boden wieder einen rechten Winkel bilden.

■ Atmung
- Während der Beugung ausatmen.
- Während der Streckung einatmen.

Primär beanspruchte Muskeln
- Gerader Bauchmuskel
- Innerer und äußerer schräger Bauchmuskel
- Lenden-Darmbein-Muskel
- Gerader Oberschenkelmuskel
- Spanner der Oberschenkelbinde

Sekundär beanspruchte Muskeln
- Großer Rückenmuskel
- Querverlaufender Bauchmuskel
- Großer Brustmuskel
- Mittlerer Gesäßmuskel
- Äußerer und innerer Oberschenkelmuskel
- Halb- und Plattsehnenmuskel
- Zweiköpfiger Oberschenkelmuskel
- Vorderer Schienbeinmuskel
- Kurzer und langer Wadenbeinmuskel
- Zwillingswadenmuskel
- Schollenmuskel

Beanspruchte Gelenke
- Lendenwirbel
- Hüftgelenk
- Kniegelenk

TIPPS
- Die Bewegung muss langsam ausgeführt werden, der Oberkörper darf während der Ausführung nicht bewegt werden. Pendelt Ihr Körper hin und her, führen Sie die Bewegung zu schnell aus.
- Im Untergriff würde vor allem der Bizeps angesprochen.
- Legen Sie eine Kurzhantel zwischen Ihre Fußknöchel, um die Intensität zu steigern. Bedenken Sie aber, dass dann der Lenden-Darmbein-Muskel ebenfalls verstärkt beansprucht wird.

ACHTUNG
- Die vollständige Streckung macht hier wenig Sinn, da so nur der Lenden-Darmbein-Muskel aktiviert wird, die Bauchmuskulatur hingegen kaum.

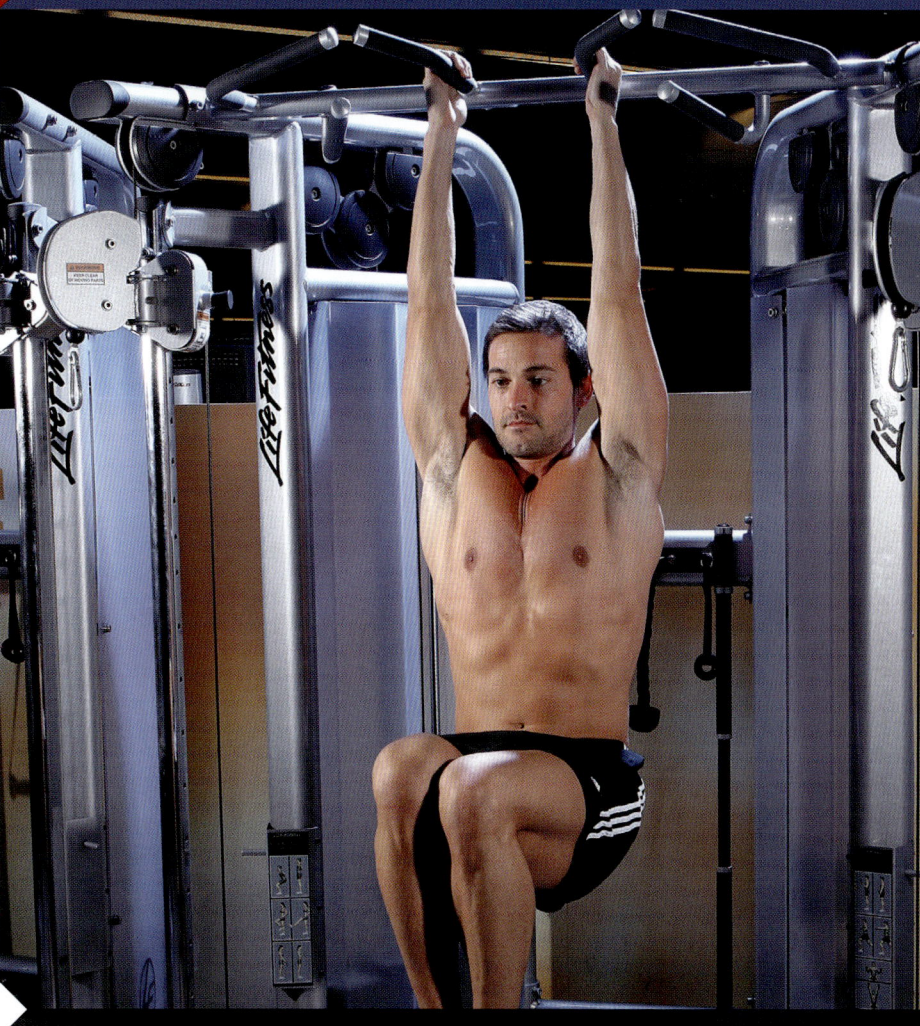

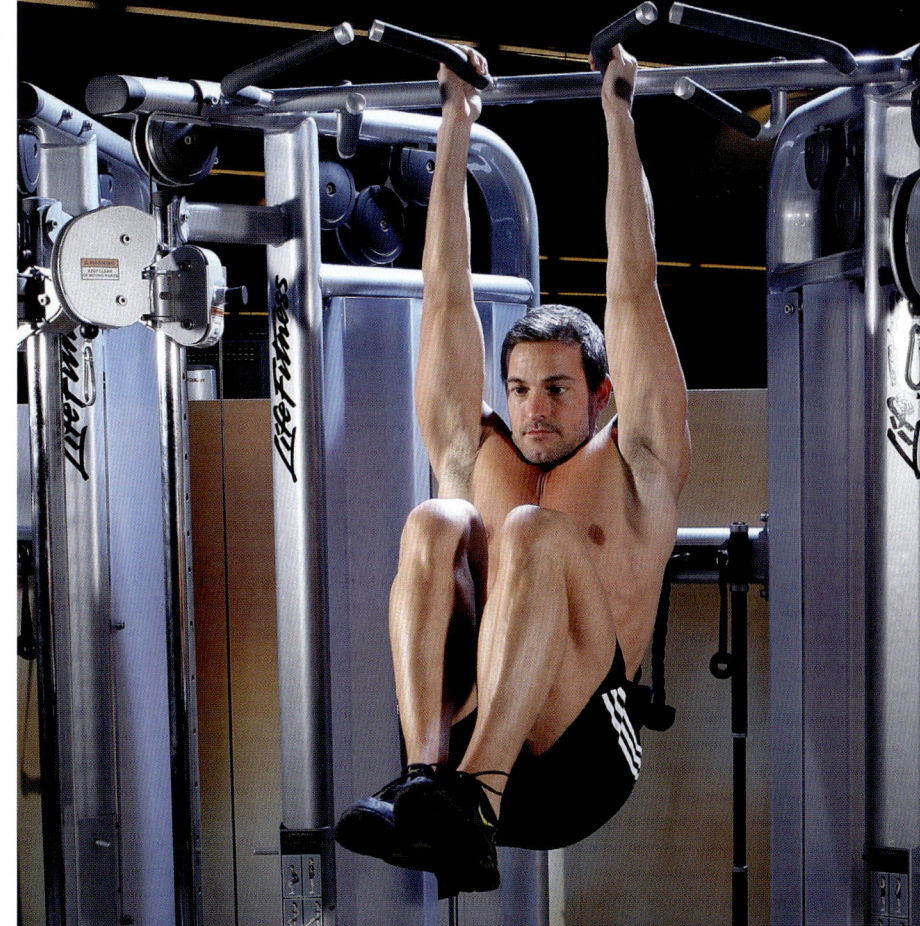

BAUCH

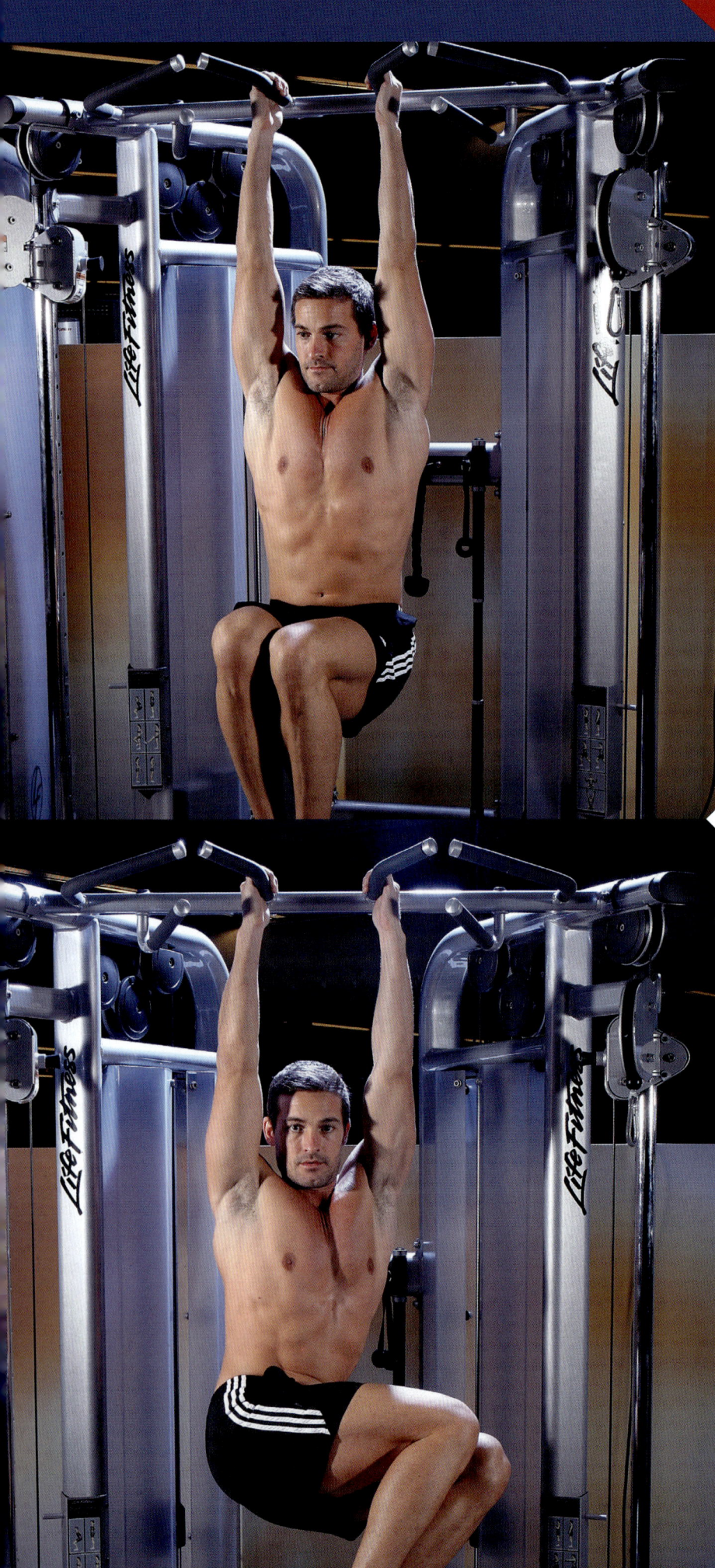

◼ Ausgangsposition
- ▪ Fassen Sie die Stangen im neutralen Griff.
- ▪ Beugen Sie die Oberschenkel so weit, bis sich die Knie oberhalb der Hüfte befinden.

◼ Ausführung
- ▪ Neigen Sie die gebeugten Oberschenkel in die eine Richtung.
- ▪ Direkt im Anschluss in die andere Richtung neigen.

◼ Atmung
- ▪ Während der Neigung ausatmen.
- ▪ Während der Rückkehr zur Mitte einatmen.

Primär beanspruchte Muskeln
- Gerader Bauchmuskel
- Gerader Oberschenkelmuskel
- Lenden-Darmbein-Muskel
- Spanner der Oberschenkelbinde
- Innerer und äußerer schräger Bauchmuskel

Sekundär beanspruchte Muskeln
- Großer Rückenmuskel
- Querverlaufender Bauchmuskel
- Großer Brustmuskel
- Mittlerer und großer Gesäßmuskel
- Äußerer und innerer Oberschenkelmuskel
- Halb- und Plattsehnenmuskel
- Zweiköpfiger Oberschenkelmuskel
- Schlanker Muskel
- Langer Schenkelanzieher
- Schneidermuskel
- Vorderer Schienbeinmuskel
- Kurzer und langer Wadenbeinmuskel
- Zwillingswadenmuskel
- Schollenmuskel

Beanspruchte Gelenke
- Lendenwirbel
- Hüftgelenk
- Kniegelenk

TIPPS
- ▪ Diese Bewegung spricht besonders die schräge Bauchmuskulatur an.
- ▪ Die unteren Gliedmaßen führen die Bewegung aus. Sowohl Becken als auch die Wirbelsäule bewegen sich kaum.
- ▪ Die Übung muss langsam ausgeführt werden, da die Hände den einzigen Halt darstellen.
- ▪ Die Knie sind permanent oberhalb der Hüfte.
- ▪ Variante: Die Übung kann auch im Obergriff an der Klimmzugstange ausgeführt werden.

ACHTUNG
- ▪ Eine zu schnelle Ausführung kann zu Verletzungen der Wirbelsäule führen.

↗ Beckenaufrollen am Dip-Gerät

■ Ausgangsposition
- Lehnen Sie Ihren Rücken an das Dip-Gerät.
- Legen Sie die Unterarme rechts und links auf die Stützpolster und fassen Sie die Griffe.
- Beugen Sie die Oberschenkel, bis sie parallel zum Boden sind, die Knie sind rechtwinklig gebeugt.

■ Ausführung
- Komplette Beugung der Oberschenkel und Retroversion des Beckens.
- Streckung der Oberschenkel, bis sie wieder parallel zum Boden sind.

■ Atmung
- Während der Beugung ausatmen.
- Während der Rückkehr in die Ausgangsposition einatmen.

Primär beanspruchte Muskeln
- Gerader Bauchmuskel
- Innerer und äußerer schräger Bauchmuskel
- Lenden-Darmbein-Muskel
- Gerader Oberschenkelmuskel
- Spanner der Oberschenkelbinde

Sekundär beanspruchte Muskeln
- Großer Brustmuskel
- Querverlaufender Bauchmuskel
- Vorderer Sägemuskel
- Mittlerer Gesäßmuskel
- Äußerer und innerer Oberschenkelmuskel
- Halb- und Plattsehnenmuskel
- Zweiköpfiger Oberschenkelmuskel
- Vorderer Schienbeinmuskel
- Kurzer und langer Wadenbeinmuskel
- Zwillingswadenmuskel
- Schollenmuskel

Beanspruchte Gelenke
- Lendenwirbel
- Hüftgelenk
- Kniegelenk

TIPPS
- Bei dieser Übung werden die oberen Gliedmaßen etwas mehr entlastet als an der Klimmzugstange.
- Bei der Bewegung darf nicht zu weit ausgeholt werden, um den Lendenbereich nicht unter Spannung zu setzen.
- Sie können sie auch mit gestreckten Beinen ausführen, die Beteiligung des Lenden-Darmbein-Muskels wird dadurch beträchtlich gesteigert. Denken Sie daran, den Lendenbereich nie von der Lehne zu lösen.
- Beugen Sie leicht den Oberkörper nach vorne, wenn die Knie herangezogen werden, um die Intensität zu steigern.

ACHTUNG
- Wenn Sie die Oberschenkel tiefer als parallel zum Boden absenken, wird der Lenden-Darmbein-Muskel sehr viel stärker stimuliert als die Bauch- und untere Rückenmuskulatur.

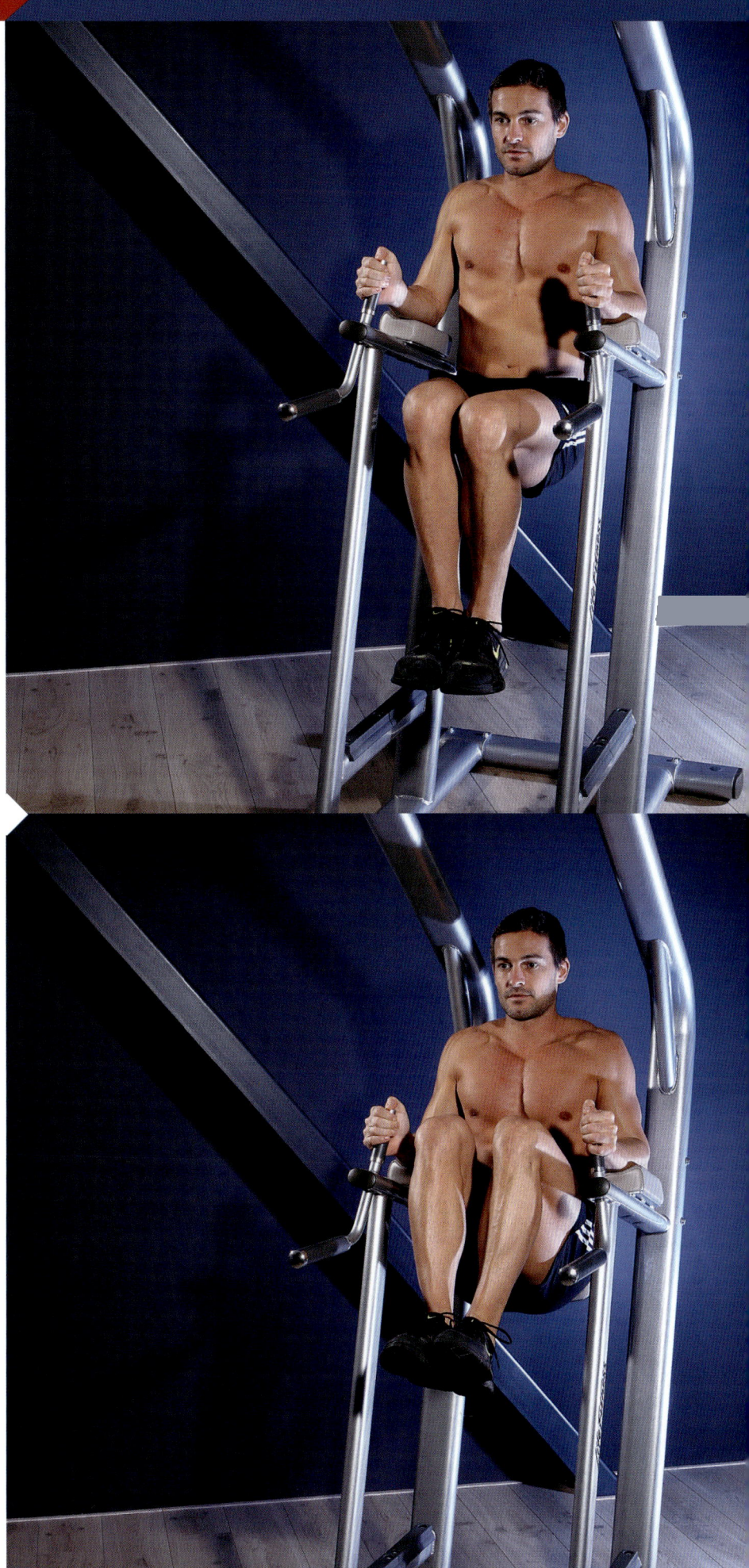

BAUCH

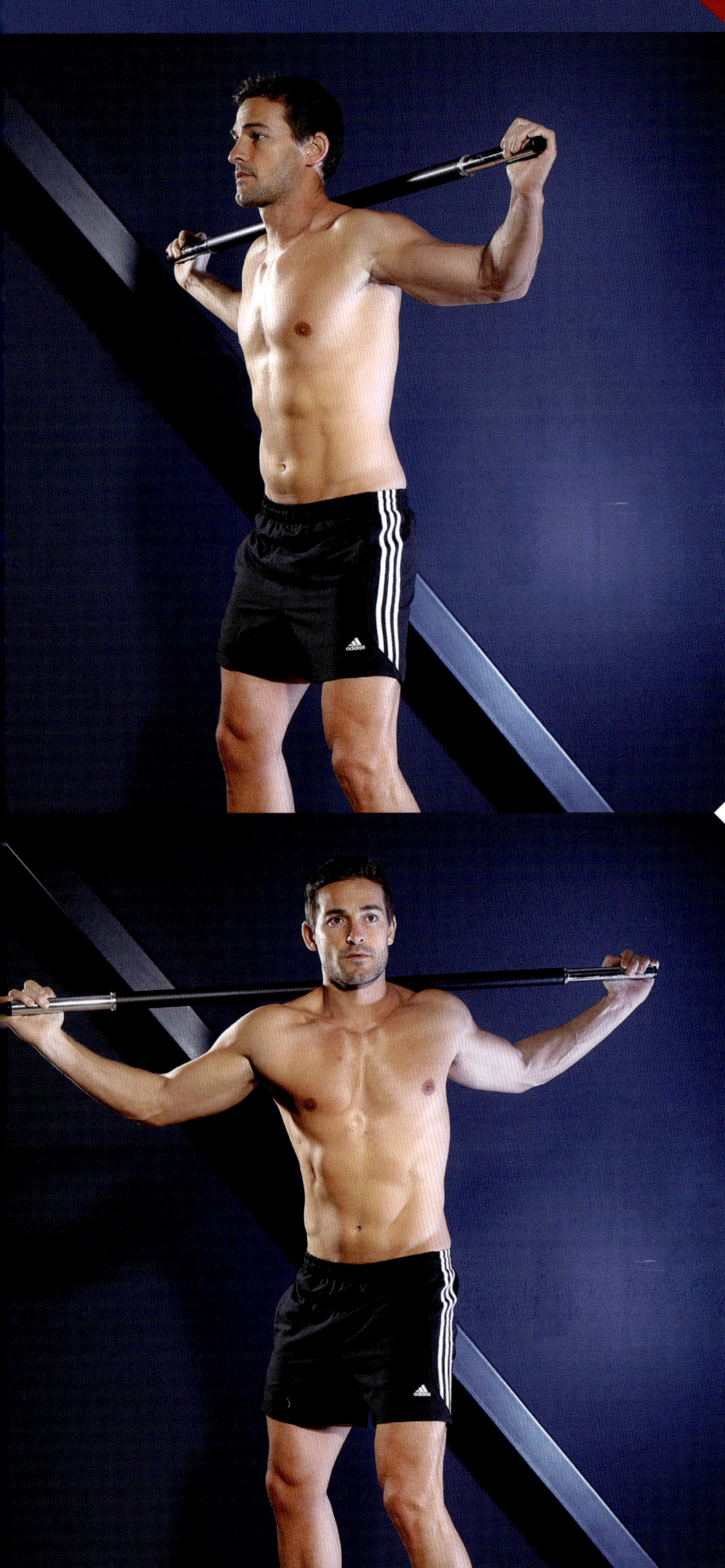

Ausgangsposition
- Im Stehen, die Füße sind etwas weiter als schulterbreit auseinander, die Knie leicht gebeugt.
- Legen Sie einen Stab quer über die hinteren Deltamuskeln.
- Halten Sie den Stab im Obergriff, die Hände sind in doppelter Schulterbreite auseinander.

Ausführung
- Drehung des Oberkörpers nach rechts.
- Drehung des Oberkörpers nach links.

Atmung
- Während der Drehung ausatmen.
- Während der Rückkehr in die Ausgangsposition einatmen.

Primär beanspruchte Muskeln
- Innerer und äußerer schräger Bauchmuskel
- Gerader Bauchmuskel

Sekundär beanspruchte Muskeln
- Deltamuskel
- Großer Brustmuskel
- Vorderer Sägemuskel
- Mittlerer und großer Gesäßmuskel
- Spanner der Oberschenkelbinde
- Lenden-Darmbein-Muskel
- Kammmuskel
- Kurzer, langer und großer Schenkelanzieher
- Schlanker Muskel
- Schneidermuskel
- Gerader, äußerer, innerer und mittlerer breiter Oberschenkelmuskel
- Halb- und Plattsehnenmuskel
- Zweiköpfiger Oberschenkelmuskel

Beanspruchte Gelenke
- Alle Wirbel

- Diese Übung kann zum Aufwärmen genutzt werden.
- Während der Drehung werden das Becken und die unteren Gliedmaßen nicht bewegt.
- Führen Sie die Übung im Sitzen aus, um die Beanspruchung stärker auf die schräge Bauchmuskulatur auszurichten. Das Körpergewicht ruht dann gleichmäßig verteilt auf beiden Ischias (Sitzbeinen).
- Diese Übung muss mehrere Minuten am Stück ausgeführt werden, damit sie Wirkung zeigt.
- Der Rücken bleibt während der Ausführung gerade.

- Da es sich hierbei um eine dynamische Übung handelt, achten Sie darauf, sich nicht zu stark zu drehen.

TIPPS

ACHTUNG

Ich habe bei den Crunches oft Schmerzen in den Halswirbeln. →

Das ist typisch für einen Crunch, der mit den Händen hinter dem Kopf ausgeführt wird. Ziel ist es, die Schultern und den oberen Rücken zu heben. Die Hände werden hinter den Kopf gelegt, um die vorderen Halsmuskeln zu entlasten und die hinteren Halsmuskeln nicht zu strecken. Legen Sie Ihre Hände besser rechts und links an den Kopf, um nicht an ihm zu ziehen.

In der tiefen Position löst sich mein Lendenbereich von der Unterlage, in der hohen Position dagegen habe ich keine Probleme. →

In der hohen Position sind die Schultern und der obere Rücken von der Unterlage gelöst. Da die Bauch- und untere Rückenmuskulatur angespannt ist, wird der Lendenbereich auf natürliche Weise an die Unterlage gedrückt. In der tiefen Position wird der obere Bereich des Körpers abgesenkt und die Bauchmuskulatur entspannt sich etwas, das Becken kippt nach vorne. Wenn Sie den Lendenwirbelbereich nicht aktiv an die Unterlage drücken, erklärt das Ihr Hohlkreuz. Während der gesamten Übung muss der Lendenbereich am Boden bleiben. Nur die Schultern, der obere Rücken und das Becken beteiligen sich an der Bewegung.

Ist es besser, die Füße am Boden zu lassen oder sie zu lösen? →

Lösen Sie die Füße vom Boden, kann man das Kippen des Beckens nicht vermeiden. Die beiden Ansätze des geraden Bauchmuskels nähern sich einander an. Dadurch wird die Anspannung intensiver. Außerdem schützt und entlastet diese Haltung Ihren Lendenbereich.

Wenn ich die Beine zehn Zentimeter über dem Boden öffne und schließe, habe ich Schmerzen im Lendenbereich und in den Oberschenkeln, aber nicht im Bauchbereich. →

Bei dieser Übung spannen Sie eine Muskelgruppe an, die am Oberschenkelknochen und an fünf Lendenwirbeln ansetzt: den Lenden-Darmbein-Muskel. Wenn dieser Muskel angespannt wird, neigt er dazu, ein Hohlkreuz zu verursachen. Führen Sie einfach das Aufrollen des Beckens durch, um Ihre Bauch- und untere Rückenmuskulatur zu trainieren. Das ist weniger gefährlich für den Lendenbereich.

Beim Unterarmstütz habe ich oft Schmerzen in den Armen und Schultern. →

In dieser Position, auf die Knie oder die Zehen gestützt, sind der nächste höher gelegene Halt die Unterarme. Da sie permanent angespannt sind, um die Position zu halten, ermüdet dieser Bereich besonders schnell. Wenn Sie diese Übung regelmäßig durchführen, lässt die Spannung nach.

Ich schaffe es einfach nicht, mich während des Aufrollens des Beckens am Boden stabil zu halten. Ich habe das Gefühl, eine Art „Wippe" zu sein. →

Diese Übung aktiviert den unteren Teil der Bauch- und unteren Rückenmuskulatur. Ziel ist es, den oberen Teil des Körpers (Schultern und Brust) vollkommen ruhig zu halten und nur den unteren Teil in Bewegung zu setzen. Beginnen Sie mit einer sehr langsamen Bewegung, die Sie anhalten, sobald die Oberschenkel bei 90 Grad angelangt sind, bevor Sie sie zu Ende führen. Steigern Sie dann langsam die Geschwindigkeit und kehren Sie zur flüssigen Ausführung der Übung zurück.

Beim Anheben von Oberkörper und Beinen in Seitenlage spüre ich meine schräge Bauchmuskulatur überhaupt nicht. →

Diese Übung erfordert viel Konzentration und eine gute Kenntnis des Bewegungsablaufs. Stützt man sich auf dem großen Gesäßmuskel ab, können einige Grad Neigungswinkel mehr oder weniger die Anspannung der schrägen Bauchmuskulatur stark reduzieren. Suchen Sie nach Ihrem optimalen Winkel, Ziel ist es, den Lendenbereich nie zu spüren.

Ich glaube, ich führe die Übung Oberkörperbeugen am hohen Seilzug falsch aus, weil ich meine Bauchmuskeln nicht spüre. →

Stellen Sie sich einfach vor, ein Oberkörperheben am Boden auszuführen. Ziel ist es, die gesamte Wirbelsäule, beginnend mit den Halswirbeln, dann den Brustwirbeln und schließlich den Lendenwirbeln, aufzurollen. Sie sollen sich vollständig zusammenrollen, ohne das Becken von den Fersen zu lösen.

Das Aufrollen des Beckens am Dip-Gerät verursacht bei mir Schmerzen im Rücken und meine Oberschenkel ziehen nach unten. →

Der Arbeitswinkel bei dieser Bewegung ist sehr klein. Die Übung beginnt mit den Oberschenkeln parallel zum Boden und endet mit den Knien an der Brust. Gewöhnlich schmerzt der Lendenbereich dann, wenn die Beine einen Winkel von mehr als 90 Grad formen (der Rücken biegt sich dann durch). Die Oberschenkel und insbesondere der Lenden-Darmbein-Muskel sind Hüftbeuger und werden während dieser Übung stark beansprucht. Nach und nach wird der Schmerz nachlassen.

Das Schrägmuskeltraining mit einem Arm am horizontalen Seilzug ermüdet meinen aktiven Arm stärker als die Schrägmuskulatur. →

Der Sinn liegt nicht darin, ein möglichst großes Gewicht zu meistern, legen Sie ein vernünftiges Gewicht (5–20 Kilo) auf. Der aktive Arm folgt der Bewegung nur, während die Schrägmuskulatur sie durch ihre Drehbewegung ausführt. Wählen Sie zu schwere Gewichte, müssen Sie den Bewegungsablauf beschleunigen und können nicht besonders flüssig arbeiten.

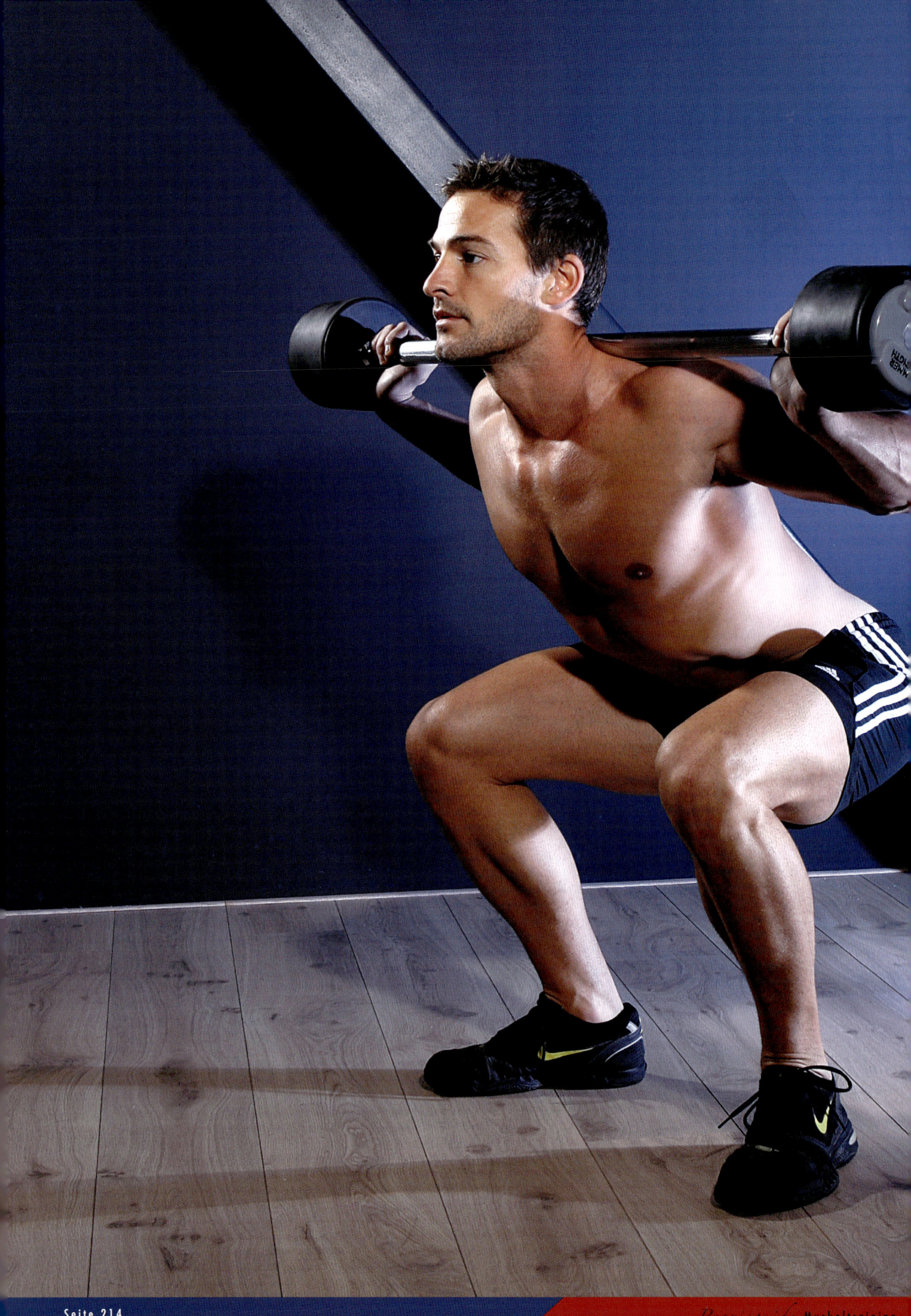

OBERSCHENKEL

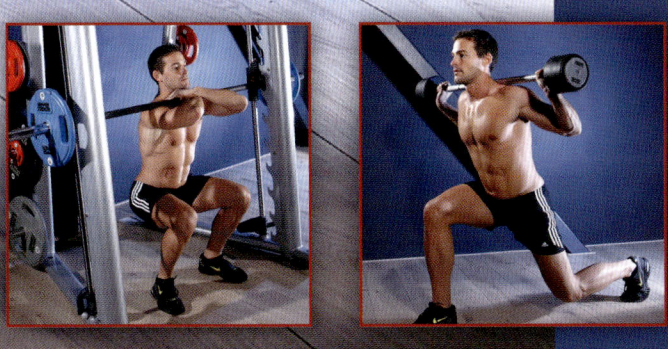
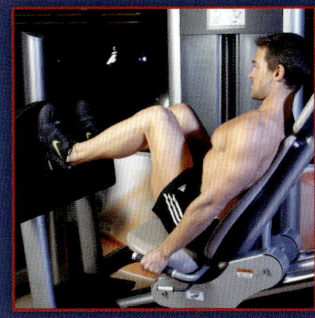
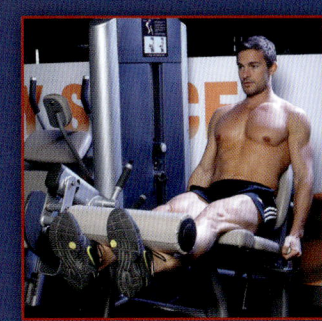

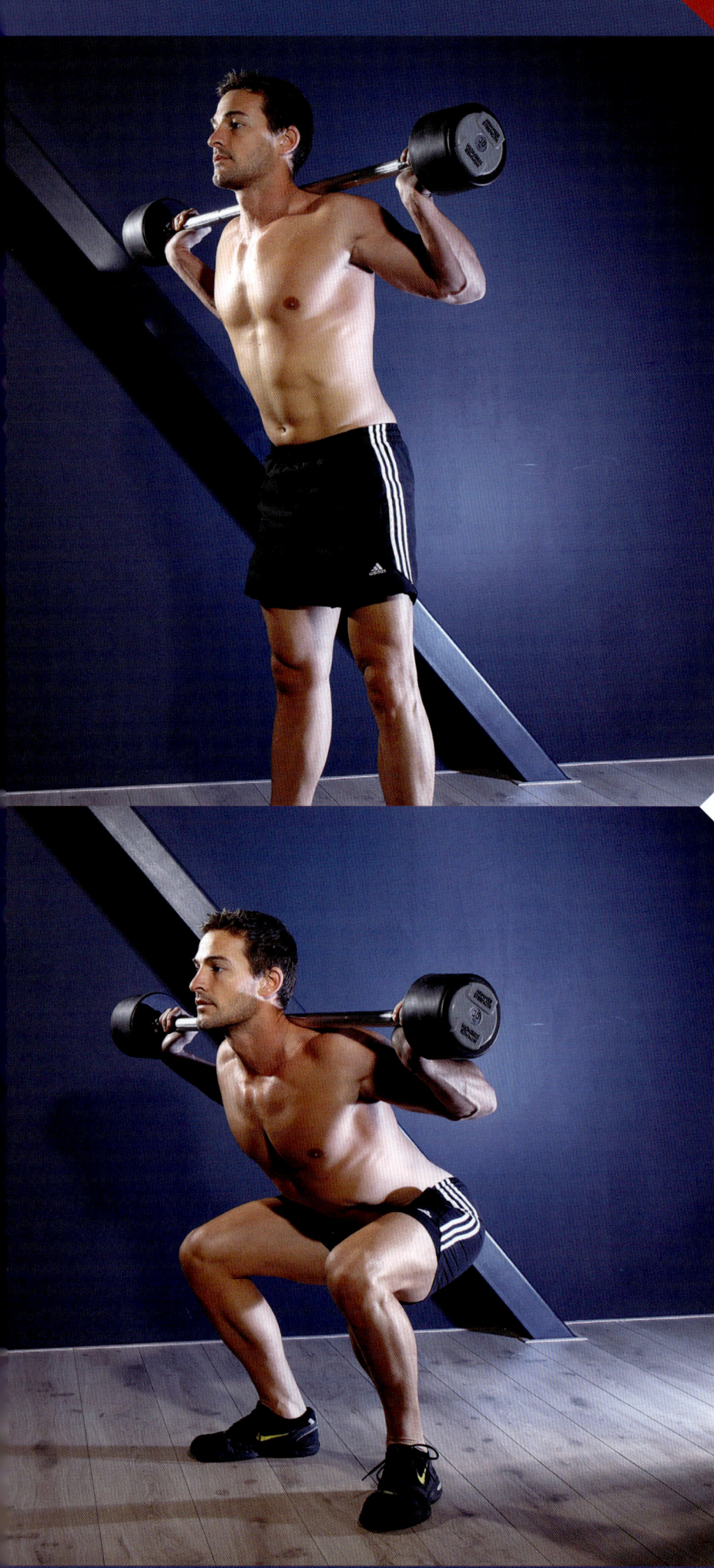

Ausgangsposition
- Sie stehen aufrecht, Füße in schulterbreitem Abstand, Knie nicht voll durchgestreckt.
- Die Hantelstange wird etwas mehr als schulterbreit im Obergriff gefasst und liegt gerade auf dem Trapezmuskel.
- Sie sollten kein Spannungsgefühl in den Schultern haben.

Ausführung
- Knie beugen bis die Oberschenkel parallel zum Boden stehen.
- Beine strecken.

Atmung
- Beim Beugen einatmen.
- Beim Strecken ausatmen.

Primär beanspruchte Muskeln
- Innere, mittlere und äußere breite Oberschenkelmuskeln
- Caput longum und breve des zweiköpfigen Oberschenkelmuskels
- Zweiköpfiger Wadenmuskel
- Gerader Oberschenkelmuskel
- Großer Gesäßmuskel
- Halbsehnenmuskel, Plattsehnenmuskel

Sekundär beanspruchte Muskeln
- Dornfortsatzmuskeln
- Darmbeinrippenmuskel
- Schneidermuskel
- Schollenmuskel
- Musculus longissimus (sehr langer Rückenmuskel)
- Zweiköpfiger Oberschenkelmuskel
- Mittlerer Gesäßmuskel
- Spanner der Oberschenkelbinde
- Viereckiger Lendenmuskel
- Kurze und lange Wadenbeinmuskeln
- Vorderer Schienbeinmuskel

Beanspruchte Gelenke
- Hüftgelenk
- Knie

TIPPS

- Die Kniebeuge mit Langhantel gilt zurecht als die „Königsübung" für das Oberschenkeltraining, da bei ihr sämtliche Muskeln des unteren und sogar des oberen Körperbereichs beansprucht werden.
- Ist Ihre Achillessehne nicht dehnbar genug, kann es sein, dass sich Ihre Fersen bei der Abwärtsbewegung vom Boden abheben. Um dies zu vermeiden, stellen Sie sich mit den Fersen auf ein kleines Holzbrett oder auf zwei nebeneinander liegende Gewichtscheiben.
- Der Rücken bleibt während des gesamten Bewegungsablaufs gerade.

ACHTUNG

- Wenn Sie schwere Gewichte auf der Langhantel haben, tragen Sie zur Stützung des Rumpfs und zur Entlastung der Wirbelsäule besser einen Gewichthebergürtel.
- Sind die Oberschenkel ganz parallel zum Boden, rundet sich Ihr unterer Rücken und der Druck auf den Meniskus nimmt zu, was zu Entzündungen oder sogar zu Meniskusschäden führen kann.

⬈ Kniebeugen an der Multipresse

◼ Ausgangsposition

- Positionieren Sie sich in der Mitte der Hantelstange der Multipresse.
- Füße schulterbreit auseinander, Knie nicht ganz durchgestreckt.
- Halten Sie die Stange rechts und links von den Schultern im Obergriff.
- Die Füße befinden sich genau unter der Stange.

◼ Ausführung

- Knie beugen bis der Quadrizeps parallel zum Boden steht.
- Beine strecken.

◼ Atmung

- Beim Beugen einatmen.
- Beim Strecken ausatmen.

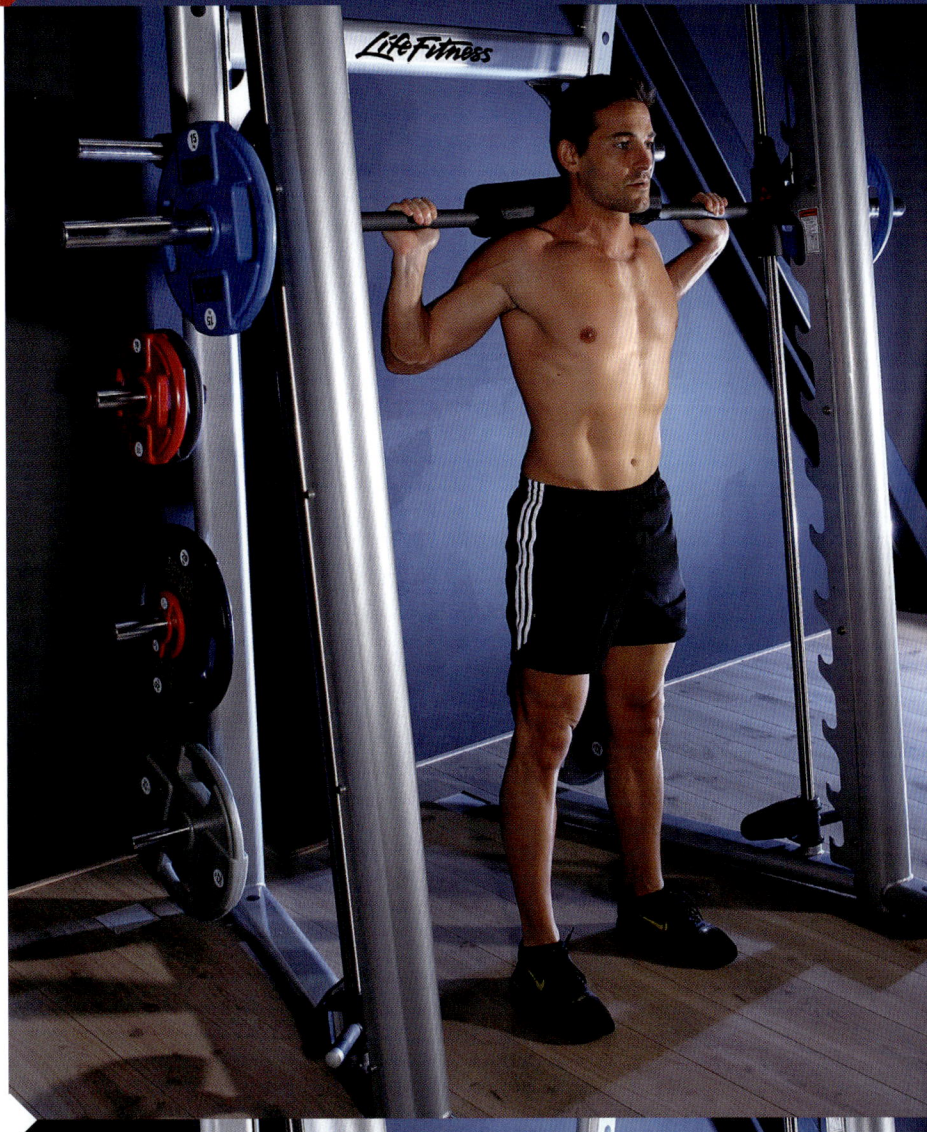

Primär beanspruchte Muskeln
- Innere, mittlere und äußere breite Oberschenkelmuskeln
- Caput longum und breve des zweiköpfigen Oberschenkelmuskels
- Gerader Oberschenkelmuskel
- Großer Gesäßmuskel
- Halbsehnenmuskel, Plattsehnenmuskel
- Zweiköpfiger Wadenmuskel

Sekundär beanspruchte Muskeln
- Dornfortsatzmuskeln
- Darmbeinrippenmuskel
- Schneidermuskel
- Schollenmuskel
- Musculus longissimus (sehr langer Rückenmuskel)
- Zweiköpfiger Oberschenkelmuskel
- Mittlerer Gesäßmuskel
- Spanner der Oberschenkelbinde
- Viereckiger Lendenmuskel
- Kurze und lange Wadenbeinmuskeln
- Vorderer Schienbeinmuskel

Beanspruchte Gelenke
- Hüftgelenk
- Knie

TIPPS

- Mit der Kniebeuge an der Multipresse trainieren Sie ihren Gleichgewichtssinn, weshalb diese Übung sehr gut geeignet ist, wenn Sie Anfänger sind, oder das Gleichgewicht nicht gut halten können.
- Die Übung wird genau wie die Kniebeuge mit Langhantel ausgeführt: Das Becken bewegt sich nach hinten und der Oberkörper beugt sich nach vorn.
- Das Einatmen während der Abwärtsbewegung bewirkt, dass die Wirbelsäule gefestigt und geschützt wird, was ein Absinken des Rückens nach vorn verhindert.

ACHTUNG

- Legen Sie zum Schutz Ihres Rückens einen Gewichthebergürtel an, wenn Sie mit viel Gewicht trainieren.

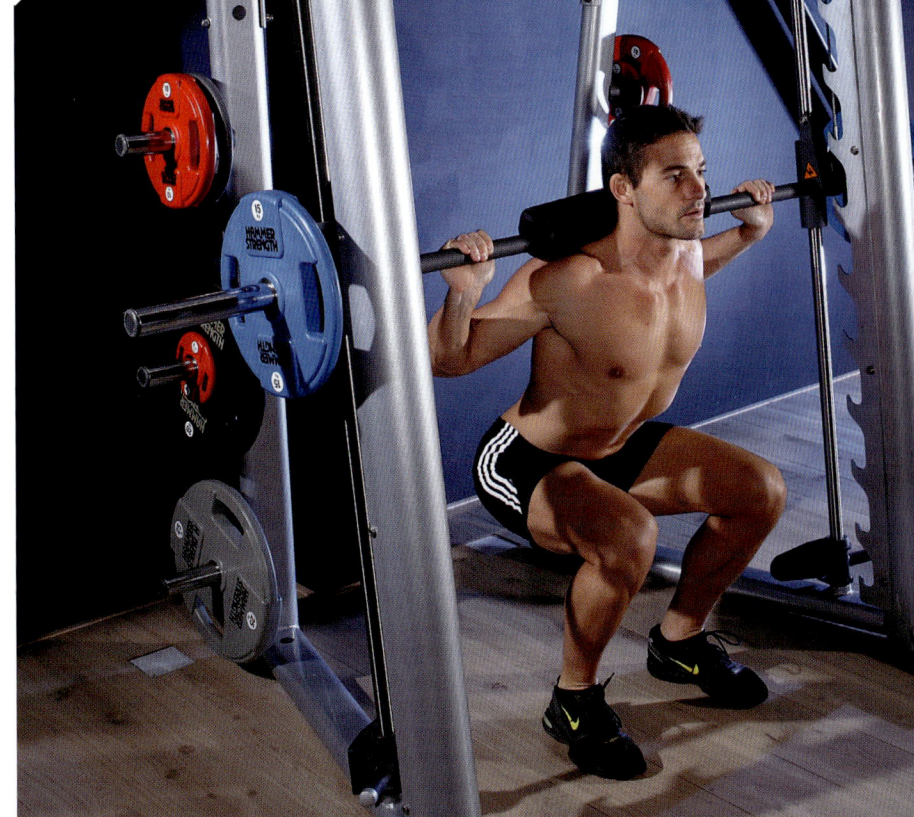

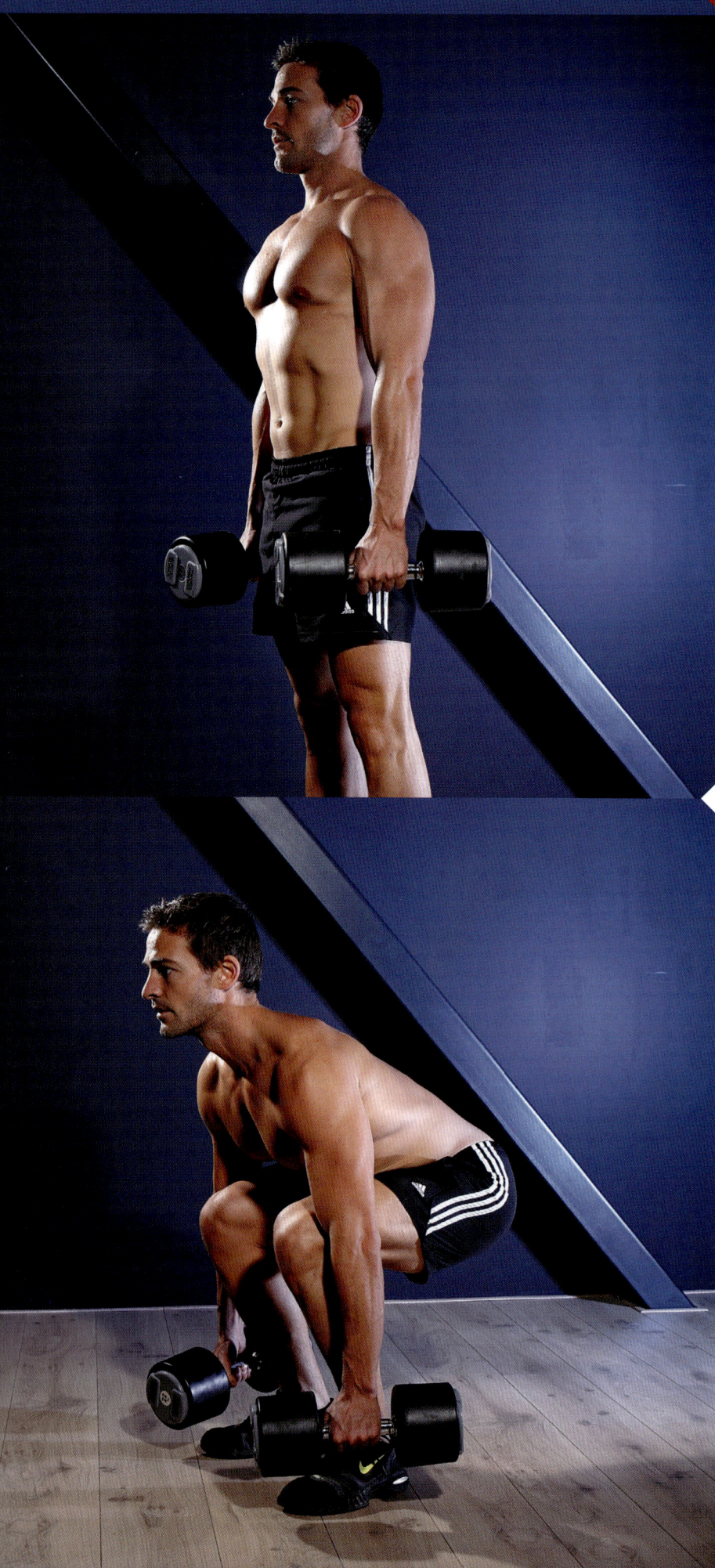

Ausgangsposition

- Sie stehen aufrecht, die Füße in schulterbreitem Abstand, Knie nicht ganz durchgestreckt.
- Nehmen Sie in neutraler Position eine Kurzhantel in jede Hand.
- Die Arme sind angespannt und seitlich am Körper.

Ausführung

- Knie beugen.
- Beine strecken.

Atmung

- Beim Beugen einatmen.
- Beim Strecken ausatmen.

Primär beanspruchte Muskeln
- Innere, mittlere und äußere breite Oberschenkelmuskeln
- Caput longum und breve des zweiköpfigen Oberschenkelmuskels
- Zweiköpfiger Wadenmuskel
- Gerader Oberschenkelmuskel
- Großer Gesäßmuskel
- Halbsehnenmuskel, Plattsehnenmuskel

Sekundär beanspruchte Muskeln
- Dornfortsatzmuskeln
- Zweiköpfiger Oberschenkelmuskel
- Mittlerer Gesäßmuskel
- Spanner der Oberschenkelbinde
- Schneidermuskel
- Schollenmuskel
- Kurze und lange Wadenbeinmuskeln
- Vorderer Schienbeinmuskel
- Darmbeinrippenmuskel
- Musculus longissimus (sehr langer Rückenmuskel)
- Viereckiger Lendenmuskel

Beanspruchte Gelenke
- Hüftgelenk
- Knie

TIPPS

- Beim Ausführen der Kniebeugen mit Kurzhanteln wird ein Zusammendrücken der Wirbel verhindert. Sie werden bald durch das Halten der Hanteln eingeschränkt sein. Wenn Sie aber Bandscheibenbeschwerden haben, kann diese Übung eventuell ein guter Ausgleich dafür sein, dass Sie keine Langhantel auf den Trapezmuskel legen können.
- Diese Übung eignet sich besonders für ältere Personen.
- Sie können die Übung auch mit gegrätschten Beinen ausführen, um die Adduktoren zu trainieren.
- Drücken Sie sich beim Strecken über die Fersen hoch, um die Gesäßmuskeln noch intensiver zu beanspruchen.

ACHTUNG

- Versuchen Sie während des gesamten Bewegungsablaufs das Gleichgewicht zu halten.

↗ Kniebeugen mit Langhantel und gekreuzten Unterarmen

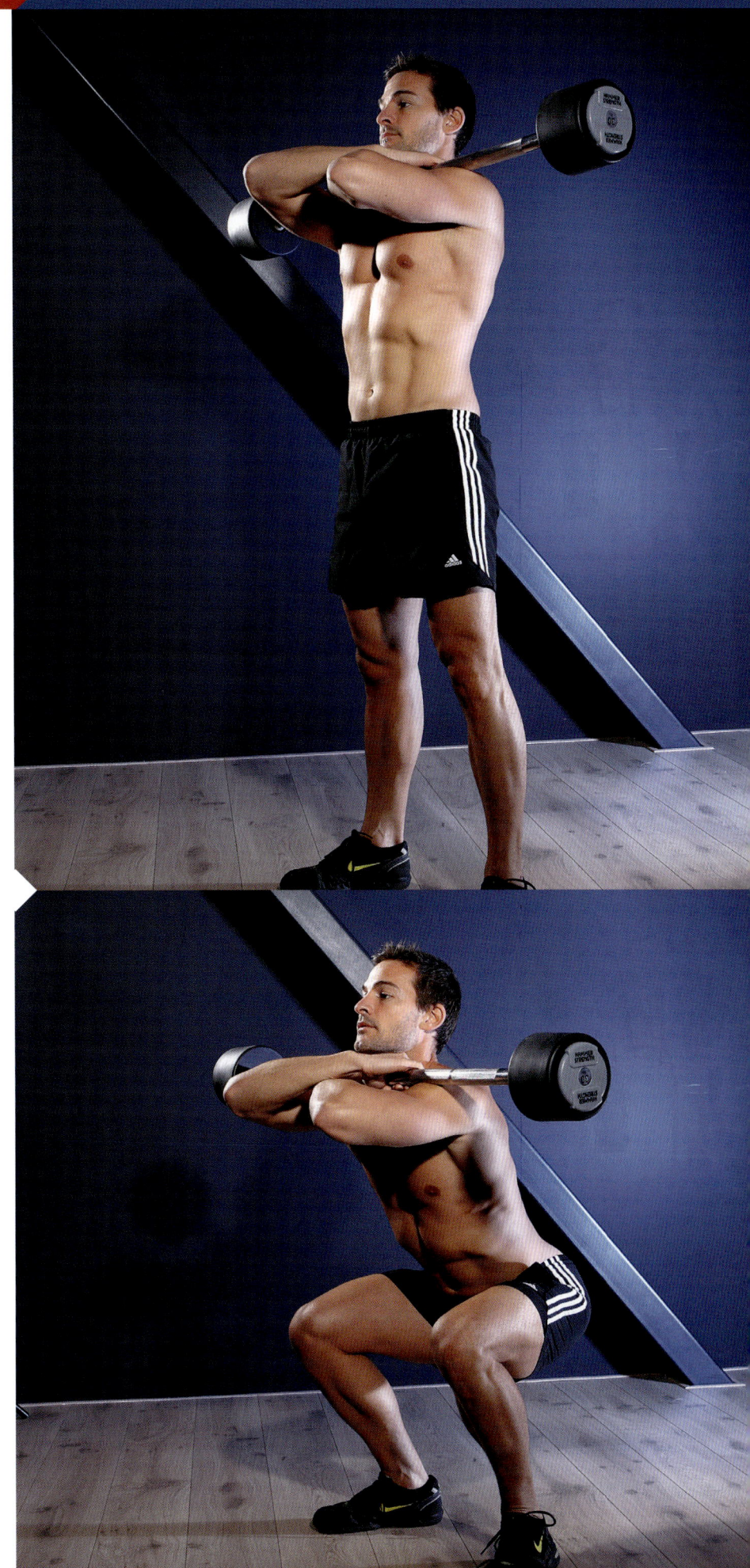

■ Ausgangsposition
- Sie stehen aufrecht, Füße in schulterbreitem Abstand, Knie leicht gebeugt.
- Platzieren Sie die Hantelstange gerade auf dem oberen Bereich des großen Brustmuskels auf Schlüsselbeinhöhe.
- Kreuzen Sie die Unterarme so über der Langhantel, dass sich die Hände rechts und links vom Hals befinden.
- Heben Sie die Ellbogen an, sodass die Arme parallel zum Boden sind.

■ Ausführung
- Knie beugen.
- Beine strecken.

■ Atmung
- Beim Beugen einatmen.
- Beim Strecken ausatmen.

Primär beanspruchte Muskeln
- Innere, mittlere und äußere breite Oberschenkelmuskeln
- Gerader Oberschenkelmuskel
- Großer Gesäßmuskel
- Halbsehnenmuskel, Plattsehnenmuskel
- Caput longum und breve des zweiköpfigen Oberschenkelmuskels
- Zweiköpfiger Wadenmuskel

Sekundär beanspruchte Muskeln
- Dornfortsatzmuskeln
- Zweiköpfiger Oberschenkelmuskel
- Mittlerer Gesäßmuskel
- Spanner der Oberschenkelbinde
- Schneidermuskel
- Schollenmuskel
- Kurze und lange Wadenbeinmuskeln
- Darmbeinrippenmuskel
- Musculus longissimus (sehr langer Rückenmuskel)
- Viereckiger Lendenmuskel
- Vorderer Schienbeinmuskel

Beanspruchte Gelenke
- Hüftgelenk
- Knie

- Beim Platzieren der Hantelstange auf Höhe des Schlüsselbeins ist die Rückenhaltung sehr wichtig. Der Rücken muss während des gesamten Bewegungsablaufs gerade bleiben.
- In dieser Haltung wird der Quadrizeps, genauer gesagt die inneren und äußeren Oberschenkelmuskeln, noch mehr als bei der klassischen Kniebeuge beansprucht.
- Dehnt sich ihre Achillessehne nicht genug, stellen Sie sich mit den Fersen auf einen kleinen Keil.
- Trainieren Sie an einem Kniebeugenständer, um die Langhantel bequem aufnehmen und ablegen zu können.

- Achten Sie darauf, dass die Ellbogen oben bleiben, damit die Langhantel nicht herunterfällt.

Praxisguide Muskeltraining

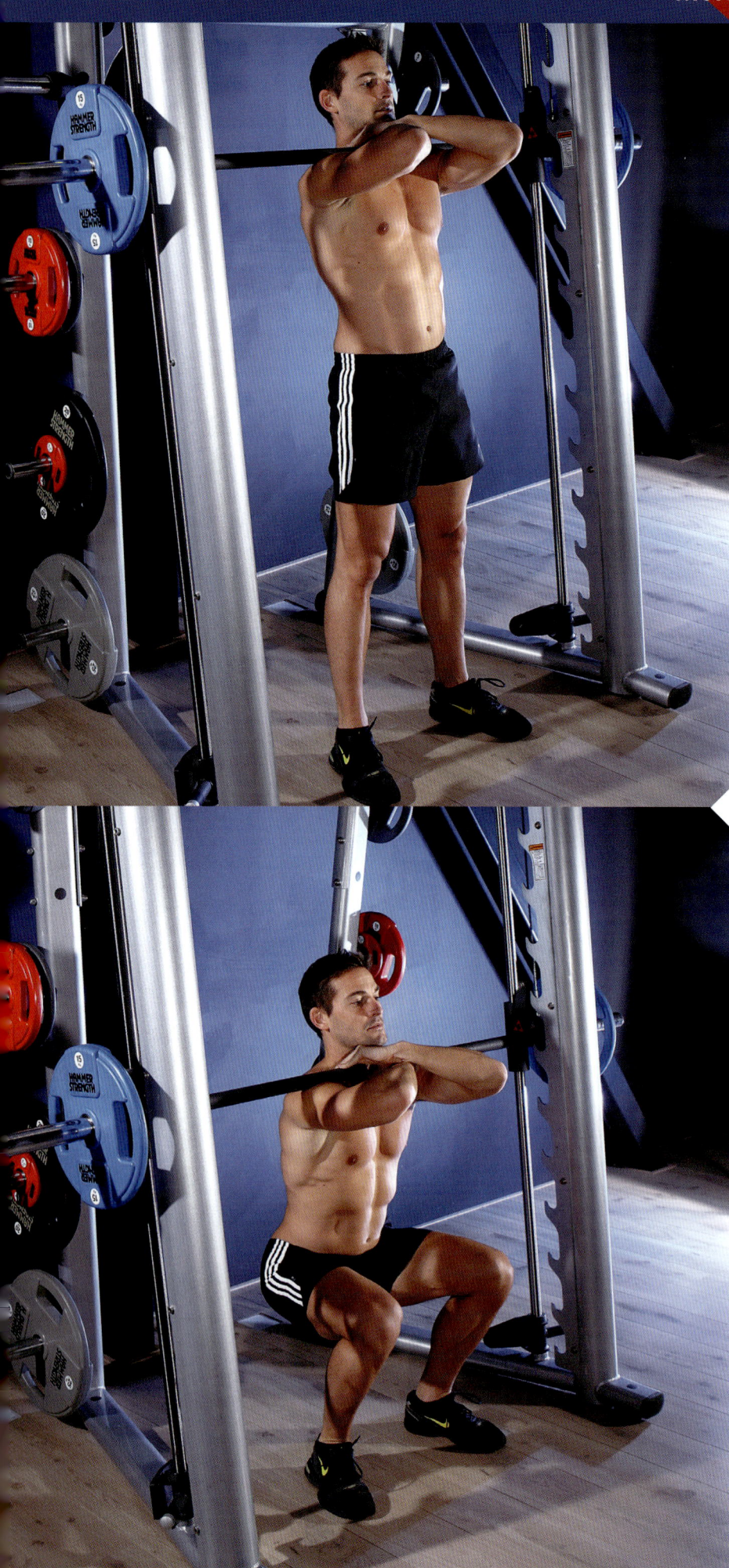

↗ Kniebeugen mit Langhantel an der Multipresse mit gekreuzten Unterarmen

■ Ausgangsposition
- Sie stehen in der Mitte der Multipresse.
- Platzieren Sie die Hantelstange auf Höhe der Schlüsselbeinfasern des großen Brustmuskels.
- Die Unterarme sind gekreuzt und die Hände greifen die Stange rechts und links vom Hals.
- Die Füße sind in schulterbreitem Abstand gegrätscht und befinden sich leicht vor der Langhantel.

■ Ausführung
- Knie beugen.
- Beine strecken.

■ Atmung
- Beim Beugen einatmen.
- Beim Strecken ausatmen.

Primär beanspruchte Muskeln
- Innere, mittlere und äußere breite Oberschenkelmuskeln
- Caput longum und breve des zweiköpfigen Oberschenkelmuskels
- Gerader Oberschenkelmuskel
- Großer Gesäßmuskel
- Halbsehnenmuskel, Plattsehnenmuskel
- Zweiköpfiger Wadenmuskel

Sekundär beanspruchte Muskeln
- Dornfortsatzmuskeln
- Darmbeinrippenmuskel
- Musculus longissimus (sehr langer Rückenmuskel)
- Viereckiger Lendenmuskel
- Zweiköpfiger Oberschenkelmuskel
- Mittlerer Gesäßmuskel
- Spanner der Oberschenkelbinde
- Schneidermuskel
- Schollenmuskel
- Kurze und lange Wadenbeinmuskeln
- Vorderer Schienbeinmuskel

Beanspruchte Gelenke
- Hüftgelenk
- Knie

- Die Multipresse gibt im Gegensatz zur nicht fixierten Langhantel mehr Stabilität.
- Bei der Abwärtsbewegung bleiben die Fersen am Boden.

- Die Knie bewegen sich leicht über die Füße hinaus nach vorn. Wenn sie zu weit nach vorn gehen, verlagert sich die Spannung auf die Knie.
- Es ist nicht nötig und außerdem zu belastend für den Meniskus, die Bewegung ganz auszuführen und das Gesäß bis an die Ferse zu führen.

ACHTUNG | **TIPPS**

↗ Gegrätschte Kniebeuge mit Langhantel

Ausgangsposition
- Sie stehen aufrecht, Beine in doppelter Schulterbreite gegrätscht, die Fußspitzen zeigen leicht nach außen.
- Die Langhantel liegt gerade auf den Schultern.
- Die Hände befinden sich im Obergriff rechts und links von den Schultern oder, falls Sie ein Spannungsgefühl in den Schultern verspüren, etwas weiter außen.
- Rücken gerade, Knie nicht ganz durchgestreckt.

Ausführung
- Knie beugen bis die Oberschenkel parallel zum Boden stehen.
- Beine und Hüfte strecken.

Atmung
- Beim Beugen einatmen.
- Beim Strecken ausatmen.

Primär beanspruchte Muskeln
- Großer Gesäßmuskel
- Kammmuskel
- Schlanker Muskel
- Schneidermuskel
- Innere, mittlere und äußere breite Oberschenkelmuskeln
- Gerader Oberschenkelmuskel
- Langer und großer Schenkelanzieher
- Halbsehnenmuskel, Plattsehnenmuskel
- Caput longum und breve des zweiköpfigen Oberschenkelmuskels
- Zweiköpfiger Wadenmuskel

Sekundär beanspruchte Muskeln
- Mittlerer Gesäßmuskel
- Schollenmuskel
- Dornfortsatzmuskeln
- Viereckiger Lendenmuskel
- Gerader Bauchmuskel
- Innerer und äußerer schräger Bauchmuskel
- Spanner der Oberschenkelbinde
- Zweiköpfiger Oberschenkelmuskel
- Darmbeinrippenmuskel
- Musculus longissimus (sehr langer Rückenmuskel)

Beanspruchte Gelenke
- Hüftgelenk
- Knie

TIPPS
- Bei der gegrätschten Kniebeuge werden die Adduktoren stärker beansprucht.
- Um eine Überbeanspruchung des seitlichen Knie-Innenbands zu vermeiden, bewegen Sie die Knie zu den Zehen hin. Grätschen Sie die Beine also zunächst leicht und drehen Sie, je nachdem wie gelenkig Sie sind, die Füße etwas weiter nach außen.
- Ändern Sie den Abstand zwischen den Füßen. Je weiter die Beine gegrätscht sind, desto mehr arbeiten die Adduktoren und der äußere Oberschenkelmuskel. Umgekehrt gilt, je enger die Grätsche, desto mehr wird der innere Oberschenkelmuskel statt der Adduktoren beansprucht.

ACHTUNG
- In abgesenkter Position müssen die Knie weit geöffnet sein. Man tendiert unweigerlich dazu, die Knie zu schließen, sei es aufgrund mangelnder Dehnbarkeit, oder zu schwerer Gewichte.

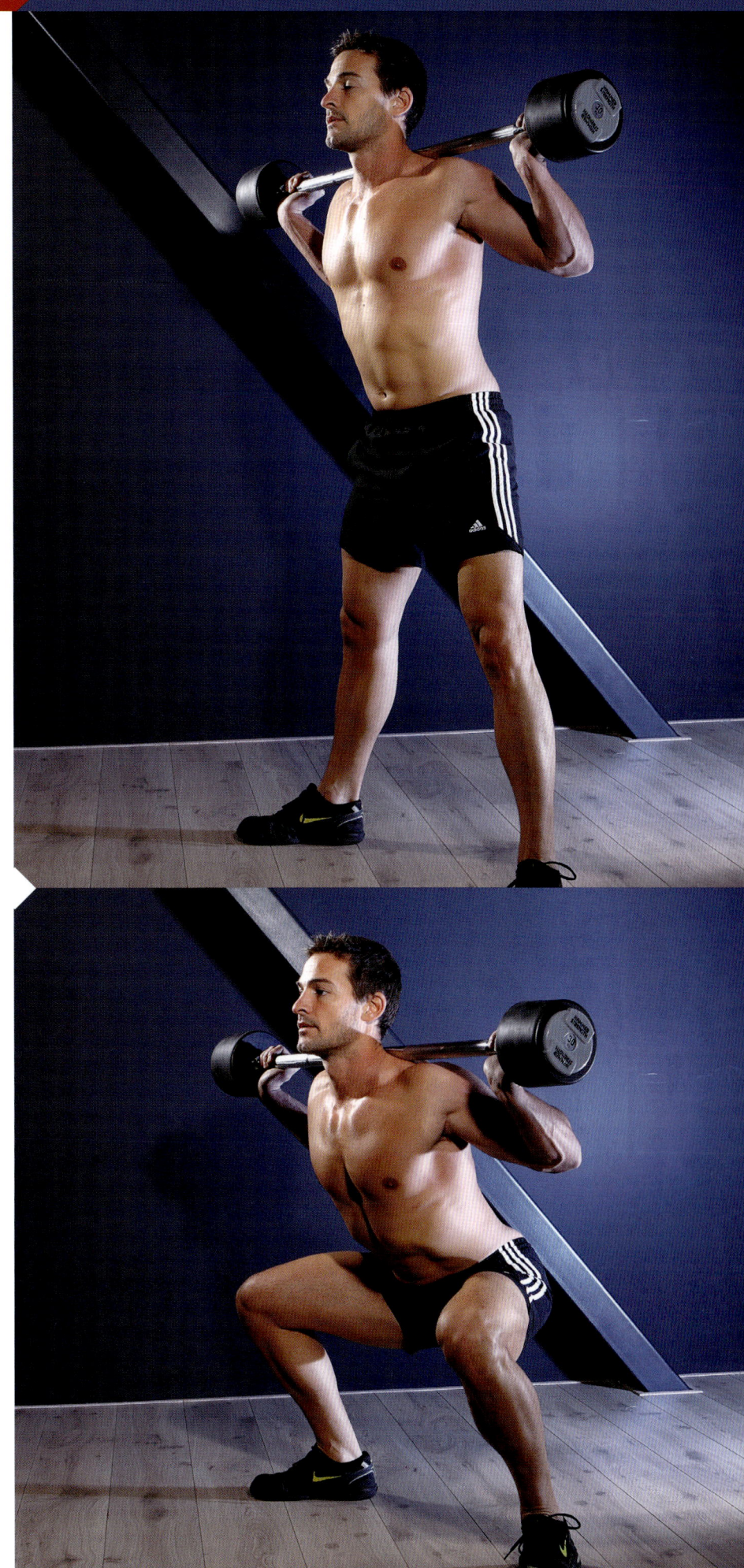

↗ **Gegrätschte Kniebeuge an der Multipresse**

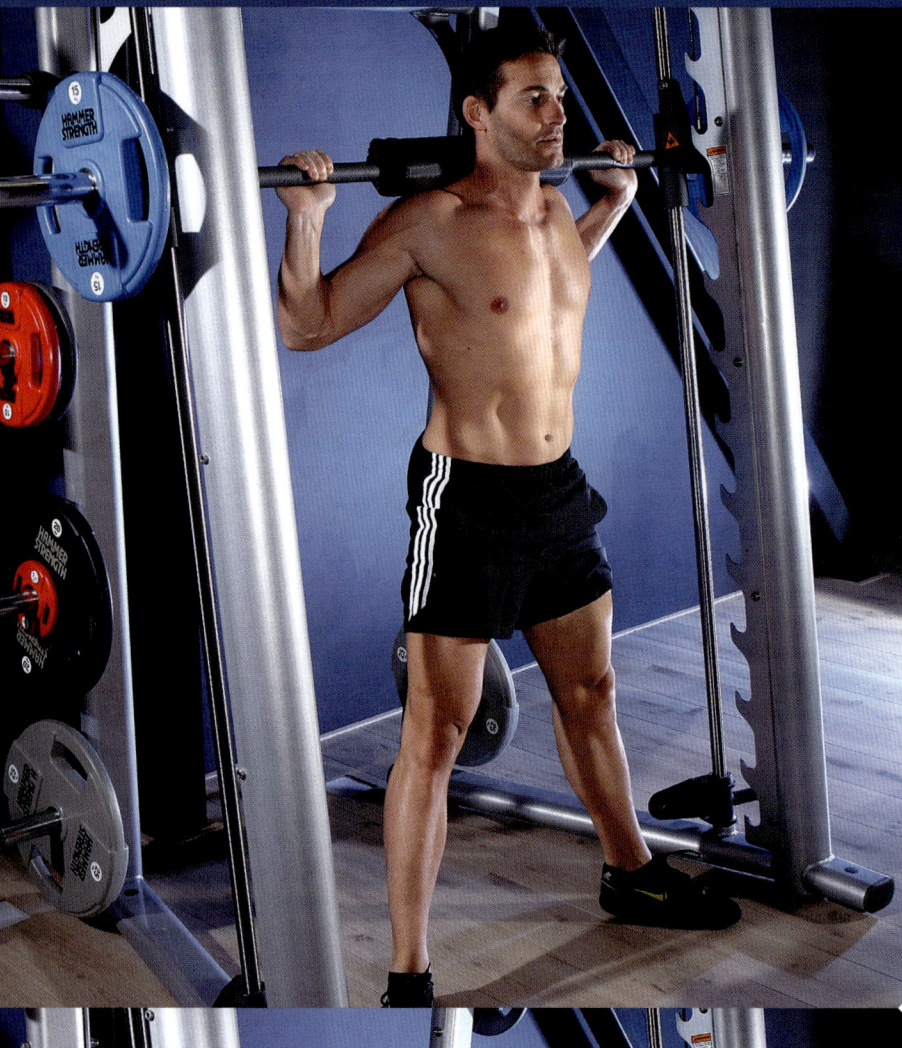

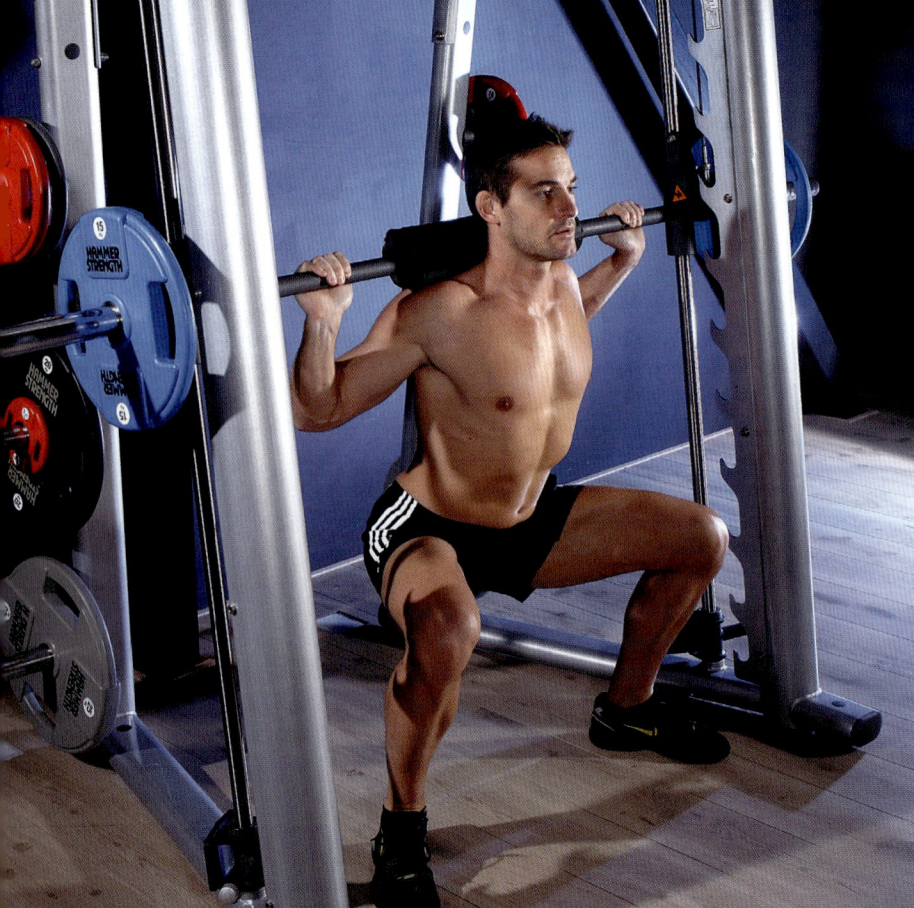

■ Ausgangsposition
- Platzieren Sie die Hantelstange der Multipresse auf den Trapezmuskeln.
- Die Füße stehen mindestens in doppelter Schulterbreite genau unterhalb der Langhantel.
- Die Hände im Obergriff rechts und links von den Schultern.

■ Ausführung
- Knie beugen bis die Oberschenkel parallel zum Boden stehen.
- Beine strecken.

■ Atmung
- Beim Beugen einatmen.
- Beim Strecken ausatmen.

Primär beanspruchte Muskeln
- Innere, mittlere und äußere breite Oberschenkelmuskeln
- Großer Gesäßmuskel
- Schlanker Muskel
- Gerader Oberschenkelmuskel
- Langer und großer Schenkelanzieher
- Halbsehnenmuskel, Plattsehnenmuskel
- Caput longum und breve des zweiköpfigen Oberschenkelmuskels
- Kammmuskel
- Schneidermuskel
- Zweiköpfiger Wadenmuskel

Sekundär beanspruchte Muskeln
- Dornfortsatzmuskeln
- Mittlerer Gesäßmuskel
- Viereckiger Lendenmuskel
- Gerader Bauchmuskel
- Spanner der Oberschenkelbinde
- Innerer und äußerer schräger Bauchmuskel
- Zweiköpfiger Oberschenkelmuskel
- Schollenmuskel
- Musculus longissimus (sehr langer Rückenmuskel)
- Darmbeinrippenmuskel

Beanspruchte Gelenke
- Hüftgelenk
- Knie

TIPPS
- Der Vorteil der Multipresse ist, dass Anfänger die Übung besser erlernen und Fortgeschrittene mehr Gewicht auflegen können, ohne dadurch behindert zu werden, dass sie das Gleichgewicht verlieren.
- Der Bewegungsablauf erfolgt genau wie bei der klassischen Kniebeuge. Bei dieser Variante können die Adduktoren stärker beansprucht werden.

ACHTUNG
- Versuchen Sie ab der Horizontalstellung der Oberschenkel nicht, noch weiter nach unten zu gehen. Es kann sonst aufgrund einer leichten Meniskusquetschung zu einer Entzündung kommen. Zudem wird der Rücken tendenziell gerundet.

↗ Gegrätschte Kniebeuge mit Langhantel und gekreuzten Unterarmen

■ Ausgangsposition
- Sie stehen aufrecht, Beine in doppelter Schulterbreite gegrätscht, die Fußspitzen zeigen leicht nach außen.
- Platzieren Sie die Hantelstange gerade auf dem oberen Bereich des großen Brustmuskels auf Schlüsselbeinhöhe.
- Kreuzen Sie die Unterarme so über der Langhantel, dass die Hände die Stange rechts und links vom Hals greifen.
- Heben Sie die Ellbogen an, sodass die Arme parallel zum Boden sind.
- Rücken gerade, Knie nicht ganz durchgestreckt.

■ Ausführung
- Knie beugen bis die Oberschenkel parallel zum Boden stehen.
- Beine strecken.

■ Atmung
- Beim Beugen einatmen.
- Beim Strecken ausatmen.

Primär beanspruchte Muskeln
- Innere, mittlere und äußere breite Oberschenkelmuskeln
- Großer Gesäßmuskel
- Schlanker Muskel
- Gerader Oberschenkelmuskel
- Halbsehnenmuskel, Plattsehnenmuskel
- Langer und großer Schenkelanzieher
- Kammmuskel
- Schneidermuskel
- Zweiköpfiger Wadenmuskel

Sekundär beanspruchte Muskeln
- Darmbeinrippenmuskel
- Zweiköpfiger Oberschenkelmuskel
- Viereckiger Lendenmuskel
- Musculus longissimus (sehr langer Rückenmuskel)
- Spanner der Oberschenkelbinde
- Innerer und äußerer schräger Bauchmuskel
- Gerader Bauchmuskel
- Dornfortsatzmuskeln
- Mittlerer Gesäßmuskel
- Schollenmuskel

Beanspruchte Gelenke
- Hüftgelenk
- Knie

TIPPS
- Führen Sie diese Übung in einer Multipresse aus, um sich sicherer zu fühlen, und um die Langhantel gefahrlos aufnehmen und ablegen zu können.
- In dieser Position werden die Adduktoren intensiver beansprucht.

ACHTUNG
- Halten Sie die Knie bei der Beugung offen, um das seitliche Knie-Innenband nicht zu stark zu beanspruchen.

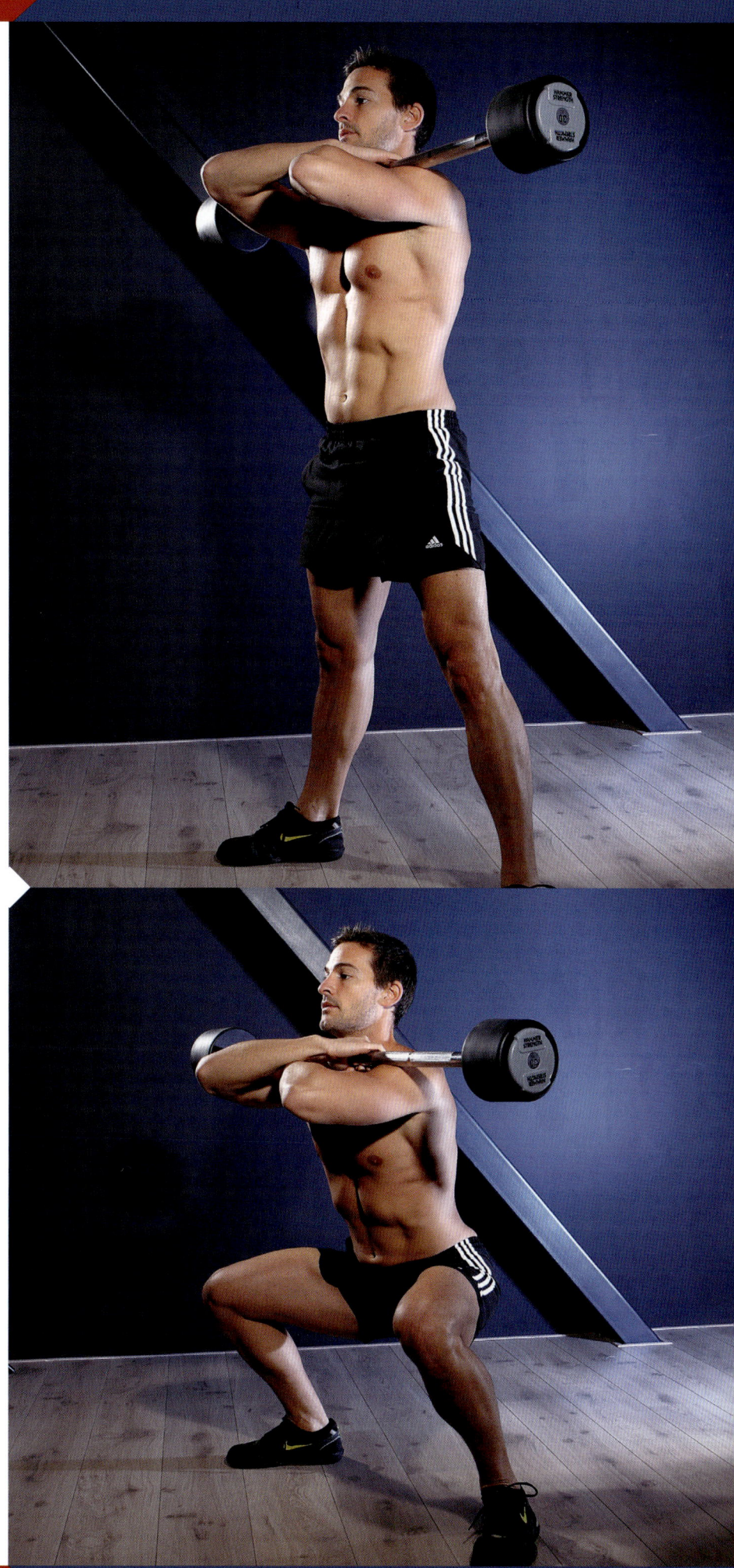

↗ Gegrätschte Kniebeuge an der Multipresse mit gekreuzten Unterarmen

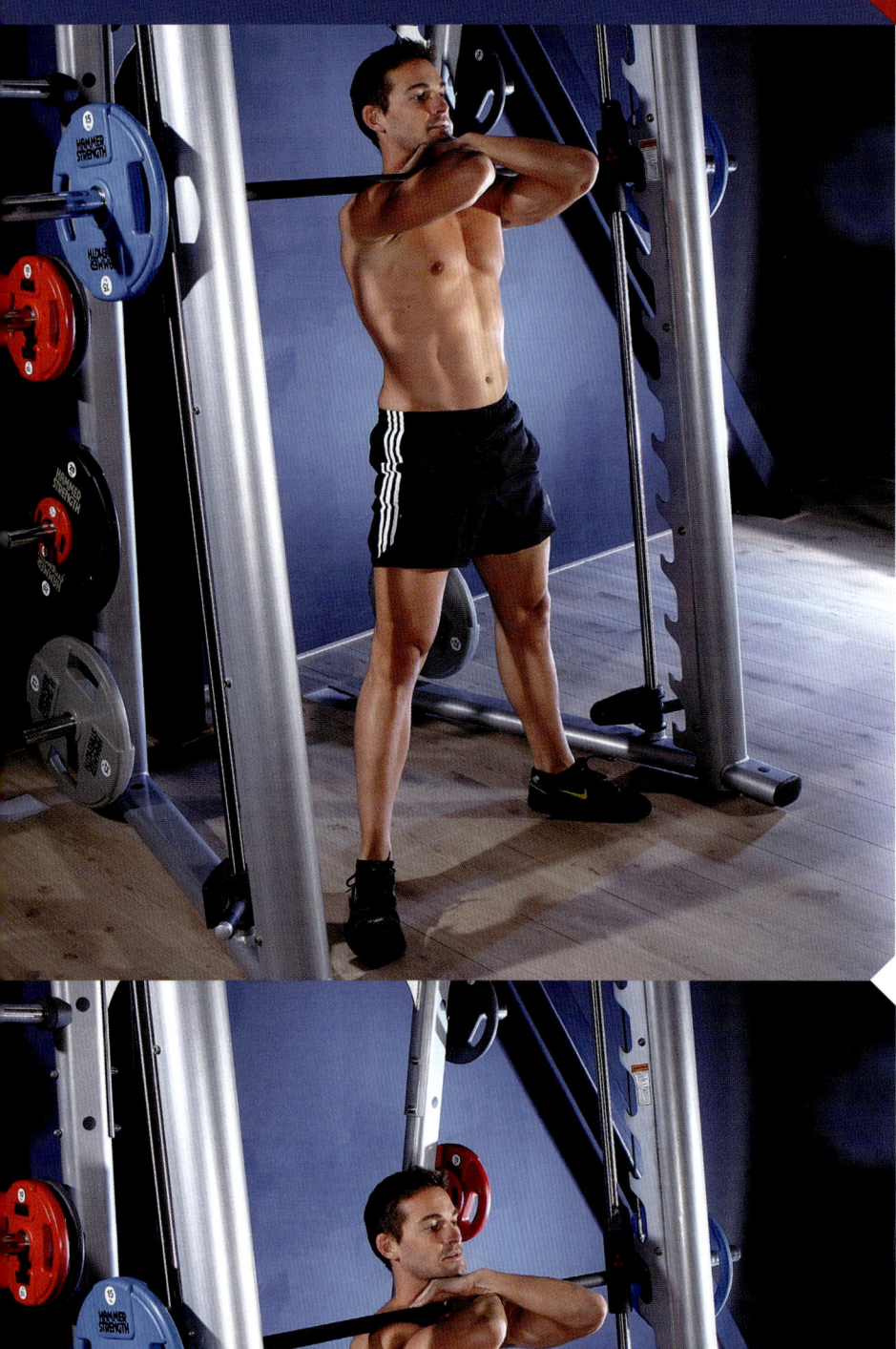

Ausgangsposition
- Sie stehen hinter der Langhantel der Multipresse.
- Füße in doppelter Schulterbreite gegrätscht, Rücken gerade, Knie nicht voll durchgestreckt.
- Platzieren Sie die Hantelstange auf Höhe der Schlüsselbeinfasern des großen Brustmuskels.
- Die Unterarme sind gekreuzt, die Hände rechts und links vom Hals.

Ausführung
- Knie beugen.
- Beine strecken.

Atmung
- Beim Beugen einatmen.
- Beim Strecken ausatmen.

Primär beanspruchte Muskeln
- Innere, mittlere und äußere breite Oberschenkelmuskeln
- Caput longum und breve des zweiköpfigen Oberschenkelmuskels
- Gerader Oberschenkelmuskel
- Großer Gesäßmuskel
- Schlanker Muskel
- Halbsehnenmuskel, Plattsehnenmuskel
- Zweiköpfiger Wadenmuskel

Sekundär beanspruchte Muskeln
- Dornfortsatzmuskeln
- Darmbeinrippenmuskel
- Musculus longissimus (sehr langer Rückenmuskel)
- Viereckiger Lendenmuskel
- Zweiköpfiger Oberschenkelmuskel
- Mittlerer Gesäßmuskel
- Spanner der Oberschenkelbinde
- Schneidermuskel
- Schollenmuskel
- Kurze und lange Wadenbeinmuskeln
- Vorderer Schienbeinmuskel

Beanspruchte Gelenke
- Hüftgelenk
- Knie

TIPPS
- Die Multipresse gibt Ihnen mehr Sicherheit, ganz besonders bei dieser Übung, bei der der Schwerpunkt leicht nach vorn verlagert ist.
- Durch die gekreuzten Unterarme steigt die Spannung im vorderen Oberschenkelbereich oberhalb des Knies.
- Mit der gegrätschten Kniebeuge trainieren Sie besonders die Muskelgruppe der Oberschenkelinnenseite, die Gruppe der Adduktoren.

ACHTUNG
- Um Druck auf die Kniescheiben zu vermeiden, dürfen die Knie nicht über die Zehen hinaus nach vorn gehen.

Praxisguide Muskeltraining

↗ Ausfallschritt mit Langhantel

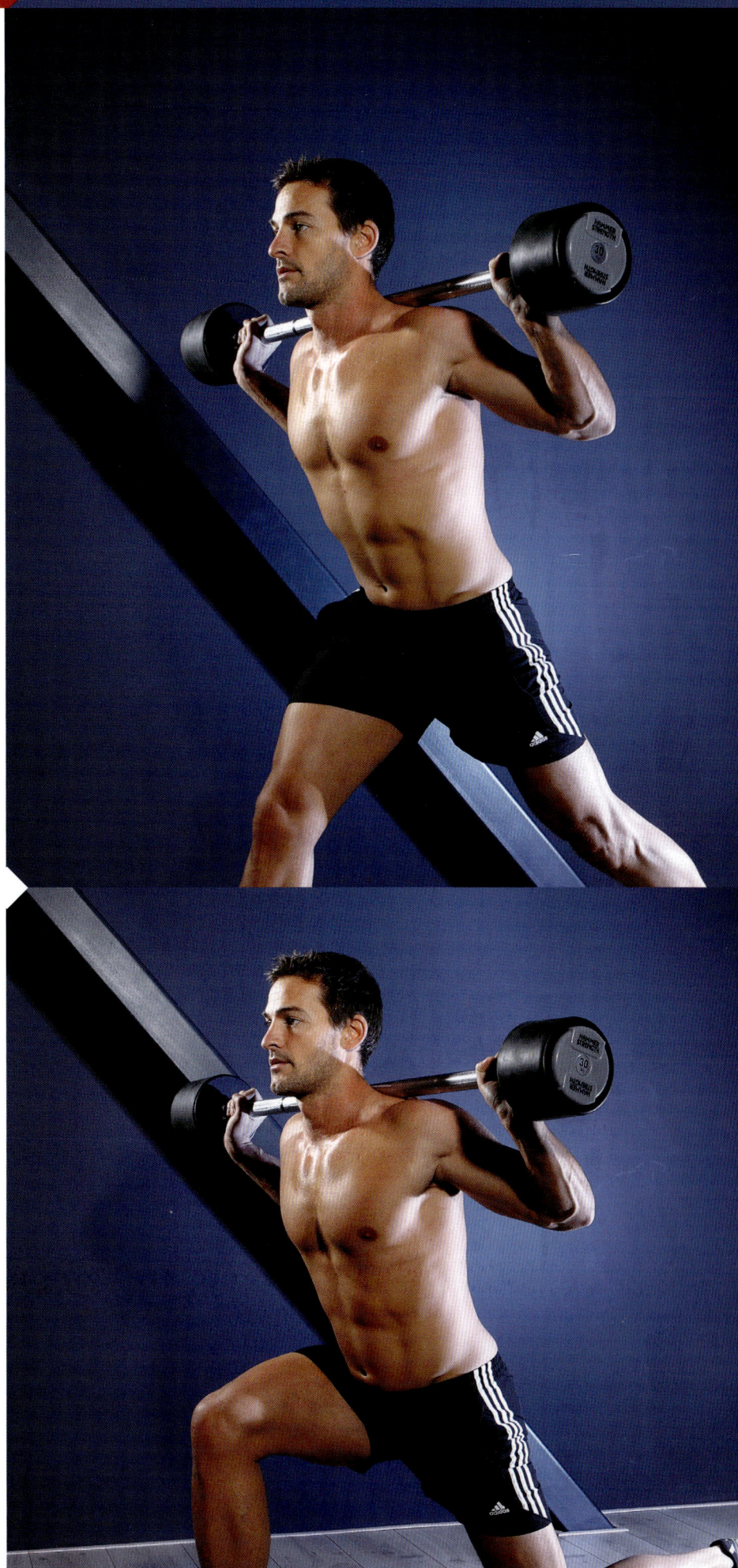

■ Ausgangsposition

- In stehender Position legen Sie eine Hantelstange gerade auf die Trapezmuskeln, Hände im Obergriff.
- Machen Sie mit dem linken Bein einen Ausfallschritt nach hinten. In abgesenkter Position bilden Ihre Knie einen rechten Winkel. Ihr Rücken ist gerade und senkrecht zum Boden.
- Die Füße in schulterbreitem Abstand, die Hüfte gerade.
- Sie stützen sich auf Ballen und Zehen des linken Fußes ab.

■ Ausführung

- Vertikale Abwärtsbewegung durch Beugen der Knie.
- Beine strecken.

■ Atmung

- Beim Beugen einatmen.
- Beim Strecken ausatmen.

Primär beanspruchte Muskeln
- Innere, mittlere und äußere breite Oberschenkelmuskeln
- Gerader Oberschenkelmuskel
- Großer Gesäßmuskel
- Halbsehnenmuskel, Plattsehnenmuskel
- Caput longum und breve des zweiköpfigen Oberschenkelmuskels
- Zweiköpfiger Wadenmuskel

Sekundär beanspruchte Muskeln
- Dornfortsatzmuskeln
- Gerader Bauchmuskel
- Mittlerer Gesäßmuskel
- Zweiköpfiger Oberschenkelmuskel
- Schlanker Muskel
- Schollenmuskel
- Schneidermuskel
- Musculus longissimus (sehr langer Rückenmuskel)
- Spanner der Oberschenkelbinde
- Langer und großer Schenkelanzieher
- Kurzer und langer Schenkelanzieher
- Kurze und lange Wadenbeinmuskeln
- Innerer und äußerer schräger Bauchmuskel
- Vorderer Schienbeinmuskel
- Darmbeinrippenmuskel
- Viereckiger Lendenmuskel

Beanspruchte Gelenke
- Hüftgelenk
- Knie

TIPPS

- Mit dem Ausfallschritt werden die Oberschenkel (Quadrizeps und hintere Oberschenkelmuskeln) aber auch die großen Gesäßmuskeln trainiert.
- Sämtliche Muskeln des Unterkörpers werden beansprucht.
- Die Bewegung wird auf einer imaginären vertikalen Achse ausgeführt.
- Bei der Aufwärtsbewegung über die Ferse des vorderen Fußes hochdrücken, um den Gesäßmuskel stärker zu beanspruchen.

ACHTUNG

- Um eine Überbelastung der Knie zu vermeiden, bewegt sich das Knie des vorderen Fußes nicht über die Fußspitze hinaus.
- Spannt der Oberschenkel des hinteren Beins, steht Ihr Fuß für Ihre Dehnbarkeit zu weit hinten. Führen Sie die Übung im Profil vor einem Spiegel aus, um sich selbst zu überprüfen.

OBERSCHENKEL

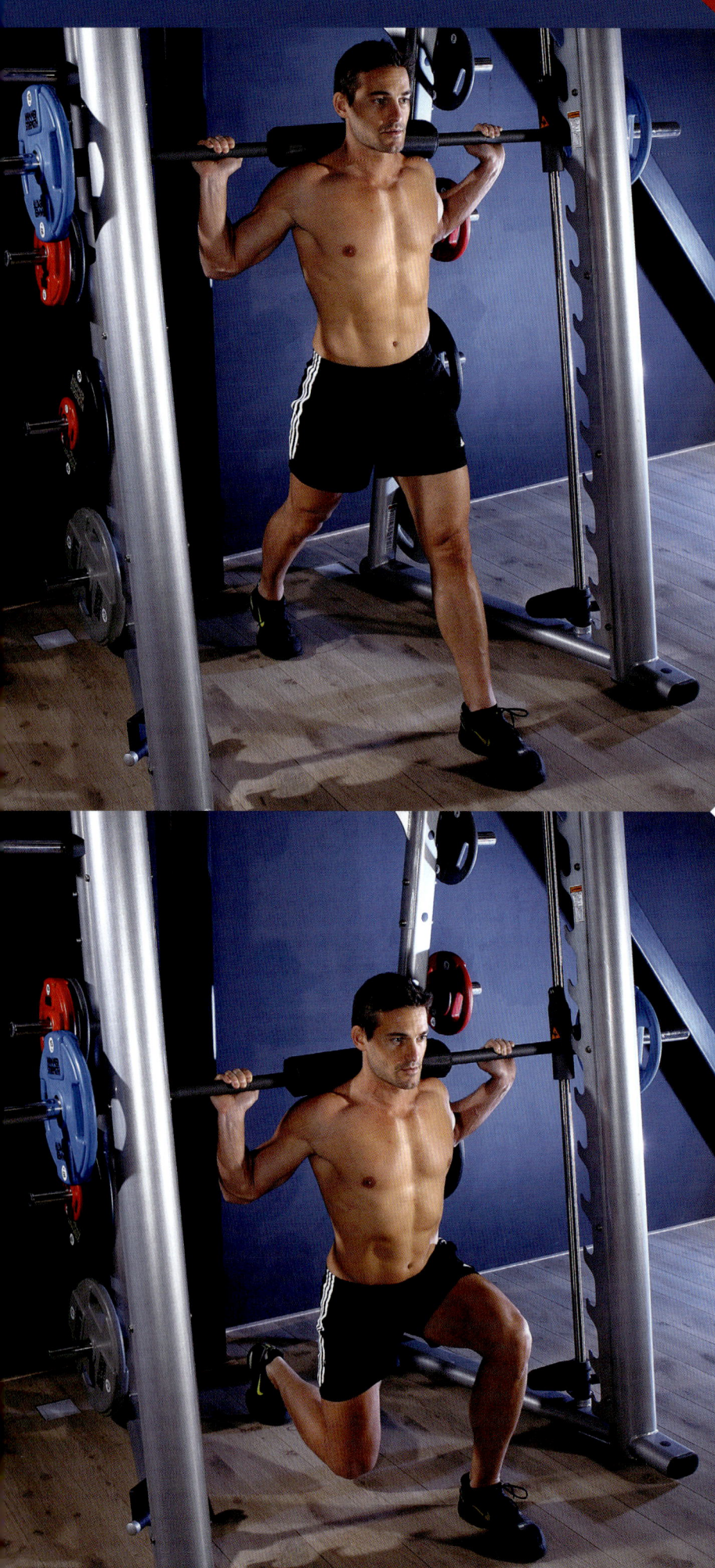

Ausgangsposition
- Stellen Sie sich mittig unter die Stange und legen Sie diese auf Ihre Trapezmuskeln.
- Gehen Sie mit dem rechten Fuß zurück und mit dem linken Fuß nach vorn.
- In abgesenkter Position befinden sich Ihre Hüften und Ihr Rücken genau unter der Hantelstange. Ihre Knie bilden einen rechten Winkel, die rechte Ferse ist vom Boden abgehoben.
- Hände im Obergriff, Rücken gerade.

Ausführung
- Knie beugen.
- Beine strecken mit Druck auf die Ferse des vorderen Fußes.

Atmung
- Beim Beugen einatmen.
- Beim Strecken ausatmen.

Primär beanspruchte Muskeln
- Innere, mittlere und äußere breite Oberschenkelmuskeln
- Gerader Oberschenkelmuskel
- Großer Gesäßmuskel
- Halbsehnenmuskel, Plattsehnenmuskel
- Caput longum und breve des zweiköpfigen Oberschenkelmuskels
- Zweiköpfiger Wadenmuskel

Sekundär beanspruchte Muskeln
- Dornfortsatzmuskeln
- Darmbeinrippenmuskel
- Mittlerer Gesäßmuskel
- Viereckiger Lendenmuskel
- Zweiköpfiger Oberschenkelmuskel
- Spanner der Oberschenkelbinde
- Langer und großer Schenkelanzieher
- Kurze und lange Wadenbeinmuskeln
- Innerer und äußerer schräger Bauchmuskel
- Gerader Bauchmuskel
- Musculus longissimus (sehr langer Rückenmuskel)
- Vorderer Schienbeinmuskel
- Schlanker Muskel
- Schneidermuskel
- Schollenmuskel

Beanspruchte Gelenke
- Hüftgelenk
- Knie

TIPPS
- Der Ausfallschritt weist zwei Schwierigkeiten auf: das Halten des Gleichgewichts und die einseitige Beanspruchung. Mit der Multipresse ist das Gleichgewichtsproblem gelöst und Sie können sich mehr auf die Bewegung konzentrieren und damit auch mehr Gewicht heben.
- Stellen Sie den vorderen Fuß auf eine Stufe oder eine Gewichtsscheibe, um noch etwas tiefer gehen zu können. Dadurch werden der große Gesäßmuskel und die hinteren Oberschenkelmuskeln noch stärker kontrahiert.
- Der Brustkorb bleibt immer aufrecht.
- Die Füße stehen hüft-oder maximal schulterbreit auseinander.

ACHTUNG
- Zur Vermeidung übermäßiger Spannung bewegt sich das linke Knie nicht über die Fußspitze hinaus.

⭷ Ausfallschritt an der Multipresse mit gekreuzten Unterarmen

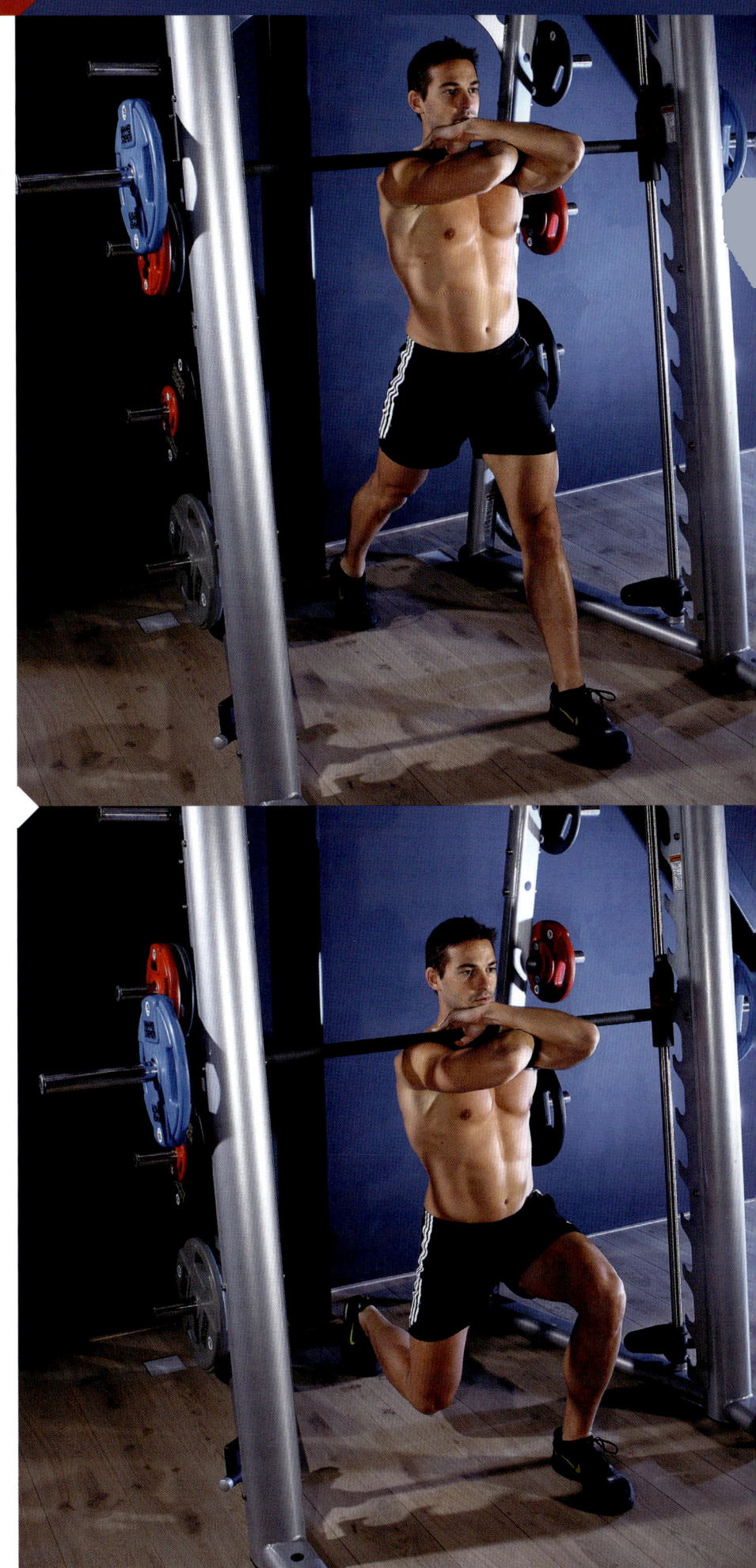

Ausgangsposition

- In stehender Position legen Sie die Hantelstange auf Höhe der Schlüsselbeine ab.
- Kreuzen Sie die Unterarme vor dem Hals und heben Sie dabei die Ellenbogen an, sodass die Arme parallel zum Boden sind.
- Machen Sie mit dem rechten Bein einen Ausfallschritt nach hinten und stützen Sie sich auf Ballen und Zehen ab.
- Stellen Sie das linke Bein nach vorn.

Ausführung

- Knie beugen.
- Beine strecken und dabei Druck auf die Ferse des vorderen Fußes ausüben.

Atmung

- Beim Beugen einatmen.
- Beim Strecken ausatmen.

Primär beanspruchte Muskeln

- Innere, mittlere und äußere breite Oberschenkelmuskeln
- Gerader Oberschenkelmuskel
- Großer Gesäßmuskel
- Halbsehnenmuskel, Plattsehnenmuskel
- Caput longum und breve des zweiköpfigen Oberschenkelmuskels
- Zweiköpfiger Wadenmuskel

Sekundär beanspruchte Muskeln

- Dornfortsatzmuskeln
- Darmbeinrippenmuskel
- Mittlerer Gesäßmuskel
- Schlanker Muskel
- Schneidermuskel
- Schollenmuskel
- Viereckiger Lendenmuskel
- Vorderer Schienbeinmuskel
- Gerader Bauchmuskel
- Spanner der Oberschenkelbinde
- Langer und großer Schenkelanzieher
- Kurzer und langer Schenkelanzieher
- Kurze und lange Wadenbeinmuskeln
- Innerer und äußerer schräger Bauchmuskel
- Musculus longissimus (sehr langer Rückenmuskel)
- Zweiköpfiger Oberschenkelmuskel

Beanspruchte Gelenke

- Hüftgelenk
- Knie

TIPPS

- Mit dem Ausfallschritt mit gekreuzten Unterarmen wird ganz intensiv der Quadrizeps knapp oberhalb des Knies trainiert.
- Vorteil der Multipresse ist, dass Sie sich voll auf die Qualität Ihrer Bewegung konzentrieren können, ohne sich um einen eventuellen Gleichgewichtsverlust sorgen zu müssen.

ACHTUNG

- In abgesenkter Position bilden die Knie einen rechten Winkel. Bei einer Vorwärtsbewegung kann es passieren, dass das Knie übermäßig belastet wird.

OBERSCHENKEL

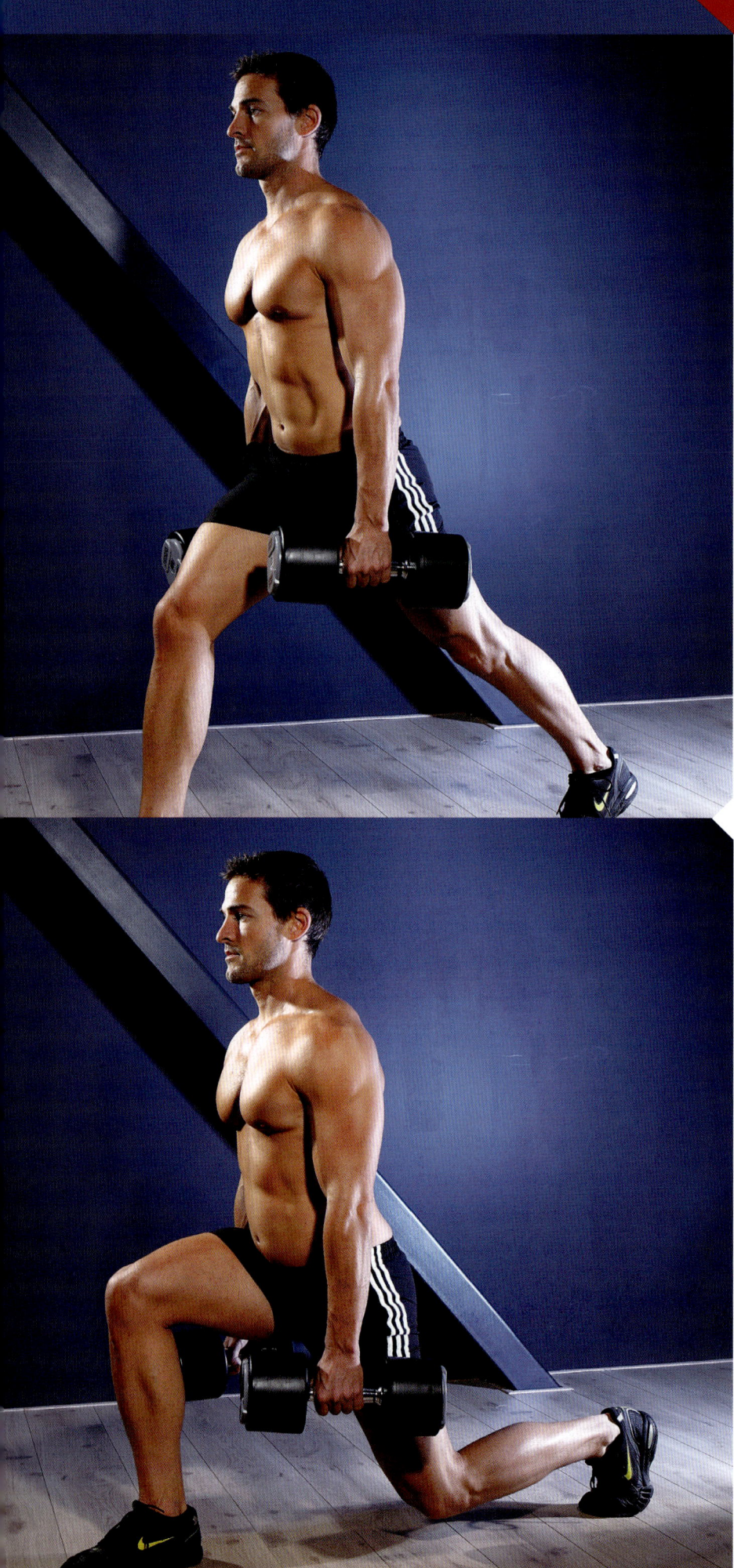

■ Ausgangsposition
- Nehmen Sie in neutraler Position in jede Hand eine Kurzhantel.
- Sie stehen aufrecht, die Füße in hüftbreitem Abstand.
- Machen Sie mit dem linken Fuß einen Ausfallschritt nach hinten und stützen Sie sich dabei ausschließlich auf Ballen und Zehen ab. Der rechte Fuß bleibt ganz auf dem Boden.
- Arme angespannt, Rücken gerade.

■ Ausführung
- Beugen der Knie.
- Strecken der Beine und dabei über die Ferse des vorderen Fußes nach oben drücken.

■ Atmung
- Beim Beugen einatmen.
- Beim Strecken ausatmen.

Primär beanspruchte Muskeln
- Innere, mittlere und äußere breite Oberschenkelmuskeln
- Gerader Oberschenkelmuskel
- Großer Gesäßmuskel
- Halbsehnenmuskel, Plattsehnenmuskel
- Caput longum und breve des zweiköpfigen Oberschenkelmuskels
- Zweiköpfiger Wadenmuskel

Sekundär beanspruchte Muskeln
- Dornfortsatzmuskeln
- Zweiköpfiger Oberschenkelmuskel
- Musculus longissimus (sehr langer Rückenmuskel)
- Schlanker Muskel
- Schollenmuskel
- Spanner der Oberschenkelbinde
- Langer und großer Schenkelanzieher
- Kurze und lange Wadenbeinmuskeln
- Innerer und äußerer schräger Bauchmuskel
- Gerader Bauchmuskel
- Mittlerer Gesäßmuskel
- Darmbeinrippenmuskel
- Viereckiger Lendenmuskel
- Schneidermuskel
- Vorderer Schienbeinmuskel

Beanspruchte Gelenke
- Hüftgelenk
- Knie

- Bei der Übung mit Kurzhanteln wird ein Zusammendrücken der Bandscheiben vermieden.
- Wenn Sie das Gleichgewicht nur schwer halten können, stellen Sie die Füße etwas weiter auseinander.

- Die beiden Hanteln wiegen gleich viel. Manche Personen, bei denen eine Seite weniger entwickelt ist als die andere, denken, dass es reicht, zum Ausgleich einfach eine etwas schwerere Hantel zu verwenden. Leider funktioniert das nicht!

↗ Ausfallschritt nach hinten mit Langhantel

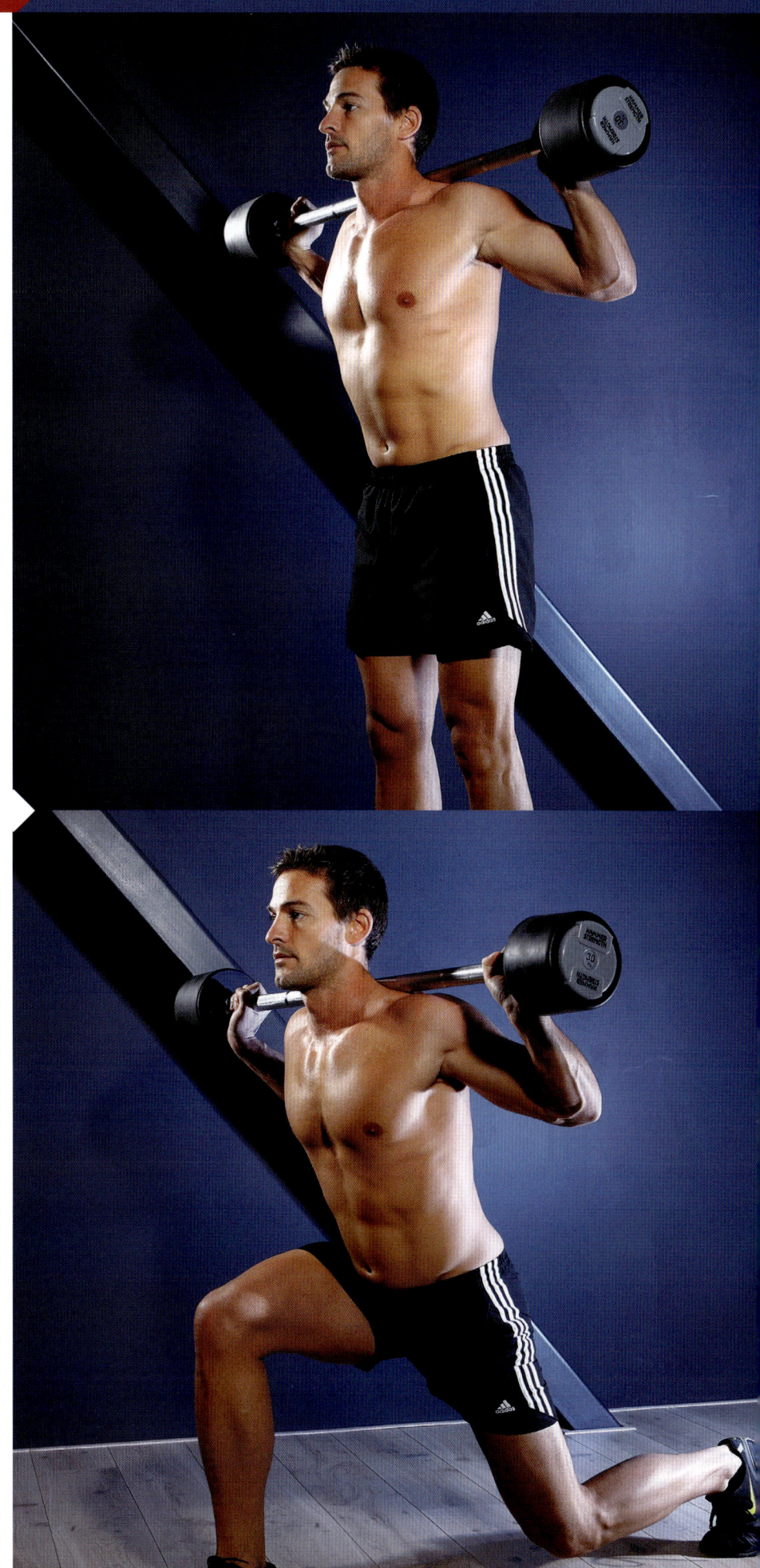

◼ Ausgangsposition
- In stehender Position wird die Hantelstange gerade auf den Trapezmuskel gelegt.
- Die Hände greifen im Obergriff rechts und links von den Schultern.
- Füße hüftbreit auseinander, Knie nicht ganz durchgestreckt.

◼ Ausführung
- Machen Sie mit dem linken Bein einen großen Ausfallschritt nach hinten und beugen Sie beide Knie.
- Kommen Sie wieder in die Ausgangsposition zurück, indem Sie sich bei der Aufwärtsbewegung über die rechte Ferse hochdrücken.

◼ Atmung
- Beim Beugen einatmen.
- Beim Strecken ausatmen.

Primär beanspruchte Muskeln
- Innere, mittlere und äußere breite Oberschenkelmuskeln
- Gerader Oberschenkelmuskel
- Großer Gesäßmuskel
- Halbsehnenmuskel, Plattsehnenmuskel
- Caput longum und breve des zweiköpfigen Oberschenkelmuskels
- Zweiköpfiger Wadenmuskel

Sekundär beanspruchte Muskeln
- Dornfortsatzmuskeln
- Darmbeinrippenmuskel
- Mittlerer Gesäßmuskel
- Schlanker Muskel
- Schneidermuskel
- Schollenmuskel
- Zweiköpfiger Oberschenkelmuskel
- Musculus longissimus (sehr langer Rückenmuskel)
- Spanner der Oberschenkelbinde
- Langer und großer Schenkelanzieher
- Kurze und lange Wadenbeinmuskeln
- Innerer und äußerer schräger Bauchmuskel
- Gerader Bauchmuskel
- Viereckiger Lendenmuskel
- Vorderer Schienbeinmuskel

Beanspruchte Gelenke
- Hüftgelenk
- Knie

TIPPS
- Mit dem Ausfallschritt nach hinten erzielt man einen guten Muskeltonus und stärkt die Muskulatur, ohne allzu große Muskeln zu entwickeln.
- In abgesenkter Stellung bilden Ihre Knie einen rechten Winkel. Der Rücken bleibt gerade.
- Um Gleichgewichtsprobleme zu vermeiden, kann diese Übung auch an der Multipresse durchgeführt werden.

ACHTUNG
- Sie können die Übung auch mit Ausfallschritt nach vorn ausführen. Dabei arbeitet der Gesäßmuskel allerdings etwas weniger und das Kniegelenk wird stark beansprucht.

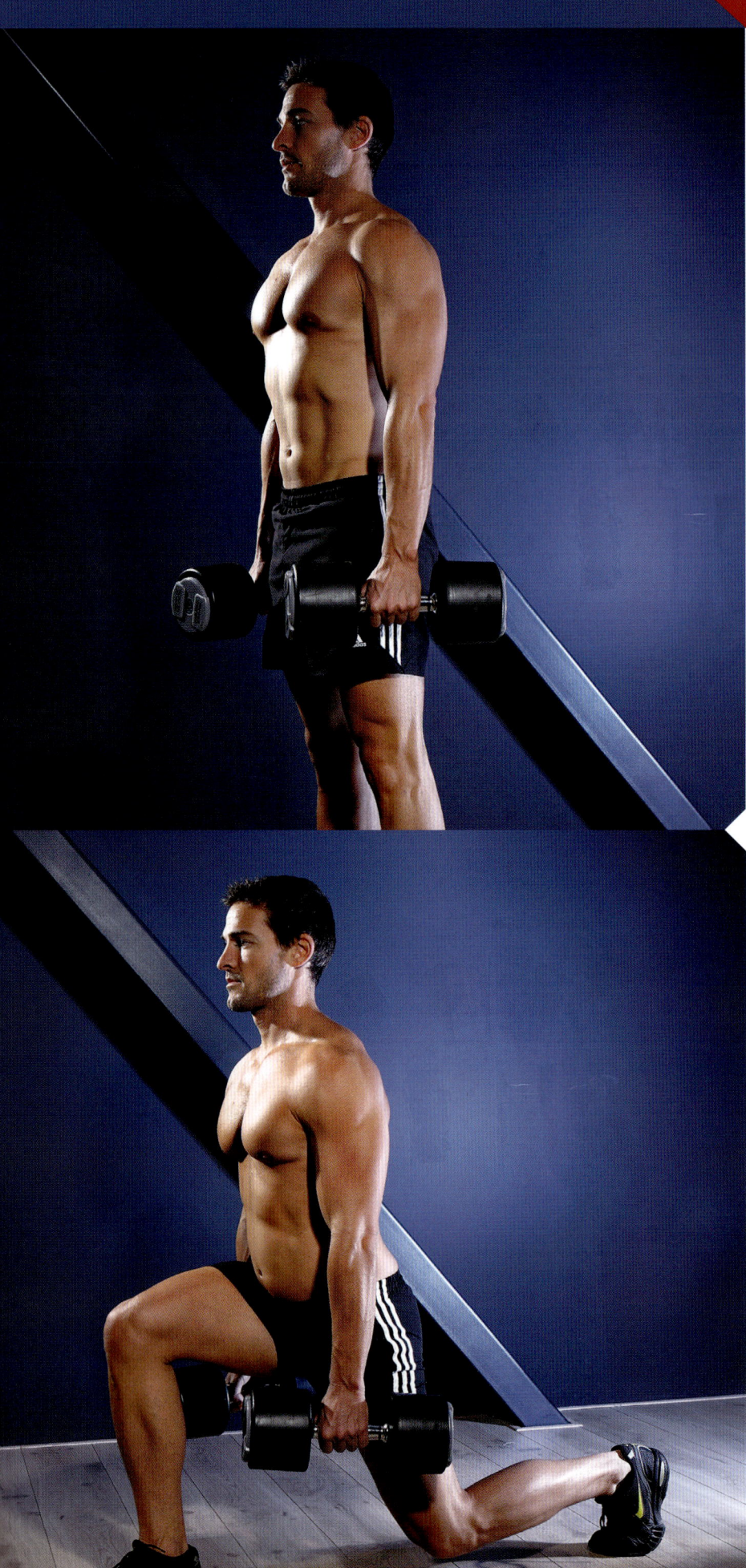

■ Ausgangsposition
- Nehmen Sie in neutraler Position stehend eine Kurzhantel in jede Hand.
- Füße hüftbreit auseinander, Knie nicht ganz durchgestreckt.

■ Ausführung
- Machen Sie mit dem linken Bein einen großen Ausfallschritt nach hinten und beugen Sie dabei beide Knie.
- Mit Druck auf die rechte Ferse wieder in die Ausgangsposition zurückzukommen.

■ Atmung
- Beim Beugen einatmen.
- Beim Strecken ausatmen.

Primär beanspruchte Muskeln
- Innere, mittlere und äußere breite Oberschenkelmuskeln
- Gerader Oberschenkelmuskel
- Großer Gesäßmuskel
- Halbsehnenmuskel, Plattsehnenmuskel
- Caput longum und breve des zweiköpfigen Oberschenkelmuskels
- Zweiköpfiger Wadenmuskel

Sekundär beanspruchte Muskeln
- Dornfortsatzmuskeln
- Zweiköpfiger Oberschenkelmuskel
- Musculus longissimus (sehr langer Rückenmuskel)
- Schlanker Muskel
- Vorderer Schienbeinmuskel
- Spanner der Oberschenkelbinde
- Langer und großer Schenkelanzieher
- Kurze und lange Wadenbeinmuskeln
- Innerer und äußerer schräger Bauchmuskel
- Gerader Bauchmuskel
- Mittlerer Gesäßmuskel
- Darmbeinrippenmuskel
- Viereckiger Lendenmuskel
- Schneidermuskel
- Schollenmuskel

Beanspruchte Gelenke
- Hüftgelenk
- Knie

TIPPS
- Beim Ausfallschritt nach hinten mit Kurzhanteln werden die Bandscheiben nicht zusammengedrückt.
- Der Bewegungsablauf ist sehr dynamisch und das Herz-Kreislaufsystem wird ebenfalls angeregt.
- Stellen Sie den vorderen Fuß auf eine Stufe oder eine Platte, um noch etwas tiefer gehen zu können. Dadurch wird die Arbeit der Gesäßmuskeln und des Quadrizeps intensiviert.

ACHTUNG
- Führen Sie die Bewegung langsam und kontrolliert aus, um das Gleichgewicht nicht zu verlieren.

↗ Beinpresse

■ Ausgangsposition
- Setzen Sie sich auf die Beinpresse und drücken Sie den großen Gesäßmuskel in den Sitz.
- Gehen Sie mit dem Sitz so weit wie möglich nach vorn.
- Die Füße stehen schulterbreit auseinander.
- Arme seitlich am Körper.
- Die Beine sind angespannt, Knie nicht voll durchgestreckt.

■ Ausführung
- Knie beugen bis sie einen rechten Winkel bilden.
- Beine strecken.

■ Atmung
- Beim Beugen einatmen.
- Beim Strecken ausatmen.

Primär beanspruchte Muskeln
- Innere, mittlere und äußere breite Oberschenkelmuskeln
- Gerader Oberschenkelmuskel
- Großer Gesäßmuskel
- Halbsehnenmuskel, Plattsehnenmuskel
- Caput longum und breve des zweiköpfigen Oberschenkelmuskels
- Zweiköpfiger Wadenmuskel

Sekundär beanspruchte Muskeln
- Mittlerer Gesäßmuskel
- Kammmuskel
- Vorderer Schienbeinmuskel
- Spanner der Oberschenkelbinde
- Langer und großer Schenkelanzieher
- Kurze und lange Wadenbeinmuskeln
- Innerer und äußerer schräger Bauchmuskel
- Gerader Bauchmuskel
- Zweiköpfiger Oberschenkelmuskel
- Schollenmuskel

Beanspruchte Gelenke
- Hüftgelenk
- Knie

TIPPS

- Vorteil der Beinpresse ist, dass kein Druck auf die Bandscheiben ausgeübt wird, wie das zum Beispiel bei Kniebeugen der Fall ist. Außerdem kann in der Beinpresse mit wesentlich höheren Gewichten als bei der klassischen Kniebeuge trainiert werden.
- Die Beine können auch etwas weiter gegrätscht werden, um die Adduktoren zu trainieren.
- Ändern Sie die Schrägstellung der Rückenlehne, um den Quadrizeps unterschiedlich stark zu beanspruchen.

ACHTUNG

- Bei der Beugung der Knie müssen Becken und unterer Rücken unbedingt vollständig auf dem Polster der Rückenlehne aufliegen.
- Werden die Knie mehr als über den rechten Winkel hinaus gebeugt, kippt das Becken und es kann sein, dass die Lendenwirbel gerade oder sogar in einer Wölbung nach innen gedrückt werden, was zu Hernien oder Wirbelverschiebungen führen kann.

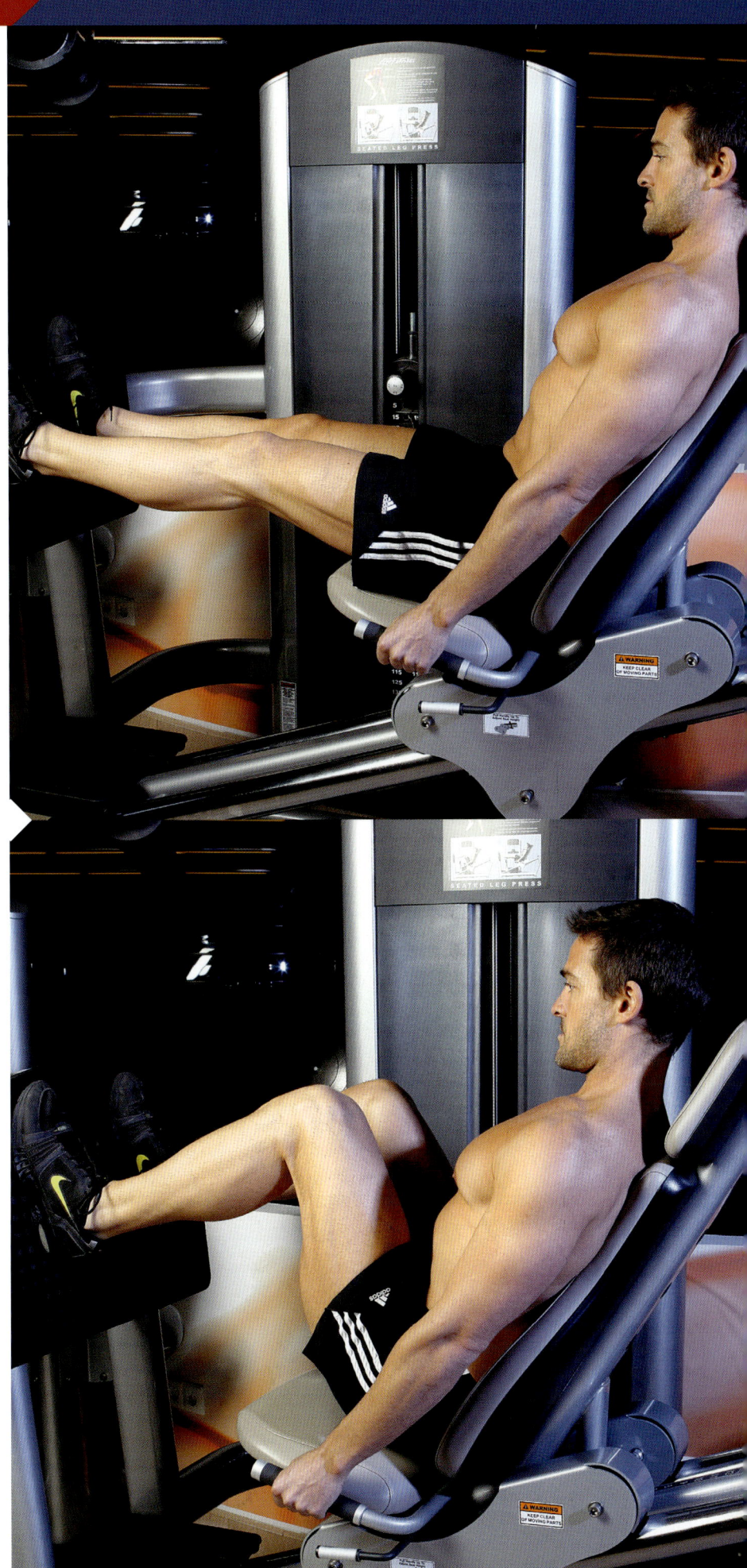

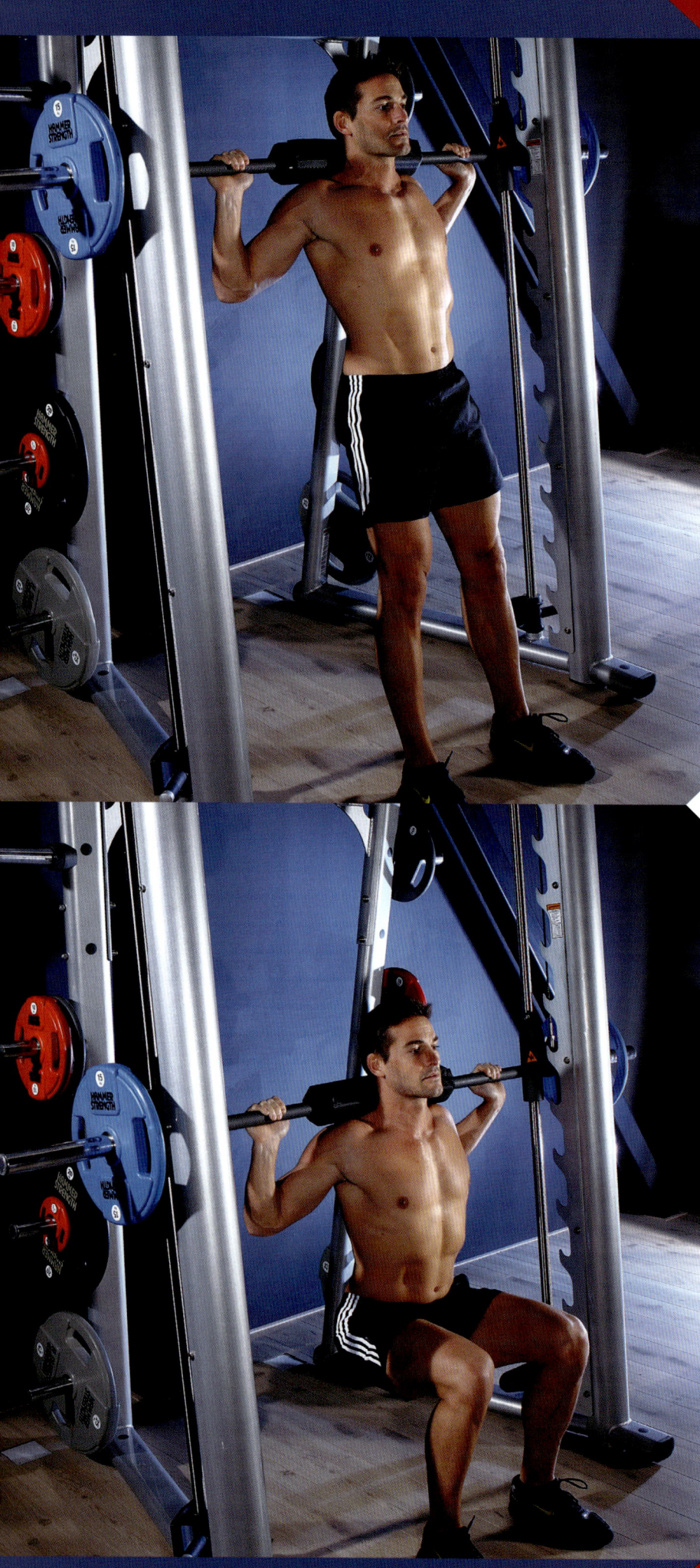

■ Ausgangsposition
- Platzieren Sie die Hantelstange der Multipresse auf den Trapezmuskeln.
- Die Füße sind vor der Stange, sodass der Schwerpunkt nach hinten verlagert wird.
- Die Hände halten die Stange etwas mehr als schulterbreit im Obergriff.
- Die Füße stehen schulterbreit auseinander, die Knie nicht voll durchgestreckt.

■ Ausführung
- Knie beugen.
- Beine strecken.

■ Atmung
- Beim Beugen einatmen.
- Beim Strecken ausatmen.

Primär beanspruchte Muskeln
- Innere, mittlere und äußere breite Oberschenkelmuskeln
- Gerader Oberschenkelmuskel
- Großer Gesäßmuskel
- Halbsehnenmuskel, Plattsehnenmuskel
- Caput longum und breve des zweiköpfigen Oberschenkelmuskels
- Zweiköpfiger Wadenmuskel

Sekundär beanspruchte Muskeln
- Mittlerer Gesäßmuskel
- Schlanker Muskel
- Gerader Bauchmuskel
- Zweiköpfiger Oberschenkelmuskel
- Darmbeinrippenmuskel
- Musculus longissimus (sehr langer Rückenmuskel)
- Viereckiger Lendenmuskel
- Spanner der Oberschenkelbinde
- Langer und großer Schenkelanzieher
- Kurze und lange Wadenbeinmuskeln
- Vorderer Schienbeinmuskel
- Innerer und äußerer schräger Bauchmuskel
- Kammmuskel
- Schneidermuskel
- Schollenmuskel

Beanspruchte Gelenke
- Hüftgelenk
- Knie

TIPPS
- Beim Hack-Squat wird genau der Quadrizeps beansprucht.
- Wenn Sie mit den Füßen etwas weiter nach vorne gehen, arbeiten die Gesäßmuskeln noch etwas intensiver.
- Drücken Sie sich bei der Streckung über die Fersen nach oben, um die Gesäßmuskeln zu stärken und um ein Rutschen nach vorn zu verhindern.

ACHTUNG
- Da die Bewegung in der Vertikalen ausgeführt wird, müssen die Füße unbedingt vorne stehen, damit die Knie nicht über die Zehen hinausgehen, was zu unnötiger Spannung führen würde.

↗ Beinstrecken am Gerät – „Leg extension"

Ausgangsposition
- Stellen Sie die Rückenlehne des Sitzes auf die Länge Ihrer Oberschenkel ein.
- Setzen Sie sich und drücken Sie Ihr Becken in den Sitz.
- Die Kniekehlen berühren die Sitzkante.
- Stellen Sie die Höhe der Rolle so ein, dass sie sich genau über den Fußgelenken befindet.
- Umfassen Sie mit den Händen die Griffe rechts und links am Gerät.
- Die Fußspitzen zeigen nach vorn und sind parallel zueinander.

Ausführung
- Knie vollständig beugen.
- Beine durchstrecken, wobei der Gewichtschlitten immer unter Spannung gehalten wird.

Atmung
- Mit der Beugung einatmen.
- Mit der Streckung ausatmen.

Primär beanspruchte Muskeln
- Innere, mittlere und äußere breite Oberschenkelmuskeln
- Gerader Oberschenkelmuskel

Sekundär beanspruchte Muskeln
- Mittlere und große Gesäßmuskeln
- Spanner der Oberschenkelbinde
- Kammmuskel
- Lendendarmbeinmuskel
- Halbsehnenmuskel, Plattsehnenmuskel
- Zweiköpfiger Oberschenkelmuskel
- Langer Schenkelanzieher
- Schneidermuskel
- Vorderer Schienbeinmuskel
- Langer Wadenbeinmuskel

Beanspruchte Gelenke
- Knie

TIPPS
- Bei der Übung auf diesem Gerät wird der wichtigste Schenkelstrecker, der Quadrizeps, sehr stark beansprucht.
- Werden die Füße ganz leicht nach außen gedreht, arbeitet der innere Oberschenkelmuskel etwas mehr.
- Zeigen die Füße leicht nach innen, wird der äußere Oberschenkelmuskel etwas mehr beansprucht.

ACHTUNG
- Falls Ihr Knie schmerzt, konsultieren Sie bitte Ihren Arzt.
- Achtung! Bei dieser Übung tritt aufgrund der hohen Gewichte verstärkt das „Schubladensyndrom" auf, wobei die Kreuzbänder ziemlich stark in Mitleidenschaft gezogen werden. Dieser Effekt wird ausgeschaltet, wenn die Rolle über der Mitte des Schienbeins platziert wird.

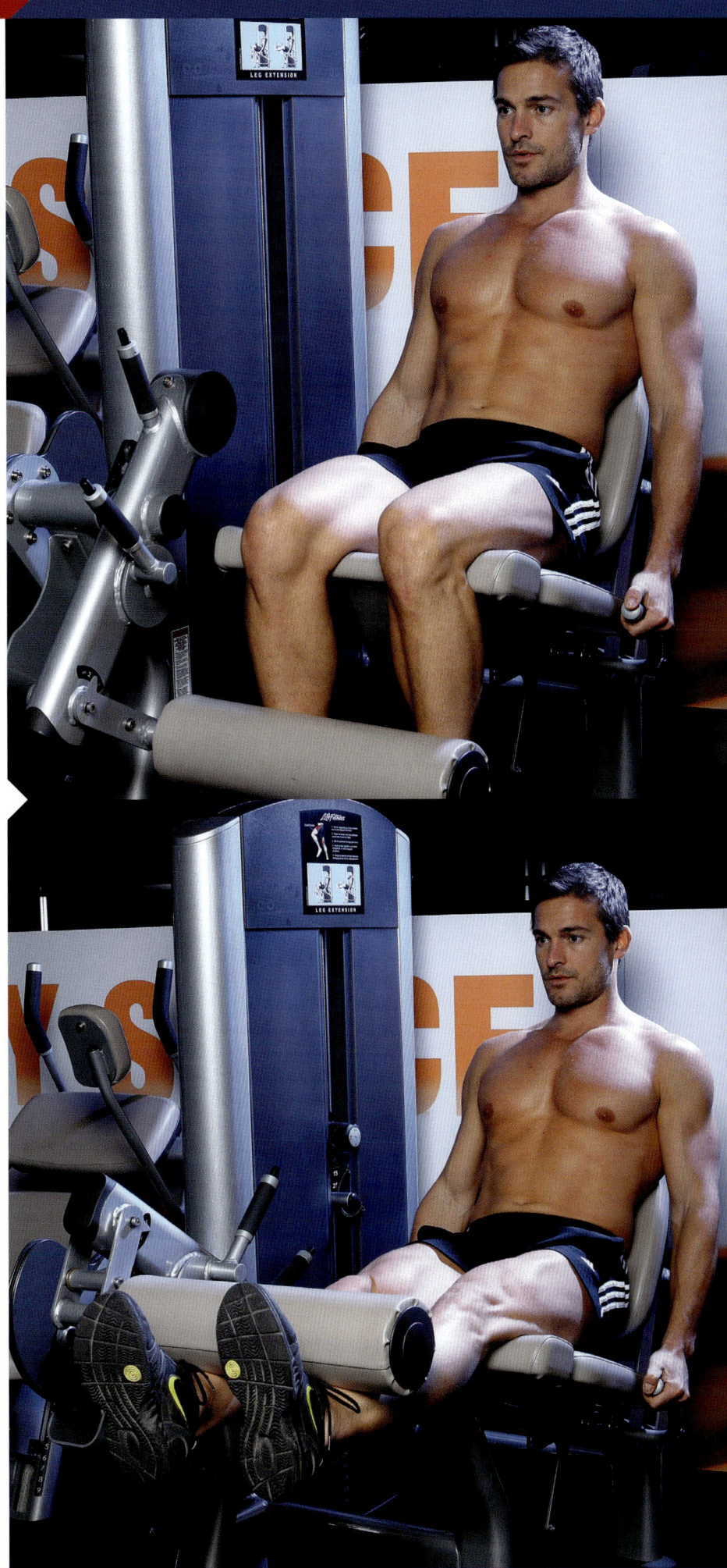

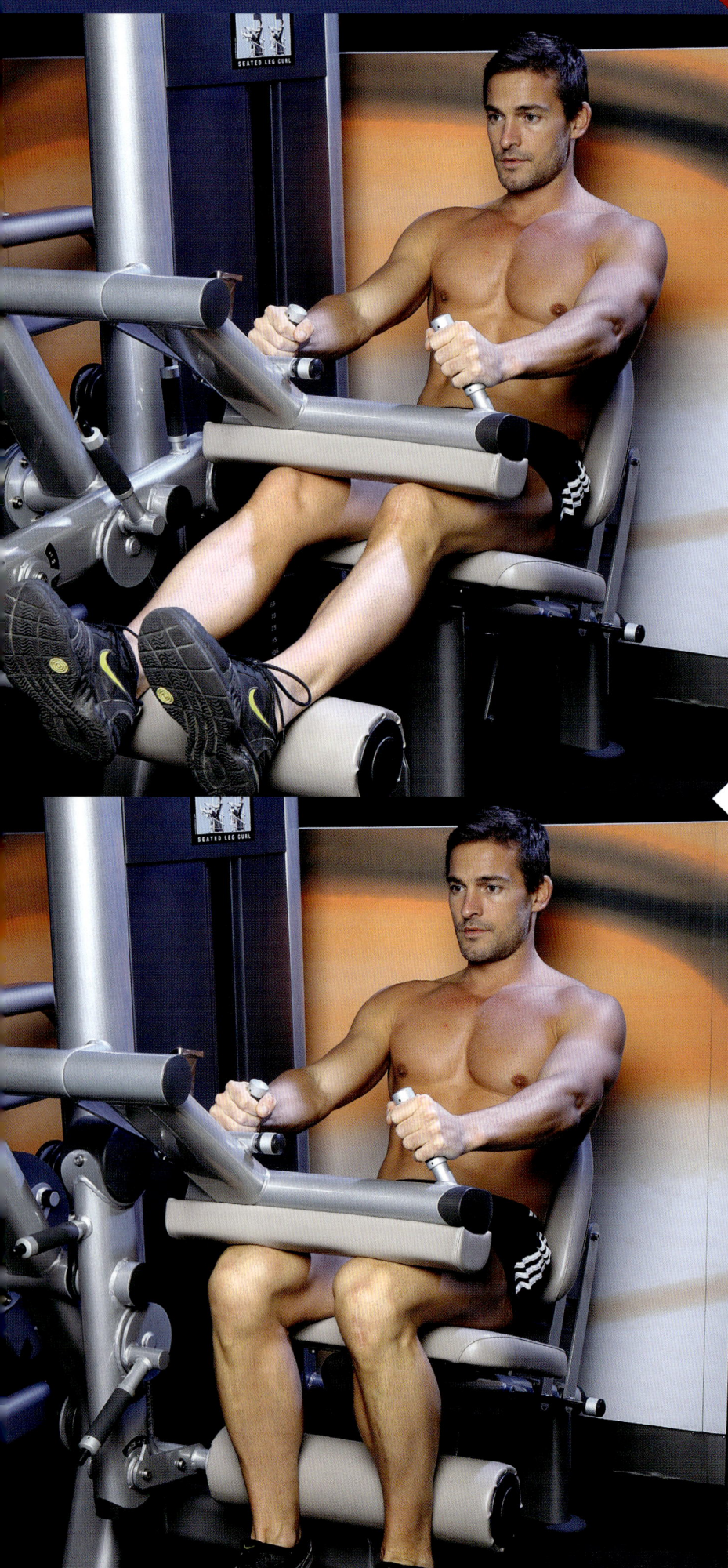

Ausgangsposition

- Stellen Sie die Sitztiefe am Gerät so ein, dass sich nur das Becken und die Hälfte der hinteren Oberschenkelmuskelgruppe auf dem Sitz befinden.
- Setzen Sie sich und fixieren Sie die Rolle, auf die Sie ihre Beine legen, unter den Knöcheln.
- Die Beine sind angespannt, die Knie nicht voll durchgestreckt.
- Der Rücken liegt auf der Rückenlehne auf.
- Greifen Sie mit den Händen die Griffe rechts und links am Gerät, um der Bewegung mehr Stabilität zu verleihen.

Ausführung

- Knie vollständig beugen.
- Beine strecken, wobei der Gewichteschlitten stets unter Spannung gehalten wird.

Atmung

- Mit der Beugung einatmen.
- Mit der Streckung ausatmen.

Primär beanspruchte Muskeln
- Halbsehnenmuskel, Plattsehnenmuskel
- Zweiköpfiger Oberschenkelmuskel
- Zweiköpfiger Wadenmuskel

Sekundär beanspruchte Muskeln
- Mittlerer und großer Gesäßmuskel
- Schollenmuskel
- Spanner der Oberschenkelbinde
- Kurze und lange Wadenbeinmuskeln
- Vorderer Schienbeinmuskel
- Gerader Bauchmuskel
- Innerer und äußerer schräger Bauchmuskel

Beanspruchte Gelenke
- Knie

TIPPS

- Durch die in sitzender Position ausgeführte Übung ist das Becken besser fixiert, wodurch ruckartige Bewegungen vermieden werden.
- Auf manchen Geräten wird die Übung auf dem Bauch liegend ausgeführt.
- In Dorsalflexion der Füße (Achillessehne ist gestreckt) liegt der Trainingsakzent mehr auf den zweiköpfigen Wadenmuskeln.
- In Plantarflexion (Fußsohle ist gebeugt und Achillessehne verkürzt) werden die hinteren Oberschenkelmuskeln stärker beansprucht.

ACHTUNG

- Der Rücken muss am Sitz bleiben. Halten Sie sich bei der Beugung an den Griffen fest, um dem Abheben vom Sitz entgegenzuwirken, das unweigerlich durch die Kontraktion der hinteren Oberschenkelmuskeln bewirkt wird.

↗ Beinbeugen im Stehen mit einem Bein

■ Ausgangsposition
- Stellen Sie die Höhe des Polsters so ein, dass die Rolle über dem Knöchel liegt.
- Fixieren Sie den Oberkörper, indem Sie sich über die Rückenlehne beugen.
- Knie nicht voll durchgestreckt.
- Die Hüfte ist gerade.

■ Ausführung
- Knie vollständig beugen.
- Bein strecken, wobei der Gewichteschlitten stets unter Spannung gehalten wird.

■ Atmung
- Mit der Beugung einatmen.
- Mit der Streckung ausatmen.

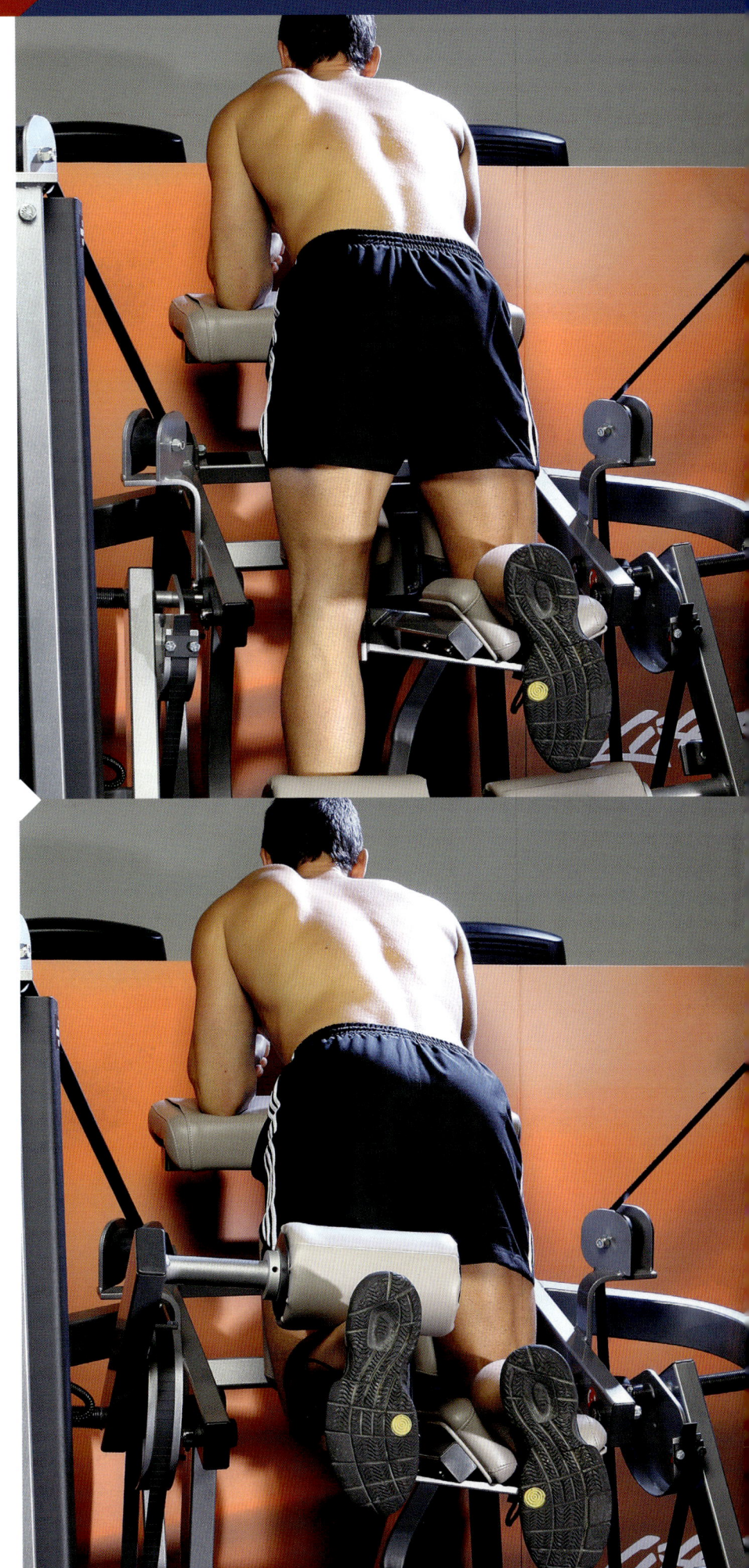

Primär beanspruchte Muskeln
- Halbsehnenmuskel, Plattsehnenmuskel
- Zweiköpfiger Oberschenkelmuskel
- Zweiköpfiger Wadenmuskel

Sekundär beanspruchte Muskeln
- Mittlerer und großer Gesäßmuskel
- Schollenmuskel
- Spanner der Oberschenkelbinde
- Kurze und lange Wadenbeinmuskeln
- Vorderer Schienbeinmuskel
- Dornfortsatzmuskeln

Beanspruchte Gelenke
- Knie

TIPPS
- Mit diesem Gerät kann ganz gezielt die Gruppe der hinteren Oberschenkelmuskeln trainiert werden.
- Die Dorsalflexion (Achillessehne ist gestreckt) bewirkt eine stärkere Kontraktion des zweiköpfigen Wadenmuskels.
- In Plantarflexion (Fußsohle ist gebeugt und die Achillessehne verkürzt) wird die Arbeit des zweiköpfigen Wadenmuskels intensiviert.

ACHTUNG
- Bei der Beugung bleibt das Becken in Kontakt mit dem Polster, um ruckartige Bewegungen zu vermeiden, falls sich das Gewicht als etwas zu schwer erweisen sollte.

OBERSCHENKEL

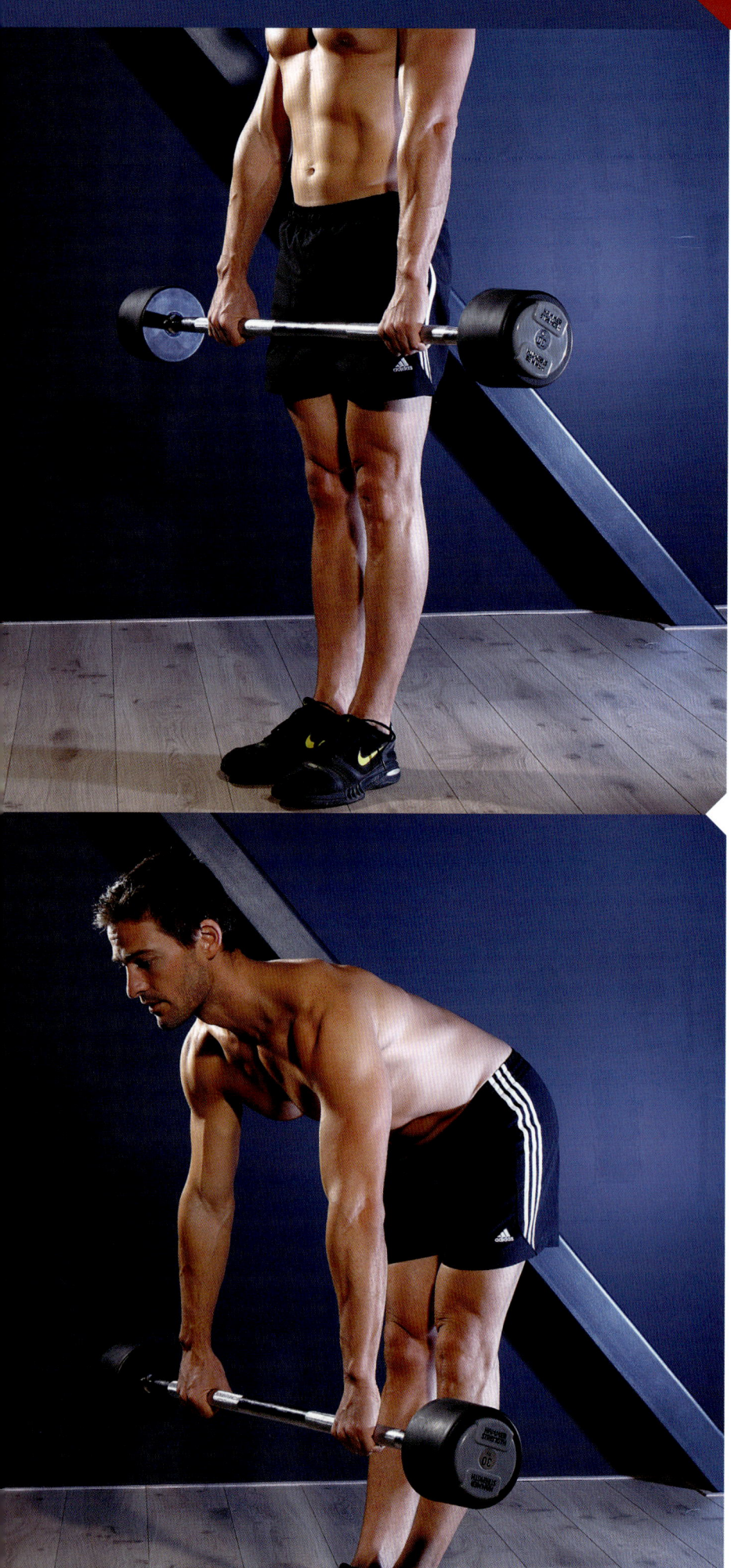

Ausgangsposition
- Sie stehen aufrecht, Füße in hüftweitem Abstand, Knie nicht voll durchgestreckt.
- Erfassen Sie eine Hantelstange.
- Die Hände greifen die Stange im Obergriff im schulterbreiten Abstand.
- Arme angespannt, Rücken gerade.
- Die Stange berührt die Oberschenkel.

Ausführung
- Oberkörper beugen, Beine bleiben gestreckt.
- Oberkörper aufrichten.

Atmung
- Mit der Beugung einatmen.
- Mit der Streckung ausatmen.

Primär beanspruchte Muskeln
- Halbsehnenmuskel, Plattsehnenmuskel
- Zweiköpfiger Oberschenkelmuskel
- Großer Gesäßmuskel
- Langer Rückenmuskel

Sekundär beanspruchte Muskeln
- Darmbeinrippenmuskel
- Trapezmuskel
- Großer Rückenmuskel
- Rautenmuskel
- Schneidermuskel
- Schollenmuskel
- Mittlerer Gesäßmuskel
- Dornfortsatzmuskeln
- Spanner der Oberschenkelbinde
- Großer Schenkelanzieher
- Innere, mittlere und äußere breite Oberschenkelmuskeln
- Gerader Oberschenkelmuskel
- Zweiköpfiger Wadenmuskel
- Kurze und lange Wadenbeinmuskeln

Beanspruchte Gelenke
- Hüftgelenk

TIPPS

- Wenn Sie die Beine leicht beugen, steht das Lenden-Kreuzbein-Gelenk etwas weniger unter Spannung.
- Der Rücken bleibt während des gesamten Bewegungsablaufs gerade.
- Sie können sich auf ein Podest stellen, um noch etwas tiefer zu kommen und die Gruppe der hinteren Oberschenkelmuskeln in abgesenkter Position noch etwas mehr zu dehnen.

ACHTUNG

- Bei dieser Übung wird das Lenden-Kreuzbein-Gelenk (L5-S1) stark beansprucht, vor allem wenn die Beine gestreckt bleiben. Sie muss deshalb langsam und kontrolliert ausgeführt werden.

↗ Kreuzheben

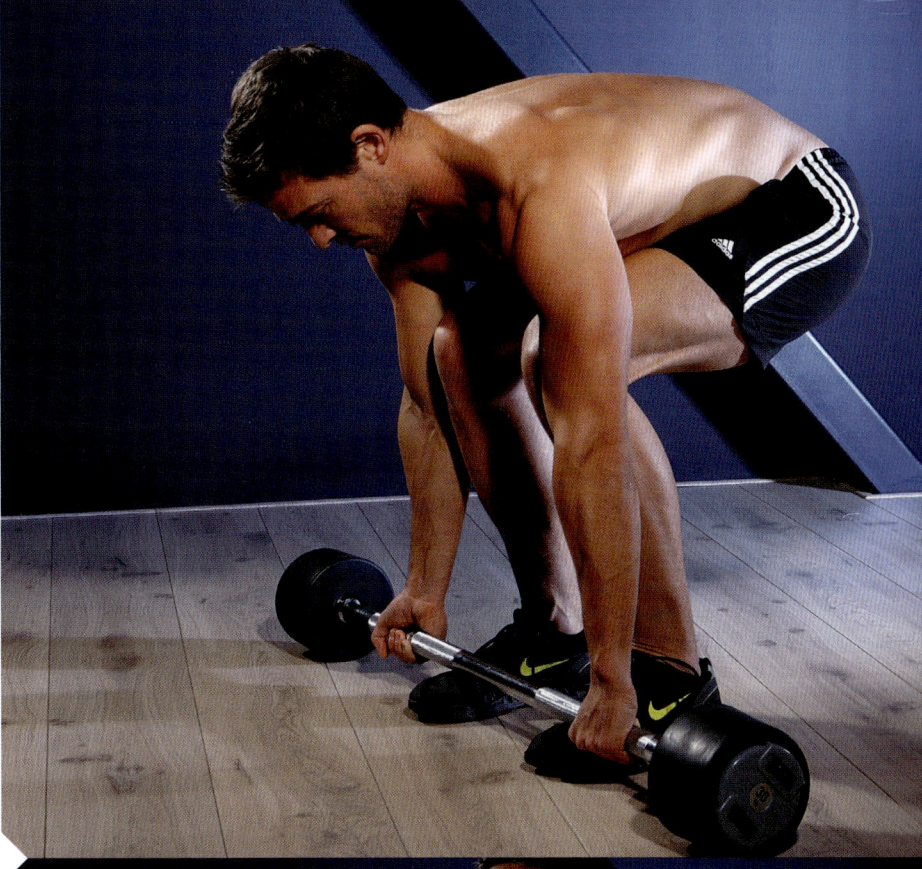

■ Ausgangsposition

- Sie stehen, Füße schulterbreit auseinander.
- Beine gebeugt, Oberkörper nach vorne gebeugt, Rücken gerade.
- Greifen Sie eine Hantelstange mit einer Hand im Ober- und mit der anderen im Untergriff, Hände schulterbreit auseinander, Arme angespannt.

■ Ausführung

- Beine strecken und geraden Oberkörper aufrichten.
- Beine und geraden Oberkörper beugen.

■ Atmung

- Beim Aufrichten ausatmen.
- Bei der Abwärtsbewegung einatmen.

Primär beanspruchte Muskeln
- Trapezmuskel
- Rautenmuskel
- Großer Rückenmuskel
- Großer Rundmuskel
- Großer Gesäßmuskel
- Zweiköpfiger Oberschenkelmuskel
- Innere, mittlere und äußere breite Oberschenkelmuskeln
- Gerader Oberschenkelmuskel
- Halbsehnenmuskel, Plattsehnenmuskel
- Zweiköpfiger Oberschenkelmuskel
- Innerer und äußerer schräger Bauchmuskel
- Zweiköpfiger Oberschenkelmuskel
- Gerader Bauchmuskel

Sekundär beanspruchte Muskeln
- Großer Brustmuskel
- Schollenmuskel
- Oberarmmuskel
- Bizeps
- Vorderer Sägemuskel
- Kammmuskel
- Schlanker Muskel
- Schneidermuskel
- Vorderer Schienbeinmuskel
- Trizeps, langer, seitlicher, innerer Kopf
- Langer und großer Schenkelanzieher
- Kurze und lange Wadenbeinmuskeln
- Oberarmspeichenmuskel
- Mittlerer Gesäßmuskel
- Zweiköpfiger Wadenmuskel

Beanspruchte Gelenke
- Tibiotarsalgelenk
- Hüftgelenk
- Talocruralgelenk (Sprunkgelenk)
- Knie

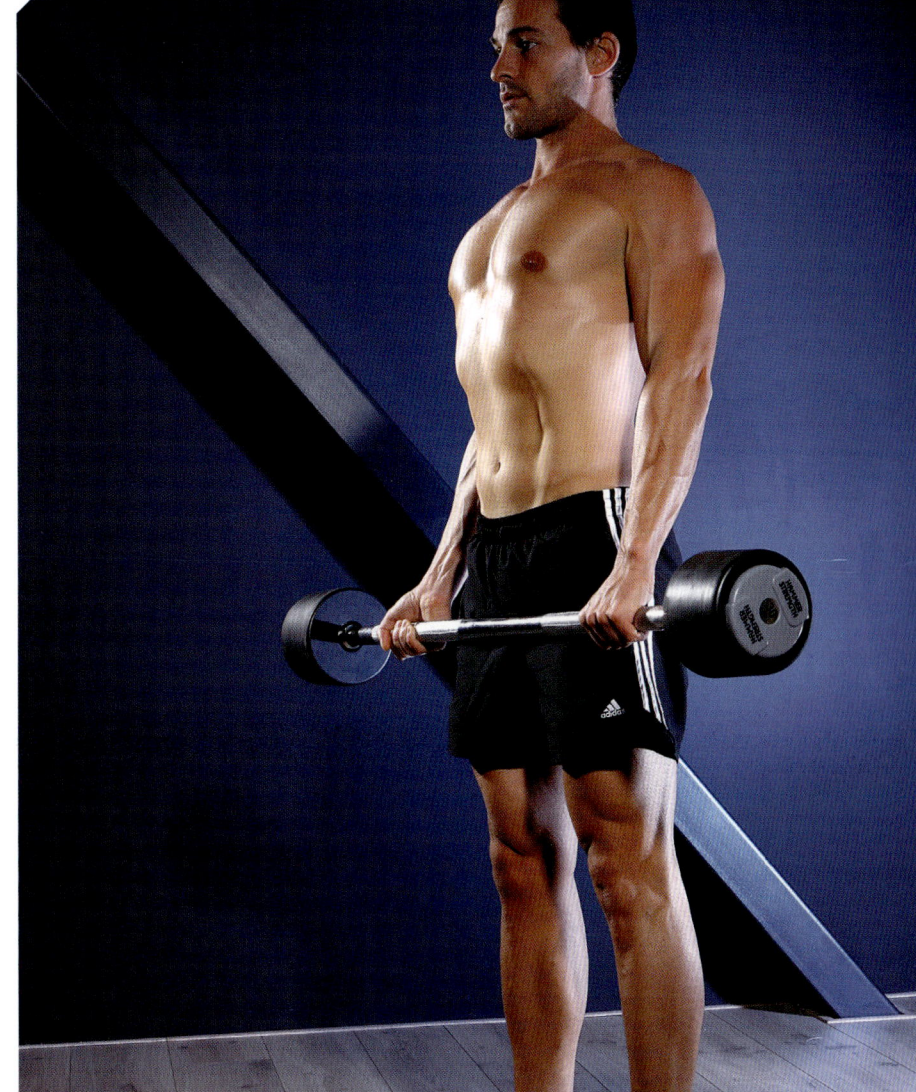

TIPPS

- Das Kreuzheben ist wie die Kniebeuge eine Übung, die fast alle Muskeln im Körper beansprucht.
- Bei der Ausführung ist es wichtig, dass die Hantelstange ab der Mitte des Oberschenkels bis hinunter zum Schienbein am Körper entlangstreift.
- Es gibt mehrere Varianten: Füße mehr oder weniger weit auseinander, beide Hände im Ober- oder im Untergriff.

ACHTUNG

- Zur Vermeidung von Wirbeltraumata muss der Rücken während des gesamten Bewegungsablaufs gerade bleiben. Sie können einen Gewichthebergürtel tragen.

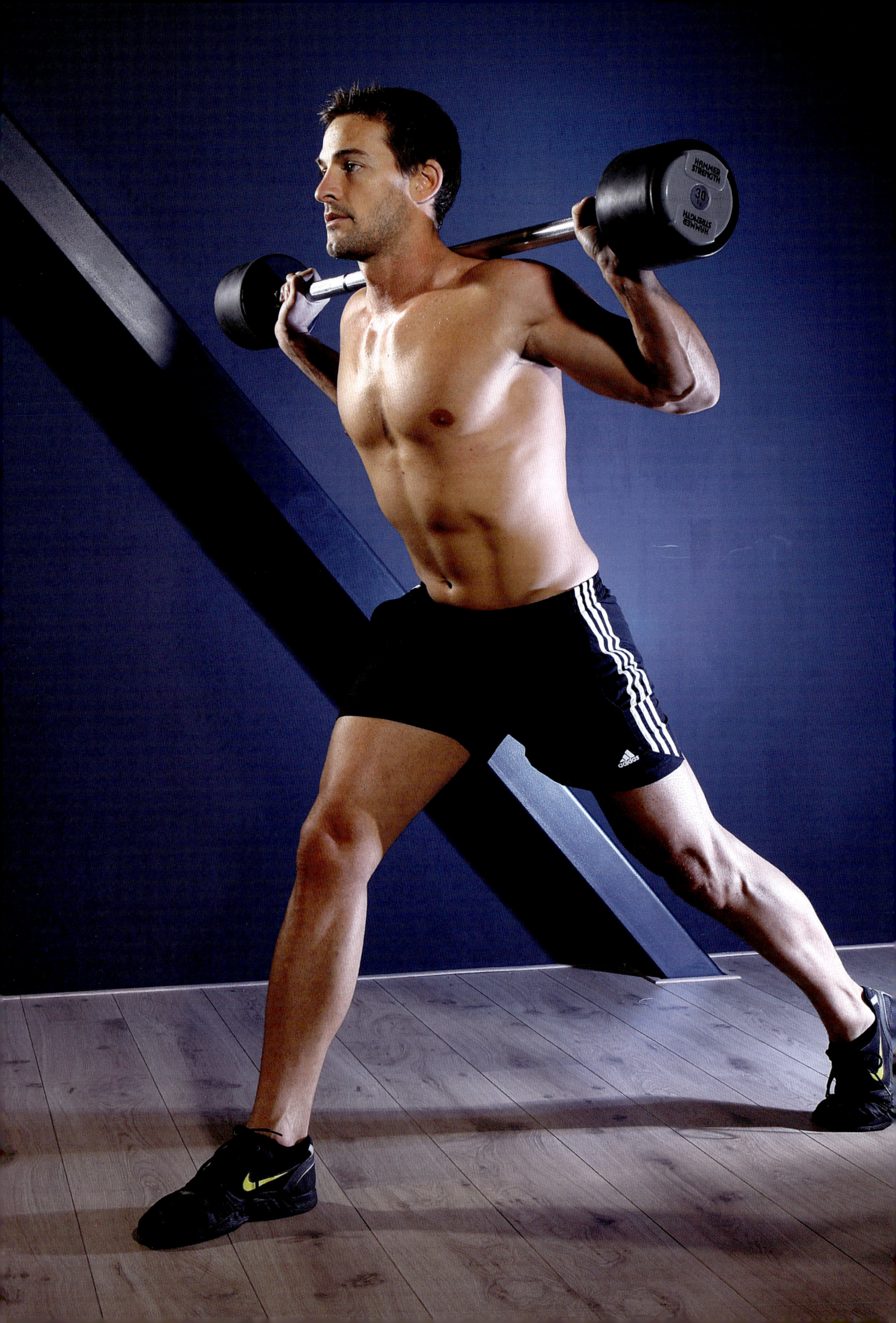

Bei der „Kniebeuge mit Langhantel" habe ich Schmerzen im Nackenbereich, ich habe blaue Flecken.

→ Die kleine Erhöhung oben am Rücken markiert den Punkt zwischen Nacken und Brustkorb. Legt man die Hantelstange darauf ab, drückt sie auf die Wirbel. Fürs Erste können Sie ein Handtuch um die Hantelstange wickeln. Ansonsten gibt es im Fachhandel auch Schaumstoff in unterschiedlichen Stärken, den man um die Stange herum anbringen kann.

Ist es wirklich sinnvoll, sich bei den Kniebeugen mit den Fersen auf einen kleinen Keil zu stellen?

→ Aus biochemischen Studien geht hervor, dass sich das negativ auf die Kniesehne auswirkt, da durch die Keile mehr Spannung entsteht. Langfristig ist es besser, an der Dehnbarkeit des Trizeps Surae (ein Muskel der oberflächlichen Wadenmuskeln) zu arbeiten, um die Übung schließlich vollständig ausführen zu können.

Ich habe innen am Knie (inneres seitliches Band) Schmerzen bei der gegrätschten Kniebeuge.

→ Ziel dieser Übung ist, die Adduktoren intensiver zu trainieren. Grätschen Sie Ihre Beine mindestens in doppelter Schulterbreite und drehen Sie Ihre Fußspitzen leicht nach außen. Wahrscheinlich rührt Ihr Schmerz daher, dass Sie Ihre Beine maximal grätschen, ohne Ihre Knie zu den Fußspitzen hin zu bewegen, wodurch das seitliche Knie-Innenband überbeansprucht wird.

Worin besteht der Unterschied zwischen einem Ausfallschritt nach vorn und einem Ausfallschritt nach hinten?

→ Beide Übungen kräftigen, bzw. entwickeln Beine und Gesäß. Beim *Ausfallschritt nach vorn* werden der Quadrizeps und die Waden stärker beansprucht. Beim *Ausfallschritt nach hinten* arbeitet dagegen der große Gesäßmuskel stärker. Empfehlenswerter ist der *Ausfallschritt nach hinten*, da das Kniegelenk dabei weniger als beim *Ausfallschritt nach vorn* belastet wird. Beim *Ausfallschritt nach hinten* gelangt man über eine Muskelkontraktion in die Ausgangsposition, wohingegen es beim *Ausfallschritt nach vorn* über Schwung erfolgt.

Beim Beugen auf der schräggestellten Presse gelingt es mir nicht, mein Becken auf dem Sitz zu halten.

→ Jeder Bewegungsablauf hat seine Grenzen. Auf der schräggestellten Presse können die Beine nicht vollständig gestreckt werden (Gefahr eines Traumas des Oberschenkelgelenkkopfs) und auch nicht vollständig gebeugt werden, da sonst das Becken vom Sitz abhebt. Während des Beugens tritt der Oberschenkel in Kontakt mit dem Becken. Abhängig vom Öffnungsgrad ihrer Beckenknochen können Sie die Beine vollständig oder eben nicht vollständig beugen, ohne dass sich Ihr Becken vom Sitz abhebt. Strecken Sie die Beine auf jeden Fall ab dem Moment, ab dem Ihr Becken sich zu lösen beginnt.

Beim Beinbeugen habe ich manchmal Lendenschmerzen.

→ Sowohl in stehender als auch in liegender Position tendiert das Becken bei der Beugung des Beins hin zum Oberschenkel zur Anteversion, d. h. es kippt nach vorn. Je höher das Gewicht, desto mehr tritt dieses Phänomen auf. Trainieren Sie zunächst einmal mit wenig Gewicht und führen Sie die Übung langsam aus, um die Wölbung des Rückens zu kontrollieren.

Ich mache keine Fortschritte beim Beinstrecken, da mein Becken wegen des Gewichts abhebt.

→ Es gibt mehrere Möglichkeiten, dies zu vermeiden: Halten Sie sich mit den Händen an den Griffen rechts und links am Gerät fest. An manchen Geräten ist auch ein Spanngurt befestigt, mit dem Sie das Becken fixieren können. Ansonsten können Sie auch einen Trainingspartner bitten, Ihre Oberschenkel auf dem Sitz zu fixieren.

Ich habe schon gesehen, dass beim „Ausfallschritt nach hinten" der Fuß auf eine Bank gestellt wurde. Wozu ist das gut?

→ Theoretisch verhindert dies, dass man sich mit dem hinteren Fuß abstößt, wie das oft der Fall ist, wenn das Gewicht zu hoch ist. Ideal ist auf jeden Fall der klassische Ausfallschritt, bei dem sich das hintere Bein, abgestützt auf Ballen und Zehen, auf dem Boden befindet. Konzentrieren Sie sich einfach nur darauf, sich über die Ferse des vorderen Fußes hochzudrücken.

Ich habe die Kniebeuge mit gekreuzten Unterarmen versucht, aber ich kann die Hantelstange nicht mehr halten, wenn sie mit der Zeit zu schwer wird. Ich verliere das Gleichgewicht.

→ Wenn Ihr Problem der Gleichgewichtsverslust ist, dann machen Sie die Übung an der Multipresse. Bei den *Kniebeugen mit gekreuzten Unterarmen* muss die Hantelstange so nahe wie möglich am Brustbein anliegen und die Ellbogen müssen sehr hoch gehoben werden, um die Stange zu fixieren. Die Technik entspricht der klassischen Kniebeuge: Oberkörper bei der Aufwärtsbewegung wieder aufrichten.

Muss man das Becken bei der „Kniebeuge an der Multipresse" nach hinten kippen oder soll man es in abgesenkter Position unter der Hantelstange halten?

→ Das hängt davon ab, welche Art von Kniebeuge Sie machen möchten. Die klassische Kniebeuge an der Multipresse muss mit nach hinten gekipptem Becken durchgeführt werden. Befindet sich das Becken unter der Stange, müssen die Füße etwas weiter vorne stehen, damit Ober- und Unterschenkel einen rechten Winkel bilden können.

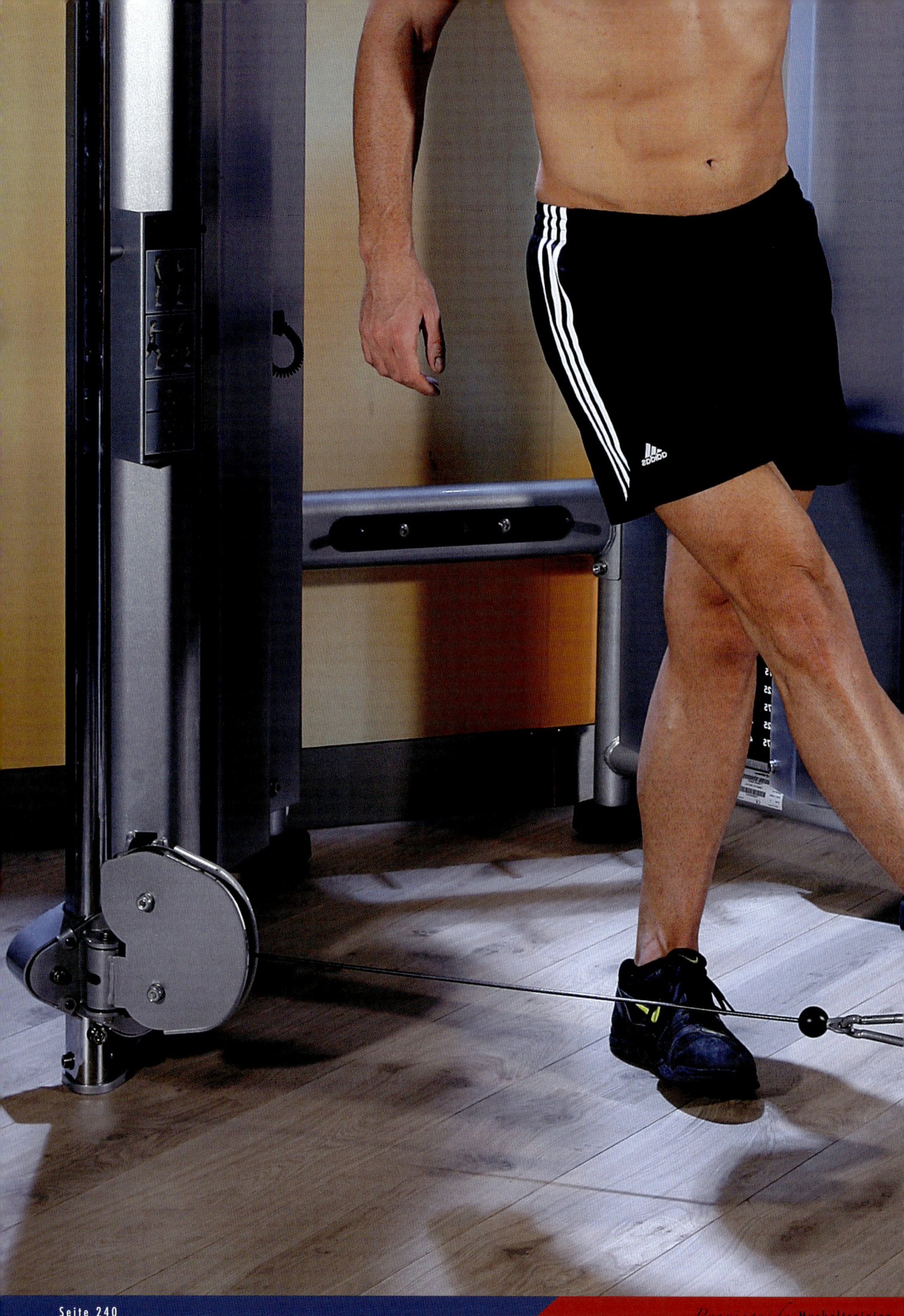

ADDUKTOREN

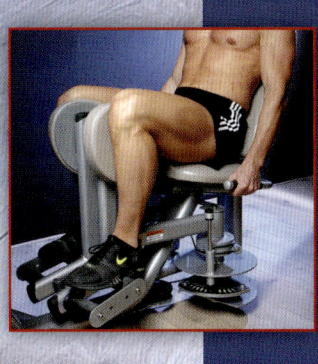

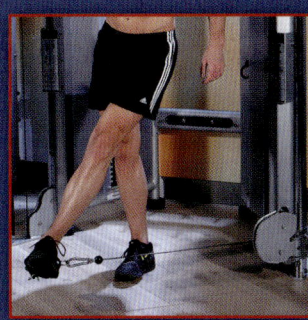

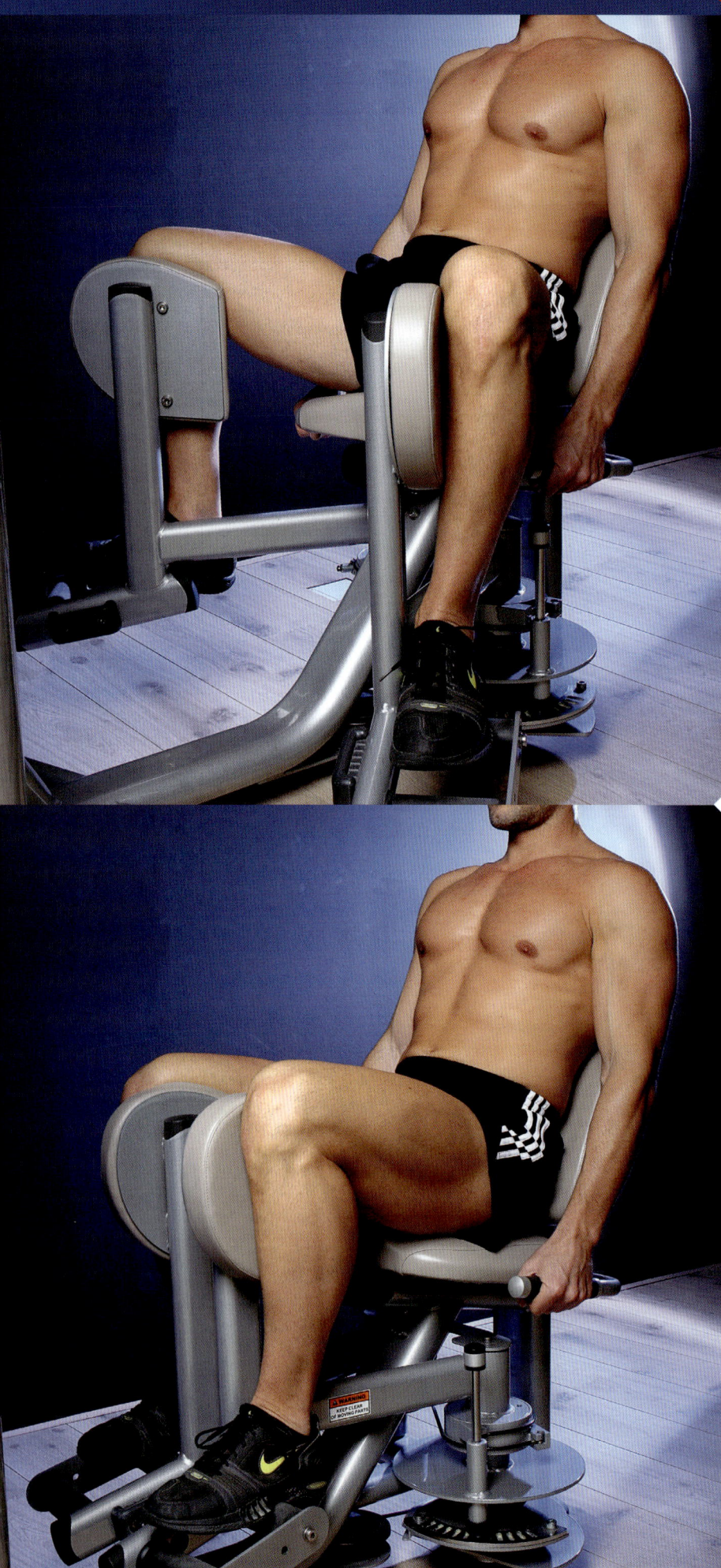

Ausgangsposition

- Setzen Sie sich auf das Gerät, Rücken gerade.
- Becken tief in den Sitz gedrückt.
- Platzieren Sie die Knie rechts und links von den Polstern, Füße auf den Fußstützen.

Ausführung

- Adduktion des Oberschenkels.
- Abduktion des Oberschenkels.

Atmung

- Bei der Adduktion ausatmen.
- Bei der Abduktion einatmen.

Primär beanspruchte Muskeln
- Kammmuskel
- Schlanker Muskel
- kurzer, langer und großer Schenkelanzieher

Sekundär beanspruchte Muskeln
- Schneidermuskel
- Pyramidenmuskel
- Großer Gesäßmuskel
- Halbsehnenmuskel, Plattsehnenmuskel
- Zweiköpfiger Oberschenkelmuskel
- Äußerer und innerer Oberschenkelmuskel
- Gerader Oberschenkelmuskel
- Spanner der Oberschenkelbinde
- Gerader Bauchmuskel
- Innerer und äußerer schräger Bauchmuskel
- Lendendarmbeinmuskel

Beanspruchte Gelenke
- Hüftgelenk

TIPPS

- An einigen Geräten ist das Rückenpolster geneigt. Besser ist es aber, in aufrechter Haltung zu bleiben. Beim Anlehnen bitte kein Hohlkreuz machen.
- Drehen Sie die Fußspitzen nach außen, um die Intensität des Adduktorentrainings zu erhöhen.

ACHTUNG

- Die Bewegung muss fließend und nicht ruckartig sein, da es sonst zu einer Schambeinentzündung kommen könnte.

↗ Adduktion im Stehen am tiefen Seilzug

■ **Ausgangsposition**
- Stehen Sie im Profil zum tiefen Seilzug, der sich links von Ihnen befindet.
- Legen Sie die Schlaufe oder ein anderes Befestigungsmittel um den linken Fuß. Die Fußspitze zeigt leicht nach außen.
- Knie nicht voll durchgestreckt, Rücken gerade.

■ **Ausführung**
- Adduktion des linken Oberschenkels, indem das linke Bein vor dem rechten Bein vorbeigeführt wird.
- Abduktion des linken Oberschenkels.

■ **Atmung**
- Bei der Adduktion ausatmen.
- Bei der Abduktion einatmen.

Primär beanspruchte Muskeln
- Schlanker Muskel
- Kammmuskel
- Kurzer, langer und großer Schenkelanzieher

Sekundär beanspruchte Muskeln
- Lendendarmbeinmuskel
- Schollenmuskel
- Langer Zehenbeuger
- Schneidermuskel
- Mittlerer und großer Gesäßmuskel
- Spanner der Oberschenkelbinde
- Halbsehnenmuskel, Plattsehnenmuskel
- Zweiköpfiger Oberschenkelmuskel
- Äußerer, innerer und gerader Oberschenkelmuskel
- Zweiköpfiger Wadenmuskel
- Vorderer Schienbeinmuskel
- Langer Wadenbeinmuskel

Beanspruchte Gelenke
- Hüftgelenk

TIPPS
- Variieren Sie den Winkel des Fußes, damit sämtliche Fasern der fünf Adduktoren stimuliert werden.
- Bei der Adduktion werden die Gewichte in der Schwebe gehalten.
- Hüfte und Rücken bleiben gerade.

ACHTUNG
- Zu schwere Gewichte sind unnötig, denn die Muskeln der Oberschenkel und Arme würden einen Teil der Arbeit übernehmen.

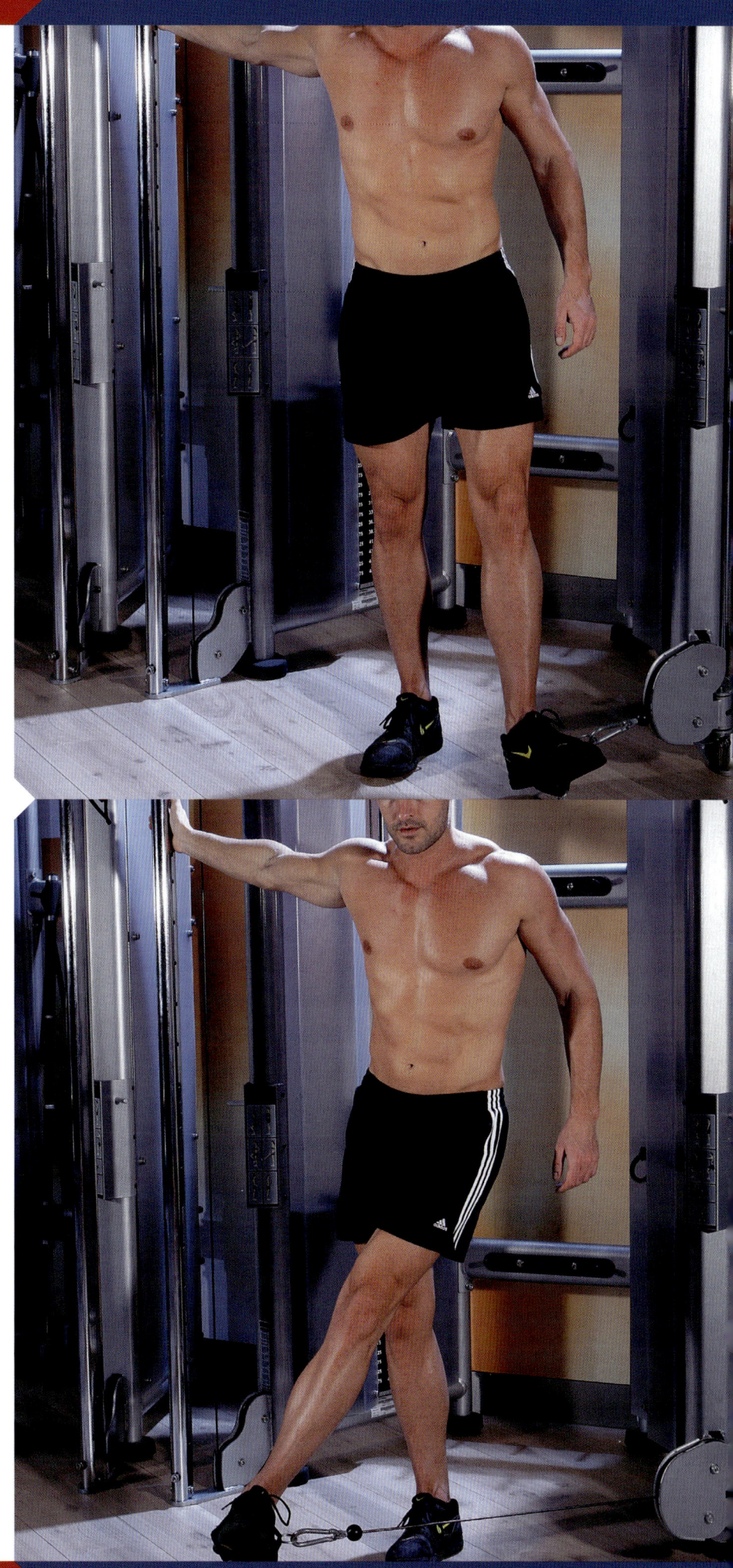

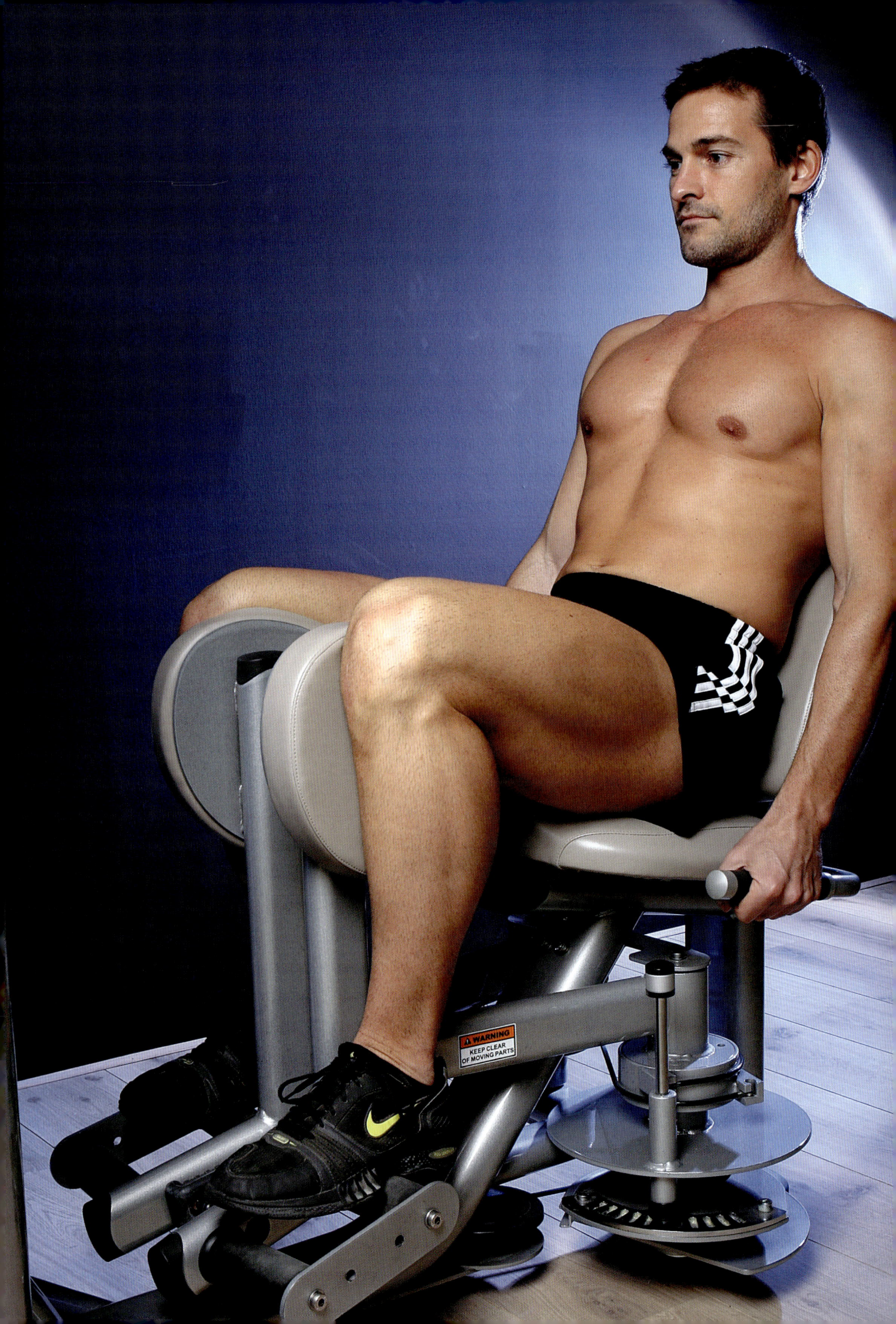

WARNING
KEEP CLEAR
OF MOVING PARTS

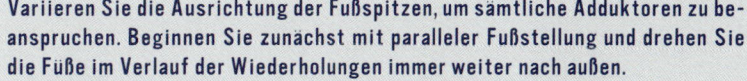
Welche Fußstellung ist bei der Übung im Sitzen auf dem Gerät korrekt?

Variieren Sie die Ausrichtung der Fußspitzen, um sämtliche Adduktoren zu beanspruchen. Beginnen Sie zunächst mit paralleler Fußstellung und drehen Sie die Füße im Verlauf der Wiederholungen immer weiter nach außen.

Bei der Adduktion im Stehen ist mein Bewegungsradius ziemlich klein. Wenn ich den Radius ausweiten möchte, muss ich das Becken drehen.

Für die Wirksamkeit der Übung ist es wichtig, dass die Bewegungen gemäß den natürlichen physiologischen Möglichkeiten ausgeführt werden. Bei der Abduktion kommt der Oberschenkel in Kontakt mit dem Hüftknochen. Um weiter öffnen zu können müssen Sie also effektiv das Becken drehen. Aber diese Drehung kommt der Übung nicht zugute. Wenn Sie merken, dass der Oberschenkel blockiert, führen Sie eine Adduktion mit gekreuzten Beinen durch, um eine maximale Kontraktion zu erzielen.

Warum sollten Männer die Adduktoren trainieren? →

Die Gruppe der Adduktoren macht durchschnittlich ein Drittel des Oberschenkelvolumens aus und trägt damit zum harmonischen Gesamtbild bei. Wenn Sie allerdings regelmäßig Kniebeugen, Ausfallschritte oder Beinpresse ausführen, kann das schon ausreichend sein. Vermeiden Sie allerdings, die Adduktoren zu sehr aufzubauen, denn ab einem bestimmten Muskelvolumen platzen sonst die Hosen aus allen Nähten etc.

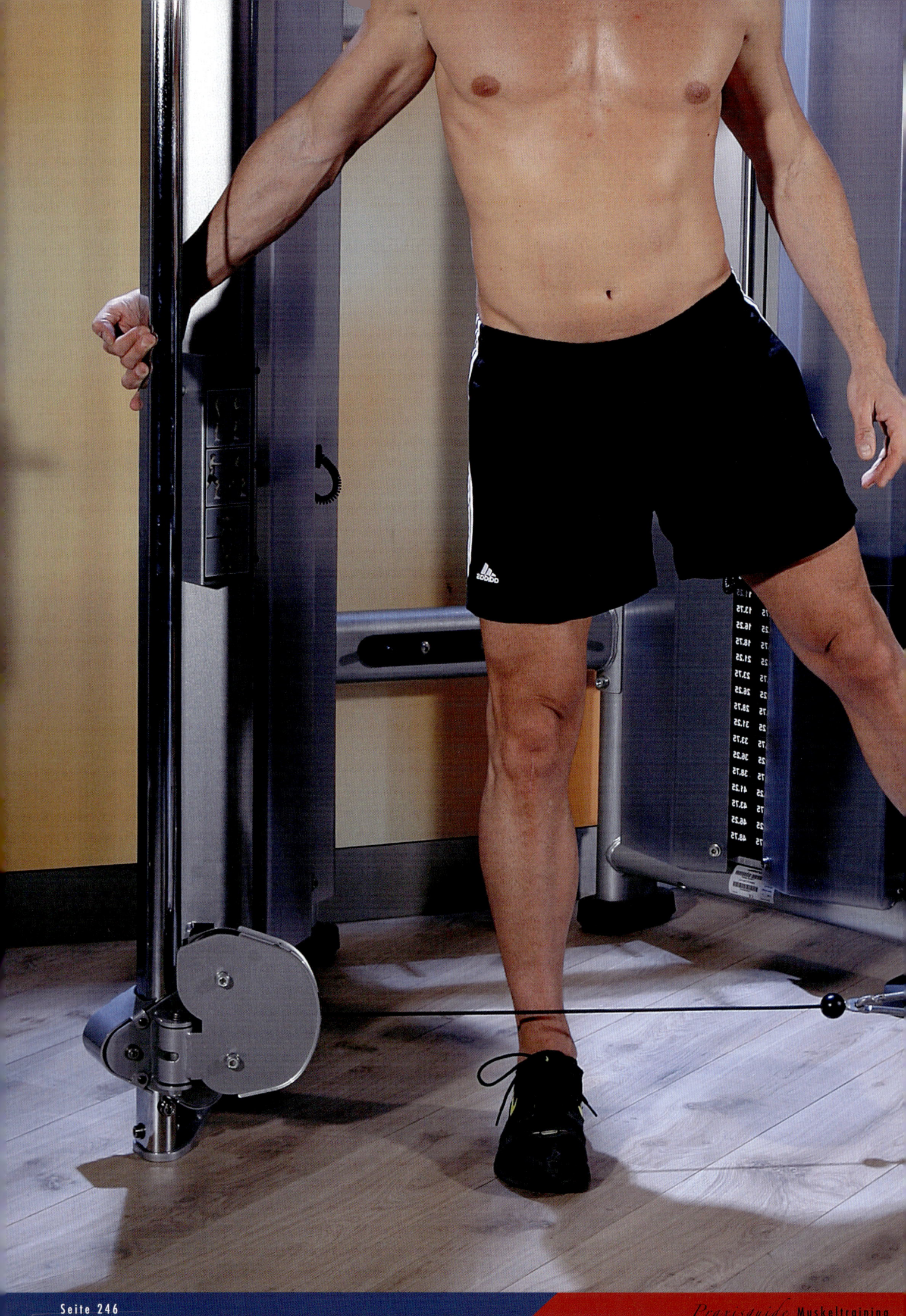

ABDUKTOREN

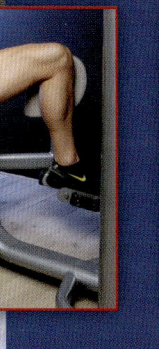
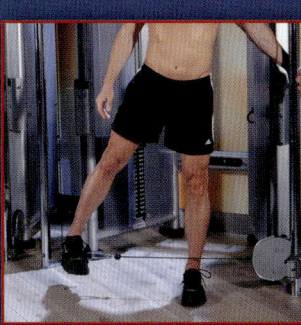
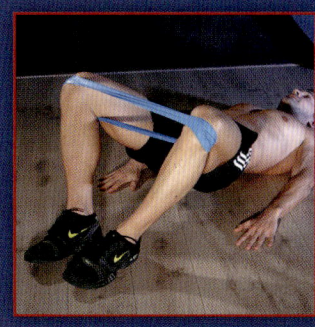

ABDUKTOREN

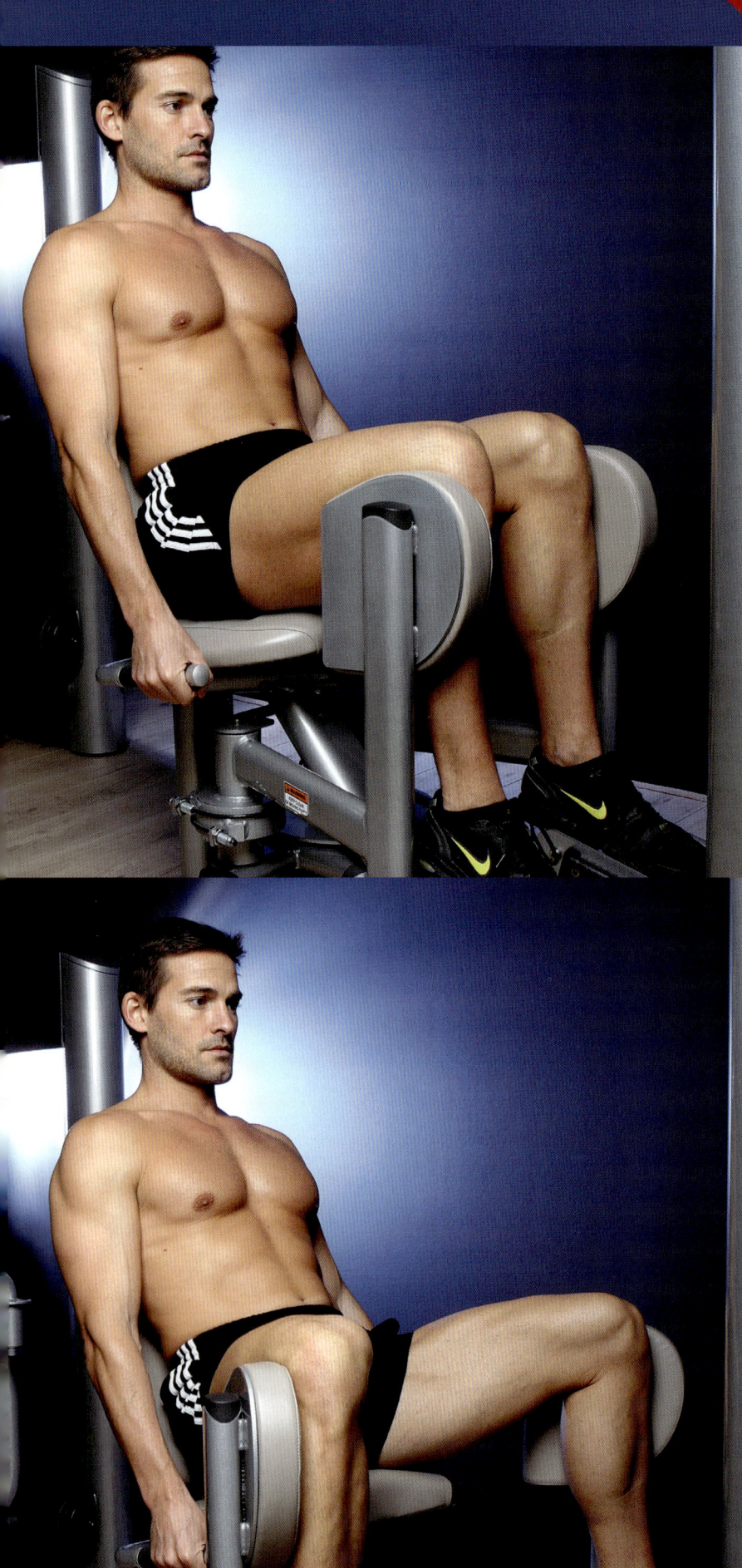

■ Ausgangsposition
- Setzen Sie sich auf das Gerät, Rücken gerade.
- Platzieren Sie die Beine an der Innenseite der Polster des Geräts.
- Knie im rechten Winkel, Füße auf den Fußstützen.
- Becken tief in den Sitz gedrückt.
- Rücken gerade, Arme seitlich am Körper oder Hände an den Haltegriffen.

■ Ausführung
- Abduktion der Schenkel.
- Adduktion der Schenkel.

■ Atmung
- Bei der Abduktion einatmen.
- Bei der Adduktion ausatmen.

Primär beanspruchte Muskeln
- Spanner der Oberschenkelbinde
- Kleine und mittlere Gesäßmuskeln
- Birnenförmiger Muskel
- Unterer und oberer Zwillingsmuskel
- Innerer Hüftlochmuskel

Sekundär beanspruchte Muskeln
- Schneidermuskel
- Großer Gesäßmuskel
- Halbsehnenmuskel, Plattsehnenmuskel
- Zweiköpfiger Oberschenkelmuskel

Beanspruchte Gelenke
- Hüftgelenk

TIPPS
- Der birnenförmige Muskel, der untere und obere Zwillingsmuskel und der innere Hüftlochmuskel agieren als Abduktoren, wenn das Bein angewinkelt ist. Ist es gestreckt, dann werden sie zu seitlichen Drehmuskeln.

ACHTUNG
- Die Bewegung kommt aus den Knien und nicht aus den Füßen. Wenn Sie mit den Füßen drücken, wird das seitliche Knie-Innenband überbeansprucht.
- Bei der Abduktion entsteht ein Hohlkreuz. Wenn Sie ein Spannungsgefühl im Rücken verspüren, führen Sie diese Bewegung besser mit aufgerichtetem als mit angelehntem Rücken aus.

↗ Abduktion im Stehen am tiefen Seilzug

■ Ausgangsposition
- Stehen Sie im Profil zum tiefen Seilzug, der sich links von Ihnen befindet.
- Legen Sie die Schlaufe oder ein anderes Befestigungsmittel um den rechten Fuß.
- Die Knie sind nicht voll durchgestreckt.
- Der rechte Fuß ist vom Boden abgehoben. Die Fußspitze ist nach innen gedreht.

■ Ausführung
- Abduktion des rechten Oberschenkels.
- Adduktion des rechten Oberschenkels, ohne das Gewicht oder den rechten Fuß abzusetzen.

■ Atmung
- Bei der Abduktion einatmen.
- Bei der Adduktion ausatmen.

Primär beanspruchte Muskeln
- Spanner der Oberschenkelbinde
- Kleine und mittlere Gesäßmuskeln

Sekundär beanspruchte Muskeln
- Quadrizeps
- Halbsehnenmuskel, Plattsehnenmuskel
- Zweiköpfiger Oberschenkelmuskel
- Schneidermuskel
- Großer Gesäßmuskel
- Zweiköpfiger Wadenmuskel
- Schollenmuskel
- Schlanker Muskel
- Gerader Bauchmuskel
- Innerer und äußerer schräger Bauchmuskel

Beanspruchte Gelenke
- Hüftgelenk

TIPPS
- Halten Sie sich mit der linken Hand am Rahmen des tiefen Seilzugs fest, um das Gleichgewicht nicht zu verlieren.
- Das Seil muss vor dem linken Bein vorbeigeführt werden.
- Wenn Sie Ihren rechten Fuß nach innen drehen, werden Sie nicht viel Bewegungsspielraum haben. Schwingen Sie nicht aus der Hüfte, dies macht die Übung weniger effizient.
- Die Hüfte bleibt ganz gerade.

ACHTUNG
- Legen Sie keine allzu hohen Gewichte auf, weil Sie den Oberkörper sonst nicht mehr ruhig halten können.

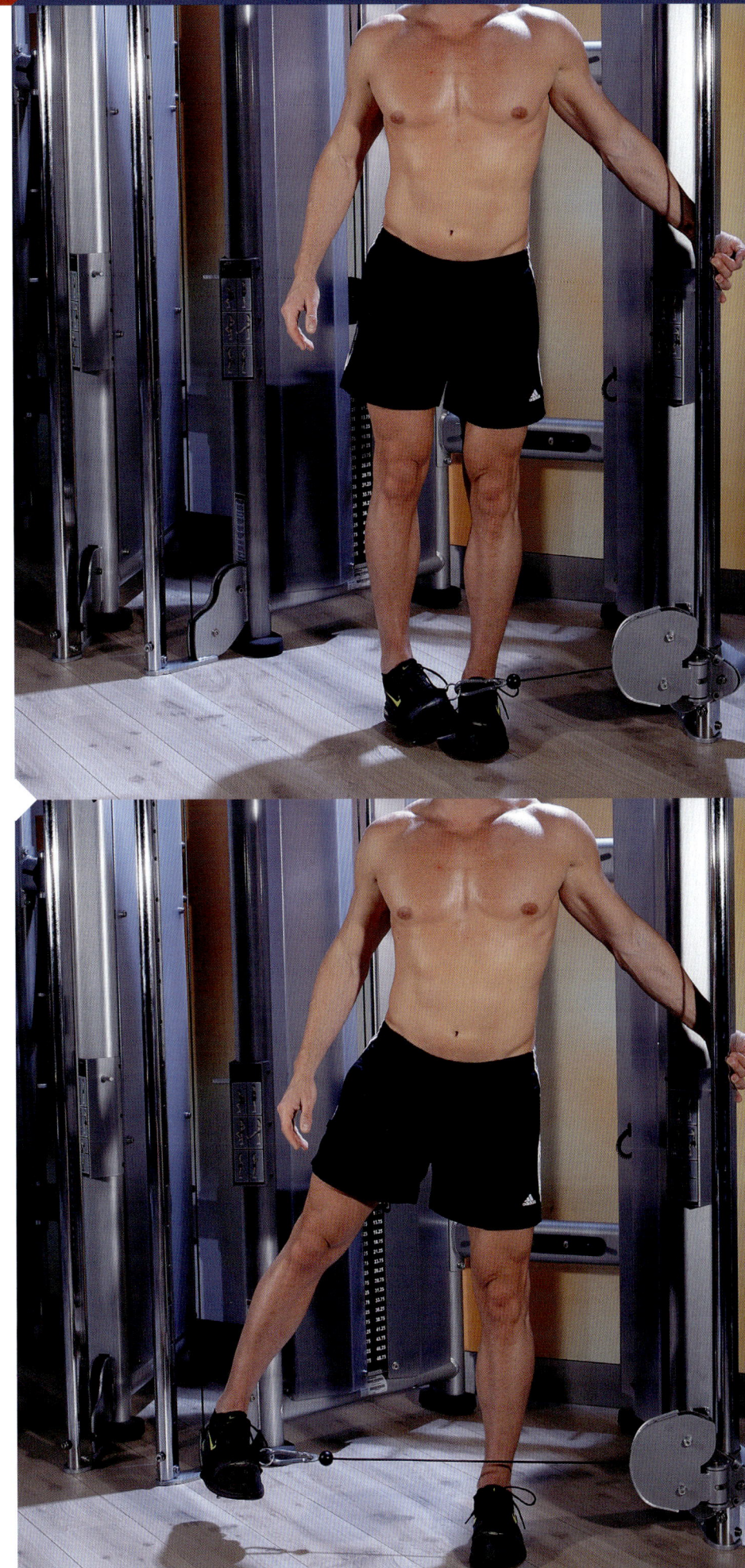

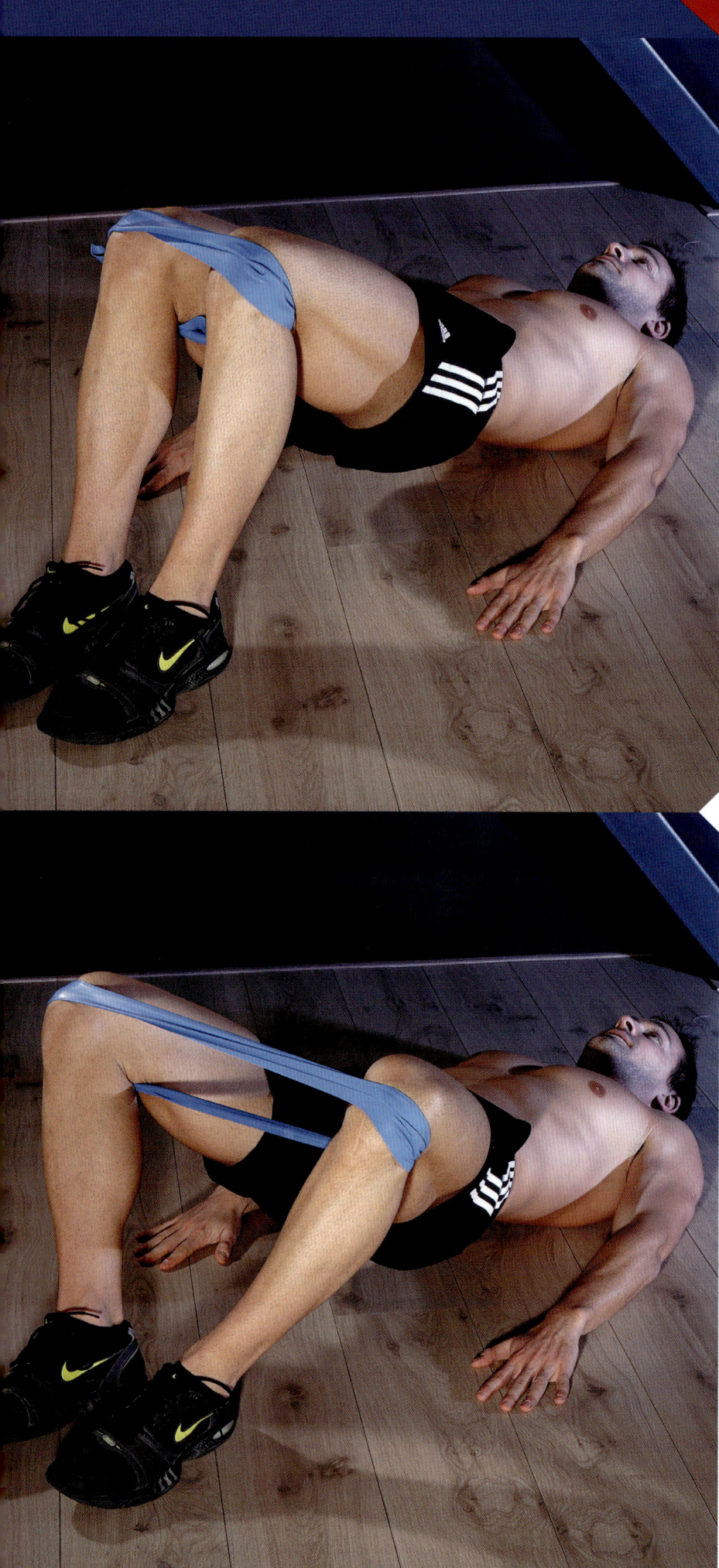

■ Ausgangsposition
- Sie liegen auf dem Boden, Beine angewinkelt.
- Arme seitlich am Körper.
- Die Beine in hüftweitem Abstand.
- Legen Sie ein Elastikband knapp unterhalb des Knies um die Beine.
- Heben Sie nun das Becken vom Boden und spannen Sie während der gesamten Übung die Gesäßmuskeln an.

■ Ausführung
- Abduktion der Oberschenkel.
- Adduktion der Oberschenkel.

■ Atmung
- Bei der Abduktion einatmen.
- Bei der Adduktion ausatmen.

Primär beanspruchte Muskeln
- Kleine und mittlere Gesäßmuskeln

Sekundär beanspruchte Muskeln
- Spanner der Oberschenkelbinde
- Halbsehnenmuskel, Plattsehnenmuskel
- Zweiköpfiger Oberschenkelmuskel
- Großer Gesäßmuskel
- Darmbeinrippenmuskel
- Musculus longissimus

Beanspruchte Gelenke
- Hüftgelenk

■ Behalten Sie beim Schließen der Beine einen kleinen Abstand zwischen den Knien bei, um das Elastikband gespannt zu halten.
■ Die Bewegung muss flüssig sein und unter kontinuierlicher Spannung erfolgen.

■ Sollten Sie ein Spannungsgefühl im Rücken verspüren, spannen Sie die Gesäßmuskeln stärker an oder führen Sie die Übung mit dem Becken am Boden aus.

TIPPS

ACHTUNG

Auf dem Abduktorengerät tendiere ich immer dazu, bei jeder Auseinanderbewegung der Schenkel den Rücken durchzudrücken.

→

Wenn der Rücken am Polster des Geräts aufliegt und Sie eine Abduktion ausführen, kommt es oft zu einer Anteversion (Vorwölbung) des Beckens. Um das zu vermeiden, richten Sie sich auf, machen den Rücken gerade und führen die Übung ohne Kontakt zum Rückenpolster aus. Die Bewegung muss aus den Knien und nicht aus den Füßen kommen.

Wie sieht der ideale Winkel für eine Abduktion aus?

→

Das Ziel besteht nicht darin, einen präzisen Spreizwinkel festzulegen, sondern vielmehr darin, Ihren idealen Winkel herauszufinden. Der Fuß darf bei der Bewegung nicht nach außen gedreht werden. Sobald Sie merken, dass dies der Fall ist, haben Sie Ihren idealen Winkel bereits überschritten.

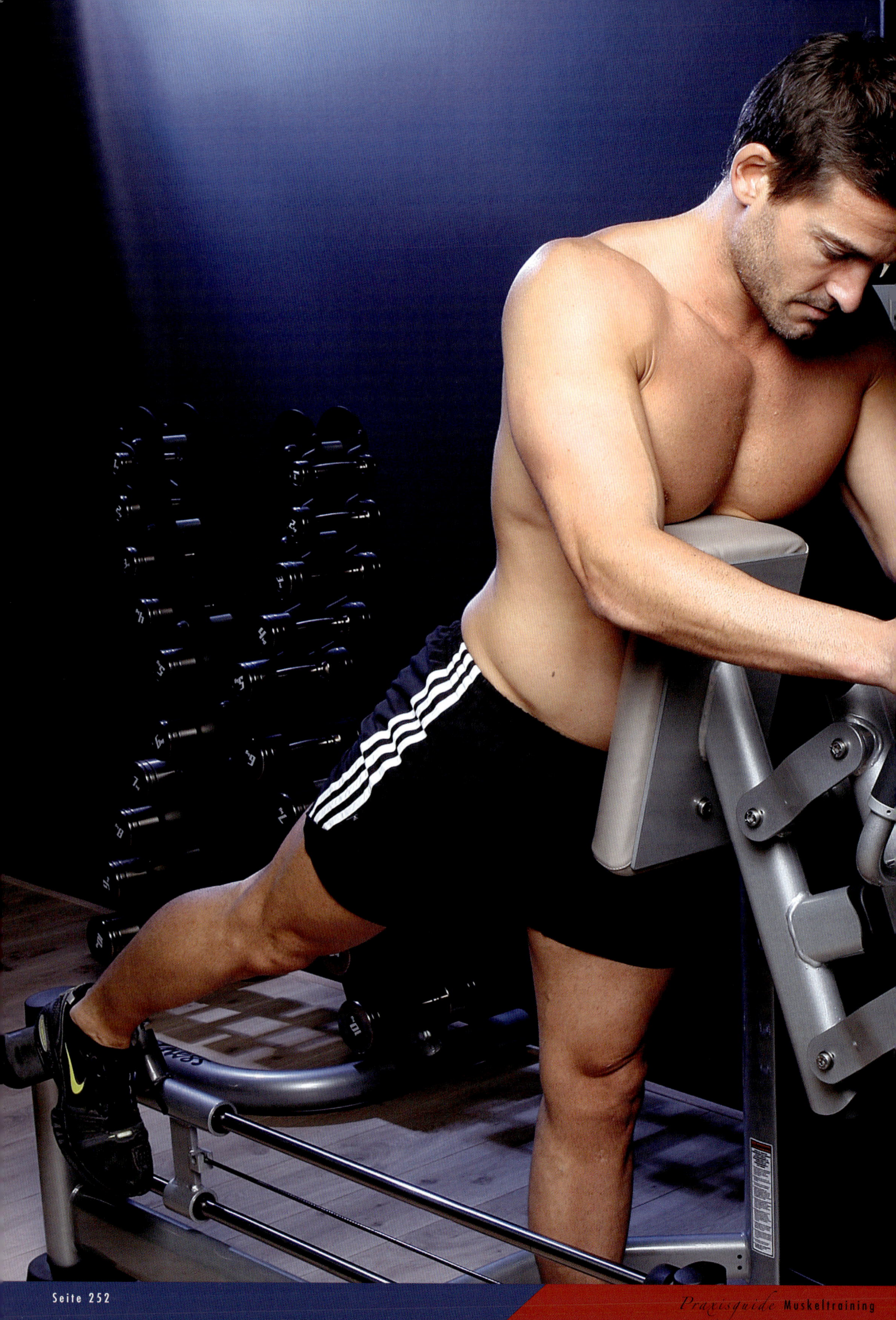

GESÄSSMUSKELN

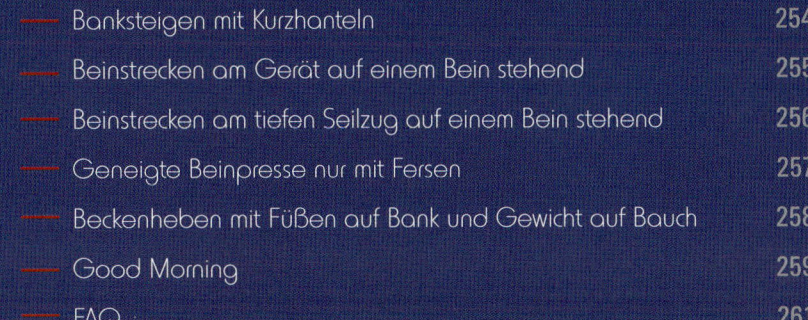

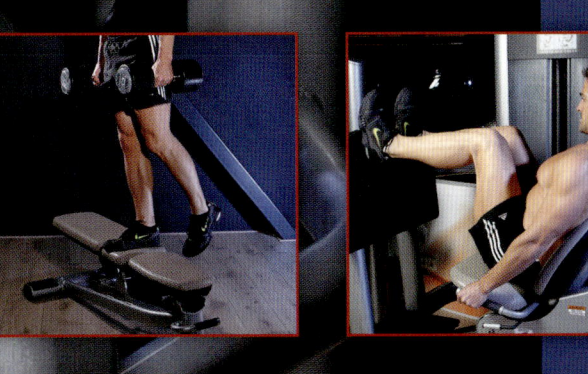
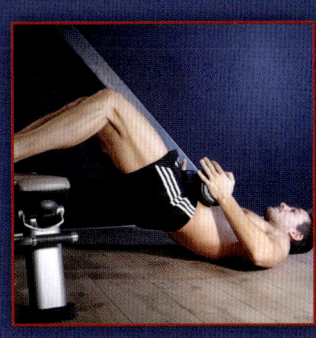
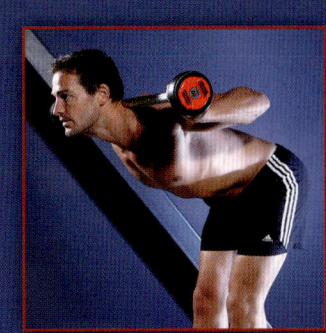

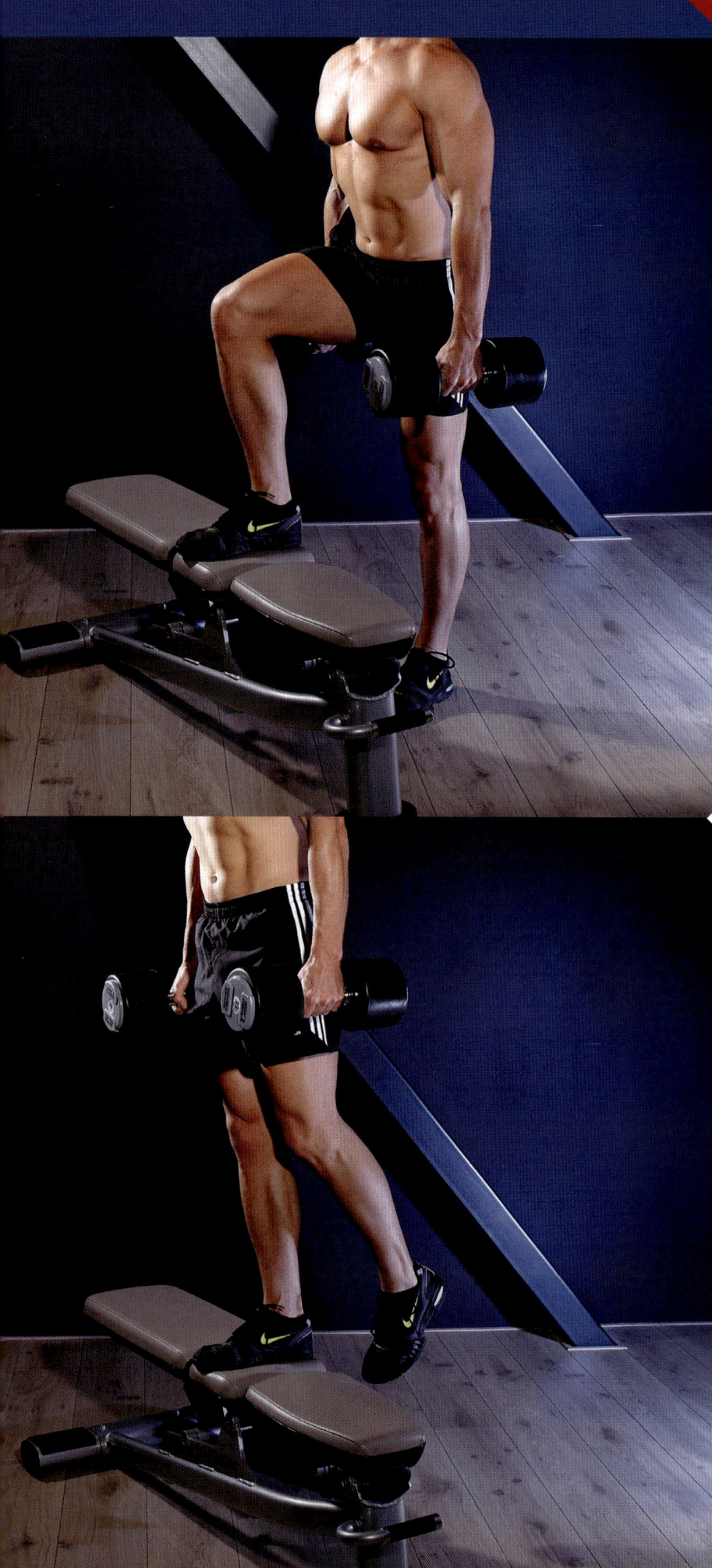

Ausgangsposition
- Stellen Sie sich vor eine Hantelbank.
- Nehmen Sie in neutraler Position in jede Hand eine Kurzhantel.
- Füße in hüftweitem Abstand, Knie nicht voll durchgestreckt.
- Stellen Sie den rechten Fuß auf die Bank.

Ausführung
- Bein strecken.
- Bein beugen.

Atmung
- Beim Strecken einatmen.
- Beim Beugen ausatmen.

Primär beanspruchte Muskeln
- Großer Gesäßmuskel
- Halbsehnenmuskel, Plattsehnenmuskel
- Zweiköpfiger Wadenmuskel
- Innerer, mittlerer und äußerer breiter Oberschenkelmuskel
- Gerader Oberschenkelmuskel
- Zweiköpfiger Oberschenkelmuskel

Sekundär beanspruchte Muskeln
- Schneidermuskel
- Schlanker Muskel
- Großer Schenkelanzieher
- Schollenmuskel
- Mittlerer Gesäßmuskel
- Spanner der Oberschenkelbinde
- Langer Wadenbeinmuskel
- Vorderer Schienbeinmuskel

Beanspruchte Gelenke
- Hüftgelenk
- Knie

TIPPS

- Anfänger sollten diese Übung zunächst einmal ohne Gewichte ausführen, da Konzentration und Gleichgewicht erforderlich sind.
- Drücken Sie sich bei der Aufwärtsbewegung über die Ferse des auf der Bank stehenden Fußes nach oben.
- Das auf der Bank stehende Bein bildet in gebeugter Haltung einen rechten Winkel.
- In aufgerichteter Position wird der linke Fuß nicht auf der Bank abgestellt, er streift sie nur und wird sofort wieder nach unten geführt.
- Führen Sie einen vollständigen Satz mit einem Bein durch, bevor Sie mit dem anderen beginnen.

ACHTUNG

- Das Aufkommen des Fußes am Boden muss kontrolliert erfolgen.
- Der Rücken muss während der gesamten Übung gerade bleiben.

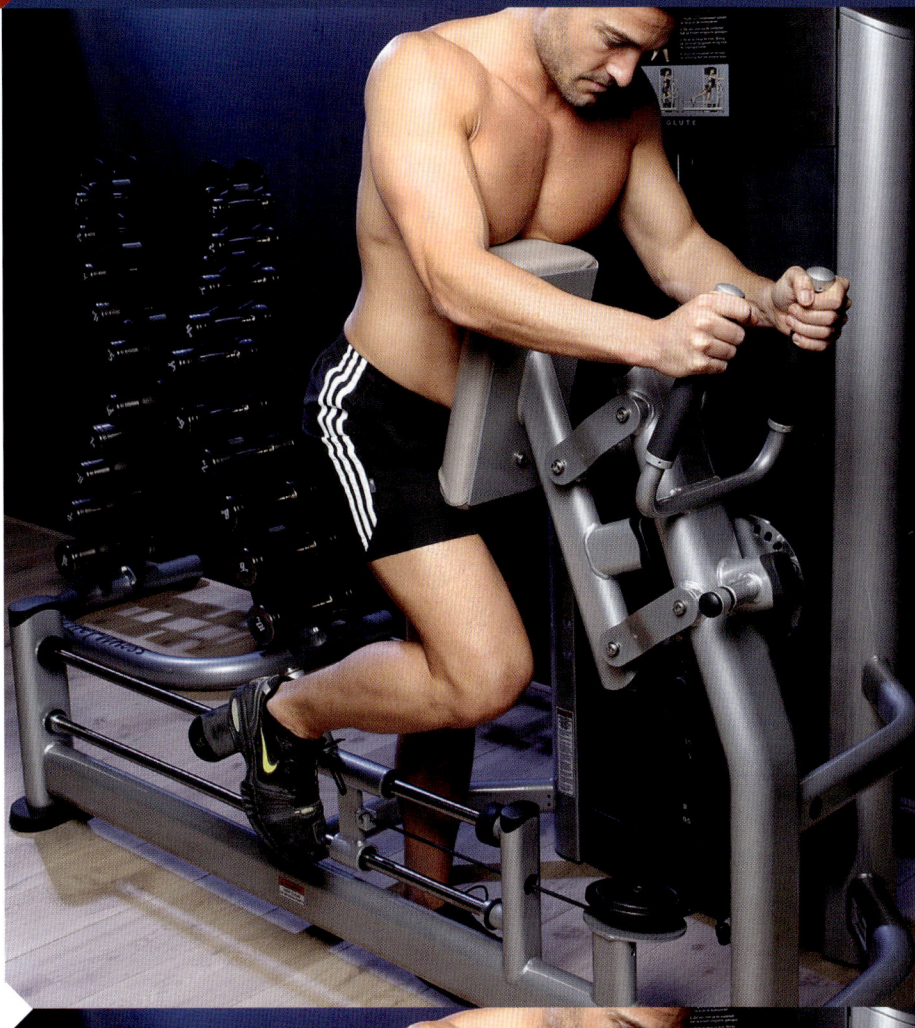

Ausgangsposition
- Stellen Sie sich vor das Gerät und legen Sie den Bauch am Polster auf.
- Positionieren Sie die rechte Ferse auf dem Tritt, Bein angewinkelt.
- Linkes Bein gestreckt, Knie nicht voll durchgestreckt.
- Rücken gerade.

Ausführung
- Bein strecken.
- Bein beugen.

Atmung
- Beim Strecken des Beins ausatmen.
- Beim Beugen einatmen.

Primär beanspruchte Muskeln
- Großer Gesäßmuskel
- Halbsehnenmuskel, Plattsehnenmuskel
- Zweiköpfiger Wadenmuskel
- Innerer, mittlerer und äußerer breiter Oberschenkelmuskel
- Gerader Oberschenkelmuskel

Sekundär beanspruchte Muskeln
- Zweiköpfiger Oberschenkelmuskel
- Darmbeinrippenmuskel
- Schollenmuskel
- Großer Schenkelanzieher

Beanspruchte Gelenke
- Hüftgelenk
- Knie

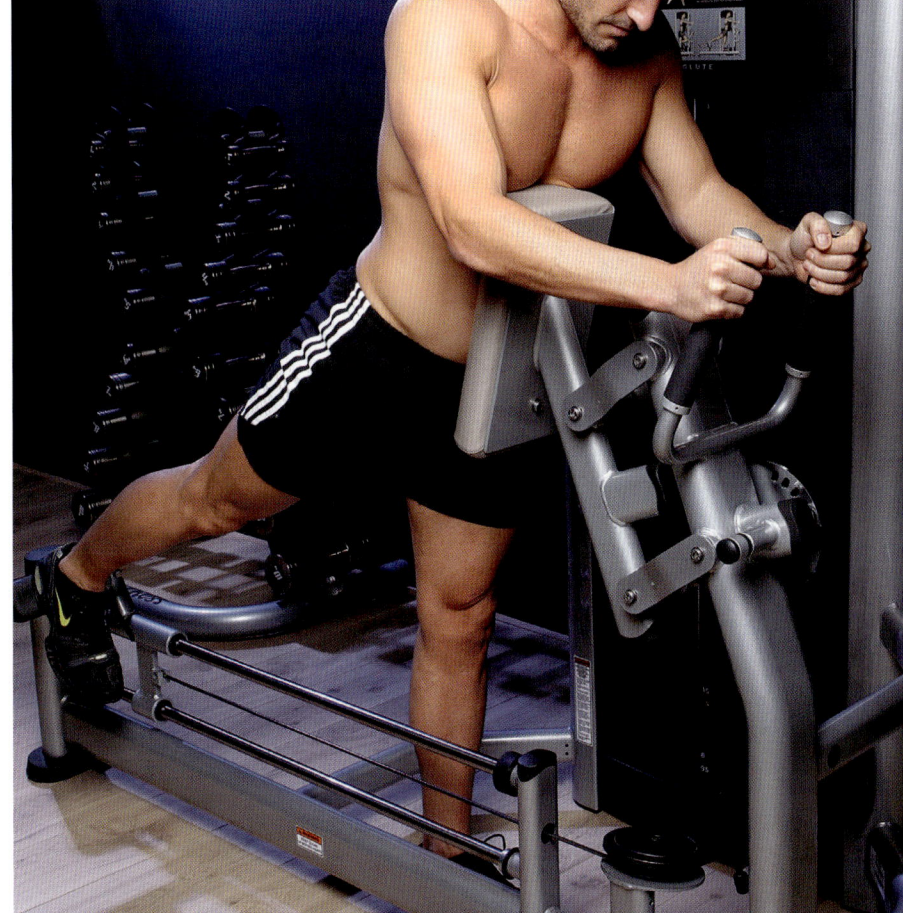

TIPPS
- Bei dieser Übung wird ganz gezielt der große Gesäßmuskel beansprucht.
- In gestrecktem Zustand muss das Bein eine Gerade mit dem Rücken bilden. Wenn Sie das Bein weiter nach oben heben, könnten Sie ins Hohlkreuz fallen.

ACHTUNG
- Erhöhen Sie die Gewichte erst nach und nach, um ruckartige Bewegungen im Beckenbereich zu vermeiden.
- Die Bewegung besteht aus einer Streckung des Oberschenkels und nicht aus einer Streckung der Wirbelsäule.

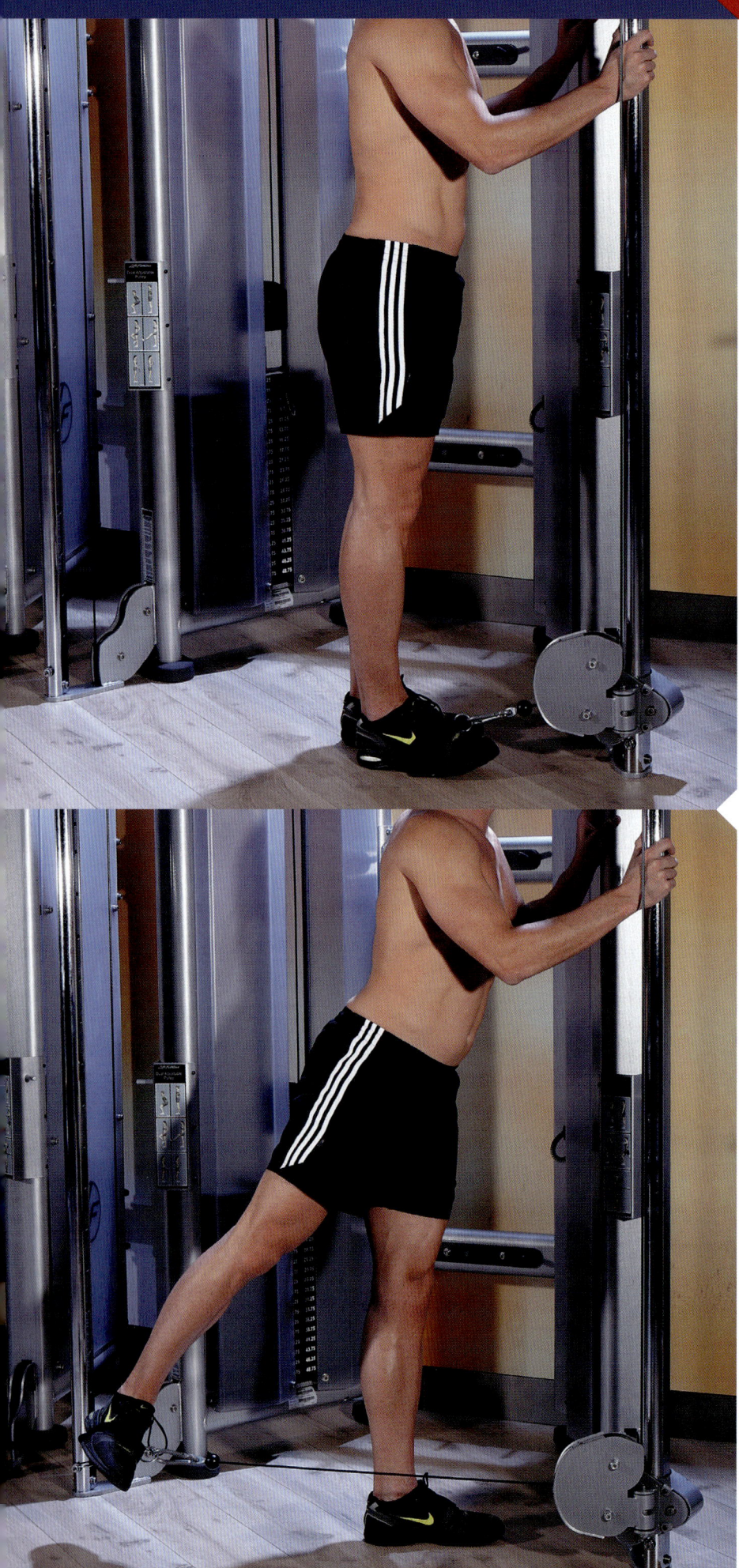

Ausgangsposition

- Stellen Sie sich vor den tiefen Seilzug
- Befestigen Sie die Schlaufe des Seils am rechten Fuß.
- Das ganze Gewicht ist auf dem linken Bein.
- Knie nicht voll durchgestreckt, Rücken gerade.

Ausführung

- Strecken des Beins.
- Zurückführen des Beins.

Atmung

- Beim Strecken einatmen.
- Beim Zurückführen ausatmen.

Primär beanspruchte Muskeln
- Großer Gesäßmuskel
- Halbsehnenmuskel, Plattsehnenmuskel

Sekundär beanspruchte Muskeln
- Zweiköpfiger Oberschenkelmuskel
- Innere, mittlere und äußere breite Oberschenkelmuskeln
- Gerader Oberschenkelmuskel
- Mittlerer Gesäßmuskel
- Spanner der Oberschenkelbinde
- Darmbeinrippenmuskel
- Zweiköpfiger Wadenmuskel
- Schollenmuskel
- Langer Wadenbeinmuskel

Beanspruchte Gelenke
- Hüftgelenk

TIPPS

- Gehen Sie etwas nach hinten, damit die Gewichte bei der Rückführung nicht abgelegt werden.
- Falls nötig, stellen Sie sich mit dem linken Fuß auf einen Stepper oder auf Gewichtsscheiben, damit der rechte Fuß bei der Bewegung nicht den Boden berührt.
- Drehen Sie den rechten Oberschenkel bei der Streckung leicht nach außen, um eine stärkere Muskelkontraktion zu erzielen.

ACHTUNG

- Halten Sie sich am Rahmen des Seilzugs fest, um ruckartige Bewegungen des Oberkörpers zu vermeiden.

↗ **Geneigte Beinpresse nur mit Fersen**

■ Ausgangsposition
- Setzen Sie sich auf eine horizontale Beinpresse.
- Drücken Sie das Becken in den Sitz.
- Stellen Sie nur die Fersen auf das Gerät, die Zehen stehen über die Platte hinaus, Knie im rechten Winkel

■ Ausführung
- Beine strecken.
- Knie beugen.

■ Atmung
- Beim Strecken ausatmen.
- Beim Beugen einatmen.

Primär beanspruchte Muskeln
- Großer Gesäßmuskel
- Innere, mittlere und äußere breite Oberschenkelmuskeln
- Gerader Oberschenkelmuskel
- Halbsehnenmuskel, Plattsehnenmuskel
- Zweiköpfiger Wadenmuskel

Sekundär beanspruchte Muskeln
- Zweiköpfiger Oberschenkelmuskel
- Schollenmuskel
- Kammmuskel
- kurzer, langer und großer Schenkelanzieher

Beanspruchte Gelenke
- Hüftgelenk
- Knie

ACHTUNG TIPPS

- Die Adduktoren werden stärker beansprucht, wenn Sie den Abstand zwischen den Beinen ändern.

- Beim Beugen muss das Becken unbedingt fest am Sitz bleiben. Wenn das Becken vom Sitz abhebt, wird großer Druck in der Lendengegend aufgebaut.

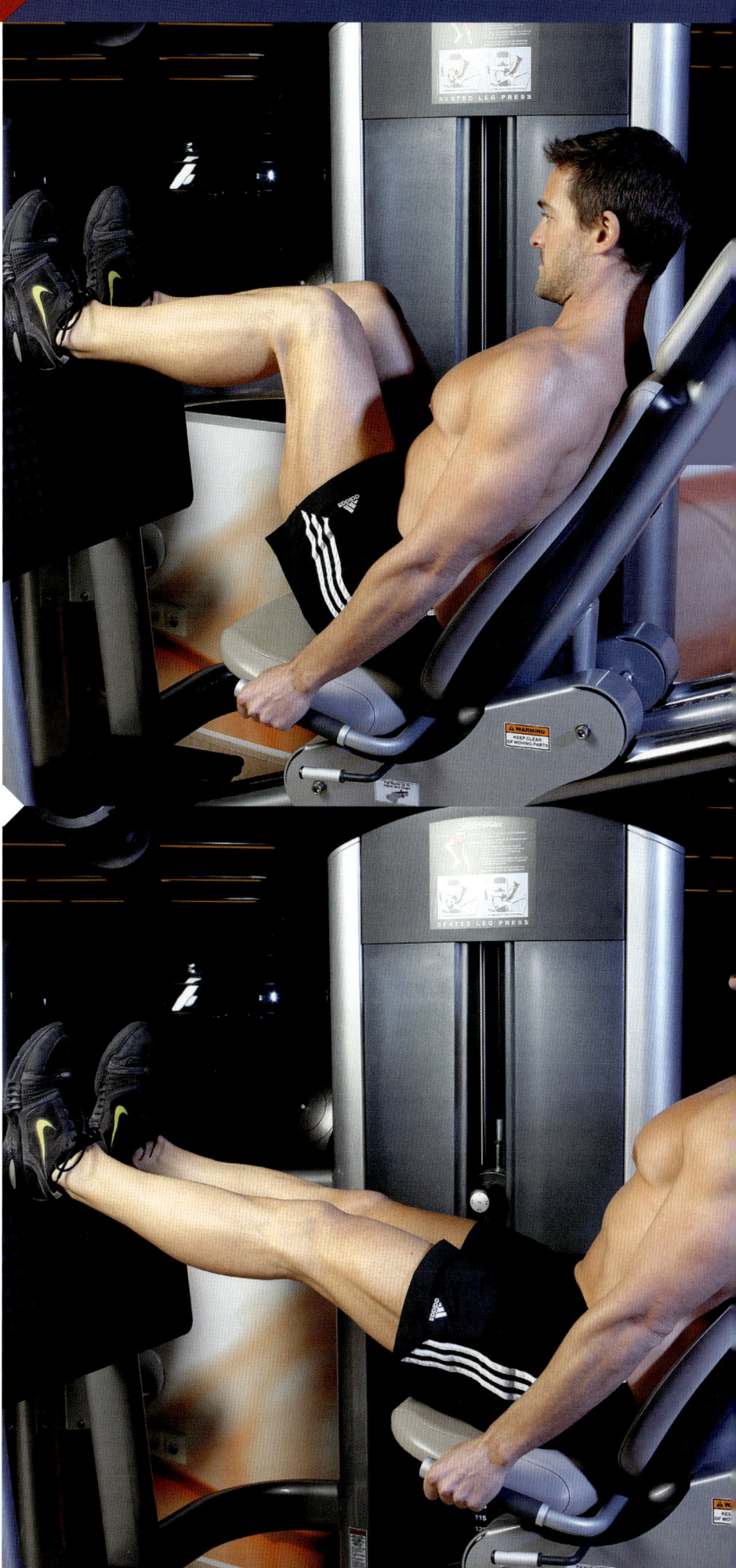

Praxisguide Muskeltraining

GESÄSSMUSKELN

■ Ausgangsposition

- Legen Sie sich auf den Rücken vor eine Hantelbank.
- Stellen Sie nur die Fersen auf die Bank, die Knie im rechten Winkel, Füße in schulterbreitem Abstand.
- Legen Sie eine Kurzhantel auf den Bauch und halten Sie sie mit den Händen fest.

■ Ausführung

- Strecken der Hüfte.
- Beugen der Hüfte.

■ Atmung

- Beim Strecken einatmen.
- Beim Beugen ausatmen.

Primär beanspruchte Muskeln
- Großer Gesäßmuskel
- Halbsehnenmuskel
- Plattsehnenmuskel
- Zweiköpfiger Oberschenkelmuskel

Sekundär beanspruchte Muskeln
- Darmbeinrippenmuskel
- Wirbelsäulenaufrichter
- Spanner der Oberschenkelbinde
- Zweiköpfiger Wadenmuskel
- Schollenmuskel
- Kurzer und langer Wadenbeinmuskel

Beanspruchte Gelenke
- Hüftgelenk
- Knie

TIPPS

- Durch die hochgestellten Füße, wird ein größerer Bewegungsradius erzielt und der große Gesäßmuskel wird stärker angespannt.
- Varianten: Die Bewegung kann auch mit den Füßen am Boden oder ohne Gewicht ausgeführt werden.
- Ganz gleich, ob die Übung mit den Füßen am Boden oder auf der Bank durchgeführt wird, es geht bei der Übung darum, die Gesäßmuskeln anzuspannen und sich gleichzeitig über die Fersen hochzudrücken.
- In abgesenkter Position darf das Becken nicht am Boden abgelegt werden.

ACHTUNG

- Achten Sie darauf, dass Rücken und Oberschenkel eine gerade Linie bilden, sonst fallen Sie ins Hohlkreuz.

Ausgangsposition

- Sie stehen aufrecht, Füße in schulterbreitem Abstand, Knie nicht voll durchgestreckt.
- Legen Sie eine Hantelstange gerade auf die Trapezmuskeln, Hände im Obergriff.
- Die Hände sollten so weit auseinander liegen, dass Sie kein Spannungsgefühl in den Schultern spüren

Ausführung

- Beugen des Oberkörpers mit geradem Rücken.
- Aufrichten des Oberkörpers mit geradem Rücken.

Atmung

- Beim Beugen einatmen.
- Beim Strecken ausatmen.

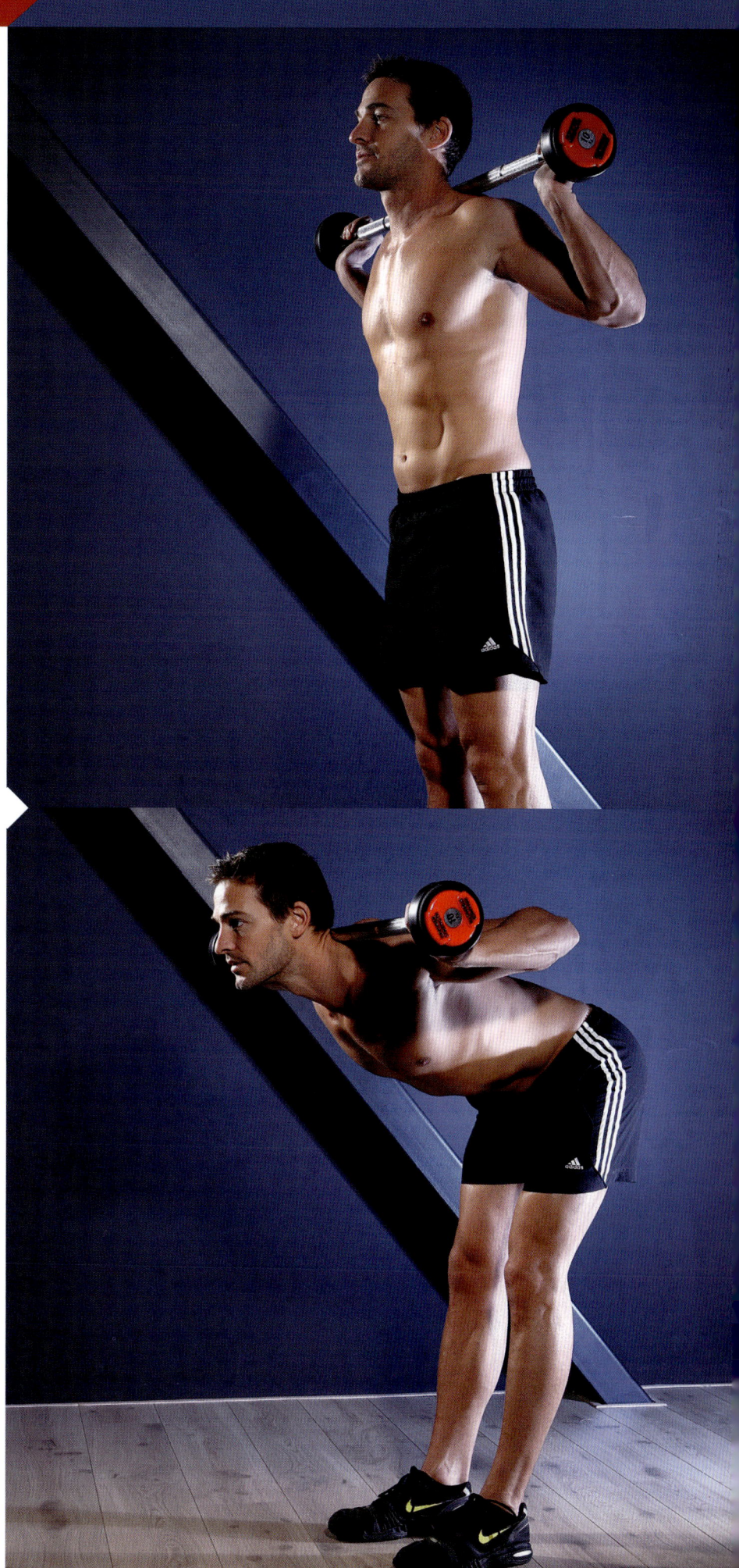

Primär beanspruchte Muskeln
- Großer Gesäßmuskel
- Halbsehnenmuskel, Plattsehnenmuskel
- Zweiköpfiger Oberschenkelmuskel (langer Teil)

Sekundär beanspruchte Muskeln
- Darmbeinrippenmuskel
- Wirbelsäulenaufrichter
- Innere, mittlere und äußere breite Oberschenkelmuskeln
- Spanner der Oberschenkelbinde
- Zweiköpfiger Wadenmuskel
- Schollenmuskel
- Kurzer und langer Wadenbeinmuskel
- Kleine und mittlere Gesäßmuskeln
- Birnenförmiger Muskel
- Innerer Hüftlochmuskel
- Gerader Oberschenkelmuskel

Beanspruchte Gelenke
- Hüftgelenk

- Die Knie bleiben immer leicht gebeugt. Bei durchgestreckten Knien besteht Verletzungsgefahr.
- Der Rücken bleibt während des gesamten Bewegungsablaufs gerade.

- Diese Übung muss sehr bewusst durchgeführt werden, da der Lendenbereich, insbesondere im Bereich des Lenden-Kreuzbeingelenks (L5-SI) sehr stark beansprucht wird. Deshalb ist es zur Vermeidung von Traumata (Hernien, Lumbago) wichtig, nicht zu viel Gewicht auf die Hantelstange zu geben

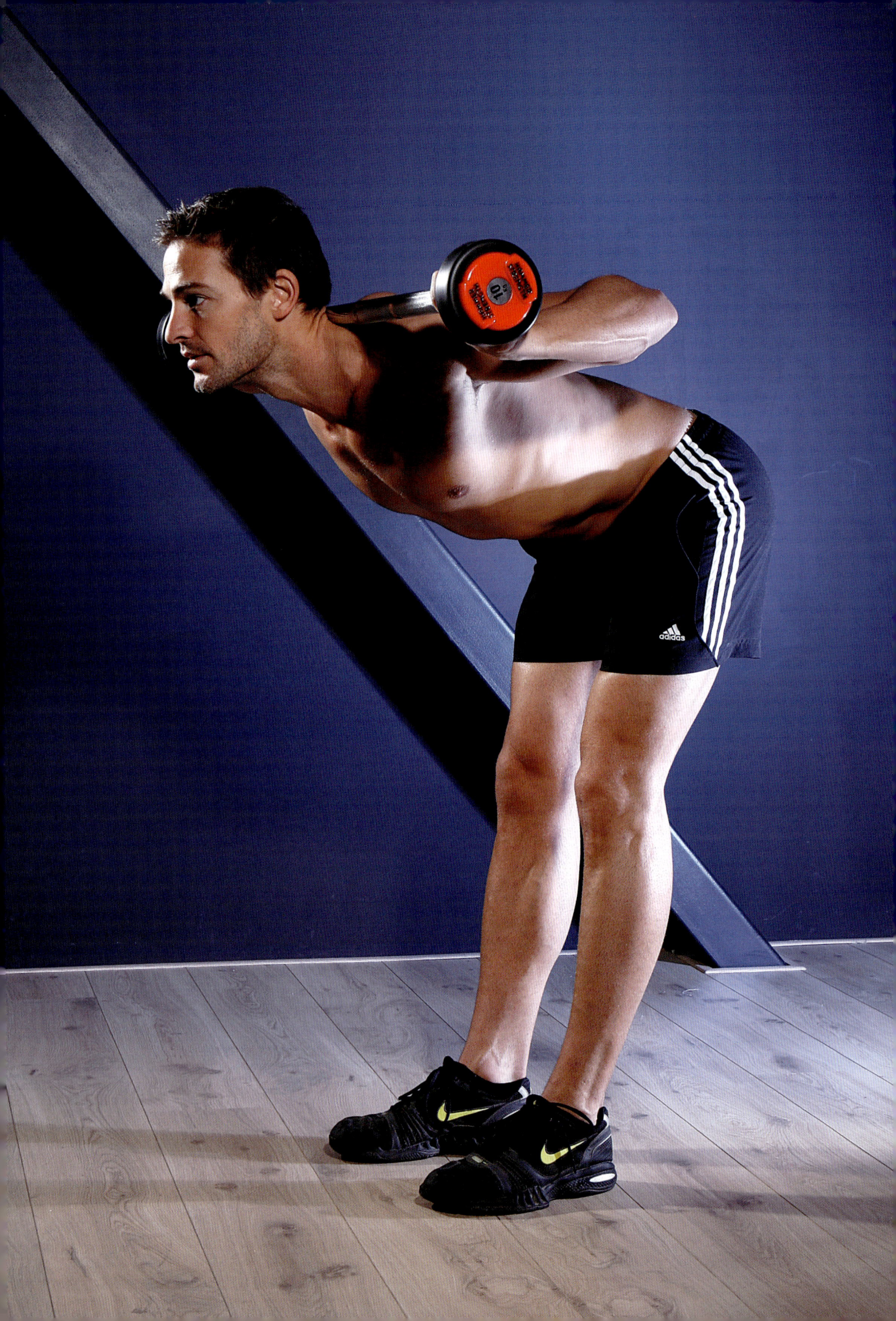

Ich habe Schmerzen im Bereich des Quadrizeps, wenn ich auf die Bank steige.

Bei dieser Übung wird der gesamte untere Körperbereich gestärkt. Um bewusst den großen Gesäßmuskel zu beanspruchen, muss die Aufwärtsbewegung durch ein Hochdrücken über die Ferse erfolgen. Drückt man mehr über die Zehen, wird der Quadrizeps stärker beansprucht.

Beim „Beinstrecken am Gerät im Stehen" spüre ich ein leichtes Ziehen im unteren Rücken und bei hohen Gewichten im Bereich der hinteren Oberschenkelmuskeln.

Wenn Sie stehen, lehnen Sie sich so weit wie möglich über das Gerät, um jegliche Bewegung des Oberkörpers oder des Beckens zu vermeiden. Sie können sich auch leicht nach vorne lehnen, um den unteren Rücken weniger zu belasten. Die hinteren Oberschenkelmuskeln berühren mehrere Gelenke, da sie vom Becken bis hinunter zum Schienbein und Wadenbein reichen. Sie bewirken also die Dehnung des Oberschenkels gegenüber der Hüfte und sorgen speziell bei dieser Übung für die gleichmäßige Bewegung von Oberschenkel und Bein.

In meinem Studio gibt es kein Gerät für das „Beinstrecken auf einem Bein". Welche Übung kann ich alternativ dazu machen?

Alle anderen Übungen für die Gesäßmuskeln sind wirksam. Aber wenn Sie unbedingt diese Bewegung ausführen möchten, positionieren Sie sich wie angegeben und legen ein oder zwei Elastikbänder um Ihren Fuß und um den Knöchel des Fußes, der stehen bleibt. Die Wirkung ist dieselbe.

Warum ist bei der Übung „Good Morning" Vorsicht geboten?

Wenn Sie den Oberkörper mit ganz geradem Rücken nach vorne beugen, ist das L5-S1-Gelenk (letzter Lendenwirbel, erster Sakralwirbel) das am meisten beanspruchte und das anfälligste Gelenk. Wird eine Langhantel mit Gewichten auf den Rücken gelegt, steigt die Belastung dieses Gelenks enorm an und übersteigt leicht eine Tonne. Diese Übung sollte also vermieden oder nur mit allergrößter Vorsicht ausgeführt werden. Ohne die nötige Vorsicht besteht sogar die Gefahr eines Bandscheibenvorfalls.

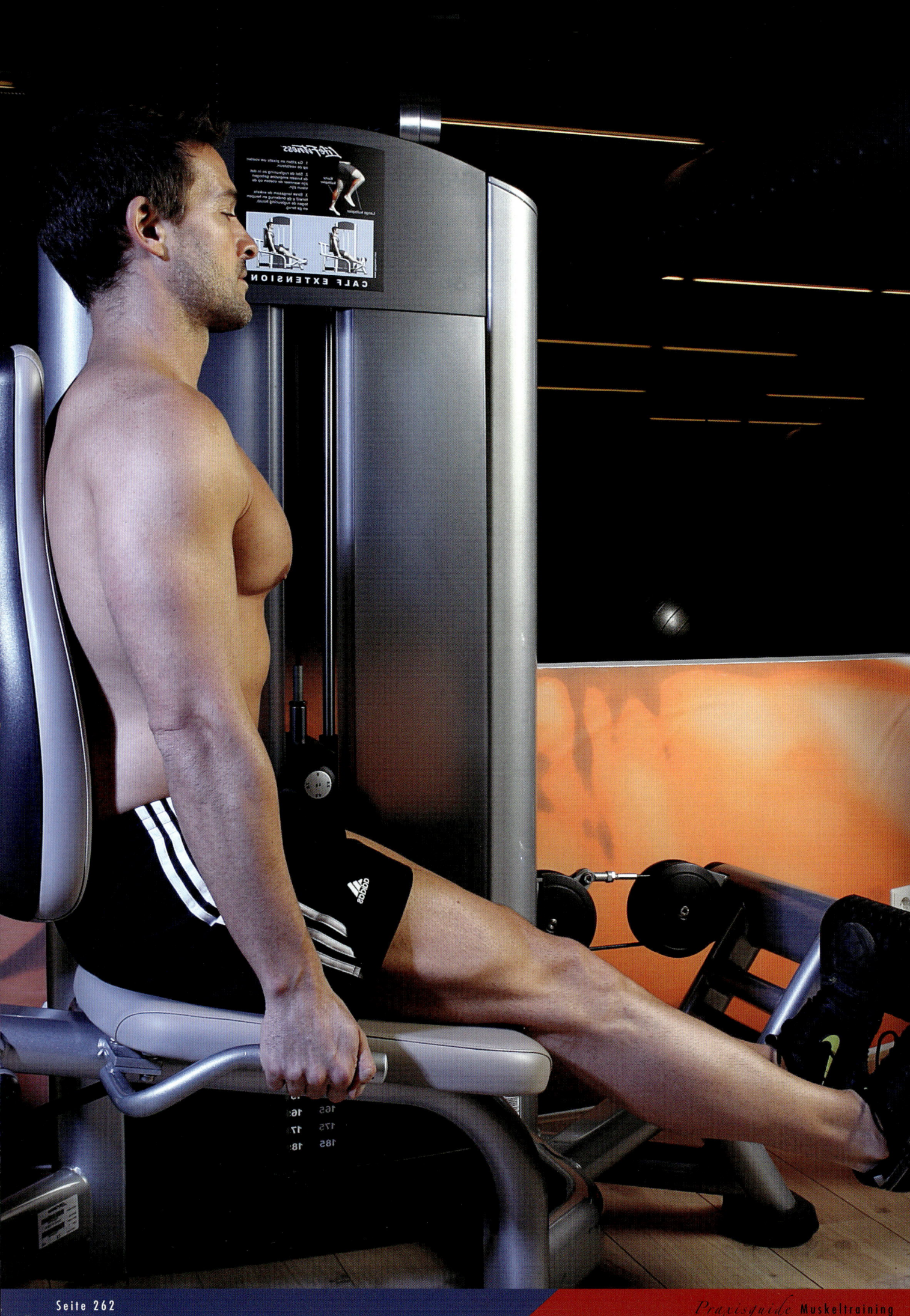

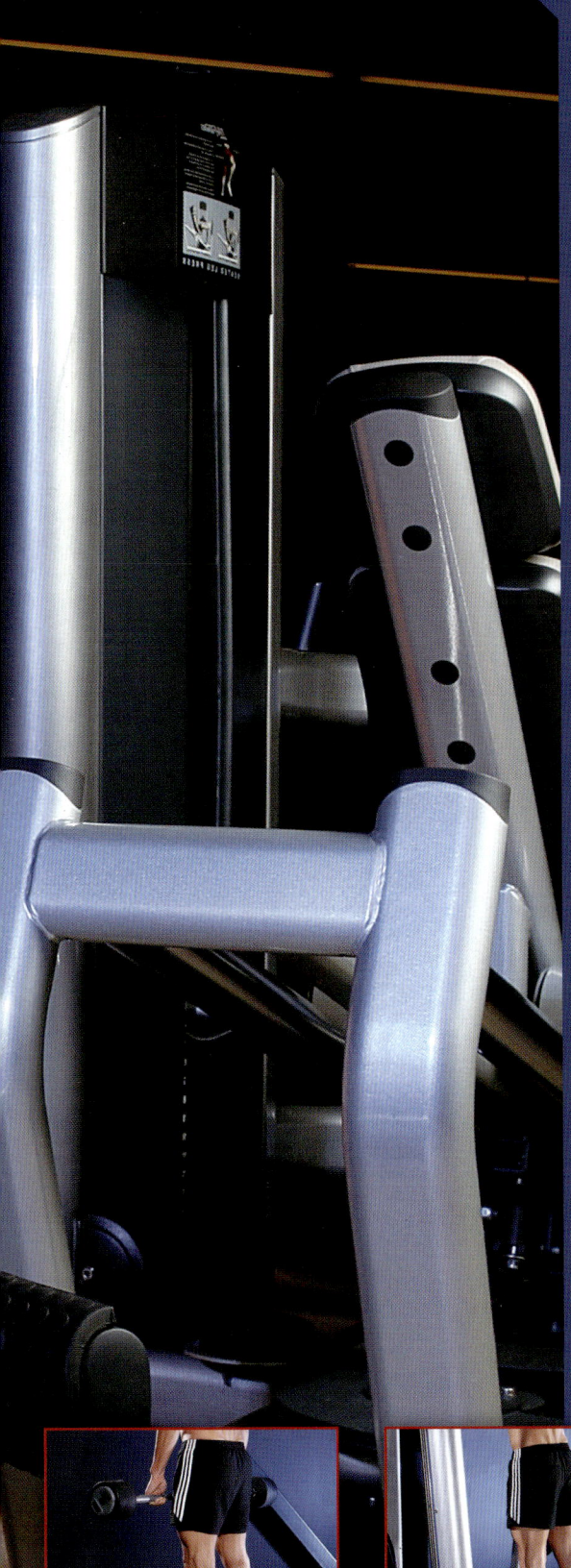

WADEN

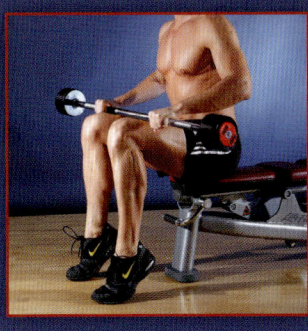

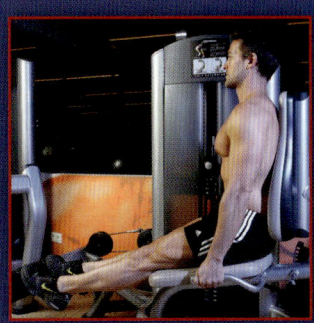

WADEN

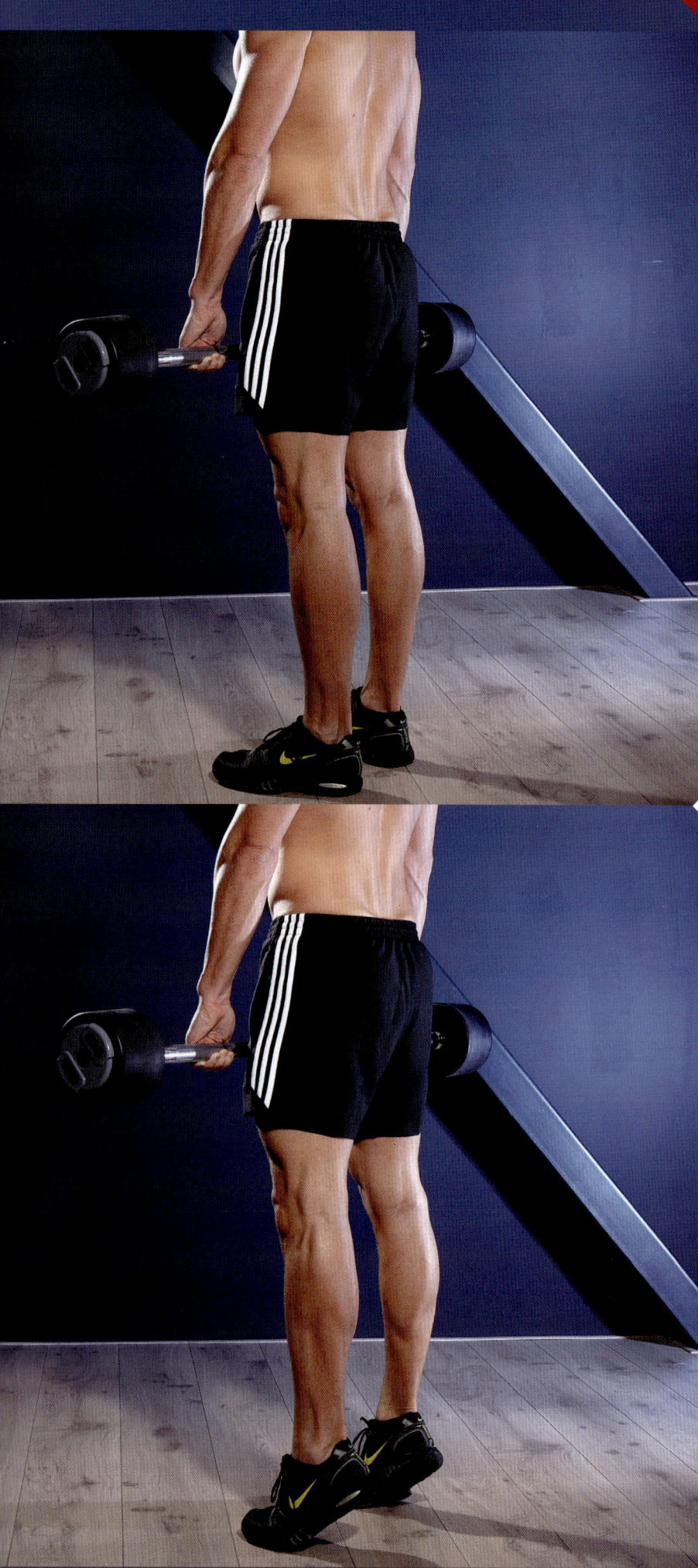

Ausgangsposition
- Füße in schulterbreitem Abstand, parallel zueinander.
- Knie nicht voll durchgestreckt.
- Nehmen Sie eine Langhantel, Hände im Obergriff, Arme angespannt, Rücken gerade.
- Die Stange liegt an den Oberschenkeln an.

Ausführung
- Plantarflexion
- Dorsalflexion

Atmung
- Bei der Plantarflexion einatmen.
- Bei der Dorsalflexion ausatmen.

Primär beanspruchte Muskeln
- Zweiköpfiger Wadenmuskel
- Schollenmuskel

Sekundär beanspruchte Muskeln
- Halbsehnenmuskel, Plattsehnenmuskel
- Zweiköpfiger Oberschenkelmuskel
- Plantarmuskel
- Kurze und lange Wadenbeinmuskeln

Beanspruchte Gelenke
- Tibiotarsalgelenk
- Talocruralgelenk (beide zusammen bilden das Knöchelgelenk)

TIPPS
- Stellen Sie sich mit den Zehen auf eine Gewichtscheibe, um die Fersen noch etwas tiefer absenken zu können.
- Die Knie sind während der ganzen Übung nicht voll durchgestreckt.

ACHTUNG
- Laden Sie nicht zu viel Gewicht auf die Hantelstange, weil Sie sonst das Gleichgewicht verlieren.

↗ Fersenheben im Stehen an der Multipresse

■ Ausgangsposition
- Stellen Sie sich mit den Zehen auf einen Stepper.
- Füße im schulterbreiten Abstand.
- Füße parallel zueinander, Knie nicht ganz durchgestreckt.
- Legen Sie die Hantelstange auf die Trapezmuskeln, Hände im Obergriff rechts und links von den Schultern.

■ Ausführung
- Plantarflexion
- Dorsalflexion

■ Atmung
- Bei der Plantarflexion einatmen.
- Bei der Dorsalflexion ausatmen.

Primär beanspruchte Muskeln
- Zweiköpfiger Wadenmuskel
- Schollenmuskel

Sekundär beanspruchte Muskeln
- Halbsehnenmuskel, Plattsehnenmuskel
- Zweiköpfiger Oberschenkelmuskel
- Plantarmuskel
- Kurze und lange Wadenbeinmuskeln

Beanspruchte Gelenke
- Tibiotarsalgelenk
- Talocruralgelenk (beide zusammen bilden das Knöchelgelenk)

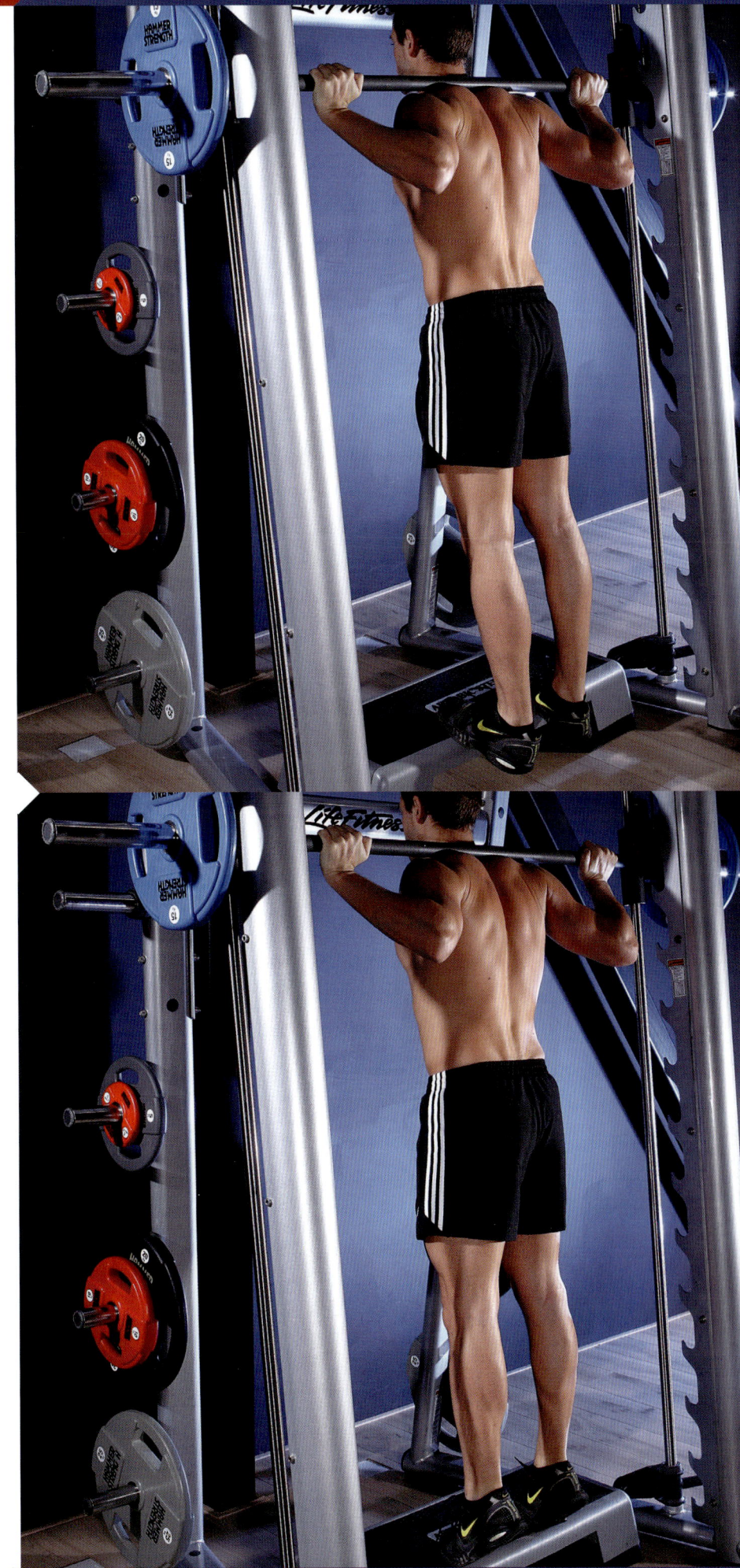

TIPPS
- Mithilfe der Multipresse wird das Gleichgewicht trainiert und es kann nach und nach etwas mehr Gewicht aufgelegt werden.
- Drehen Sie die Fußspitzen nach außen, wenn Sie die Innenseite des zweiköpfigen Wadenmuskels stärken möchten.
- Drehen Sie die Fußspitzen nach innen, wenn Sie dagegen mehr die Außenseite trainieren möchten.

ACHTUNG
- Zum Schutz der Wirbelsäule sind die Knie sind nicht voll durchgestreckt.

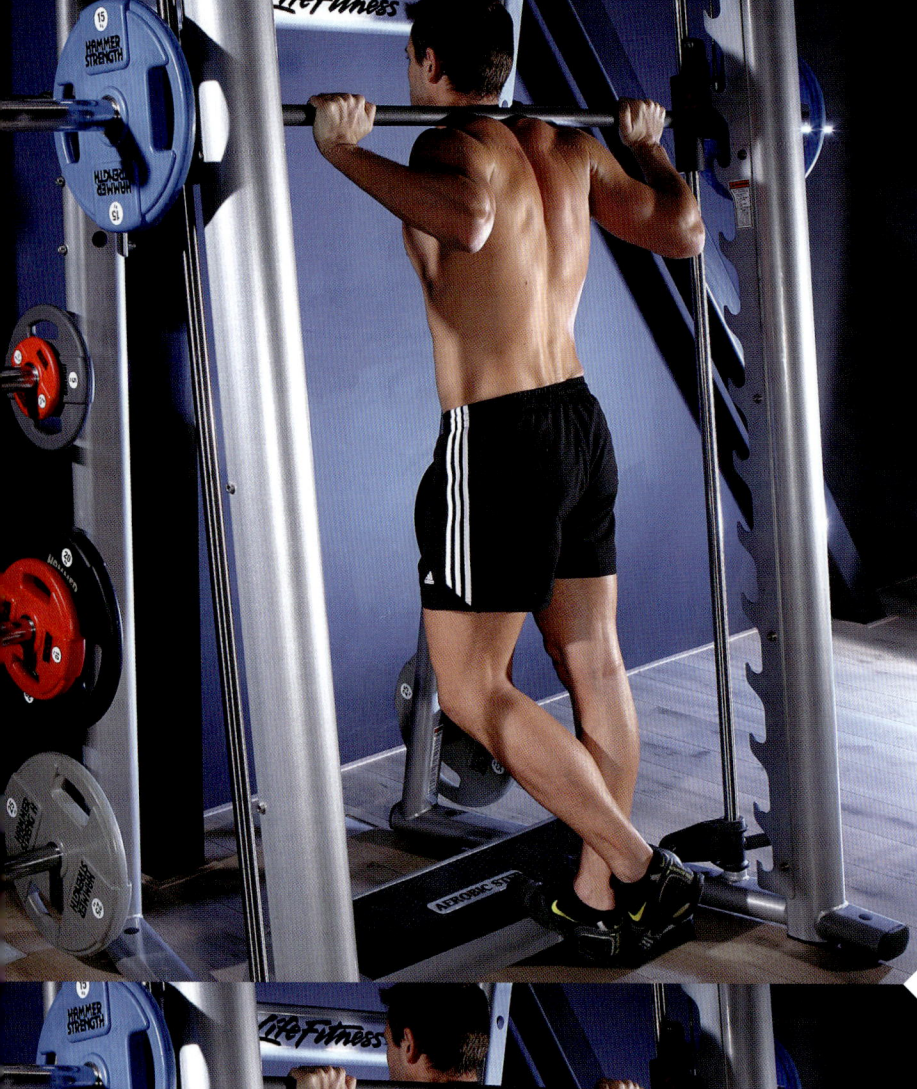

Ausgangsposition
- Der rechte Fuß steht auf einem Stepper.
- Der linke Fuß ruht am rechten Schollen-muskel.
- Legen Sie die Hantelstange auf die Trapezmuskeln, Hände im Obergriff rechts und links von den Schultern.

Ausführung
- Plantarflexion
- Dorsalflexion

Atmung
- Bei der Plantarflexion einatmen.
- Bei der Dorsalflexion ausatmen.

Primär beanspruchte Muskeln
- Zweiköpfiger Wadenmuskel
- Schollenmuskel

Sekundär beanspruchte Muskeln
- Halbsehnenmuskel, Plattsehnenmuskel
- Zweiköpfiger Oberschenkelmuskel
- Plantarmuskel
- Kurze und lange Wadenbeinmuskeln

Beanspruchte Gelenke
- Tibiotarsalgelenk
- Talocruralgelenk (beide zusammen bilden das Knöchelgelenk)

TIPPS

- An der Multipresse wird das Gleichgewicht ver-bessert und nach und nach kann mehr Gewicht aufgelegt werden.
- Drehen Sie die Fußspitzen nach außen, wenn Sie die Innenseite des zweiköpfigen Waden-muskels stärker trainieren möchten.
- Drehen Sie die Fußspitzen nach innen, wenn Sie die Außenseite intensiver beanspruchen möchten.

ACHTUNG

- Führen Sie die Bewegung langsam und kon-trolliert aus, um den Knöchel nicht zu zerren.

↗ Fersenheben im Stehen mit Kurzhanteln

■ Ausgangsposition
- Füße im schulterbreiten Abstand, Knie nicht voll durchgestreckt.
- Nehmen Sie in neutraler Position eine Kurzhantel in jede Hand.
- Rücken gerade, Blick geradeaus.

■ Ausführung
- Plantarflexion
- Dorsalflexion

■ Atmung
- Bei der Plantarflexion einatmen.
- Bei der Dorsalflexion ausatmen.

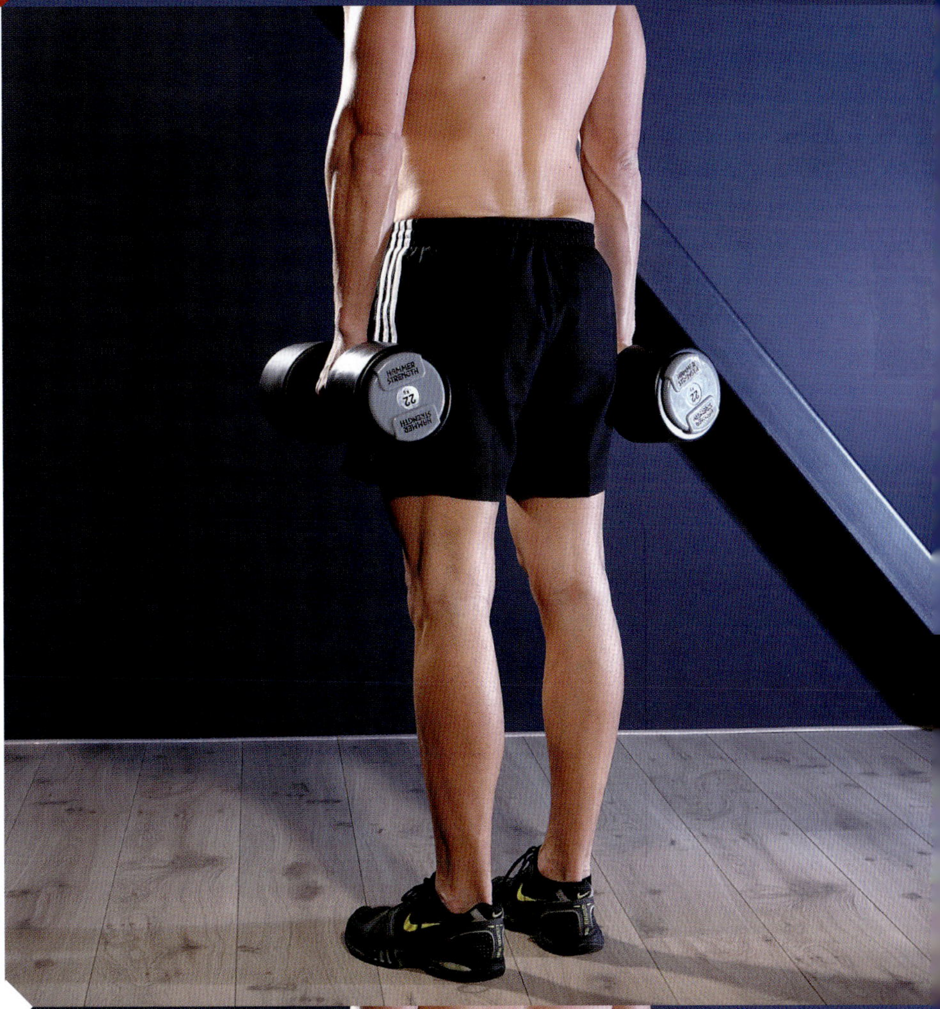

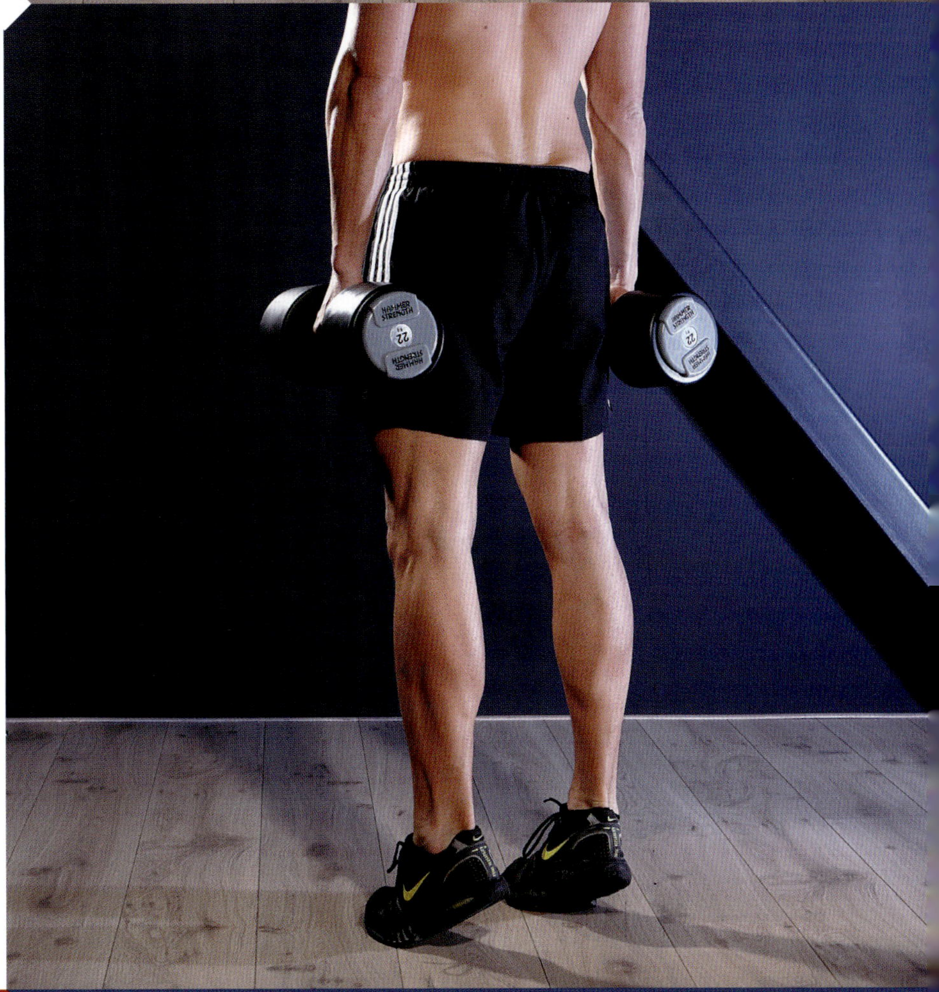

Primär beanspruchte Muskeln
- Zweiköpfiger Wadenmuskel
- Schollenmuskel

Sekundär beanspruchte Muskeln
- Halbsehnenmuskel, Plattsehnenmuskel
- Zweiköpfiger Oberschenkelmuskel
- Plantarmuskel
- Kurze und lange Wadenbeinmuskeln

Beanspruchte Gelenke
- Tibiotarsalgelenk
- Talocruralgelenk (beide zusammen bilden das Knöchelgelenk)

TIPPS

- Bei dieser Übung mit Hanteln werden die stabilisierenden Muskeln, insbesondere diejenigen, die den Knöchel fixieren, intensiv beansprucht.
- Stellen Sie sich mit den Zehen auf eine Gewichtscheibe, um die Fersen noch etwas tiefer absenken zu können.
- Drehen Sie die Fußspitzen nach außen, wenn Sie die Innenseite des zweiköpfigen Wadenmuskels stärken möchten.
- Drehen Sie die Fußspitzen nach innen, um die Außenseite stärker zu trainieren.
- Sie können auch nur eine Hantel verwenden und die Übung auf einem Fuß ausführen.

ACHTUNG

- Ziel ist nicht das Heben von viel Gewicht, sondern ein großer Bewegungsradius.

WADEN

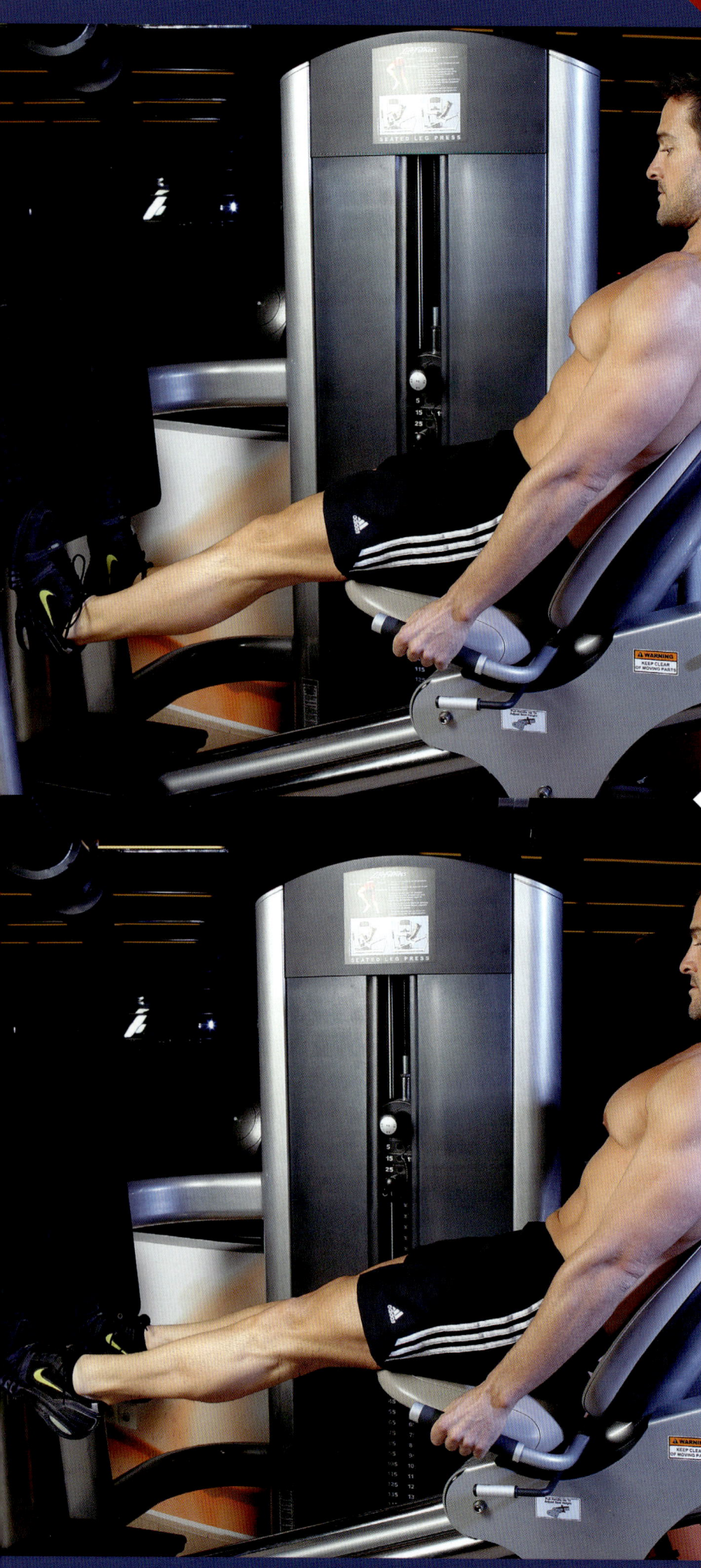

Ausgangsposition
- Setzen Sie sich auf die horizontale Beinpresse.
- Stellen Sie nur die Zehen auf den unteren Rand der Platte.
- Füße im schulterbreiten Abstand, Knie nicht ganz durchgestreckt.

Ausführung
- Plantarflexion
- Dorsalflexion

Atmung
- Bei der Plantarflexion einatmen.
- Bei der Dorsalflexion ausatmen.

Primär beanspruchte Muskeln
- Schollenmuskel

Sekundär beanspruchte Muskeln
- Äußerer, innerer und mittlerer Oberschenkelmuskel
- Zweiköpfiger Wadenmuskel
- Gerader Oberschenkelmuskel
- Halbsehnenmuskel, Plattsehnenmuskel
- Zweiköpfiger Oberschenkelmuskel
- Plantarmuskel
- Kurze und lange Wadenbeinmuskeln

Beanspruchte Gelenke
- Tibiotarsalgelenk
- Talocruralgelenk (beide zusammen bilden das Knöchelgelenk)

TIPPS
- In der horizontalen Presse ist der Trainingswinkel etwas anders als in der geneigten Presse. Falls Sie beide zur Verfügung haben, probieren Sie sie aus, um selbst zu entscheiden, welche Ihnen mehr liegt.
- Variieren Sie die Fersenstellung (Außendrehung, neutral und Innendrehung), um sämtliche Bereiche des Trizeps Surae anzuregen.

ACHTUNG
- Die Knie sind nie voll durchgestreckt, um das Kniegelenk nicht unnötig zu beanspruchen.

↗ Wadenheben im Sitzen mit Langhantel

■ Ausgangsposition

- Setzen Sie sich ans Ende einer Hantelbank.
- Legen Sie eine Hantelstange gerade
  auf die Oberschenkel knapp oberhalb
  der Knie.
- Die Beine stehen etwa schulterbreit auseinander.
- Rücken gerade und Knie im rechten
  Winkel.

■ Ausführung

- Plantarflexion
- Dorsalflexion

■ Atmung

- Bei der Plantarflexion einatmen.
- Bei der Dorsalflexion ausatmen.

Primär beanspruchte Muskeln
- Schollenmuskel

Sekundär beanspruchte Muskeln
- Halbsehnenmuskel, Plattsehnenmuskel
- Zweiköpfiger Oberschenkelmuskel
- Kurze und lange Wadenbeinmuskeln
- Zweiköpfiger Wadenmuskel

Beanspruchte Gelenke
- Tibiotarsalgelenk
- Talocruralgelenk (beide zusammen
  bilden das Knöchelgelenk)

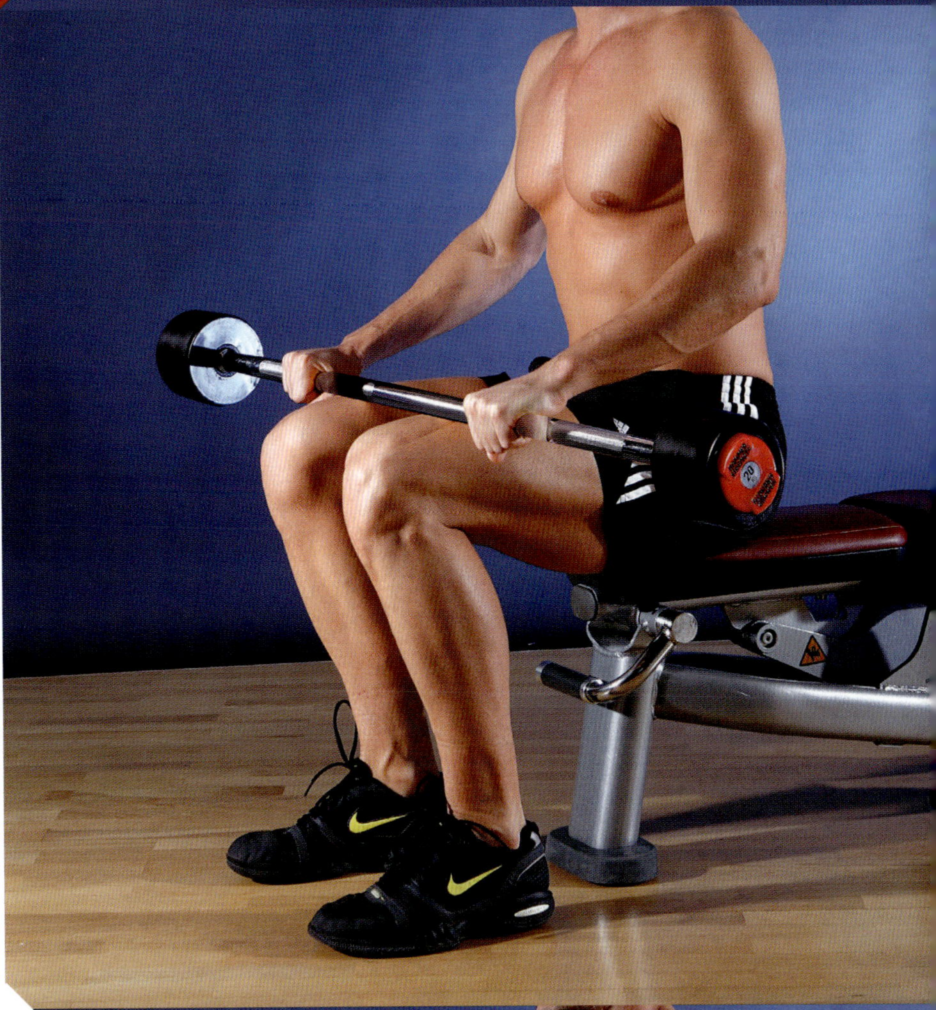

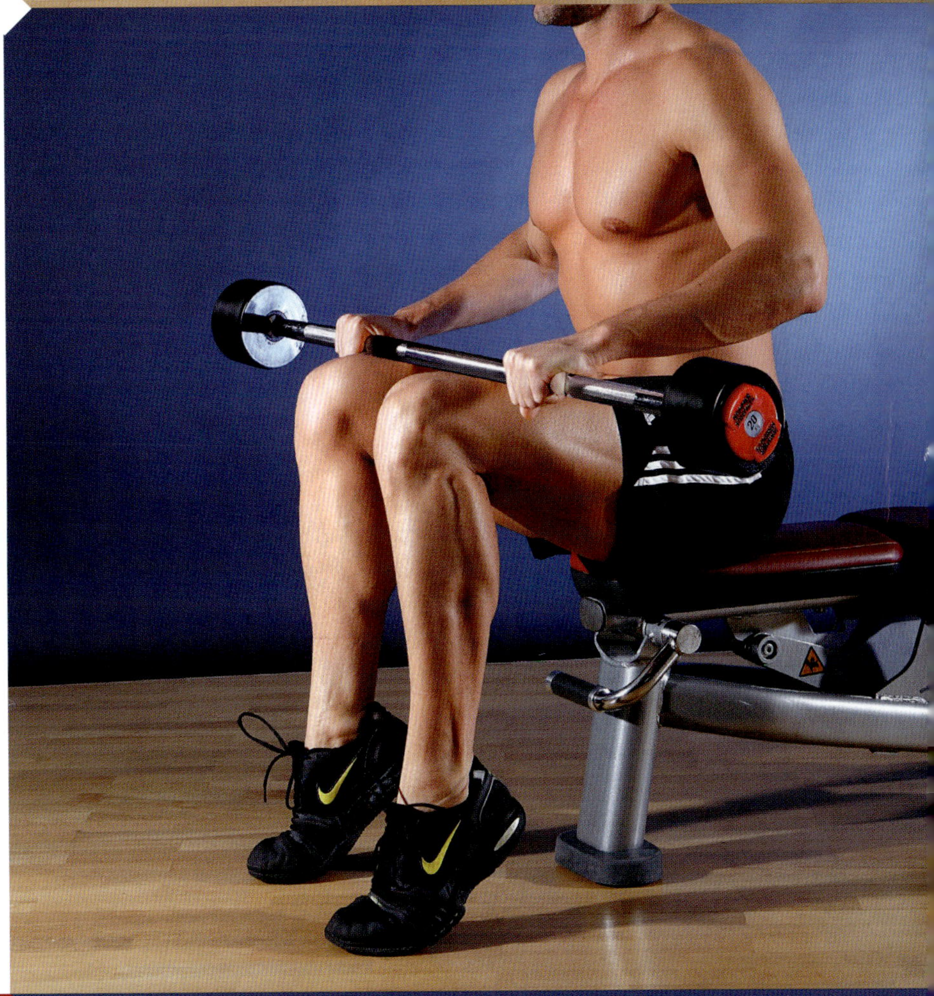

TIPPS

- Auf die Hantelstange können hohe Gewichte
  aufgelegt werden. Achten Sie aber darauf, das
  Gleichgewicht zu halten.
- Stellen Sie die Füße auf einen Stepper, damit
  die Abwärtsbewegung und die Beanspruchung
  intensiver werden.
- Variieren Sie die Fersenstellung.

ACHTUNG

- Legen Sie ein Handtuch oder ein Stück Schaumstoff auf Ihre Oberschenkel, um die Hantelstange etwas zu polstern.

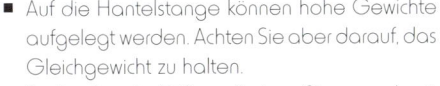

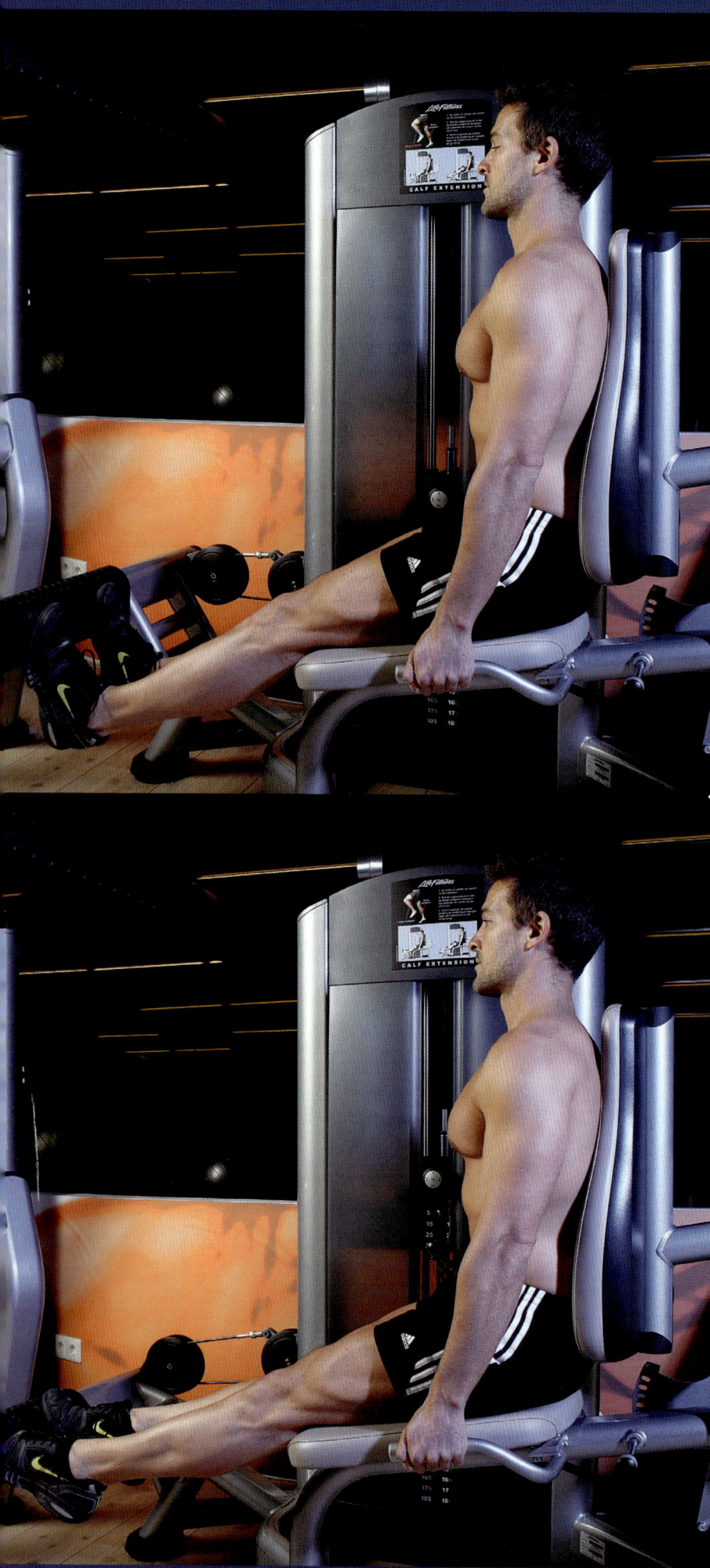

■ Ausgangsposition
- Setzen Sie sich und stellen Sie lediglich die Fußspitzen auf die Fußstütze.
- Füße im schulterbreiten Abstand, Knie nicht voll durchgestreckt.

■ Ausführung
- Plantarflexion
- Dorsalflexion

■ Atmung
- Bei der Plantarflexion einatmen.
- Bei der Dorsalflexion ausatmen.

Primär beanspruchte Muskeln
- Schollenmuskel

Sekundär beanspruchte Muskeln
- Halbsehnenmuskel, Plattsehnenmuskel
- Zweiköpfiger Oberschenkelmuskel
- Kurze und lange Wadenbeinmuskeln
- Zweiköpfiger Wadenmuskel

Beanspruchte Gelenke
- Tibiotarsalgelenk
- Talocruralgelenk (beide zusammen bilden das Knöchelgelenk)

- Bei dieser Übung wird vor allem der Triceps Surae trainiert.
- In dieser Haltung bleibt der Rücken ganz entspannt.

- An diesem Gerät können hohe Gewichte aufgelegt werden. Vernachlässigen Sie dabei aber nicht die Qualität der Ausführung.

TIPPS

ACHTUNG

Beim „Fersenheben im Stehen" habe ich Schmerzen im Rücken. Was kann ich tun, um meine Waden zu trainieren?

Sie können *Donkeys* auf dem Gerät oder mit einem Partner machen. Der Vorteil dabei ist, dass das Gewicht auf dem Becken und nicht auf der Wirbelsäule liegt. Sie können auch *Fersenheben im Sitzen*. Das Gewicht wird dann knapp oberhalb der Knie aufgelegt.

Ist es für das „Fersenheben im Stehen" sinnvoll, einen Keil unter die Zehen zu schieben?

Für jegliche Übung ist es wichtig, die maximale Amplitude zu nutzen. Wenn Sie eine Plantarflexion am Boden machen, profitieren Sie nicht von der Streckphase (Dorsalflexion). Mit einem Keil können Sie die Amplitude erhöhen. Passen Sie auf, wenn Sie mit einer Hantelstange arbeiten, denn es wird etwas schwieriger, das Gleichgewicht zu halten.

Muss man die Beine beim „Wadenheben" beugen?

In dieser Frage gehen die Meinungen auseinander. Ich bin der Überzeugung, dass die Knie nicht voll durchgestreckt sein sollten, um die Gelenke zu schonen (Knie, Hüfte und Wirbelsäule). Werden die Gelenke blockieren, könnten die Wirbel darunter leiden.

Welches sind jeweils die Vorteile des „Wadenhebens im Sitzen" und „im Stehen"?

Beide Positionen stärken den Trizeps Surae. Im Stehen wird der zweiköpfige Wadenmuskel mehr entwickelt. Im Sitzen mehr der Schollenmuskel (unterhalb der Wade). Für eine harmonische Entwicklung des Trizeps Surae werden also am besten beide Übungen ausgeführt.

Ich habe in einer Zeitschrift gelesen, dass die Waden sich nicht entwickeln. Wenn man keine hat, dann wachsen auch keine!

Der Trizeps Surae besteht hauptsächlich aus Fasern des Typs 1, also Ausdauerfasern. Die Waden können (zum Glück) aufgebaut werden. Allerdings hat die Zeitschrift auch ein bisschen Recht. Diese Muskeln lassen sich nicht ebenso stark aufbauen, wie der Bizeps, Trizeps oder die Deltamuskeln etc. Das Training dieser Muskeln wird ihr Volumen etwas erhöhen, sie aber auch formen.

Weitere Bücher zum Thema Fitness:

Verbessern Sie die vier Grundqualitäten Ihrer Muskeln – Stärke, Widerstandskraft, Flexibilität, Schnelligkeit – nachhaltig. Das umfassende Werk zum Krafttraining für Einsteiger und Fortgeschrittene mit über 440 Übungen auf mehr als 300 Seiten!

336 Seiten, zahlreiche farbige Illustrationen, 210 x 295 mm, Paperback
ISBN 978-3-86852-123-8
€ 29,90

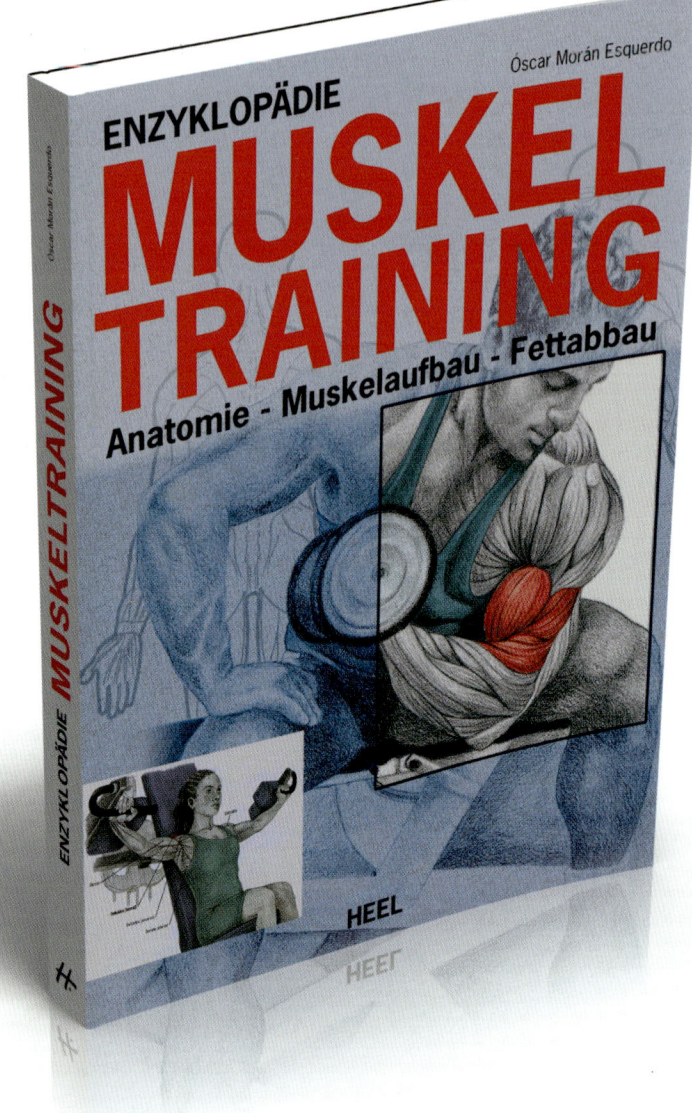

Óscar Morán Esquerdo

ENZYKLOPÄDIE
MUSKEL TRAINING
Anatomie - Muskelaufbau - Fettabbau

HEEL

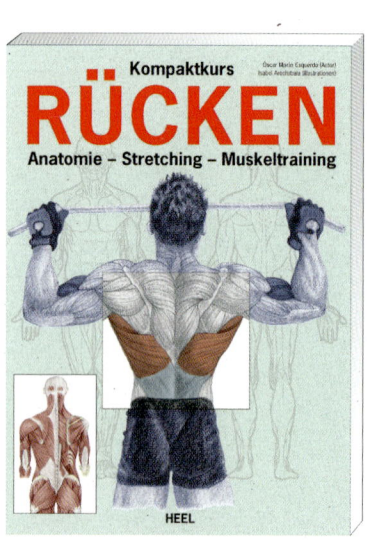

Kompaktkurs
RÜCKEN
Anatomie – Stretching – Muskeltraining

Óscar Morán Esquerdo (Autor)
Isabel Arechabala (Illustrationen)

HEEL

Optimieren Sie mit der neuen Kompakt-Serie das Training der Problemzonen. Grundübungen, Varianten und Stretching werden wissenschaftlich fundiert präsentiert und die Technik, Muskulatur und Atmung ausführlich erläutert.

96 Seiten, zahlreiche Abbildungen, 145 x 205 mm, Paperback
ISBN 978-3-86852-395-9
€ 9,95

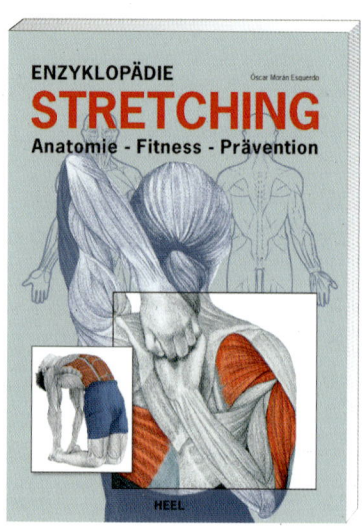

ENZYKLOPÄDIE
STRETCHING
Anatomie - Fitness - Prävention

Óscar Morán Esquerdo

HEEL

Stretching ist die ideale Ergänzung für alle Sportarten – zur Leistungssteigerung und Verletzungsprophylaxe – und verbessert die allgemeine Beweglichkeit. Wissenschaftlich fundiert geht das Buch buchstäblich unter die Haut und zeigt, welche Muskeln jeweils beteiligt sind.

240 Seiten, ca. 260 farbige Illustrationen und Grafiken, 210 x 295 mm, Paperback
ISBN 978-3-86852-286-0
€ 19,95

Bestellen Sie unter Telefon: 0531 708600 | Fax: 0531 708601 | www.heel-verlag.de | info@heel-verlag.de
HEEL Verlag GmbH | Gut Pottscheidt | 53639 Königswinter
Abonnieren Sie unseren monatlichen Newsletter und nehmen Sie am Gewinnspiel teil!